臨床看護学叢書 2

経過別看護
第2版

監修 川島みどり
　　 菱沼典子
編集 森田夏実
　　 大西和子

メヂカルフレンド社

● 監　修
川島みどり　　日本赤十字看護大学教授
菱沼　典子　　聖路加看護大学教授

● 編　集
森田　夏実　　慶應義塾大学看護医療学部准教授
大西　和子　　三重大学医学部看護学科特任教授

● 執筆者（執筆順）
森田　夏実　　慶應義塾大学看護医療学部准教授　　序章，第5章のはじめに
池松　裕子　　名古屋大学医学部保健学科教授　　第1章
石鍋　圭子　　青森県立保健大学客員教授　　第2章，第5章 - C
河口てる子　　日本赤十字看護大学教授　　第3章
田村　恵子　　淀川キリスト教病院ホスピス主任看護課長　　第4章
大西　和子　　三重大学医学部看護学科特任教授　　第5章 - A
山田　京子　　ふれあい町田ホスピタル看護部長　　第5章 - B
山本　裕子　　大阪府立大学看護学部講師　　第5章 - D，E
小山富美子　　近畿大学医学部付属病院看護部　　第5章 - F
濵本　千春　　YMCA訪問看護ステーション・ピース　　第5章 - G
久保　美紀　　慶應義塾大学看護医療学部助教　　第5章 - H

〈所属・肩書は刊行時〉

編集のことば（第2版）

　看護実践は、援助を必要としている人々に対して、専門的な教育を受けた人がその知識と技術を基盤として、社会の中で具体的に働きかけることである。援助を必要としている人々の生活背景、健康のレベル、必要としている援助の内容や優先度など、具体的な援助行為は個別的でバラエティに富んでいる。しかし、個々の具体的な問題や課題に適切に対応するためには、人間の健康レベルの変動に伴う様々な変化と生活スタイルの修正について基盤になる視点を持っていることが求められる。さらに、人間をある一時点で捉えるのみならず、出生から死にいたる時間の流れの中で、多面的に捉えることが重要となる。

　臨床看護学叢書『経過別看護第2版』では、人間の健康レベルの変化に伴う経過で必要とされる看護を経過別看護と称する。健康レベルの変化を、疾病の経過という視点のみならず、対象者の生活への影響という視点として捉えている。

　人間は統合的で全体的な存在であるが、全体を同時に捉えることは容易ではない。しかし本書では、臨床看護実践において、生活者としての患者の全体像が幅広く把握できるような視点を提示している。特に、経過別看護は便宜上、急性期、回復期（移行期）、慢性期、終末期と区切られているが、連続しているというイメージがわくような枠組みを考案し、考え方や思考の流れの可視化を試みている。また、看護の対象が患者のみに集中したり、患者の身体面あるいは心理面に偏ったりする場合があるが、各時期において必要なケアの領域と優先性が一目で把握できるようにも工夫した。

　以上のような観点に立ち、本書は以下のように構成されている。

　序章「経過別でいう経過とは？」では、看護の主要概念、経過別看護、人間（患者）を理解する視点、経過別看護の視点と特性について、臨床看護実践の基本的な枠組みを提示している。

　第1章「急性期にある患者の看護」、第2章「回復期（移行期）にある患者の看護」、第3章「慢性期にある患者の看護」、第4章「終末期にある患者の看護」は、それぞれ、各期にある患者の特性と看護の特性について解説している。

　第5章「経過別にみた看護」では、各期に該当する事例を紹介し、それぞれの時期にある患者の看護実践を具体的に記述している。特に配慮したのは、各事例がどのような経過を取っているのかを、序章で示した経過についての枠組みを用いて可視化した点である。

　第1版発刊当時は、それまでの看護の考え方からの発想の転換を図り、対象者の全体性やつながり、ライフサイクルの流れの中で患者や家族等を捉えるという点を強化する考え方を示した。13年が経ち、このような考え方はだいぶ定着してきたと思われる。編者は本書の看護の枠組みを看護学学習や実習で活用して、学生の思考の特徴を理解したり補足説明をする中で、看護診断による情報整理の視点が全体像を捉えるのに役立っていることに改めて気づいた。第2版では、序章に「人間（患者）

を理解する視点」を加筆し、看護の基盤となる枠組みの充実を図った。また、終末期を巡る看護は飛躍的に変化したため内容を一新し、合わせて事例にも反映させている。

　未来の看護専門職を目指し学習する看護学生は、日々新鮮な視点に気づかせてくれる。また、本書を用いて教育、学習し続けてくださる根強い利用者の方々からのご支持があり、第2版を編集できたことを感謝申し上げる。

　2011年1月

森田　夏実
大西　和子

CONTENTS

序章　経過別看護でいう経過とは？　　1

A 経過別看護のとらえ方 …………………… 2
　①看護の主要概念 ………………………… 2
　　1．人間　3
　　2．環境　4
　　3．健康　5
　　4．看護　6
　②経過別看護とは ………………………… 6
　　1．急性期とは　8
　　2．回復期（移行期）とは　9
　　3．慢性期とは　10
　　4．終末期とは　11
　　5．各期の関連性　11

B 人間（患者）を理解する視点 …………… 12
　①健康レベル（状態） …………………… 14
　②成長・発達・成熟 ……………………… 14
　③健康や病気についての意識 …………… 15
　④価値観 …………………………………… 15
　⑤自己概念 ………………………………… 16
　⑥役割関係 ………………………………… 17
　⑦知覚・認知 ……………………………… 18
　⑧食生活／栄養・代謝 …………………… 18
　⑨排泄 ……………………………………… 19
　⑩活動 ……………………………………… 19
　⑪休息 ……………………………………… 19
　⑫セクシュアリティ ……………………… 20
　⑬安全／防御 ……………………………… 20
　⑭安楽 ……………………………………… 21
　⑮コーピング・ストレス耐性 …………… 21
　⑯趣味・楽しみ …………………………… 22

C 経過別看護の視点 ………………………… 23
　①健康レベルの変化に伴う身体的・心理的
　　・社会的・存在意味的・行動的変化 … 25
　②健康レベルの回復に必要な治療からの要請 … 26
　③基本的ニーズの変更 …………………… 27
　④将来の生活修正の必要性 ……………… 28
　⑤経過別看護とライフサイクル ………… 28
　⑥家族・集団・社会への影響 …………… 29

D 経過別看護の特性 ………………………… 30
　①急性期における看護の特性 …………… 31
　②回復期（移行期）における看護の特性 … 32
　③慢性期における看護の特性 …………… 33
　④終末期における看護の特性 …………… 34
　⑤取り巻く人々への各期別のケア ……… 35

第1章　急性期にある患者の看護　　37

A 急性期にある患者の特徴 ………………… 38
　①急性期とは ……………………………… 38
　②急性期看護の対象 ……………………… 39
　　1．急性疾患患者　39
　　2．外傷患者　40
　　3．慢性疾患急性増悪患者　41
　　4．侵襲的な診療（手術、検査）を受ける
　　　患者　41
　　5．患者の家族　42
　③心身の特徴（対象の理解） …………… 42
　　1．身体的特徴―ストレス反応―　42
　　2．心理的・社会的特徴および信条・信
　　　念にかかわる特徴　45
　　3．行動上の特徴　46
　④治療の特徴と患者への影響 …………… 46
　　1．急性期の経過・治療の特徴　46
　　2．治療にまつわる反応（治療が患者に
　　　与える影響）　48
　　3．治療環境に対する反応　53
　⑤患者の基本的ニーズへの充足方法の変更 … 54
　　1．呼吸機能の補助　55
　　2．栄養補給　55
　　3．排泄への対応　55
　　4．清潔の確保　56
　⑥将来の生活修正の特徴 ………………… 56
　　1．人間としてのあり方への影響　56
　　2．生活者としての個人への影響　57
　⑦ライフサイクルへの影響 ……………… 57

⑧ 家族・集団・社会への影響……………… 57
B 急性期看護に関連する概念・理論 ……… 58
1．コーピング 58
2．危機理論 59
3．外傷後ストレス障害（PTSD） 60
4．病気になったときの不確実さ 61
5．ヴィジランス（寝ずの番） 62
6．インフォームドコンセント 62
7．医療安全 63
C 患者の回復を促す看護援助 ……………… 65
① 急性期にある患者の看護とその根拠 ……… 65
1．急性期患者に必要な基礎知識 65
2．急性期患者の看護過程 66
② 患者を取り巻く家族・集団・社会と看護 … 88
1．急性期患者の家族の心理状態 88
2．急性期患者の家族への看護 89
3．特殊な状況における家族援助 90
4．急性期看護の倫理的側面 91
D 急性期看護の実践 ………………………… 93
① 急性期看護の流れ ………………………… 93
1．初診時の看護 93

2．入院時の看護 94
3．入院中の看護 94
4．退院時の看護 96
② 手術を受ける患者の看護………………… 96
1．術前看護 97
2．手術前日の看護 98
3．手術当日の看護 99
4．手術直後の看護 100
5．術後数日間の看護 101
6．退院指導 101
③ 急性期看護の実践例……………………… 102
1．救急外来での準備 102
2．救急患者への対応 102
3．家族への連絡 103
4．患者への説明 103
5．来院した家族への対応 104
6．患者・家族への病状説明 104
7．検査前の病状 105
8．検査時の介助 105
9．CCU 入室後の看護 105

第 2 章　回復期（移行期）にある患者の看護　109

A 回復期（移行期）にある患者の特徴 ……110
① 回復期（移行期）とは……………………110
② リハビリテーションの理解………………111
1．リハビリテーションとは 111
2．障害とは 114
3．病者の役割と障害者の役割 119
4．施設収容から地域で共に生きる生活へ 119
③ 心身の特徴（対象の理解）………………121
1．回復期の対象 121
2．合併症・2次的障害の危険 122
3．活動不耐性 122
4．心理的不安定：移行期の変化に伴う情緒的問題 123
④ 治療の特徴と患者への影響………………125
1．リハビリテーションの基本的アプローチ 126
2．医療者と患者の関係の変化 126

3．生活への視点：医療から保健・福祉・教育へ 128
⑤ 将来の生活修正の特徴……………………128
1．患者の基本的ニーズの充足方法の変更 129
2．家庭・社会での役割変更 132
⑥ ライフサイクルへの影響…………………132
1．乳幼児期 132
2．学童期 133
3．青年期 133
4．成人期 134
5．老年期 134
⑦ 家族・集団・社会への影響………………135
1．家族の障害受容 136
2．家族関係の変化 136
3．介護負担とソーシャルサポート 138

B 回復期（移行期）の看護に用いられる概念・理論 …… 139
　①エンパワメント（empowerment） ……… 140
　②生活の質（quality of life ; QOL） ……… 141
　③役割理論（role theory） …………………… 142
　④家族理論 ……………………………………… 143

C 患者の回復を促す看護 ……………………… 145
　①回復期（移行期）にある患者の看護とその根拠 …………………………………………… 145
　　1．体力の回復促進、2次的障害の予防　145
　　2．セルフケア行動の確立の促進　150
　　3．退院後の生活に向けたケア計画　157
　　4．患者・家族が疾患や障害に適応するための援助　163

D 回復期（移行期）看護の実践 …………… 168
　①患者のADL評価とセルフケア確立への援助 ………………………………………………… 168
　　1．さまざまなADL評価尺度　168
　　2．看護師の行うADLアセスメントの特徴　169
　　3．援助事例　169
　②障害による身体喪失感、心理的反応へのアプローチ ………………………………… 175
　　1．患者心理の理解の要点　175
　　2．援助事例から　175
　③退院後の生活に向けた援助 ………………… 179
　　1．在宅生活をアセスメントするために必要な情報　179
　　2．援助事例　181

第3章　慢性期にある患者の看護　189

A 慢性期にある患者の特徴 ………………… 190
　①慢性期とは ……………………………………… 190
　②心身の特徴（対象の理解） ………………… 190
　　1．身体的特徴　190
　　2．心理的、社会的、信条・信念の特徴　191
　　3．行動上の特徴　193
　③治療の特徴と患者への影響 ………………… 194
　　1．慢性期の経過と治療の特徴　194
　　2．治療にかかわる反応　196
　④患者の基本的ニーズの充足方法の変更 …… 199
　⑤将来の生活修正の特徴 ……………………… 200
　　1．人間としてのあり方への影響　200
　　2．生活者としての個人への影響　201
　⑥ライフサイクルへの影響 …………………… 201
　⑦家族・集団・社会への影響 ………………… 202
　　1．家族の生活方法の再調整　202
　　2．患者の存在に伴う緊張やストレス　202

B 慢性期の看護に用いられる概念・理論 … 202
　①患者理解―病みの軌跡― …………………… 203
　　1．「病みの軌跡」の意味　203
　　2．軌跡の局面　204
　　3．痛みの軌跡への対応　205
　②ケアの概念・理論 …………………………… 206
　　1．セルフケア　206
　　2．看護システム　210
　　3．看護実践の側面　211
　③行動変容の理論 ……………………………… 211
　　1．行動変容ステージモデル　211
　④社会的学習理論 ……………………………… 217
　　1．モデリング理論　217
　　2．セルフエフィカシー理論および自己効力理論　221
　　3．ヘルスローカス・オブ・コントロール　222
　⑤保健行動概念・理論 ………………………… 223
　　1．コンプライアンスとアドヒアランス　223
　　2．保健信念モデル　224
　　3．行動意思理論　226
　　4．コーピング　227
　⑥学習理論 ……………………………………… 229
　　1．「強化」と「消去」　229
　　2．ペタゴジーとアンドラゴジー　230

C 患者の自己管理やセルフケアを促す看護 231
　①慢性期にある患者の看護とその根拠 ……… 231
　　1．病気受容過程への援助　232
　　2．セルフケア能力のアセスメント　232
　　3．患者教育または学習支援　233

4．患者の学習に対する準備状態
（レディネス）のアセスメント　234
②患者を取り巻く家族・集団・社会と看護…237
1．家族への影響　237
2．集団・社会（所属グループ）への影響　241
③慢性期看護の実践………………………243
1．看護上の留意点・配慮点　243
2．患者教育プログラム企画　245

第4章　終末期にある患者の看護　251

A 終末期にある患者の特徴…………252
①終末期とは………………………252
1．ライフサイクルにおける終末期　252
2．疾病経過における終末期　253
3．人間存在の表象としての「死」　253
②心身の特徴………………………254
1．身体的特徴（身体症状）　254
2．心理的特徴　258
3．社会的特徴　262
4．実存的特徴　263
③治療の特徴と患者への影響……………264
1．終末期の経過と治療の特徴　264
2．治療環境に対する反応　275
④患者の基本的ニーズ充足方法の変更……278
⑤将来の生活修正の特徴…………………278
1．人間としてのあり方への影響　278
2．生活者としての個人への影響　279
⑥ライフサイクルへの影響………………280
1．前成人期　280
2．成人期　281
3．老年期　281

⑦家族・集団・社会への影響……………282
1．前成人期の家族　282
2．成人期の家族　283
3．老年期の家族　283

B 終末期の看護に用いられる概念・理論…284
1．ケアリング　284
2．意味　285
3．自己決定　285
4．悲嘆　286

C 患者と家族のクオリティオブライフを実現する看護…………287
①終末期にある患者の看護とその根拠………287
1．看護の目的　287
2．症状マネジメントのための看護　288
3．心理的・社会的・スピリチュアルな苦痛に対する看護　293
4．日常生活の援助　297
5．チームアプローチ　300
②患者を取り巻く家族・集団・社会と看護…302
1．家族への影響　302

第5章　経過別にみた看護　309

● 第5章のはじめに……………………310

A 手術を受けた患者の看護（急性期）………313
Ⅰ外科的侵襲のとらえ方…………………313
Ⅱ手術後の生体反応………………………313
Ⅲ事例展開…………………………318
Ⅳ事例紹介…………………………318
1．看護上の問題と共同問題　318
2．看護ケア　320

B 片麻痺のある脳血管障害患者の看護〈回復期（移行期）〉………324
Ⅰ事例紹介…………………………324
Ⅱ入院初期…………………………325
Ⅲ入院中期…………………………330
Ⅳ入院後期…………………………332

C 生活のパターンを変え、日常的介護を軽減するための看護〈回復期（移行期）〉…335
Ⅰ事例紹介…………………………335
Ⅱ入院初期…………………………335

Ⅲ入院中期……………………………340
　　Ⅳ入院後期……………………………348
D 糖尿病患者に対する外来看護（慢性期）…352
　　Ⅰ外来看護のシステム…………………352
　　Ⅱ事例紹介………………………………352
　　Ⅲ看護の実際……………………………353
　　　1．初回面接　354
　　　2．2回目面接から6回目面接まで　356
　　　3．7回目面接から8回目面接まで　357
　　　4．まとめ　358
E SLE患者に対する看護（慢性期）………360
　　Ⅰ事例紹介………………………………360
　　Ⅱ入院後の治療経過……………………361
　　Ⅲ入院時の情報の整理…………………361
　　Ⅳ看護の実際……………………………364
　　　1．看護診断過程　364
　　　2．看護計画　364
　　　3．看護の実施と評価　364
　　　4．退院後の経過　369
　　　5．まとめ　369
F 一般病棟で終末期を迎える患者の看護
　　―治療の中止から終末期の希望を支える―……………………………**374**
　　Ⅰはじめに………………………………374
　　Ⅱ事例紹介………………………………374
　　Ⅲ看護の展開……………………………375

　　　1．積極的治療中止から症状緩和への移行時期　375
　　　2．入院時から外泊までの時期（症状緩和）　381
　　　3．外泊前後から看取りまで　383
　　Ⅳ考察……………………………………385
G 在宅で終末期を迎える患者の看護（終末期）……………………………**388**
　　Ⅰはじめに………………………………388
　　Ⅱ事例紹介………………………………388
　　Ⅲ在宅での療養状況……………………389
　　Ⅳ看護の展開……………………………390
　　Ⅴ看護上の問題点と目標、計画………395
　　Ⅵ在宅での看取りの経過と看護介入…397
　　Ⅶグリーフケア…………………………401
　　Ⅷ考察……………………………………402
H 心臓病のある患者の看護（急性期～慢性期）……………………………**404**
　　Ⅰ急性期の心臓病患者の看護…………404
　　　1．急性期の心臓病患者に対する看護援助の特徴　404
　　　2．CCUでの看護の実際　405
　　Ⅱ慢性期の心臓病患者の看護…………412
　　　1．慢性期の心臓病患者に対する看護援助の特徴　412
　　　2．病棟での看護の実際　413

索　引……………………………………………………………………………………**419**

序章

経過別看護でいう経過とは？

人の一生は、受精、誕生、成長、成熟、老化、そして死という過程（プロセス）をたどる。多くの生物の場合、個体は一定期間で滅びるが、子孫を残しながらその種を保存していく。このサイクルの特性は種族により異なるが、人間もまたこのような生命体の一つである。生命は絶え間なく変化しているプロセスにあり、人間の一生も、生活も、また健康状態も同様である。

　ここでは、看護の対象である人間の生の営みをプロセスとしてとらえ、主に個人の健康レベルが変動する場合における看護の考え方を解説していく。

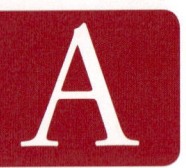

A 経過別看護のとらえ方

　「経過」とは、「物事の移りゆく状態」をいう。対象者の健康レベルは、常に変動している。健康レベルが何らかの治療が必要となるほどに変化する場合、その健康レベルの変化にはいくつかの特徴がみられる。経過別看護とは、「その変化の特徴に適した看護を展開していくこと」をいう。

　これまで、経過別の看護をとらえるときは、急性疾患に罹患した場合とか、慢性疾患をもつ場合などというように、疾患の経過を主軸として看護を特徴づけてきたようにうかがえる。もちろん罹患した疾患の経過の特徴は、患者の治療、回復や療養の経過を左右する大きな要因であることは間違いない。しかし、疾病の経過ごとの看護という考え方にとどまる限り、医学中心の発想から逃れられないのではないかと考えられる。そこで、「経過別看護」を「人間の健康レベルの変動の経過に即した看護」という視点でとらえていくことにしよう。

　対象者一人ひとりによって、健康レベルの変動は独自の経過をたどるが、いくつかに類型化することができる。ここでは、急性期、回復期（移行期）、慢性期、終末期の4つに分け、それぞれの対象者の健康にまつわる状況の移りゆく状態の特徴と看護について説明する。

① 看護の主要概念

　対象者がどのような経過をたどるにしても、看護する際の主要な概念を明らかにしておく必要がある。ここでは、本書の立場としての基本的な視点を提示す

る。

1. 人　　間

　看護の対象は人間である。人間は、身体的側面、心理的側面、社会的側面、存在意味的側面、成長・発達・成熟の側面、生活の側面の 6 つをもっている。これらの統合が生活者としての人間である。これを模式化して示したものが図 1 である。

　人間とは、身体的（physical）、心理的（psychological）、社会的（social）、存在意味的（霊的＝spiritual）に統合された有機体である。

　身体的側面とは、主に生命を維持するための中心的な役割を果たしている（「ヒト」という側面である）。

　心理的側面とは、主に情動、感情、精神的活動に関する側面をいう（「ひと」ととらえられる）。

　社会的側面とは、他者との人間関係を基本として成り立つ家族・集団・社会生活にかかわる側面をいう（「人間」すなわち、人と人との間に生きるという意味にとらえられる）。

　存在意味的側面とは、人間という"いのち"ある存在、尊厳ある存在、スピリチュアル（霊的）な側面をいう（human being としての「人間存在、実存」から発する）。

　これらの 4 側面をもって、人間が生きている一瞬一瞬は、個人が出生から死へ変化する過程である。それは成長・発達・成熟・加齢のプロセスということがで

図 1　人間（個人）の諸側面

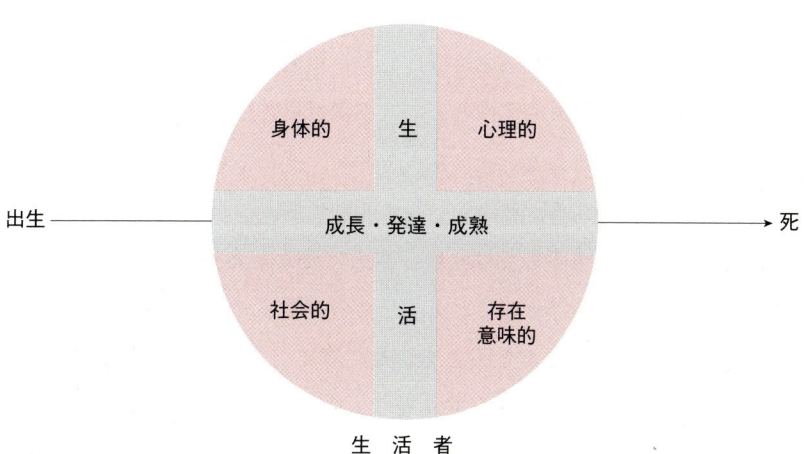

きる。これらは、新生児期・幼児期・児童期・学童期・青年期・成人期・壮年期・老年期としてとらえることもできる。いかなる健康状態であっても、対象の置かれている状況を理解するためには、対象がその発達過程のどの段階であるかという特性を理解する必要がある。これが成長・発達・成熟の側面（発達的側面）である。

もう一つの重要な側面は、人間は種々のニーズを満たしながら生きて生活をしている存在であるということである。すなわち、生活という側面である。

以上、人間の6つの側面について簡単に述べてきたが、これらの側面はそれぞれ単独で機能するのではなく、複雑に絡み合って一人の統合体として生活者という形をなし、有機的に機能しているのである。人間が統合体として有機的に機能しているという全体性を同時に説明することは、たやすいことではない。したがって、いくつかの側面に分けて説明せざるをえない。しかし読者は、それぞれの側面を絡み合わせ、組み合わせ、関連づけて対象者の理解を深めるのに役立てていただきたい。それが統合するということである。

2. 環　　境

人間（個人）は一人では生きていくことはできず、他の人々と共に社会をつくってそのなかで生きている存在である。個人を取り巻くものには人々（人的環境）のほかに、社会的環境、自然環境も含まれる。生活環境、住環境、道路、建物などの設備的環境、社会体制、文化的環境もまた環境のなかに含まれる。しかし、ここにあげた種々に区分された環境に働きかけ、環境を変化させるのは人間である。われわれ看護師が環境に働きかける場合は、その環境を調整できる「人間」に働きかけることになると考える。したがって、看護師が直接、ケアを提供できる領域（操作できる領域）としての人的環境について考えてみよう。

人的環境としてはまず対象者自身（患者）があり、社会の最小単位として家族がある。次に友人や仲間、そして対象者が所属している集団としての社会が存在する。健康レベルの変動は個人に起こる事柄であるが、個人のみを看護の対象とするのではない。個人にかかわる人々に対しても、それぞれに必要なケアがある。そのことを示したのが図2である。

図1と図2を併せて考えてみよう。図1は個人のシステムを示しており、図2は個人を取り巻く人のシステムを示している。図2に示される家族、友人、社会もまた、それぞれ図1の諸側面をもっていることにも留意しておきたい。

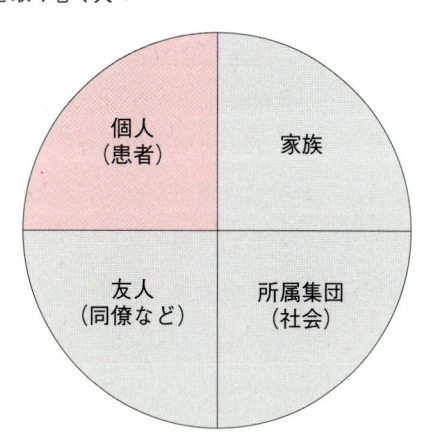

図2 個人（患者）を取り巻く人々

|個人（患者）|家族|
|友人（同僚など）|所属集団（社会）|

　たとえば、成長・発達・成熟の側面では、患者を取り巻く家族員にはそれぞれの個々の発達時期の特性がある。そしてさまざまな発達段階にいる家族員が集まって家族を形成している。したがって家族は、さまざまな発達時期（世代）の集まりとして独自の特性をもち、家族を一まとまりとしてみると、そこにも家族の発達段階がある。

　また、友人はそれぞれに一人の人としての諸側面をもち、対象となる個人との友人関係においても関係の発達段階が存在する。社会は集団としての諸側面を含む。たとえば、集団としての身体的特徴、心理的特徴、社会的特徴、存在意味的特徴などがある。集団に直接働きかけるのは地域看護学の分野と考え、詳しくはその専門書にゆずりたい。集団は個人の集まりであるという立場に立って、ここでは個人の視点を中心として集団をとらえていく。

3. 健康

　人間の健康を定義することは容易ではない。個人の健康状態は常に変動してはいるが、ここでは人間として統合された機能を維持しようとしている状態であるとしておく。また、至高の健康状態とは、その個人・家族（社会）にとって、ある状況下において最も無理のない（歪みの少ない）状態をいう。言い換えれば、人がその人らしく、その時点で可能な限り自己実現を目指せる状態で生きて、生活していることであるととらえることができる。

4. 看　　護

　看護は、人間のもつ健康問題に対して援助する専門的職能である。人間が安らかで、それぞれの健康レベルに適応した生活が送れるように援助することが、看護の機能である。看護援助とは、健康問題をもつ対象者と、健康問題の解決を専門的に支援する看護師との相互のかかわりを基盤として成立し、対象者およびその人を取り巻く人々の自立的生活（セルフケア）を促進することを目指す活動である。

② 経過別看護とは

　経過とは物事の移りゆく状態であることはすでに述べたが、看護における経過とは何であろうか。それは、生命の危険度の変動を対象者の出生から死の方向への時間的移り変わりのなかでとらえた、その人の健康状態の変動の軌跡である。対象者の健康レベルの移り変わりの特性を、疾病の経過という視点のみならず、対象者の生活の視点に主軸を置いて援助することが経過別看護といえるだろう。

　人間は自ら、生活に必要なニーズを満たす術をもって、生活者として社会のなかで生活している。そのなかで看護職とかかわりをもつのは、疾病の予防や健康増進活動が主な場面であろう。予防接種、健康教室、健康診査などがそれに含まれる。一方、医療機関において看護職とかかわる場合もある。主に病気になったときである。本書では、主として健康レベルの変化をきたして医療機関を訪れる場合を説明していく。

　では、どのようにして看護の提供が開始されるのであろうか、その過程を考えてみよう。先にも述べたように、人間は自らのやり方で、ある健康レベルで社会生活をしている。しかし、心身に何らかの異変を感じ、自らもつ手だてだけではよい健康レベルが維持できず、生活に支障をきたす可能性がある場合や、自分では支障があるとは意識しなくても、定期健診などによりその可能性を指摘されたことをきっかけに、医療機関に接触をする（一般的にはクリニックや病院を受診し、「患者」とよばれるようになる）。

　患者の状態は、治療やケアの必要性の程度によって次の３つに大別される。
　第１は、最も緊急性があり、生命が危機的な状況で即救命治療が必要な場合である。

第2は、それほど急を要さないが、早期に医学的治療が必要な場合や、診断のためにさらなる検査などが必要な場合である（検査・治療には、入院を要する場合と通院で可能な場合がある）。

　第3は、特別な医学的治療は要さないが、生活調整などが必要な場合である（健康教育などが必要）。

　患者がこれらのどのグループに入ろうと、看護ケアは必要である。それぞれのグループに適した看護と治療を受けて、患者はあるパターンの経過をたどる。それは、生命への危険度、医療依存度と自己調整（セルフケア）とのバランス、ケアの優先度によって、急性期、回復期（移行期）、慢性期、終末期に分けられる。

　これらを図3に示した。縦軸は生命の危険度（医療依存度）、横軸は時間の経過を示している。また各ゾーンは、一般的な治療場所を示している。通常の生活はAゾーンで営まれている。このゾーンでは、人の健康レベルは小さな変動がみられるものの、安定を保っていることを示している。たとえば、疲労があるが十分な睡眠で回復する、包丁で指を切っても小さな傷であれば自分で手当てをして治癒する、市販の薬でかぜに対応するなどという状態である。しかし、その範囲を超えた場合は医療機関にかかり、Bゾーンで治療・看護ケアを受けることになる。Bゾーンから先に進むに従って、健康レベルの変動の状態により、たどる

図3　看護における経過

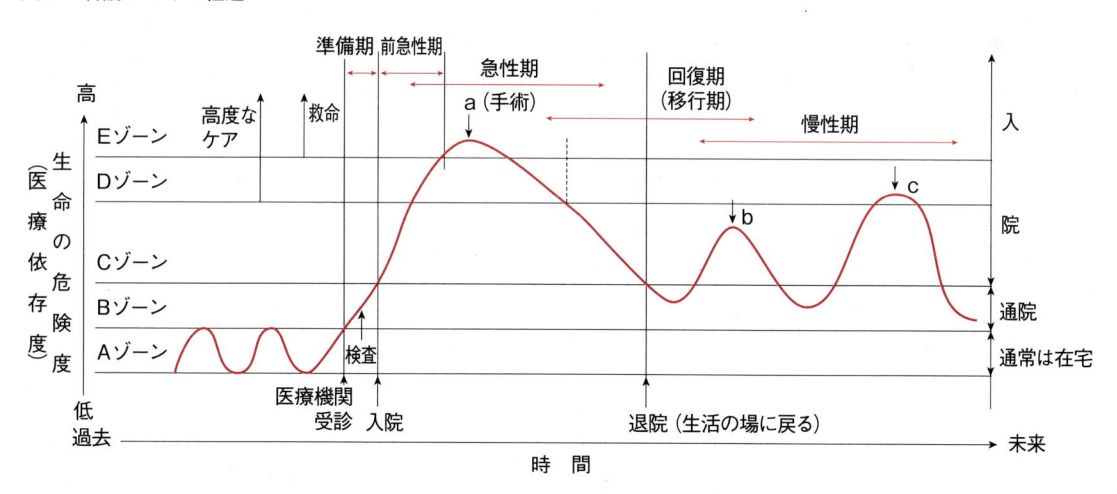

Aゾーン：特別な医療とかかわらなくても生活でき、中心課題は健康の維持・増進で、自らで調整可能なゾーン
Bゾーン：外来通院（または往診）で治療継続が可能なゾーン
Cゾーン：入院で治療および看護を受けるゾーン
Dゾーン：入院で集中的に治療および看護を受けるゾーン
Eゾーン：救急救命または同等の集中治療および看護を受けるゾーン

例　a：手術
　　b, c：慢性疾患の急性増悪
　　c：化学療法など

経過と看護が異なってくるのである。図3に基づいて、各期の特徴を説明する。

1. 急性期とは

　急性期は一般的に、生体の恒常性が急激に保たれなくなった状況をいい、生命の安全を優先する看護を行う時期である。「健康状態の急激な変化であり、生体がその変化に適応するためにさまざまな反応を起こしている時期」と定義される（第1章「急性期」p.37参照）。

　急性期には次の3つのタイプがあると考える。

　1つ目には、急性期には、放置しておくとただちに生命の危機を招くことが確実に予測される状況がある。いわゆる救急救命の対応が必要な状況である。たとえば重度の外傷（交通事故などによる）、ショック状態、動脈病変（心筋梗塞、脳卒中、出血など）、急性腹症（消化管出血など）などがある。図4に脳出血を起こした患者の経過の一例を示したが、発作直後の時期がこれに相当する。

　2つ目は、人為的に急性期の状態をつくり出す場合、すなわち手術療法、薬物療法などを行う場合である。図3では、手術を受ける場合の急性期の経過を示しているが、病気発見から入院までは手術時期（急性期）の準備期とでもいえるだろう。入院から手術前まではその状況では急性期ではないが、その時期における健康レベルの状態や過ごし方（術前トレーニングも含めて）により、急性期や回復期（移行期）の危険を最小限にするように患者の調整を図る必要性があるため、前急性期とよべるかもしれない。最近では、外来手術や手術直前の入院とい

図4　脳出血を起こした患者の経過

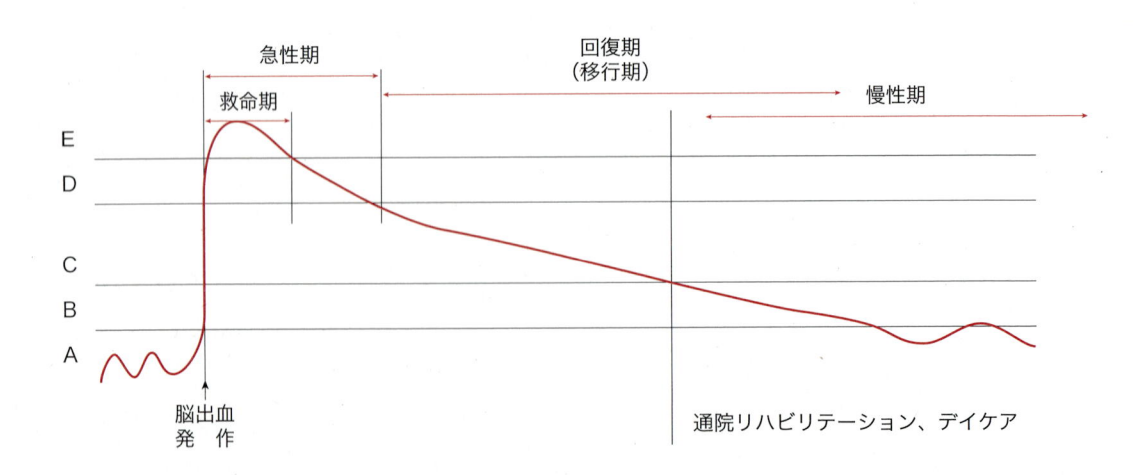

うことも多くなってきているので、自宅や通院中でも前急性期になる場合がある。入院して化学療法を行う場合にも急性期になるリスクがある。

3つ目は、慢性の経過をたどっていた患者が、急激に救命のケアが必要な状況となる場合である。たとえば、図3のbやcのように、いわゆる慢性疾患の急性増悪などの場合である。

2．回復期（移行期）とは

　これまで、看護で回復期という表現で代表される患者の状態は、主としてリハビリテーションを必要とする状態を示す言葉であった。リハビリテーションのもつ意味は本来、社会復帰のためのあらゆる事柄が含まれるはずであるが、身体的機能回復訓練という意味合いがかなり強くなっているように思われる。この時期は、生命が最も不安定な状態から安定へ向かい、医療や治療への依存度が高い状態からセルフケアの度合いが増える過程である。医療者の治療や看護に全面的に依存していた患者が、疾患あるいは障害をもちながらも、主体的に社会的存在である一人の人間として再出発するための準備期であると考えられよう（第2章「回復期（移行期）」p.109参照）。このような特徴を考えると、「移行期」というほうがより適切ではないかと思われる。しかし、この用語は看護ではまだ市民権を得ていないので、本書では回復期（移行期）として使用することにする。

　この時期は、急性期からの回復や、予測される障害（機能、能力、社会的不利など）を最小限にする過程である。これは、狭義のリハビリテーションの必要な時期ともとらえることができる。さらに、新しい生活行動を獲得していく時期でもある（脊髄損傷、ストーマ、透析療法など）。

　たとえば、脳出血を起こした患者の場合は図4のような経過として示すことができる。通常の生活をしている人（Aゾーン）が、急に意識がなくなり病院に運び込まれる（Eゾーン）。この時点では、いきなり急性期（救命期）である。適切な治療とケアが施され、生命の危機を脱すると（Dゾーン）、その際にもつ心身の変化（たとえば麻痺）を改善しつつ、Aゾーンにまで移行することを目標に、図4で示すように右下がりの経過をたどることになる。回復期（移行期）はCゾーンからBゾーンの広い範囲をカバーする。この時期の時間的長さは、疾患の種類や性質、心身へのダメージ（障害）の大きさ、個人の回復能力などに左右されるので一概に特定はできない。しかし、（E→Aの方向へ）ゾーンを下降し（生命の危険度が低下すること）、医療依存度やセルフケアの程度が変化し

ている時期であること、過ごす場所が変化すること（生活の場が、たとえば急性期病棟や療養病床などから保健・福祉施設や自宅へ）などが特徴である。それらによって患者はさまざまな変化を経験しながらも、その変化に対応していかなければならず、課題も多い。また経過が長期間にわたる場合もあるため、ケアが継続できるような調整が必要となる。

3. 慢性期とは

　慢性期とは、集中した治療やケアを提供しなくても、日常の生活を継続しながら治療やケアを受ける時期である。「6か月以上にわたり、一定の治療・ケアを必要とする病状の安定期」ととらえることができる（第3章「慢性期」p.189参照）。図3では、Bゾーンを中心とした状態である。
　慢性期にもいくつかのパターンがある。
　第1は、発病からの経過が長期で、生活を疾病の治療を主軸として調整しないと徐々に悪化する場合である。この代表的なものは、糖尿病や慢性腎臓病など、いわゆる慢性疾患とよばれる病気をもつ人々のケースである。この場合、調整がうまくいかないときは、入院して集中的に治療・看護（多くは治療法や療養法を習得するなどの教育トレーニングを受ける）が必要になる状態である。その状況がきわめて生命に危険度が大きい場合には、急性期とみなしてよい。図3の慢性期に示したような軌跡をたどる。
　第2は、寛解と急性増悪を繰り返す場合であり、白血病をもつ患者などがその例である。この経過を図5に示した。治療によってDゾーンやEゾーンになる場合もあるが、危機を脱し、Bゾーンに戻って生活を継続する。しかし、急性増

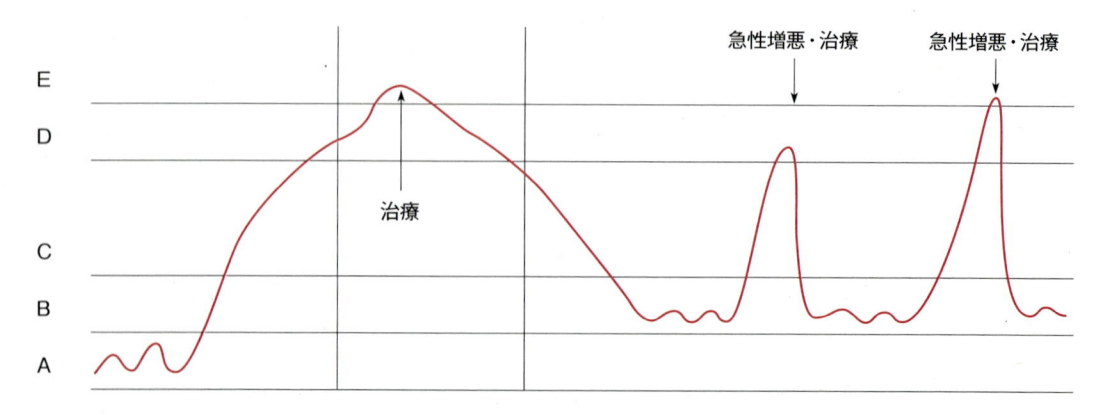

図5　白血病をもつ患者の経過

悪により、またCゾーンあるいはD、Eゾーンに陥る状況もある。これらが繰り返されるのである。疾病の種類や程度、各個人の生命力などによりさまざまな軌跡が示されるが、全体的には徐々に健康レベルの低下をきたす。

　第3は、健康レベルの変動が少なく安定しているが、生活調整は継続されなければならない場合である。高血圧症、高脂血症（脂質異常症）など、放置しておくと健康レベルの低下をきたし治療が必要となってしまうが、セルフマネジメントによって高い健康レベルが維持できる状態である。Aゾーンでの生活がそれであるが、定期的に健康チェックを受ける必要などがある。

4．終末期とは

　終末期は、上記の分類と同様の観点で分類することは難しい。急性期が含まれることもありうるし、慢性的な経過をとりながら死に向かう場合もありうる。

　終末期には、「ライフサイクルにおける終末期」という視点と、「疾病経過における終末期」という視点がある。いずれにおいても、人生の総決算としての「死」に至る時期である（第4章「終末期」p.251参照）。

　終末期には、疾患または老化により、治療を行っても心身の回復は期待できず、確実に死に至る経過をたどっている最後の状況を指している。しかし、図3と関連づけて述べるとすれば、個人にとっての経過としての最終到達地点は、すなわち右端の時期として示され、必ずすべての人がその軌跡をたどり、ピリオド（終止符）を打つのである。ただし、そのゾーンはさまざまで、可能性としてはAからEのどこでもありうる。多くはA、B、Cゾーンであるが、生命危機の状況は必ずしも他の期と同様にCゾーンのほうが高いとは限らない。病院であっても施設や在宅であっても、同様の健康レベルがありうるからである。したがって、経過別看護において終末期をとらえるとき、その人の人生のまとめの時期という視点が重要になる。

5．各期の関連性

　経過別看護における経過について、急性期（救命期、準備期、前急性期を含む）、回復期（移行期）、慢性期、終末期に分けて簡単に説明してきた。ここで触れていないのは、疾患（健康レベルの低下）が顕在化しない時期、および健康レベルが常に高い時期についてである。この時期を疾病の潜在期と説明しているも

のもある。

　本書では、健康レベルの低下をきたしている対象者への看護をその前提としているので、いわゆる疾病予防・健康増進に関連するところは他の専門書を参照してほしい。しかし疾病の罹患を含めて、この時期の過ごし方が健康レベルの低下をきたす大きな要因になっていることは疑えない。

　最近では、特定の疾病に対して、その特徴から「生活習慣病」という用語が採用され、従来の行政用語としての「成人病」にとって代わってきた。しかしながら、すべての疾病が生活習慣に起因しているのではないこともまた事実なので、この概念の使い方には対象者に合わせた配慮が必要である（たとえば糖尿病にも1型や2型などの種類がある）。

　経過別看護における経過の説明において、図3に代表される表現をとった理由は、従来のような期の分類の仕方だと、疾病の経過に対する看護の視点に偏りがちで、一人の人間が生きていく経過を重要視できないと考えたからである。図3のように示すと、一人の人間がさまざまな経過を経験しうるし、いわゆる急性疾患といわれるものでも、その経過は急性期のみならず、回復期（移行期）を経て慢性期へと変化するということがより明確になるだろう。このようにとらえることによって、人間の一生に占める病気になることの位置づけを、ライフサイクルという流れのなかで関連づけることができる。たとえば、病院に入院中の短期間に対応する看護ケアの計画・実施・評価にとどまらず、患者のライフスパン（life span）すなわち生涯にわたる広い時間的範囲を見据えた、長期的視点に立った看護を展開しなければならない。そのためには、ここで説明する経過のとらえ方が有効であろう。

B 人間（患者）を理解する視点

　看護の主要概念のなかで、最も重要なのが「人間」である。ここでは、人間の全体像のとらえ方について、具体的に個人を理解できるよう、身体的・心理的・社会的・存在意味的側面と関連させて16の視点を提示する（表1）。

　これらの視点は単に独立した項目ではなく、相互に影響し合ってその患者の個別性を表すものとなっていることを理解することが重要である。特に疾病の経過

表1　人間を個人として理解するための16の視点

	人間をみる視点	身体的	心理的	社会的	存在意味的
1	健康レベル（状態）	◎	○	○	＊
2	成長・発達・成熟	◎	◎	◎	○
3	健康や病気についての意識	＊	◎	○	○
4	価値観	＊	◎	◎	◎
5	自己概念	＊	◎	◎	◎
6	役割関係	＊	◎	◎	◎
7	知覚・認知	○	◎	○	＊
8	食生活／栄養・代謝	◎	◎	○	＊
9	排泄	◎	○	○	＊
10	活動	◎	△	○	＊
11	休息	◎	○	△	＊
12	セクシュアリティ	◎	○	○	＊
13	安全／防御	◎	△	△	＊
14	安楽	◎	○	○	◎
15	コーピング・ストレス耐性	△	◎	◎	△
16	趣味・楽しみ	△	◎	○	○

注：人間をみる視点の各項目が、身体的・心理的・社会的・存在意味的視点とのかかわり方の強弱を示す。
◎：関連が強い　○：関連がある　△：やや関連がある　＊：個別的な配慮が必要

　や治療がそれぞれの項目にどのように影響があるのか、項目間でどのように関連しているのか、そして全体的な患者の生活に、健康状態（病気や治療、養生法）がどのように影響を与えているのかを総合的に理解することが、患者の理解には不可欠である。そして、患者の個別的な健康状態と生活の関連を理解したうえで、できるだけその患者らしい生活が営めるように支援することが看護の専門性である。

　なお、ここでは人間を理解する視点を述べているが、本書では健康レベルが変化するということ＝疾患に罹患する（病気になる）ということを想定しているため、「人間」の視点について述べてはいるが、「患者」という表現を用いていく。

　16の視点について概説し、経過別との関連について述べていく。これらの16の視点は、看護診断における領域を参考としているが、それほど厳格な分類ではないことをあらかじめ断っておく。さらにこれらの視点は、人々の健康状態と生活への影響について考える助けとすることを目的としている。

　人の健康状態は、ほとんど問題がない状態が望ましいが、特定の疾患があると診断されている場合もあるし、特に診断がなくても体調が優れないとか、何らかの症状が続いているなどさまざまである。しかし、それぞれの健康状態は、その人の日々の日常生活やライフスタイルの一つひとつに影響を及ぼしている。その

影響は個人のみならず、家族、友人、職場にまで及ぶ。個人にとっての影響の大きさは比較できないことは言うまでもない。つまり、同じ疾患で、医療者からみて重症度が類似していたとしても、その病気が対象者の生活にどのくらい影響を及ぼしているかは、他者が決めつけることはできない。

　病気が患者に与える影響の大きさについて考えていくときには、そのことを踏まえつつ、経過別での特徴を理解したい。すなわち看護職者は、対象者の病気に対する経過別看護の考え方として、それぞれの時期を比較したとき、生活全体への影響の大きさは異なるということを前提に、各時期での看護の優先度を考慮する際の指針を提供することを目的とすると理解してほしい。

① 健康レベル（状態）

　健康の状況とは、単に特定の疾患が診断されているということのみならず、さまざまな症状や体調のすべてを含めたからだの状態のことを指す。本書では、医療に結びついた健康状態について、治療を要する病状を主として取り扱っているので、以後の説明では、病気、病状、疾病などの用語で説明していくが、人間をとらえるときには、広く健康状態全般を視野に入れて把握したいと考えている。

　どのような健康の破綻をきたしたか、どのような疾病に罹患し、どのような治療を受けるか、また受けたかによって、健康状態が日々の生活に及ぼす影響は異なる。したがって、疾病の病態生理および経過、治療の種類や特徴と予測される経過、身体的機能の特徴について具体的に理解することは、人々への看護を計画・実施していくうえで必須の知識である。また、単に生理学的理解だけでなく、病気の治療を支える保健・医療関連の制度についても熟知する必要がある。これらは特に、疾病をもちながら生活する際に問題となる社会的支援と関連しているからである。

② 成長・発達・成熟

　人は生まれてから死ぬまで成長・発達・成熟していく。成長・発達とは通常、発達心理学分野や神経機能関連の領域では、生まれてから成人になるまでのことを意味するが、看護学では、生物として完成型になった大人になっても、心理的・社会的に発達を続けていくという考え方に立っている。それを成熟という場合もあるが、成人期でも老年期でも「発達課題」という表現を使っているので、

この考え方を採用したい。また、歳を重ねていくことを「老化」という言葉で示しているが、これをプラスにとらえ、「加齢（エイジング）」という用語が好んで使われている。これらの考え方に立つと、人が歳を重ねていくことによって、それぞれの年代に特徴的な人間の諸機能も変化すること、それぞれの機能を十分に活かしながら生きていくためには、各年代に適した健康管理の特性があることが理解できる。

　各年代の発達的および健康的課題については他書にゆずるが、通常の成長・発達・成熟のプロセスが、健康状態によって影響を受けるという視点を理解しておく必要がある。たとえば30～40歳代は、社会的には責任を担って中心的な役割を果たしている時期であるが、その時期に疾病に罹患すれば、それらの責任を果たすことに支障をきたすこともある。疾病の治療管理において、それらの社会的状況を考慮した看護支援を考えていく必要がある。

　成長・発達・成熟の視点は、個人に限らず、家族の成長・発達・成熟という視点にも関連していることも忘れてはならない。

③ 健康や病気についての意識

　健康について、また健康の維持・増進、疾病について、どのような意識をもっているのか、どのように考えているか、自分の疾患や治療に関してどのような知識をもち、それが適切なのかに関することである。

　何が健康であると考えているか、健康に対してどのような価値を置いているかは、対象者の疾病予防行動、健康行動、受診行動などに影響を与える。たとえば、仕事での成功のほうが健康維持行動より価値があると考えている人は、仕事のためであれば、不健康な生活習慣を修正しないかもしれない。また、疾病治療について間違った情報を信じて実行している場合、かえって病気を悪化させることもありうる。患者の健康関連の行動を理解するためには、健康や病気についての患者の理解、認識を確認することは重要である。

④ 価値観

　価値とは、「物事に役に立つ性質・程度」（広辞苑）のことを指し、価値観とは、何が大事で何が大事でないかという判断、ものごとの優先順位づけ、ものごとの重みづけの体系のことをいう。先に述べてきた、健康への意識、認知、自己

概念と深くかかわっているのが価値観である。健康レベルに変化が生じ、治療法の選択や療養法、生活様式の変更など、患者の生活行動すべてが、患者の価値観に基づいて選択されている。本人でさえ、どのような価値観をもっているのかを明確にすることは容易ではないが、行動を観察したり、話し合いのなかから少しずつ理解されていくものであろう。行動と価値観について短絡的に解釈するのではなく、さまざまな可能性、文化や地域性、これまでの生活経験などを総合して理解していくことが重要であると考える。

対象者（患者）中心の医療を目指す場合は特に、医療者の価値観を押し付けることは避けなければならない。患者が最も大切にしている考え方や生活様式を尊重し、そのうえに立って専門的な知識やアドバイスを提示し、患者自身の意思決定をサポートするような支援が重要となる。

⑤ 自己概念

自己概念とは、「自らが自己を対象（客体）として把握した概念」のことで、「自分の性格や能力、身体的特徴などに関する、比較的永続した自分の考え」で、「自己観や自己像、自己イメージも同義に扱われることがある」[1]。自己概念は自己観察や、周囲の人の言動や態度、評価などから、また他者との相互作用を通じて形成されるものである。いずれにしても、自分について、どのようにとらえているかという認識である。

自己概念は、人がさまざまな経験を認知し、認識する際の枠組みとして働くといわれている。人は過去のさまざまな経験から形成された自己概念をできるだけ安定的に維持し、自分らしさを保とうとするが、健康状態が変化し、治療や療養法がこれまでの自己像を脅かすことになることもある。病気の自分は自分ではないと、病気をもつ自分を否定したり、反社会的な行動に走ったりすることもある。

自己概念はまた自分の価値と密接に関連する。「自己」に対する評価の感情である自尊感情（self-esteem。自己価値、自己尊重とも訳される）は、基本的に自分は価値あるものとする感覚である。

健康や病気への理解と自己概念、役割などは密接にかかわり合って、患者の生活のあり方を大きく規定していると考えられる。

⑥ 役割関係

　役割は、人間が社会や組織を形成しているという特徴から発生しており、主として、社会学での知識や理論が基盤となっている。役割とは、人間の社会が機能していくためにメンバーがその社会において果たすべき課題や仕事に関連して与えられる「地位」のことである。仕事を完成するための活動や行動は、「役割遂行」とよばれる。

　人が遂行する社会的「役割」は、その人が社会において占める場所、すなわち「地位」に影響される。社会という組織は、地位と役割遂行によって、その組織のもつ目標を達成できるとされている。地位と役割の関連を表2に例示した。

　「患者」も「看護師」も役割の一つであり、社会のなかである一定の振る舞い方が期待されている。看護師は無意識に「患者らしい」患者を求めていたり、「患者らしくない」患者の対応に苦慮したりすることもある。社会学者のパーソンズ（Parsons, T.）は1950年代に、「患者役割」という役割を提示し、病気のときの振る舞い方を示しているが、現在では、さまざまな「患者」のありようが存在するので、型にはめた考え方をすべきではない。健康のレベルや経過に適した役割のとり方を患者と一緒に考えていくことが求められる。

　多くの場合、人は複数の役割をもっている。健康状態が破綻した場合は、一時的であっても長期間にわたる場合でも、健康レベルの変化によって、役割の遂行に変化をきたすことが多い。地位の変更（喪失も）や、地位は変わらなくても役割のいくつかが遂行できないとか、複数の役割遂行が同時に遂行できないという「役割葛藤」が生じる場合も少なくない。健康レベルに合わせて優先度を考慮した役割遂行の支援が必要になる。

表2　社会における地位と役割の関連

地　位	役　割
性	男性、女性
ライフステージ	30歳代、50歳代など
血縁関係	息子、娘、兄弟、姉妹、孫、父、母、祖父母など
婚姻関係	夫、妻、内縁関係、義父母など
出生順位	長子、末子など
職位	職場での役割：部長、係長など
教育レベル	小学2年生、専門学校2年、大学卒業など

⑦ 知覚・認知

　人は、外界からの刺激を、視覚、聴覚、触覚、味覚、嗅覚などの感覚器を用いて知覚する。また身体内部の感覚によっても知覚する。知覚された刺激は神経系を伝わり、反射行動となったり大脳で認知されたりして、次の行動へとつながっていく。

　知覚や認知が的確に機能しているか否かを知ることは、人の情報処理システムを査定することになる。視覚障害があれば、視覚以外の情報伝達方法を考える必要がある。味覚異常があれば、食事の味をおいしいと感じられず、楽しみが減退するかもしれない。甘さや塩味を適切に感じなければ、糖分や塩分を過剰摂取する可能性もある。これらは疾患の管理にも影響する。触覚異常では、熱いものにさわっても熱いと感じられず、熱傷を負うこともある。これらは日常生活上に支障が出るばかりでなく、安全性を脅かすことになる。

　認知機能は、他者とのコミュニケーションに影響する。特に、認知症の人への対応には専門的な知識を身につけることが求められる。認知機能は学習機能や病気や健康への理解とも関連する。

⑧ 食生活／栄養・代謝

　摂取する栄養素の内容のみならず、消化・吸収・代謝などの機能との関連も含め、生物としての人間の生命を健全に維持するために欠くことのできない機能の一つである。さらに「食生活」は、単に栄養素を体内に取り込む機能にとどまらず、食事をするという人間独自の文化的内容を含む。

　一日の食事回数、食事時間、誰と食卓を共にするのか、食事は誰が作るのか、間食はするのか、どのような食品や料理、味付けを好むのか、酒は飲むのか、成長過程での家庭や学校などにおける食に関するしつけの内容（現在の言葉では食育）、出身地はどこか（食文化、味付け、地域独特の食材にかかわる）など、"食"にまつわるさまざまな種類の情報は、対象者の食生活／栄養・代謝を理解するのに不可欠である。

⑨ 排　泄

　栄養がインプットであれば、代謝の産物である排泄はアウトプットである。排泄については、尿便のみならず、発汗、不感蒸泄、喀痰、鼻汁、流涙、創傷からの滲出液、ドレーンからの排液などにも注意する必要がある。

　食生活／栄養・代謝と同様に、排泄は体外へのさまざまな水分や物質の排出のみならず、排泄という行為が生活と密接に結びついていることに注目する必要がある。排泄は通常、人前では行わない。ほとんどの人は、不健康な状況になっても、排泄行為を自立して行うことで人間の尊厳を保ちたいと思っている。しかし、病気や治療のために他者の前で行わざるをえない場合や、排泄物が人目に触れるような場合も少なからずある。そのようなとき、人格を尊重したケアが必須である。

⑩ 活　動

　活動とは日常生活や運動すること、およびそれに伴う身体機能に関することが含まれる。代謝により産生したエネルギーを用いて活動を行うので、患者の活動レベルの査定は、食事や排泄と関連させて行う必要がある。また、基礎代謝量は筋肉量に依存するため、筋肉量を維持するための運動は、どの健康レベル（状態）にある人にとっても不可欠であり、適切な運動量と運動方法を示すことが、健康状態の回復・維持・増進に直結する。

⑪ 休　息

　活動と同様に重要なのが休息である。活動と休息のバランス、およびそれらのパターンを同時に把握することが有益である。

　そのなかでも睡眠の過不足については、単に睡眠時間だけでなく、本人の眠れないとか熟睡できないといった主観的な訴えを十分に聴き、環境要因、病気や治療の影響など、さまざまな睡眠不足の原因を検討して個別的な対応をすることが重要になる。

⑫ セクシュアリティ

　セクシュアリティとは、単に生物学的な身体部分やそれに関連する行動のみならず、心理的・社会的・文化的な面を総称する意味合いをもっている。人々の感情や役割、他者との関係は社会に影響を与えるし、一方で社会からの影響も受けているといわれている。関連用語としては、「ジェンダー」「性同一性」などがあり、「男らしさ」「女らしさ」など、社会のなかでの性に関する役割期待も課題になることがある。自己概念、アイデンティティとも強く関連する。たとえば男性が痛がると「男らしくない」などと評価してしまう場合などはこれと関連する。

　疾病の罹患や治療によって、身体的な性的機能が減退したり喪失したりすることは、単に身体機能の問題ではなく、結婚や子づくり、夫婦やパートナーとの関係のあり方にも影響を与える。わが国の文化では、セクシュアリティについてはなかなかオープンに話せないことが多いが、非常に個人的なことだからこそ、看護師が専門家として客観的・科学的にアプローチすることで、患者をサポートしやすくなるのではないかと考える。

⑬ 安全／防御

　危険から身体を守り、感染や身体損傷（褥瘡、傷など）を避けることのほか、危険な環境を排除することが含まれる。免疫機能の維持や強化のための日常の食事内容や生活様式、予防接種、手洗いなどの基本的な生活習慣とその普及などがある。疾病の性質や治療の種類、高齢などにより、免疫機能が低い対象者に対しては、特に専門的知識をもって対応する必要があるし、患者や周囲の人々への教育が重要になる。

　また、このような対象者の生活環境（療養環境）の調整も重要である。環境には医療者も含まれるため、患者間を移動する際の感染源にならないように感染予防のルールを熟知し、厳守すべきである。

　安全については、身体的な危害から対象者を守るのみならず、心理的・社会的な安全性の確保も重要な課題となる。言語による誹謗・中傷などは、身体に危害を加えるものでなくても、安全を脅かす原因となる。

⑭ 安　楽

　心身に苦痛がない、安堵の状態を指す。また生活の苦悩などがなく楽々と過ごすことも意味する。看護では主として心身の苦痛を緩和することに焦点を当てた援助となる。からだの位置、疾病やその経過、治療が原因となるさまざまな苦痛な症状は、人間がもつ身体的・社会的・心理的諸機能の発揮を妨げる。看護の主目的の一つには、苦痛の軽減・緩和・除去がある。身体症状の緩和、急性疼痛や慢性疼痛などの疼痛コントロールのみならず、社会的に孤立しているなど、心理社会的な、スピリチュアルな（本書では存在意味的な）安楽も重要な看護の目標（ゴール）である。

⑮ コーピング・ストレス耐性

　ストレスとは、もともと物理学や機械工学の分野で用いられていた用語で、物体に対して圧力をかけたときに物体の中に生じる力の不均衡や歪みのことを指している。それを生理学の分野に持ち込んだのはセリエ（Selye, H.）であり、ストレスを、「体外から加えられた各種の有害作因に応じて体内に生じた、傷害と防衛の反応の総和である」と定義している[2]。また、心理的領域におけるストレスの考え方についてラザルス（Lazarus, S.）は、「心理学的ストレスとは、個人が、その環境を、自分のもつ資源以上の重荷を負わせるもので、自分の安寧を脅かしていると評価（appraisal）した場合の、個人と環境の特別な関係をいう」としている[3]。

　ラザルスは、いかなるストレッサー（ストレスを引き起こす因子のこと）もそれ自体としては存在せず、すべて認知的評価という個人的プロセスに依存しているとしている。認知的評価とは、個人がストレッサーとの関係性やその有害性、コントロール可能性について評価するものである。ストレス因子が個人の要求や期待と一致して有益なものなのか、一致せず有害なのか、対処することによって取り除いたり影響を少なくしたりできるのかどうか（コントロール可能性）、などについて検討する。検討の結果、さまざまな対処（コーピング）行動がとられることになる。

　コーピングは、さまざまなストレスに対処する過程であり、「個人のもつ心理的・社会的資源に負担をかけたり、資源を超えると評価されるようなさまざまな

内的・外的要請（ストレッサー）に対してなされる持続的な認知的および行動的努力」とされている[4]。

　対処行動には、問題中心型コーピングと情動中心型コーピングがあるが、われわれはこれらを組み合わせて対処している。個人個人によってその具体的な行動のレパートリー（自分のものになっていて通常行う方法）が異なるので、対象者が健康問題に関連したストレッサーに直面したとき、どのように対処し、それがこれまでのレパートリーで対処可能なのかを検討したり、新たな方法を学習したり獲得したりする必要があるのかなどを、対象者と共に考えることが重要である。個人のレパートリーの多様さや、活用できる資源の豊富さなどがストレッサーに対する対処能力（ストレス耐性）を左右する。看護師は対象者の置かれた状況を理解し、総合的に支援することが求められる。

⑯ 趣味・楽しみ

　病気をもちながら、質の高いその人らしい生活を維持していくためには、趣味や楽しみ、大切にしているものの果たす役割は非常に大きい。家族や子ども・孫、ペットや植物の存在も大切にしているものになる。趣味をもつことと趣味を通じた友人との交流なども重要になる。「楽しみ」は、趣味とまでは言えないものの、それをすることを「楽しい」と感じ、楽しいときを過ごすことができるものである。趣味や楽しみの時間をもてるようになることが回復の目標になることもある。療養場所や病期、症状に適した活動ができるような生活設計を支援することで、病気の管理がうまくいくこともある。

　しかし、病気になる前は趣味や楽しみなどを意識しないで生きている人にとって、病気になったから趣味や大切にしているものを探すように求められても困ることもある。そのような場合、看護師が、対象者のこれまでの人生のなかでの楽しい経験などを共有することで、患者が自分の楽しみを意識することができるようになるかもしれない。

　これまでに説明してきた16の視点について、時間の経過との関係を考えてみたい。図6は、患者にとっての病気と生活との関連を、時間の経過に沿って示したものである。

　多くの患者は、入院前は自宅（生活の場）で生活している。その患者が何らかの健康レベルに変化をきたすと、入院して治療を受けたり、治療がスムーズに行

図6 病気と生活の関連

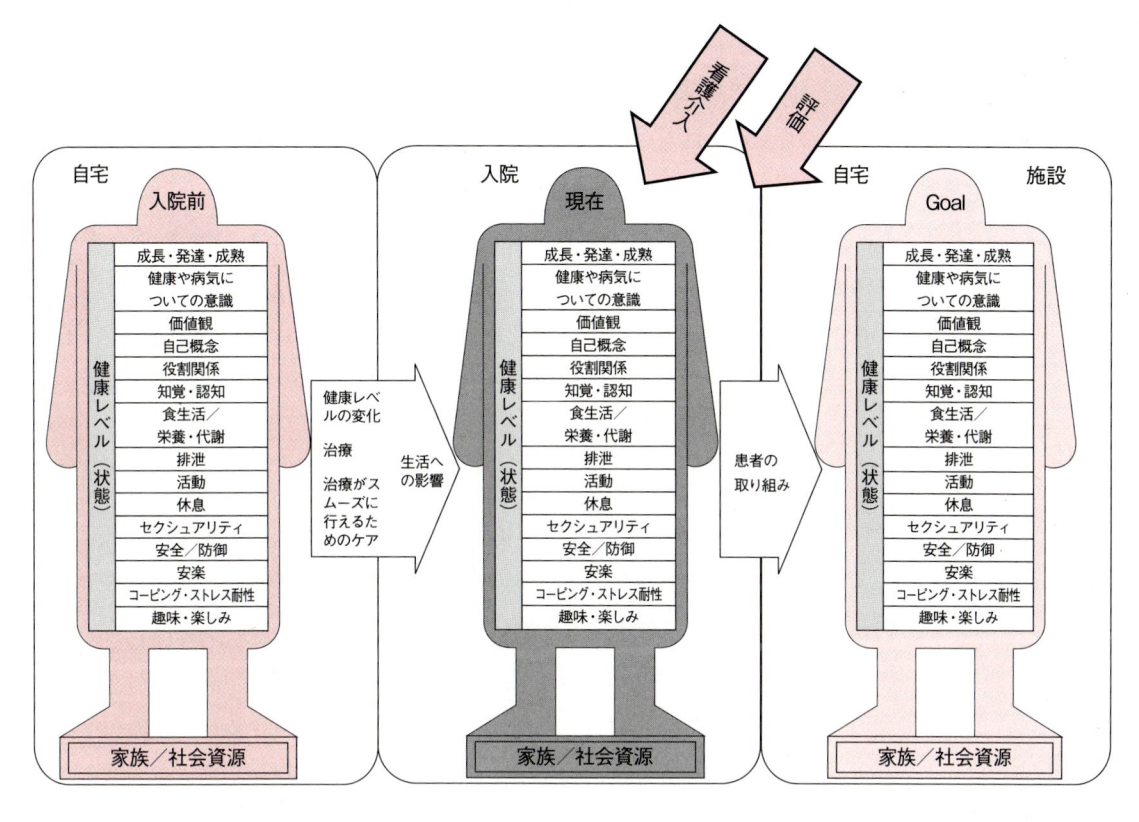

えるための看護を受けたりする。入院中は、それぞれに入院や治療などの影響を受けて、16項目の特性は変化するし、それらに対して看護介入や評価が行われる。患者のgoalは入院前の生活の場に戻っていくことであろう。病気の経過や治療法などでそれぞれgoalは異なるが、16の視点それぞれにおいてもgoalが設定される。

このように、個人を見る16の視点も入院中の時点だけでなく、入院前―入院中―退院後（goal）という経過のなかでとらえていくことが重要である。

次の項では、この立場を踏まえて、経過別看護の視点を説明する。

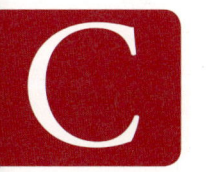

C 経過別看護の視点

人はさまざまな疾病に罹患する。そしてその疾病の種類や治療の形態によっ

て、その後の経過も異なる。しかし、どのような経過をたどるにしても、基本的な看護の視点に基づいて、それぞれの期の特徴を活かした看護が展開される。

まず、図7を参照されたい。人間は身体的・心理的・社会的・存在意味的な側面をもち、絶え間ない成長・発達・成熟を続けている存在である。通常は人間としてのニーズを自分自身（および家族、または代替となる人々）の間で調整し、生活している（A）。それがいったん健康状態（レベル）に変化（B）が生じると、生活者（A）にも変化が生じる。

第1の変化は、健康レベルの変化に伴う身体的変化（症状、機能など）、心理的・社会的・存在意味的・行動的変化（C）である。第2の変化は、治療を受けることによる制約や、新たな課題などの出現〔治療などからの要請（D）〕であり、この2つは互いに影響し関連している。第3の変化は、「健康レベルの変化に伴う身体的・心理的・社会的・存在意味的・行動的変化」および「治療などからの要請」の両者から影響を受ける、その人がもつ生活者としてのニーズや、そのニーズの充足方法の変化（E）である。そして、それぞれの変化に対しての看護援助が必要となってくる。一定期間が経過し、健康レベルの変動がある程度一定の状態になり、それを維持したり、より改善したりするために、以前の生活の仕方を修正した、新たな生活スタイルを獲得していく必要が出てくる。この「生活修正・ライフスタイルの変更（F）」に対する看護援助も重要である。目指すところ（目標）は、生活者Aが健康レベルの変化を克服し、A'として示した新

図7　経過別看護の視点

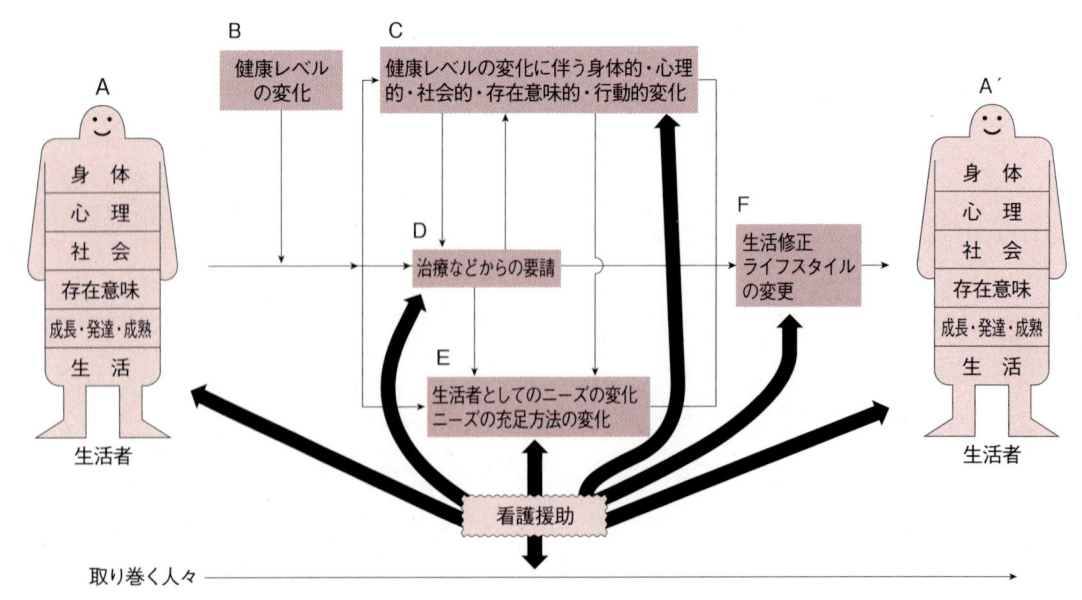

たな生活者となることである。看護はAからA′に至るC、D、E、Fすべてに対して援助するのである。

さらに、生活者Aを取り巻く人々に対しても必要に応じた援助を行う。

ここでは、それぞれの看護の視点について、その考え方を解説する。

① 健康レベルの変化に伴う身体的・心理的・社会的・存在意味的・行動的変化

生活者の変化は、まず健康レベルの変化が生じることによって、身体的変化として現れることが多い（精神障害などは、初めに精神的機能や社会的行動上の変化として現れることが多いが、ここでは主に、成人期の身体的疾患を想定して説明する）。

> ■事例紹介
>
> Tさんは52歳、男性。
>
> 元来、健康であったうえに仕事が忙しく、あまりからだのことを気にしなかったが、ある日、胃が重たい感じがして病院を受診した。検査の結果、初期の胃がんが見つかり、手術療法を受けるため入院することになった。
>
> 家族は48歳の妻（専業主婦）、20歳で大学生の娘、16歳の高校生の息子、という構成である。

Tさんの治療について予想される経過を図8に示す。図7を参照しながら解説する。

「健康レベルの変化」は、胃がんの発生である。「健康レベルの変化に伴う身体的・心理的・社会的・存在意味的・行動的変化」のうち、身体的な変化としては、胃の粘膜に病理的な変化が起こっていることである。この身体的な変化そのものは、患者には自覚できないが、次第に症状として自覚されていく。胃痛、重たい感じ、何となく元気がない、などである。

この身体的変化とともに、心理的な変化が生じる。たとえば、病気に対する不安、治療への心配、家族や仕事への影響を心配する、などである。社会的な変化としては、仕事を休んで病院を受診するなどがある。手術療法を受けなければならないため一定期間入院し、療養が必要となり、仕事を休まなくてはならない。これは「治療からの要請」と相まったものである。

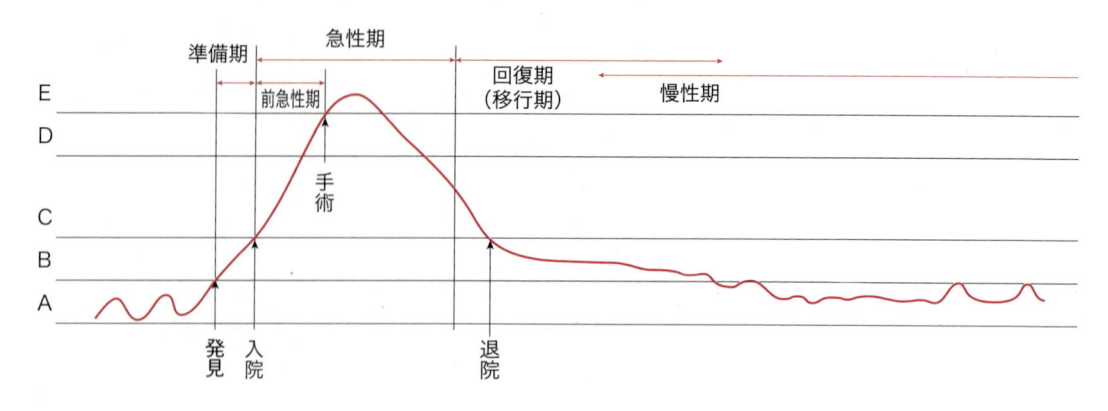

図8　胃がんで手術を受ける患者の経過

　このような状況で、Tさんには、そわそわしたり、落ち着きがなくなったり、また、ふさぎ込んで考えたり、知人や妻に自分の心配を何度も何度も話したりするという、行動上の変化が現れるかもしれない。また、ふだんは週刊誌を買うためにしか立ち寄らない本屋に行き、家庭の医学書の類を読みあさるという行動をとるかもしれない。これらが、健康のレベルの変化に伴う人間の変化である。

　このようなさまざまな変化に応じた看護援助が必要となる。胃痛や悪心などの症状に対しては、緩和されるような治療やケアが提供されるだろう。不安や気持ちの動揺に対しては、話を聞くなどの対応が要求されるだろう。そして、社会的な変化に対しては、患者が対応できるような示唆や環境の調整が必要になるかもしれない。知識の確認、疑問への対応なども看護援助に求められる領域である。

　なお最近では、がん治療後のサバイバー（生還者）に対しては慢性期と同様のとらえ方になっている。

② 健康レベルの回復に必要な治療からの要請

　治療方針が決定すると、さまざまな検査や治療が行われる。検査や治療を受けることそのものがケアのニーズを生み、患者の日常生活の仕方を変えることになる。

　Tさんの場合について考えてみよう。入院して手術を受けることが決定した。そこでまず、入院するという新たな体験をすることになる。入院により生活時間や食事内容、かかわる人々が変化し、新しい環境のなかに入っていくことになる。新しい場に入るという緊張、不安、新しい人間関係を始めるという構えな

ど、さまざまな反応が生じるだろう。また、手術前に行われる各種検査のために、食事が不規則になったり、下剤が投与されたりする。これらは人為的な介入によって人に変化を強いる事柄である。最も大きい要請は、手術という治療からのものであろう。麻酔をかけられ、胃を切除され、創傷などがつくられることから、やむなく変化させられるのである。さらに、それらにまつわる処置（点滴、胃チューブ挿入、膀胱留置カテーテルの挿入など）や、手術に対する生体反応、たとえば痛みや発熱などという変化が起きる。

　ある治療を受けること、ある検査を受けることによって、新たに生じる患者の変化があり、それらに対しての特別なケアが必要となる。患者の健康レベルの変化や治療からの要請が、看護に経過別、すなわち急性期、回復期（移行期）、慢性期、終末期という特徴を与える主な要素となるだろう。

③ 基本的ニーズの変更

　「健康レベルの変化に伴う身体的・心理的・社会的・存在意味的・行動的変化」と「治療からの要請」が、患者がこれまで行ってきた生活の仕方、あるいは基本的ニーズの充足方法、またはニーズ自体の変更をもたらす。

　たとえば、入院により食事の内容や時間、環境が変更される。また胃の内視鏡検査を受ける際には、朝食を抜かなければならない。それによって排便状況にも変化をきたすだろう。造影剤を使用する検査では下剤を服用することで、一時的に排便パターンが変化する。通常、朝7時に食事をする生活をしているとしたら、朝食を抜くことは空腹感を増し、いらだちを感じるかもしれない。常用薬がある場合、たとえば降圧薬を服用している場合など、その人に合った配慮をしなければならないだろう。

　手術後は一定期間、経口的に食事を摂取することができない。通常のニーズを通常の充足方法では満たせないことになる。経静脈的に栄養や水分を補給しなければならなくなる。そのときに配慮すべき事柄は、点滴の管理など、通常の日常生活では考えなくてもよいことが含まれるだろう。これらの変更は、患者の事前の生活状況とどのように異なっているかを患者と共に検討し、合意したうえで、現実の制限のなかで、できるだけ患者に適した方法でニーズを満たしていくような援助が必要となる。

④ 将来の生活修正の必要性

　特定の治療が一段落し、患者の健康状態が安定すると、患者の通常の生活場所（あるいは中間施設や自宅に準じる所の場合もある）に戻ることになる。しかし、健康レベルが変動する前と治療を受けた後では、生活を継続するうえで多少の違いが生じる。その程度は健康レベルの変化や治療の種類によって多様であるが、どのような場合でも、生活の修正、あるいはライフスタイルの変更の必要性があるだろう。

　以前とほぼ同様の状態に回復する場合はあまり問題がないが、将来に向けて、よい健康レベルを維持したり、危険因子を除去するような生活を意識的に行う必要があるかもしれない。このような場合は、健康レベルの変動をきっかけに、ライフスタイルの見直しを含めて健康への関心を高めたり、健康教育の機会をつくるなどの働きかけが必要となる。

　Tさんの場合は、食事内容や摂取の仕方に変更を余儀なくされ、少量ずつ回数を分けて摂取するなどの工夫が必要となる。治療による体力の消耗からの回復過程など、Tさんの回復状況や本人の希望などを合わせた具体的指導や情報提供も必要となるだろう。どのように仕事に復帰していくのか、これまでの仕事の仕方をどのように変更するのか、自分の健康状況を同僚にどのように理解して協力してもらうのか、休養をどのようにとるのかなど、現実的な問題の処理が必要となる。また家族にとっては、食事や生活などについて、どのようにTさんを援助する体制にするのかなど、援助方法を計画し、実践することが求められる。家族が、Tさんの病気をきっかけに、自らの健康管理への関心を高めることもあるだろう。

⑤ 経過別看護とライフサイクル

　以上に述べたことを検討する際に基本となるのは、その患者が病気と治療のなかにいるだけでなく、人生のある一点にいるということを念頭に置くことである。20歳代の人の病気と50歳代の人の病気の経験では、影響を及ぼす内容が異なる。また、一人ひとりにとっての健康レベルの変更の意味は、年齢の違いにも増して異なるのである。

　Tさんは、働き盛りの壮年期である。一家の大黒柱として経済も支えていか

なければならない。その責任のために、回復状況を正しく認識せずに無理をしてしまうと、結果的に回復を遅らせることになってしまう場合もあるだろう。仕事上では多分、責任のある立場にいるだろう。部下の信頼、また上司の信頼などを揺るがさないような復帰の仕方なども、Tさんの課題である。また、今まで自分の健康管理についてあまり関心を払わなかったTさんは、病気や手術を機会に、自分自身に対してだけでなく、他者や家族の健康管理についての意識も高まり、部下への対応が変化するかもしれない。妻への思いやりや感謝が増すかもしれない。さらに、老化を意識するかもしれない。これらはやはり、Tさんの位置づけをライフサイクルという長い目（スパン）で考えてみたときに配慮すべき、看護のポイントである。

⑥ 家族・集団・社会への影響

　家族の一員に健康レベルの変化が生じると、その本人はもちろんのこと、家族全体にも影響が及ぶ。たとえば、配偶者は入院したパートナーのために病院に通ったり、さまざまな調整やケアを行う。そして、自らも心配をしたり不安になったりする。長期化した場合などは心身の疲労を引き起こし、配偶者自身の健康レベルへの影響が大きくなる場合もある。また、患者の所属する集団（たとえば趣味のグループなど）では、その人の健康を心配したり、その人がとっていた役割を他者が引き受けるなどの影響が出る。

　社会に対しては、たとえば会社では、それまでその人が果たしていた役割や仕事などを、他の人が分担しなければならないという影響が出る。健康レベルの変化の程度や種類によって、それぞれ影響の出る程度や範囲は異なるが、健康レベルの変化は決してその人のみの変化にはとどまらない。それは、人間は一人では生きておらず、関係のなかに生きて共同生活をしているからである。一人の人間の健康レベルの変化が他者に変化を与え、他者の反応がまたその患者に新たな反応を生む。すなわち、患者を取り巻く人々や集団との相互作用に変化が起こるのである。もちろん看護師を含めて医療者の対応、応対の態度のみならず（治療の質、看護の質などを含む）、患者（や家族など）の回復や今後の生活に大きく影響を与えることは疑いのない事実であることを忘れてはならない。

D 経過別看護の特性

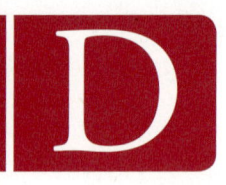

　看護における経過のとらえ方と、看護の視点について述べてきた。各期の特性について、それぞれの看護の視点を踏まえた具体的な問題点や援助については以下の各章で詳しく述べるが、ここで、その要点について触れておきたい。
　看護の視点は各期で共通しているが、それぞれの期において優先度が異なる。表3は、B「人間（患者）を理解する視点」で示した表1の16の視点を用いて、急性期、慢性期、回復期（移行期）、終末期という経過によって、それらの優先度がどのようになるのかを模式化したものである。以下、経過別の特徴を述べるなかで説明していく。
　看護の視点と優先度の関係を模式図として示したのが図9、10である。それぞれの円は図1に示した人間の側面を表す。また、▇▇で示した部分はケアニーズの高い領域で、看護の優先度が高いことを示している。なお、▇▇の形や大きさは、患者や家族などの特性によってさまざまであり、この図は模式図であることを念頭に置いて参照してほしい。

表3　経過別看護を行ううえでの16の視点の優先度

	視　点	急性期	慢性期	回復期	終末期
1	健康レベル（状態）	◎	○	○	○
2	成長・発達・成熟	△	○	○	○
3	健康や病気についての意識	○	◎	◎	◎
4	価値観	△	◎	◎	◎
5	自己概念	○	◎	◎	◎
6	役割関係	△	○	◎	◎
7	知覚・認知	○	○	○	○
8	食生活／栄養・代謝	○	○	○	○
9	排泄	○	○	○	○
10	活動	○	○	◎	○
11	休息	○	○	◎	◎
12	セクシュアリティ	△	○	◎	○
13	安全／防御	◎	○	○	◎
14	安楽	◎	◎	◎	◎
15	コーピング・ストレス耐性	△	◎	◎	○
16	趣味・楽しみ	△	○	◎	◎

図9　患者の経過別にみた看護の優先度（個人の諸側面）

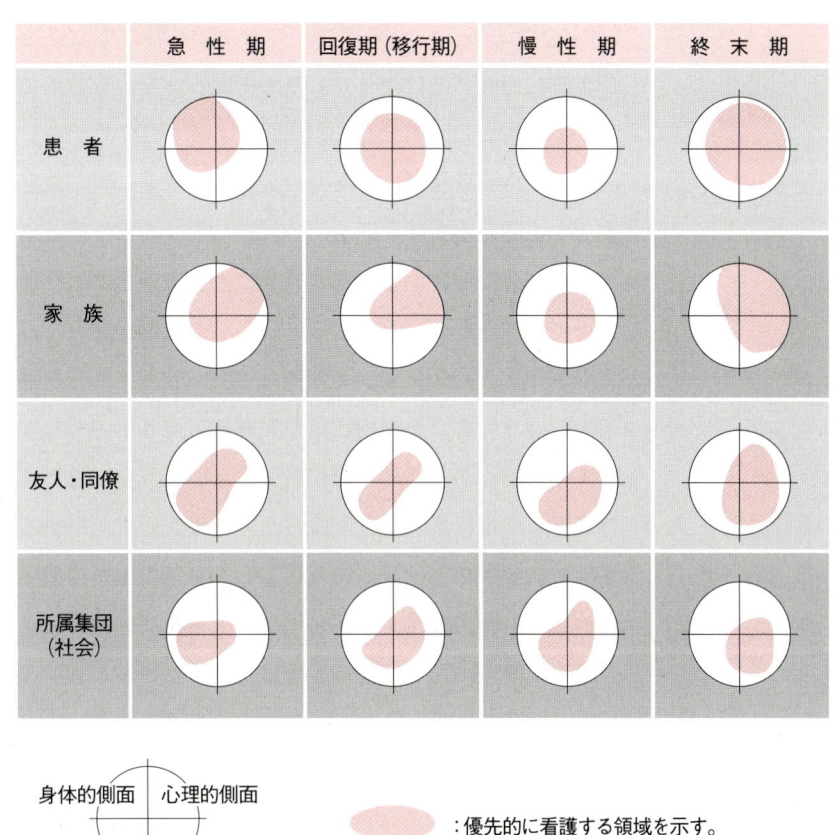

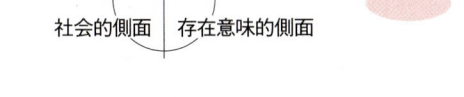

	急性期	回復期（移行期）	慢性期	終末期
患者				
家族				
友人・同僚				
所属集団（社会）				

身体的側面 ｜ 心理的側面
社会的側面 ｜ 存在意味的側面

：優先的に看護する領域を示す。

① 急性期における看護の特性

　急性期における看護の特性は、救命が優先されることである。看護師は患者の現在の状態から仮説を立て、治療や看護を行いながら仮説を検証・修正して患者の把握を行い、治療や看護を確定的なものにしていくという特徴がある。

　急性期における看護の優先性から説明してみよう。患者にとって急性期は、生命の危険度が高い時期なので、身体的ケアがまず優先される。しかし、その他の領域に関しても忘れてはならない（図9の「患者」の欄参照）。

　急性期で優先度が最も高いのは、表3に則していえば「健康レベル（状態）」「安全／防御」「安楽」である。生命の維持には欠かせないと同時に、さまざまな処置や症状が患者に苦痛を与える場面も多い。そのなかでは患者の安楽は最優先の課題の一つである。

次に配慮を要するのは、「知覚・認知」「食生活／栄養・代謝」「排泄」「活動」「休息」である。これらの視点のなかでも特に生命維持に関連する内容を、病態や治療、回復に向けたリハビリテーションという側面でケアする必要がある。意識がある場合はさらに、「健康や病気についての意識」「価値観」「自己概念」など、非日常的な状態になった自分自身の状態に対する認識などについても十分に配慮する必要がある。

患者が急性期にあるとき、家族に対してはどのような領域のケアが必要とされるのであろうか。家族にとっては患者の状態がどうなるのかという心配が大きいであろう。したがって、心理的なケアが優先されると考える。しかし、あまりの心配により、また急性期状況が長期化したりすると、家族の身体面への影響も出てくる。したがって、家族が疲労しないような配慮が必要となる。家族の社会的側面としては、患者に付き添ったり、面会に来たりすることにより、社会生活の中断や調整が必要になる場合も多い。患者の生命に危険があることなどから、患者の生命や価値などに関連したケア（存在意味的側面）も必要とされるだろう。

友人・同僚の欄では、個人差はあると思うが、患者にとって身近であればあるほど、これらの人々に対してのケアも必要となる。特に、同僚であれば仕事の調整などが必要となる。すべてに看護師が携われない場合もあると思うが、友人へのケアとしては、心理的側面と社会的側面を中心として配慮することが望ましい。

所属集団（社会）に対する看護はなかなか説明しづらいが、患者の環境としての社会集団ととらえて、主に心理的・社会的・存在意味的側面の理解を求めるようなかかわりが必要な場合があるだろう。看護師が働きかけなくても、家族などが働きかけることが多い領域でもある。

② 回復期（移行期）における看護の特性

回復期（移行期）にある患者は、自分の身に生じた変化を受け入れ、変化に適応するという課題をもっている。したがって看護の特性は、患者自身に生じた変化が、できるだけスムーズに変更（受け入れ）できるように、根気よく、長期的に、その人の生活の視点からサポートすることだろう。

回復期（移行期）にある患者は、急性期の状態を脱したものの、日常生活にはまだ戻れない。日常生活ができるように準備をする期間と理解すると、表3に

示した「健康や病気についての意識」が最優先の項目の一つとなる。それに伴って、病気になってしまったことで落胆したり、これまでの自分の価値を失ってしまったと感じたりすることも多い。「価値観」「自己概念」も重要なポイントである。引き続き「安楽」への配慮と、このような状況にどのように対応していくかという「コーピング・ストレス耐性」について重点を置くことが特徴となる。

　回復期では通常の生活への移行期という点からも、その他の項目のすべてについて配慮し、慢性期への準備を行うことが必要になってくるだろう。

　回復期（移行期）における患者に対しては、急性期のように身体的側面を優先させるケアではなく、どの領域に対しても、まんべんなくケアが必要である。

　家族に対しては、心理的側面に対するケアが大きな位置を占めるが、他の領域に関しても急性期同様に配慮が必要である。斜線部分の量は、個人によって、またその経過によって当然ながら変動する。

　友人に対しては、患者の支えになるように、心理的・社会的・存在意味的な側面の支援が必要となる。社会に対しては、患者の存在価値の低下を招かないような働きかけが重要になってくる。

③ 慢性期における看護の特性

　慢性期の看護の特徴は、患者の自己管理やセルフケアを促すことに重点が置かれることである。したがって、患者教育、健康教育、行動変容などの、患者のさまざまな学習に関する看護師のかかわりが重要となる。

　慢性期における患者へのケアの焦点（優先性）としては、身体的領域へのケアの量が回復期（移行期）に比べてさらに減少するが、その他の領域にもまんべんなく関心をもつことが必要である。

　慢性期は、病気になる前とまったく同じ状態に戻るわけではない。病気をもちながら、過去の生活様式を修正した、新たな生活様式を獲得していくことが課題になる。そのため重点項目は、表3の項目でいえば、回復期に引き続いて「健康や病気についての意識」「価値観」「自己概念」「安楽」「コーピング・ストレス耐性」となる。通常の生活を維持するためには「趣味・楽しみ」も欠かせない。さらに、患者の生活の全般的な調整が必要なため、「食生活／栄養・代謝」「排泄」「活動」「休息」なども、個別的な調整が欠かせない。慢性期には社会のなかで生活するため、他者や社会とのかかわりに関連する項目、すなわち「役割関係」「セクシュアリティ」にも目を向けなければならない。また病気をもちなが

らの生活では、日常生活のなかでの「安楽」は当然、守られなければならないことであるし、病気の性質や治療法によっては、特に「安全／防御」が重要になることも多い。

　家族は患者の生活を支える役割を担っているために、患者と同様に、全領域に対するケア・支援が重要である。この時期の患者は、社会における生活者でもある。したがって、友人や社会に対しても、慢性期にある患者を支え、理解してもらえるように働きかけ、また患者に対しても、周囲との関係を調整できるよう配慮することが大切である。在宅でケアが行われる場合、患者の属する集団や地域への働きかけが重視されるので、看護の視点としておさえておくべきである。

④ 終末期における看護の特性

　終末期における看護の特性は、その個人の人生の終焉を飾り、人間が人間として完成する、すなわち自己実現を目指し、また人生の集大成としてのクオリティ・オブ・ライフを実現するようにかかわることである。

　患者に対しては、症状コントロールという点で身体的なケアが必要だが、自分の人生を締めくくる時期として、生きる意味（信念）や心の状態などにもケアの焦点が多く当たると考える。

　表3の視点では、「健康や病気についての意識」が、終末期を過ごす患者や家族の生活全体への影響が最も大きい項目であると思われるが、「役割関係」「休息」「安全／防御」「安楽」「趣味・楽しみ」なども優先度の高い項目である。具体的な援助については、かなり個別性が要求されるので、患者・家族の状況を的確にとらえていくことが重要である。

　家族に対しては、心理的側面および存在意味的側面への重点的ケアが必要である。また、患者のケアを行うことによる疲労や、心痛の身体への影響などが考えられるので、家族の身体的側面への配慮も重要である。

　友人に対しても家族と同様、心理的側面および存在意味的側面への配慮が優先的に行われる。在宅ケアが行われる場合など、所属集団（社会）への対応はあまり多くはないが、患者が社会的に影響力の大きい立場にある場合には、配慮が必要とされることがあるだろう。

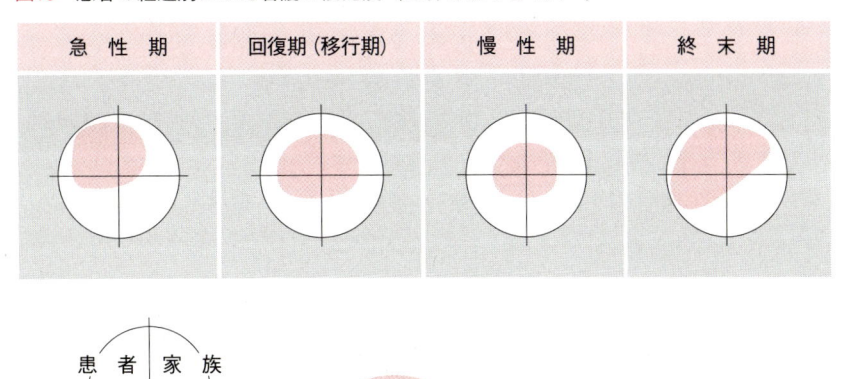

図10 患者の経過別にみた看護の優先度(患者を取り巻く人々)

| 急 性 期 | 回復期(移行期) | 慢 性 期 | 終 末 期 |

凡例:
患者 / 家族
友人 / 所属集団

●:優先的に看護する領域を示す。

⑤ 取り巻く人々への各期別のケア

　患者を取り巻く人々への各期別のケアの重点の置き方は、図10に示すとおりである。急性期の看護においては当然、患者が中心だが、回復期(移行期)になると、患者が自分でマネージしていく部分が少しずつ増加していく。そして、家族へのケアが徐々に増していく。慢性期では、家族を含めた患者へのケアが行われる。また友人・同僚や地域社会、会社の健康管理担当者などとの連携などの必要性が出てくる場合がある。そして終末期には患者と家族、または親しい友人など、患者との関係が近い人々にケアの焦点が合わせられる。

　一口に経過別看護といっても、経過のとらえ方、視点、特性という観点があり、また、それぞれに多様な側面をもつ。人間の健康にまつわる営みや、健康の回復過程、生活過程は、ここで概説した範囲にとどまらずバラエティに富んでいる。一見複雑にみえるこれらの現象を、本章はできるだけ大まかな視点から提供し、全体を把握できるような説明を試みた。以下の各章では、急性期、回復期(移行期)、慢性期、終末期のそれぞれが詳細に解説され、事例が紹介されている。これらは本章を基盤に展開されているので、本章の考え方を念頭に理解を深めていただきたい。

引用文献

1) 中島義明,他編:心理学辞典,有斐閣,1999.
2) 大西和子,岡部聰子編:成人看護学概論,ヌーヴェルヒロカワ,2009,p.177.
3) 中西睦子,他:対処(coping)に関する研究;文献概観,看護研究,21(3):2-16,1988.
4) 氏原寛,他編:心理臨床大辞典,培風館,1992,p.47.

第1章

急性期にある患者の看護

急性期にある患者の看護の特徴は、健康状態の急激な変化に対する心理的・身体的な適応を助けることにある。そのために看護師は、患者の身体に起こっている生理学的変化と、それに対する心理的反応を十分に理解する必要がある。

　本章では、急性期における患者の心身の特徴を概説し、その時期における看護の原則を述べる。なお、ここでは、身体的な疾患のある成人の看護を中心に例をあげるが、精神障害の急性期、母性サイクルにおける急激な身体の変化、小児の看護も、それぞれの特性を配慮しつつ、これに準じて考えていただきたい。

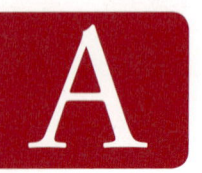

A 急性期にある患者の特徴

① 急性期とは

　疾患の経過における急性期とは、「健康状態の急激な変化であり、生体がその変化に適応するためにさまざまな反応を起こしている時期」と定義できよう。軽度の変化であれば患者は自分で適応できるが、その許容範囲を超えたときは医療サービスが必要となる。われわれ看護師が医療現場で接するのは、主にそのサービスを求めている患者である。それは、心筋梗塞のように、生命維持のために集中的な治療を必要とする場合もあれば、かぜをこじらせて外来診療を受けにきた患者の場合もある。また、慢性的な疾患でも、急激に悪化したり手術を受けることになれば、急性期の健康状態となる。いずれの場合も、程度の違いはあるが身体的な恒常性が危険に曝されており、恒常性の維持・回復のための看護援助を必要としている。

　「健康状態の変化」は必ずしも身体的・病理的な変化とは限らず、疾患自体は徐々に進行していても、それに対する心理的な急激な変化もありうる。たとえば、悪性腫瘍は気づかないうちに何年もかかって少しずつ形成されるものであるが、もし健康診断で腫瘍が見つかり、手術を受けなければならないと告げられたとすると、そのときの患者の心理状態は急激な変化であり、急性期患者の心理状態に匹敵する。この場合は、心理的な原因によって逆に身体的な変化が起こる。

　このように、人間の身体と心理とは切り離して考えることはできず、互いに関

連し、影響し合っている。身体的な変化が顕著であるときも、それに伴う心理的変化を見逃さずに、患者を全体的にとらえることが大切であり、これは心理状態の急激な変化の場合にもいえることである。

② 急性期看護の対象

　急性期看護の対象となるのは、疾患や外傷のために健康状態が障害された患者に加え、医学的治療により人為的な急性期となった患者もある。また、その家族も看護の対象である。それぞれについて例をあげると下記のようになるであろう。

1. 急性疾患患者

　急性疾患の代表的なものには、感染と炎症、出血、梗塞、中毒がある。

1）感　染

　感染とは、病原微生物が体内で繁殖することをいい、炎症反応を中心としたさまざまな障害を起こす。かつて、日本人の死因の上位を占めていた結核を中心とする感染症は、抗菌薬の開発とともに衰退した。しかしその後、代わって台頭してきた脳血管疾患や心臓病、がんなども新たな治療法が次々に開発されて制圧されつつあり、近年はふたたび感染症が注目を浴びている。なかでも、ウイルスによる感染や、病原微生物が血中で繁殖して全身性の感染となった敗血症は、いまだ決定的な治療法がなく、急性期医療の大きな課題である。

2）炎　症

　炎症は、感染や悪性腫瘍などの異常刺激によって防衛反応が生じた状態である。局所の炎症は、①腫脹、②発赤、③熱感、④疼痛、⑤機能の消失、の5大症状を呈し、血液検査で、白血球数の増加やC反応性たんぱく（CRP）の上昇が認められる。
　全身的な炎症反応が起きると、発熱や倦怠感などの全身症状を呈し、重度になると全身性炎症反応症候群（SIRS）とよばれる状態になり、血行動態の変動をきたす。炎症反応は、もともと防衛的に働くものであるが、そのバランスが崩れると有害となる。前述の敗血症においても、炎症反応が病態の重要な部分を占め

ると考えられている。

3）出　血

　出血は、血液を失うことによって臓器への血液供給が減少あるいは停止し、臓器機能が損なわれるために生じる病態（出血性ショックなど）と、出血によって臓器が圧迫され、本来の機能を果たすことができなくなる病態（脳出血、心タンポナーデなど）とがある。

　出血の原因は、外傷のほか、血小板減少などの血液疾患、凝固線溶異常による播種性血管内凝固異常（DIC）、薬物による出血傾向などがある。医原性の出血（術後出血など）もあり、予防に努めなくてはならない。

4）梗　塞

　血液が凝固したものを血栓とよび、血栓が遊離して別の場所で血管に詰まったものを塞栓とよぶ。血栓や塞栓その他の理由による血管の狭窄・閉塞のために、組織が壊死を起こした状態を梗塞とよぶ。代表的なものは脳梗塞、心筋梗塞である。肺血栓塞栓症は、血栓や塞栓による肺動脈の閉塞であるが、組織の壊死を起こすのではなく、肺循環が障害されて呼吸・循環不全をきたす。

5）中　毒

　中毒には、一酸化炭素中毒、薬物中毒、食中毒などがあり、生命が脅かされることも多い。自殺企図の場合もあり、その場合は専門的な精神ケアが必要である。

2．外傷患者

　外傷には、不慮の事故、災害、自傷などによるものがあり、骨折や熱傷、臓器損傷、出血、神経損傷などが起こりうる。出血や緊張性気胸、心タンポナーデ、脊髄損傷などによる外傷性ショックは、受傷直後に生命に直結する病態である。熱傷は、重症範囲がかなり広くても、受傷直後は意識清明なことがあるが、複雑な生体反応が起き、数週間後に死に至ることもある。

　なお、外傷患者には虐待や犯罪の被害者の場合もあり、発症機序に不審な点がある場合は、適切な対処をする必要がある。

3. 慢性疾患急性増悪患者

　糖尿病やバセドウ病、慢性閉塞性肺疾患（COPD）、慢性心不全などは、長期間の自己コントロールが必要な慢性疾患とのイメージが強いが、いずれも急に悪化して生命が脅かされるような状態になることがある。

　糖尿病では高血糖や低血糖による昏睡状態になったり、バセドウ病などの内分泌疾患ではクリーゼ（危機＝crisis の意味）とよばれる危機的状態になったりする。慢性閉塞性肺疾患や慢性心不全患者では、感冒などの侵襲をきっかけに呼吸不全やうっ血性心不全を起こすことがある。これらの患者が急性増悪すると、「今度こそだめではないか」との恐怖が強くなったり、「自己管理が不十分だったのではないか」と自分を責めることがある。心理的なケアも重要である。

4. 侵襲的な診療（手術、検査）を受ける患者

　手術は、人為的に身体に侵襲を加えて行う治療法である。身体的に急激な変化を生じるのみならず、心理的にも揺れ動きの大きい治療である。

　術前には、手術を受けるか否か、どのような術式を選ぶかを患者自身で意思決定しなくてはならず、心理的に不安定な状態となる。術直前にはさまざまな検査や診察、必要物品の準備、術後に備えての訓練など、やらなくてはならないことが多く、さらに不安が募ることも多い。

　手術中は、全身麻酔であれば呼吸を止めて人工的に管理し、麻酔が深くなると循環が抑制され、全身状態はきわめて不安定で、麻酔科医に命を委ねている状態である。さらに手術操作によって大量に出血したり、心臓や肺を圧迫して呼吸・循環に支障をきたすこともある。

　術直後は、麻酔の残存のために呼吸抑制が持続することがあったり、覚醒に伴う自律神経の変動のために血圧が上がったり下がったりする。血圧が上昇すると、一時的に止血していた箇所から出血することもある。また、生体侵襲反応によって尿量が減少し、数日後には血管外に出ていた水分が血管内に戻り、循環への負荷となる。

　最近では効果的な鎮痛方法が一般的となり、創部そのものの痛みは低減されつつあるが、術中体位による痛みや安静による痛み、絶食の苦痛などに悩まされる。さらに、麻酔や術式に伴う合併症のリスクが続き、術後数日間は、毎日が劇

的な変化である。心理的にも、手術が終わった解放感を感じる一方、苦痛や輸液やドレーンなどにつながれた拘束感に気持ちが滅入るなど、変化が激しい。加えて、合併症が発症すると、新たな治療を必要としたり、術前に戻りつつあった食事や活動などの日常生活がまた制限されるなどで、激しく落胆する。また、侵襲反応が活発な時期に起こる合併症は、新たな侵襲となり、生命への危険性が高くなることも多い。

5．患者の家族

　患者の家族もまた、急激な変化に戸惑っており、看護の対象である。家族の一員が急病や外傷によって健康を害することは、家族システムに混乱をきたし、他の家族員は心労や苦悩が募る。家族の支援は患者にとって、重要な「こころの支え」であるため、家族には援助者としての役割が期待されることが多い。しかし、そのことが家族を追い詰めることにならないよう、看護師は家族の心理的変化や健康状態にも気を配る必要がある。

③ 心身の特徴（対象の理解）

　急性期にある患者は、全身的なストレス反応の時期にある。ストレスとは刺激（ストレッサー）を受けた生体が動揺しており、生理・心理・行動学的な変化を起こしている状態である[1]。ストレッサーは自然環境や社会環境の変化（気温、災害、転居、受験など）のこともあるし、生体内部環境の変化（感染、外傷、ホルモン異常など）のこともある。また、心理的な変化、たとえば何かについて考えることなどもストレッサーとなりうる。

　医学的な立場からいえば、医学的な治療は、そのストレッサーを除去することにあるのだが、看護の立場からは、その治療自体（手術、薬物など）もストレッサーといえよう。したがって急性期における看護活動は、対象となる患者が疾患や外傷を含むあらゆる健康上の変化に適応するのを援助すると同時に、治療行為への適応を援助することも含まれる。

1．身体的特徴—ストレス反応—

　生理学的なストレス反応は、さまざまな神経、ホルモン、サイトカイン類によ

って惹起される。生体の変化、たとえば痛みや血液量の減少などを、それぞれ対応する脳の部分が認知し、そのシグナルが視床下部をとおして自律神経系、下垂体前葉、下垂体後葉の3つの経路に伝達される。

1）自律神経系の反応

　自律神経系においては交感神経が優位となり、神経末端からノルエピネフリンを分泌すると同時に、副腎髄質を刺激してエピネフリンの分泌を促す。交感神経の興奮は心拍数と血圧を上昇させ、血液の再配分をして重要臓器への血液を確保する。また、肝臓でのグリコーゲン分解を促進して膵臓のインスリン分泌を抑制し、血中のブドウ糖を増加させる。

2）下垂体前葉・後葉の反応

　下垂体前葉は、視床下部から分泌されたコルチコトロピン分泌ホルモン（CRH）の刺激によって副腎皮質刺激ホルモン（ACTH）を分泌する。これを受けて、副腎皮質からはコルチゾールとアルドステロンが分泌される。アルドステロンは、下垂体後葉から分泌されるバソプレシン、抗利尿ホルモンとともに、腎臓のナトリウム排泄を制限してナトリウムと水分を体内に保留し、体液量を確保する。コルチゾールはエピネフリンとノルエピネフリンの効果を強調する。

3）体液系の反応

　体液系の反応としては、ストレスを感知したさまざまな細胞から、サイトカインとよばれる細胞間情報伝達物質が放出され、末梢血管の拡張や血管透過性の亢進、血管内皮細胞の傷害などを引き起こす。サイトカインには炎症性サイトカインや非炎症性サイトカインなど多くの種類があり、それらが拮抗して作用しているが、そのバランスが崩れると上記の機序によって肺や腎臓などの臓器機能不全をきたす。

　このようなストレス反応は生命を維持するために必要な機序であるが、一方で免疫機能を抑制する作用があり、生体の防御能力を低下させる。また、心臓や脳などの重要臓器への血液を確保するために消化管の血流が減少し、ストレス潰瘍の原因となる（図1）。

　こうした一連のストレス反応は、疾患や外傷そのものによって引き起こされる場合もあれば、それらの症状（痛み、呼吸困難など）や、病気やけがをしたという事実の認識による心理的ストレスによることもある。医療サービスを必要とす

図1　侵襲時のストレス反応

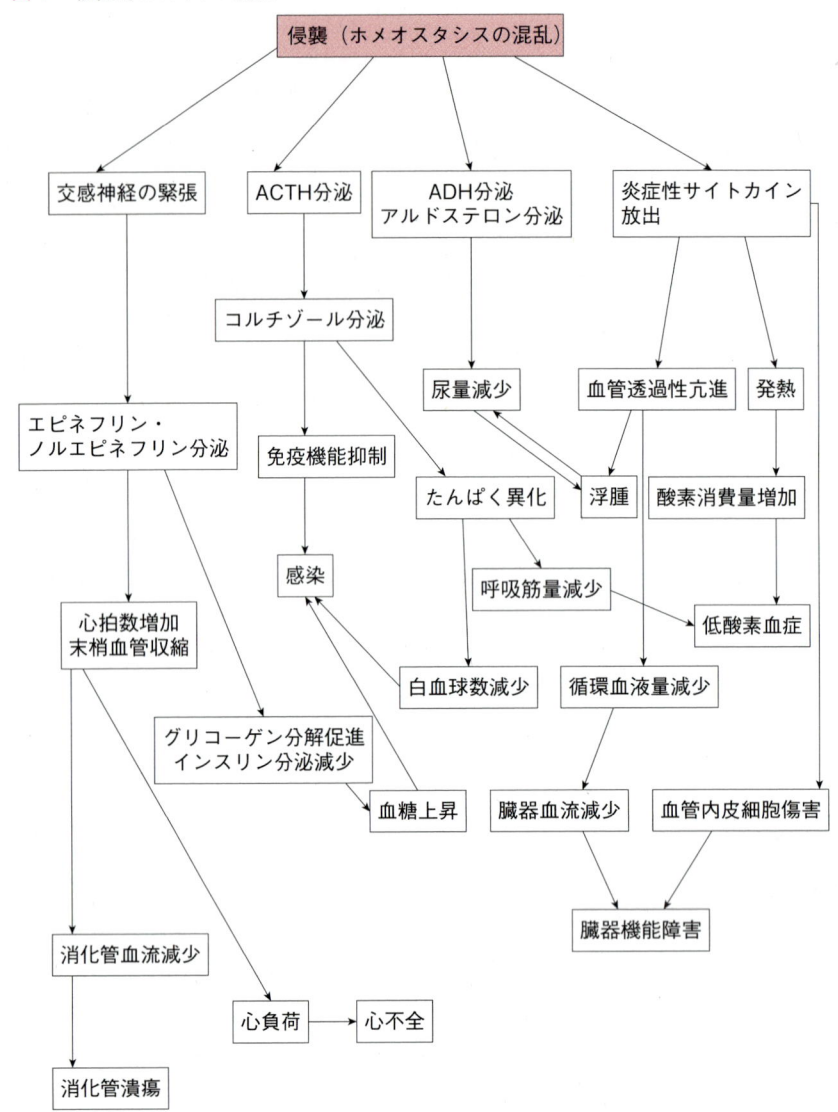

　急性期患者は、このストレス反応が展開している最中であったり、当人のストレス反応の許容度を超えて生命の危機に瀕していたり、疾患のためにこの防衛的なストレス反応が障害されていたりする状態である。したがって、適切な治療を受けないと、生命を失ったり、苦痛を体験したり、長期的な後遺症を残すこととなる。

　たとえば、大出血を起こし、交感神経の緊張による心拍数と血圧上昇によっても身体の異変に対応できなくなると、組織への酸素供給ができなくなり、組織の細胞死につながり、さまざまな臓器の機能が果たせなくなって、生体の死に至る。あるいは、もともと糖尿病の体質をもった人が、ストレスをきっかけに糖尿

病を発症し、一生、インスリンを注射しなくてはならなくなることもある。また、急性期における治療は即効力を発揮しなければならないため、生体に急激な作用をもたらし、新たなストレスが加わることとなる。

急性期にある患者の看護にあたる看護師は、患者の身体機能のどの部分がどのように障害されており、それが他の機能にどのように影響を与えているかを熟知するとともに、現在行われている治療の目的と作用機序を理解しなければならない。

2. 心理的・社会的特徴および信条・信念にかかわる特徴

従来、日常生活を健康で不自由なく送っていた人が病気になると、心理的・社会的にも多大な影響が現れる。重症の疾患であれば、まず死への恐怖・不安が強度になる。ただし、患者は急激な病状の変化のため、病態を十分に理解する時間と余裕がないので、医療従事者からみれば軽度の疾患であっても死の恐怖をもつこともあるし、生命にかかわるような疾患であっても深刻にとらえないこともある。一般に、痛みや呼吸困難などの自覚症状が強い患者や、心臓や脳などのように生命にかかわることがよく知られている臓器に関する病名を告げられた患者は、病状を深刻にとらえがちである。

疾患に関する不安に加えて、未知の治療・処置に対する不安や、病院という環境に対する不安も生じてくる。さらに、入院や手術が必要になれば経済的な心配もあるし、仕事や職場のことも気になってくる。家庭の主婦では子どもや高齢者の世話、学生は勉強の遅れが心配になる。

このように、具体的・現実的なレベルでの不安・心配だけでなく、人はだれでも自分についてのあるイメージをもっているので、疾患を得ることや入院患者になることによってそのイメージが著しく損なわれる。たとえば、毎日、精力的に働き、職場で人を管理する立場にあった人が、入院することによって非生産的な日々を送り、医療従事者や病院の規則に管理されることは、頭では「病気だから」とわかっていても、理屈を超えたつらさがあるものである。

またわが国では、宗教をもっていない人が多いため、あまり重要視されていないが、宗教をもっている人にとって、入院や手術のために宗教的な儀式ができないことは、非常に大きな葛藤を生じる。

3. 行動上の特徴

　急激な身体的変化は、心理的な反応をとおさず、直接的な機序によっても人間の精神、行動に影響を与える。たとえば、体内への出血は、本人や医療者がその出血に気づく前に理由のわからない不安感を覚えさせ、身の置き所のない不快感で患者はベッドの上を輾転反側したり、起き上がろうとしたりする。また、高熱のある患者は、思考力や判断力が低下し、まとまりのない行動をとることがある。しかし残念ながら、こういった急性期患者の精神症状に関する研究はほとんど行われておらず、どういう生物学的機序が背景にあるのかは解明されていない。

④ 治療の特徴と患者への影響

1. 急性期の経過・治療の特徴

1）経過の特徴

　急性期にある患者は、その定義のとおり健康状態が急激に変化している時期であり、生理的にも心理的にも刻々と変化している。なかには、それまで何事もなく普通に会話をしていた人が、急にショック状態となり、数分のうちに死亡することもある。あるいは、直接生命にかかわらなくても、次々に新しい症状が現れて目まぐるしい展開をしたり、生命の危機の可能性を含んだまま、緊張した状態が数週間続くこともある。

　このような時期には、生体の神経および内分泌系がバランスを保つために刻々と変化しているので、わずかな体内外の刺激に対しても影響を受けやすい。したがって、微妙な環境の変化や衝撃によって予後が左右されることもある。たとえば、重症の呼吸不全状態で人工呼吸器を装着している患者は、わずか10秒間の気管吸引の間に、低酸素となって心停止を起こすこともある。また、重度の循環不全患者では、体位変換によって急激に血圧が低下し、ショック状態となることもある。

　ただし急性期は、治療の成果が劇的に現れる時期でもある。たとえば出血性シ

ョックで血圧が低下し、不整脈が多発している患者でも、早期のうちに適切な輸血と止血が行われれば、即座に安定した状態になる。

2）治療の特徴

　急性期にある患者の治療の目的は第1に救命であり、続いて症状の緩和、原因の除去、合併症の予防にある。たとえば、広範囲熱傷でショック状態にある患者には、まず、生命維持のために大量輸液で循環血液量を保ち、抗菌薬を投与して感染を予防し、鎮痛薬で痛みを緩和する。さらに、原因となっている疾患が処置可能な場合は、その疾患の治療にあたる。たとえば、消化管破裂の手術的修復、緊張性気胸に対する穿刺排気などである。

　救命のための処置としては、輸液・輸血のほかに、酸素吸入や気管挿管および人工呼吸、致命的な不整脈から正常の心拍に戻すための抗不整脈薬投与や直流除細動、血圧を維持するための昇圧薬投与などがある。

　救命処置の目的は、組織の酸素化の維持にあり、特に脳や心臓などの重要臓器の酸素供給が最優先である。したがって、心停止や呼吸停止などの場合の心肺蘇生では、脳の血流維持を目的として行う。しかし、その他の臓器の血流不足も、それらの臓器の機能不全につながり、全身に影響を及ぼすので、呼吸・循環機能が蘇生されたら、すぐに全身の酸素化を図らなくてはならない。たとえば、腎臓や肝臓の血流不足は腎不全および肝不全につながり、老廃物の蓄積や電解質不均衡などによって、生命を脅かすことになる。また、細胞レベルの低酸素は、臓器の機能への影響だけでなく、細胞膜の変化によって各種の有害物質が放出され、全身に悪影響を与える。

　組織の酸素化は、動脈血の酸素の含有度、厳密にいえば酸素分圧・酸素飽和度と供給される血液量によって決まる。したがって、酸素吸入の濃度は動脈血の酸素分圧を測定しながら決定される。一般的には動脈血酸素分圧が80mmHg以上、あるいは動脈血酸素飽和度が95％以上が目安だが、もともと閉塞性の肺疾患がある場合などは、もっと低い値に保つこともある。

　組織への血液の供給は、十分な循環血液量と心臓のポンプ機能によって保たれる。そのためには、適切な輸液または輸血と、心機能低下がある場合は強心薬、昇圧薬、血管拡張薬などの組み合わせによる対処が必要である。循環状態の最低の目安は、平均血圧が65mmHg以上、1時間に体重1kg当たり0.5mL以上の尿量が確保できることである。

3）治療の場の特徴の理解

　急性期の治療を行うためには、特殊な設備や器械を必要とすることが多い。特に、救急外来や救急病棟、集中治療室などは、救命救急処置を前提とした設計・整備がされている。

　急性期の治療を行うために最低限必要な設備は酸素配管と吸引である。吸引は気道確保のための口腔および気管吸引だけでなく、胸腔内ドレナージなどの低圧持続吸引のためにも使われる。照明は患者の表情や皮膚色を観察するのに十分な明るさが必要であるが、夜間は日夜のリズムをつけるために可能な限り暗くする。しかし、暗い中で点滴や器械類の安全を確保するためには、患者の顔に直接当たらないようなスポットライトやフットライトなどがあることが望ましい。その他、人工呼吸器などの各種医療機器のために十分な容量の配電設備が必要である。

　常備されていなければならない器械・器具は、一般病棟に備えてある物品に加え、酸素吸入用品、気管挿管に必要な物品、人工呼吸器、心電図モニター、輸液ポンプ、直流除細動器、救急薬品などである。特に重篤な患者の場合は、それらに加えて、持続的動脈圧・肺動脈圧モニター、大動脈内バルーンパンピングなどの補助循環装置、血液浄化装置、人工ペースメーカーなどが必要なこともある。

　急性期の患者を治療する病室では、ベッド周囲に多くの器械・器具を配置し、看護師や医師が頻繁に患者を観察したり、器械を点検したりするため、ベッド間隔が十分に広く、プライバシーを守るためのカーテンやスクリーンが使えることが必要である。頭部の柵が取り外しできるベッドがあれば、気管挿管や抜管時に便利であり、エアマットレスやローリングベッドが使えれば、体位変換に費やす労力と、体位変換に伴う患者への危険性を低減することができる。

　一般病棟では、急性かつ重症な患者は、看護師が頻繁に観察できるよう、ナースステーション近くの病室とすることが多いが、それが患者に及ぼすストレスも考慮する必要がある。

2．治療にまつわる反応（治療が患者に与える影響）

　急性期では短期間に重点的な治療を行うため、生体に不自然な働きかけをすることが多く、患者はさまざまな心理的・身体的影響を受ける。看護師はそれらの機序を理解し、有害な影響を最小限に抑えるよう援助する。

1）安静療法の影響

多発骨折や切迫流産、心筋梗塞などに対する安静療法は、運動によるストレスを最小限にするための治療法だが、別の側面からみると非常に大きなストレスであり、患者は心身ともに苦痛を体験する。

(1) 皮膚・筋肉への影響

長時間の同一体位は、筋肉痛や筋肉の萎縮、圧迫による褥瘡発生のリスクをもたらす。安静臥床による筋肉量の減少は、健康人の場合1週間で10〜15％と報告されている[2]が、絶食や侵襲的な治療を受けている患者の場合は、さらに急激に減少すると考えられる。臥床患者の体位変換は2時間ごとに行うのが原則だと広く認識されてはいるが、実際は救急患者の救命救急処置が立て続けに行われるときには体位変換を行う余裕のないことも多く、褥瘡を形成する危険性が高い。

(2) 循環器系への影響

循環器系における主な影響には、静脈還流の増加に伴う心臓の過負荷、深部静脈血栓とその遊離による肺血栓塞栓症、安静が解除になったときの起立性低血圧などがある。

静脈還流量のコントロールは、日常生活では起立位や座位での静止状態のとき、下肢の血液が血液自体の重み（静水圧）でうっ滞し、心臓へ戻っている血液量は減少している。一方、歩行などの活動時は下肢の筋肉の収縮運動で静脈血流が促進され、心臓への還流量は増えるが、活動に伴い交感神経も活性化しているために、心拍数と心収縮力が増えて、それだけの血液量を処理できるようになる。ところが、臥位では下肢と心臓とが同じ高さにあり、静水圧の影響がなくなるので、静脈還流量が増えるにもかかわらず、安静状態であるために交感神経が活発ではないことから、心臓の活動性に比べて仕事量が増え、心臓の過負荷となる。この安静臥床時の循環動態の変化は、臥床後約6時間で始まるといわれている[3]。

深部静脈の血栓は、血栓が遊離して大きな肺動脈に詰まると即座に致命的な結果となるため、非常に重大な合併症である。深部静脈血栓は、大腿や骨盤内の手術操作や術後の浮腫のため、静脈が圧迫されて起こることが多いが、単なる安静臥床によっても、下肢の筋肉収縮運動がなくなり、静脈血がうっ滞することによって起こりうる。特に意識のない患者、薬剤によって鎮静されている患者、脱水

傾向にある患者は要注意である。

　心臓および血管の機能は、自律神経によってコントロールされており、体位による静水圧の変化などに対応して、一定した循環動態を確保するように機能している。たとえば、臥位から急に起き上がったときには、上半身の血圧が低下するので、直ちに交感神経が優位となって全身の動脈が収縮し、血圧を上昇させ、起立性の低血圧を防いでいる。しかし、この反射はごく短時間の変化に対応するために機能しているので、安静臥床によってある一定の血管伸展が続くと、1～2日間のうちに感度がリセットされ、瞬時の反応を示さなくなる。そのため、安静臥床の後に起き上がった場合は、この自律神経反射が正常に機能せず、起立性低血圧を生じる。

(3) 呼吸器系への影響

　安静が呼吸器系に与える影響には、①横隔膜の挙上と同一体位による呼吸面積の減少、②換気・血流不均衡による酸素化機能の低下、③非効果的な咳嗽や誤嚥による呼吸器感染症がある。立位や起座位時には重力によって下に押し下げられている腹腔内臓器が、臥位では背面に沿って広がり、横隔膜を上半身へ向けて押し上げてしまい、呼吸時に必要な横隔膜の運動を妨げる。したがって、吸気時に肺の下部が拡張する度合いが小さくなり、空気を取り込めない肺胞ができてしまう。また、仰臥位が長く続くと、下になる背側に血液や水分がたまりやすくなり、下側（荷重側）肺傷害とよばれる換気・血流不均衡状態となる。

　このほかにも、日常生活では、上肢を動かしたり、話したり笑ったりする活動に伴って拡張している部分の肺が、安静時には拡張しなくなり、ガス交換に関与しない部分ができてしまう。このようにガス交換に関与しない部分では、二酸化炭素を多く含み、酸素をわずかしか含まない静脈血がそのまま動脈血に混じるので、結果として動脈血の酸素飽和度と酸素分圧を下げてしまうことになる。また、空気の出入りがない肺胞には分泌物が貯留し、細菌感染を起こしやすくする。臥位のままでの食事摂取や経管栄養は、誤嚥を生じやすいこと、腹圧がかけにくいため効果的な咳嗽ができにくいことなども感染の誘因となる。

(4) 腎・尿路系への影響

　腎・尿路系の影響には、結石形成と尿路感染がある。大腿骨などの長幹骨は、通常の場合に受けている重力を安静臥床によって受けなくなると、カルシウムが溶け出して血中に入り高カルシウム血症となる。このカルシウムは、腎・尿路系

に蓄積して結石を作りやすくする。また、ふだん、排尿は立位や座位で腹圧をかけながら行うが、床上での排尿は、腹圧がかけられないので残尿をきたしやすくなり、膀胱内細菌感染の誘因となる。

2）薬物療法の影響

　急激な健康状態の変化に対応して、生命維持や疾患の治療を行うためには、強力で即効性のある薬物を用いた薬物療法が必要なことが多いが、それらの薬物は身体面・心理面に著しい影響を与えやすい。

　急性循環不全状態にある患者の循環動態を維持するために使われるカテコールアミン類は、非常に強力な昇圧作用があるので、ごく微量で瞬時に効果が現れる。しかし、それだけに調整が難しく、ほんのわずかに多過ぎるだけで急に血圧が上昇して不整脈を引き起こしたり、逆に、わずかな減量で急に血圧が下がってショック状態に陥ったりするので、使用に際しては常に危険を伴う。

　近年、脳梗塞や心筋梗塞の超急性期の治療として、抗凝固薬や血栓溶解薬の使用が増えてきているが、治療に伴って全身的な出血傾向となるため、特に出血しやすい部位、たとえば古い胃潰瘍などから出血することもある。頭蓋内に出血して致命的な結果になることも皆無とはいえない。

　急性期には腎疾患以外でも利尿薬を使用する機会が多く、全身的な影響を及ぼす。たとえば、重症な循環不全で心臓の負担を軽減するためや、脳浮腫の予防・治療のために高浸透圧液を輸液する場合などである。特に重要な全身的影響は脱水と電解質不均衡であり、脱水傾向になると口渇感などの苦痛に加え、気道分泌物の粘稠度が増して呼吸器合併症を起こしやすくなったり、皮膚や粘膜が乾燥して傷つきやすくなったり、血栓が形成されやすくなったりする。脳動脈や冠動脈の血栓、下肢の静脈血栓が遊離して肺動脈に詰まった肺血栓塞栓症は重大な結果を引き起こす。最も頻繁に使われる利尿薬であるフロセミドは、低カリウム血症を起こし、筋力が低下して呼吸運動が弱くなったり、麻痺性イレウスや不整脈を引き起こしたりする。

　急性感染症に対する抗菌薬の投与は、生理的な菌叢にも影響を与え、通常は無害な菌の繁殖を増強し、日和見感染を起こしやすくする（菌交代現象）。特に緑膿菌、カンジダ、メチシリン耐性黄色ブドウ球菌（MRSA）、バンコマイシン耐性腸球菌（VRE）による感染が重要である。

3）酸素療法・呼吸管理の影響

　酸素吸入は、呼吸器疾患患者のみならず、循環機能不全患者や全身麻酔後など、幅広く適用される簡便で有効な補助療法である。酸素の取り込みや運搬が阻害された状態では、血液を高濃度の酸素で酸素化することが、組織の酸素化の促進につながる。

　しかし、高濃度の酸素吸入は、酸素中毒の危険性があり、また、肺胞内の窒素が酸素に置き換えられて肺胞から吸収されるために、肺胞がつぶれてしまう「吸収性無気肺」を起こす可能性がある。慢性閉塞性肺疾患患者の場合は、ふだん低い酸素分圧によって呼吸中枢が刺激されているため、高濃度の酸素吸入は呼吸運動を抑制してしまう。

　また、人工呼吸器による陽圧呼吸は、重症の呼吸不全患者には不可欠であるが、胸腔内が陽圧になるというのは非生理的なことなので、静脈還流を妨げて循環動態に影響を与えたり、電解質を変動させたりする。さらに、肺に器械的な損傷を与え、気胸を起こすこともある。人工呼吸器を装着している患者は、強制的な呼吸に苦痛を感じる一方、もし呼吸器に異常が起これば、息が止まって死ぬのではないかという恐怖を抱いていることもある。

4）その他の治療の影響

　急性期における治療は、最大の効果を得るために侵襲的な治療が多く、ほとんどの場合、患者に苦痛を与える。たとえば、軽症な感染であれば抗菌薬は経口で与薬するが、急性で重度の感染の場合は、注射で与薬しなくてはならないし、時間ごとの尿量を観察するために、膀胱内留置カテーテルを挿入することも多い。いずれも苦痛を伴う処置である。また、気道確保のための気管挿管は、鼻や口、咽・喉頭部の痛みに加えて、会話ができないことによる精神的な苦痛も非常に大きい。

　加えて、急性期における侵襲的な治療は、からだの内部と外部を接触させる機会が多くなるので、感染を起こす危険性が高い。たとえば気管挿管は、喉頭蓋が開いた状態で固定するため、口腔内の菌が下部の気道に流れこみ、呼吸器感染を起こしやすい。また、中心静脈や肺動脈のカテーテルは、もし挿入部から菌が侵入すると直接、全身循環に入り、敗血症へとつながる。

　急性期においては、昼夜を問わず治療が行われることも多く、睡眠が妨げられやすい。たとえば、気管挿管中の患者は、数時間ごとに気管吸引をしなければな

らないし、薬剤の血中濃度を効果的に維持するためには、夜間にも注射をしなければならないこともある。睡眠障害はストレス反応を増強させ、全身状態の悪化につながることになる。

3. 治療環境に対する反応

1）場（病院）

　急性期患者の治療は、一般病棟のみでなく、救命救急センターや集中治療部（intensive care unit；ICU）といった、急性期治療のために特別に設計された場所で行われることも多い。このような場所は、一般の人が病院に対してもっているイメージとかけ離れているため、患者・家族に違和感を与え、恐怖や不安を増強することにもなる。たとえば、普通、病室といえば1～4人くらいまでの患者を収容する部屋が一部屋として区切られているが、救命救急センターや集中治療部ではベッドごとの仕切りがなく、オープンスペースになっているところもある。加えて、モニターや人工呼吸器、吸引器などの器械・器具類も多く、非人間的な印象を与えてしまい、「まるで工場にいるようだ」との感想を述べる患者も多い。特に、意識のない状態で搬送された患者が意識を取り戻したとき、自分がどこにいるのかわからず、説明を受けても容易に病院ということが信じられず、パニックになることもある。

　このような場所では、患者は自分のテリトリーとしての空間を維持できないし、自分のプライバシーをコントロールできないため、無力感や疎外感を抱きやすい。また、夜間も安全のためにいくらかの照明がつけられており、器械の作動音や看護師の足音なども続いているため、睡眠が妨げられることも多い。

　健康が障害されたというストレスに、このような予想外で落ち着かない環境によるストレスや不眠が加わると、「せん妄」とよばれる一過性精神障害をきたすことがある。症状は見当識障害や錯乱、幻覚などであり、一見、うつ状態のようにみえる低活動型せん妄と、安静が保てない活動型せん妄、およびそれらの混合型があるといわれている。活動型せん妄は、転落やチューブ類の自己抜去などの危険行動につながるため、安全のために持続的な鎮静薬投与が必要なことも多い。

2）医療従事者

　急性期の患者には、緻密な観察と頻繁な治療・処置が必要なため、看護師がほとんど継続的にベッドサイドにいることも多く、患者はわずらわしく感じたり、プライバシーを守れないと感じたりする。しかし、自分の病状や生命の予後を深刻に受け止めている患者や、人工呼吸器を装着している患者では、看護師が常にそばにいてくれることに安心感を覚え、姿が見えなくなると不安が増強することもある。

　特に重症な場合は、複数の医師が協力して治療にあたったり、2人以上の看護師が看護を担当することもあり、患者はだれが自分の担当医であり担当看護師であるのかがわかりにくく、安定した1対1の信頼関係が結べないことに焦りや不満をもつこともある。また、医療従事者同士の会話がベッドサイドで交わされると、患者は何が話されているのか不安に思ったり、自分のことが自分を交えずに話されていることについて疎外感を感じたりする。

3）患者同士

　急性期の患者が多く入院している病棟や、救命救急センター、集中治療部では、急変する患者も多い。その場合の救命処置に伴う慌ただしく緊張した雰囲気は、他の患者にも伝わり、不安感を与えてしまう。また時には、動転した家族が言い争ったり泣き叫んだりして、他の患者が困惑することもある。

　それほど重症でない患者の場合は、互いに情報交換して病院の特色や規則などを知り、それが入院環境に適応するために役立つこともある。急性期にある患者は、多くの場合、本人の関心は主に自分自身の健康状態に向いているため、他人のことを詮索したり介入したりといった問題は起こりにくいが、逆に、自分のことで精一杯なため、他者への配慮が不足して、同室者同士で摩擦が起こることもある。

⑤ 患者の基本的ニーズへの充足方法の変更

　急性期にある患者は、最も基本的なニーズ、たとえば呼吸・循環でさえも自分で維持できず、医療的介入を必要とすることがある。当然、食事・排泄・清潔に関するニーズも看護師の助けが必要になるし、より高度のニーズである社会的交

流も満たすことができなくなる。

1. 呼吸機能の補助

　急激な呼吸機能の異常は、呼吸中枢の障害、肺機能の障害、呼吸筋の障害、口腔・鼻腔を含む上気道の障害などによって起こる。肺胞における酸素の拡散が障害されて十分な酸素を体内に取り込むことができなければ、酸素吸入により、大気よりも濃度の高い酸素を肺胞に送り、容易に拡散できるように援助する。呼吸運動が障害されれば、器械的な人工呼吸によって呼吸運動を補助する。心臓疾患や循環血液量減少による循環機能の低下に対しては、輸液・輸血で循環血液量を補い、心血管作動薬を用いたり、補助循環で心収縮力の増強と血圧の維持を図る。

2. 栄養補給

　急性期には、消化器系の疾患のみでなく、他の疾患でも経口的な食事摂取ができなくなることが多く、別の方法での栄養補給が必要になる。経口的に食事ができなくなる消化器系の疾患には、口腔から肛門に至るすべての消化管の手術や、出血、穿孔、破裂などが含まれる。ほかには、急性膵炎の場合など、消化管の安静を保つ目的のためにも経口摂取が中止される。

　消化器疾患以外の例では、気管挿管のために嚥下ができない場合や、急性心筋梗塞時に食事摂取や消化に費やすエネルギーを節約し、心臓の負担を軽減するために絶食になることもある。

　経口摂取に代わる栄養補給としては、経鼻あるいは経皮的にチューブを胃か十二指腸に挿入して流動栄養物を注入する方法（経管栄養）と、大静脈にカテーテルを挿入して高カロリー輸液を行う方法（中心静脈栄養）とがある。経腸的な食事摂取の中止は直ちに消化管粘膜の変化を起こすので、胃以下の消化管が健全な場合には経腸栄養が望ましい。

3. 排泄への対応

　排泄は、疾患そのもので障害されることもあるが、治療に伴って自立が妨げられることが多い。排泄が障害される疾患の代表的なものは腎・尿路系の外傷であり、緊急の手術的修復が必要で、その後の安静と血尿観察のためにカテーテルが

挿入される。他の疾患の場合でも、安静や衰弱のためにトイレまで行けず、ベッドサイドやベッド上で排泄しなければならないことも多い。たとえば骨折や、全身あるいは脊髄・硬膜外麻酔後、重症な急性期患者などである。腎機能や循環機能の低下した患者では、時間ごとの尿量を観察する必要から、導尿カテーテルを留置しなければならない。

4．清潔の確保

　清潔のニーズも、疾患や治療のために自分で満たすことができず、看護師の援助を必要とすることが多い。特に、日本式の浴槽につかる入浴は、循環系への負担が大きく、エネルギー消費も大きいので、安静のために控えなければならないことが多い。シャワーは入浴に比べて負担が少ないが、創傷があったり、カテーテル類を挿入していたり、床上安静が必要な患者にはできないので、ベッド上での清拭が唯一の方法となり、看護師の手を借りなければならない。衰弱の激しい患者や、人工呼吸器などの濃厚治療を受けている患者は、洗面や歯磨きも自力ではできないため、援助が必要である。

⑥ 将来の生活修正の特徴

1．人間としてのあり方への影響

　従来、健康で病気一つしたことのなかった人が、外傷や疾病のために医療が必要になると、これまで自分自身に対して抱いていたイメージ（自己イメージ）が著しく損なわれ、心理的な危機状態に陥ることも多い。たとえその外傷や疾病が一時的で、将来、後遺症や慢性疾患を残さないようなものであっても、健康で生産的であることに価値が置かれている現代においては、あたかも敗北者となったような気持ちを抱くこともある。このような経験は、心理的な傷となることがある一方、ハンディキャップのある人に対する思いやりが深まるなど、好ましい影響を与えることもある。

2．生活者としての個人への影響

　入院治療を必要とするような急性の健康障害は、急性期を乗り越えた後も、慢性的な障害や再発の可能性を残すことが多く、生活習慣や将来の生活設計を変更しなければならない。たとえば、急性心筋梗塞は、緊急冠動脈インターベンションによって不整脈や急性心不全による生命の危機を脱しても、多くの場合、他の冠動脈の病的変化も存在するので、再度の心筋梗塞を起こさないような生活改善が必要である。

　しかしこのような場合、患者は、急性期を脱して痛みなどの症状がなくなるため、疾患が完治したように思い込み、生活改善の必要性を理解できないことも多い。看護師は患者の心理状態を理解し、動機づけなど、教授 – 学習過程理論に基づいた援助を行う必要がある。

⑦ ライフサイクルへの影響

　急性疾患や外傷は、前触れなく突然に起こるものなので、あらかじめ予定を立てて物事を調整することができない。したがって、たとえば大学受験や、事業の成功にかかわる重要な会議など、容易にやり直しのきかない機会を逃し、そのことが将来の人生に影響を与えることもある。

⑧ 家族・集団・社会への影響

　家族の一員が急に病気になることは、本人のみならず、家族全員がさまざまな影響を受ける。最も深刻な影響は、働けなくなることによる収入の減少あるいは停止である。それに加えて、治療費や入院費、家族が面会に来るための交通費などの出費も多くなり、経済的な問題が出てくる。わが国では健康保険や福祉制度が比較的整っているため、救済される人も多いが、保険に加入していない人や、外国人で公的な補助を受けられないような場合には問題である。また、自殺未遂は高額な医療が必要である場合が多いにもかかわらず、保険対象とならないので、経済的問題は深刻である。

　家事や家計を担当している家族が病気になると、食事の準備や光熱費の支払いなど、細々とした家庭内の管理に支障をきたし、他の家族のストレスとなりう

る。小さな子どもや高齢者、心身障害者など、介護の必要な家族が家庭内にいると、なおさら家事担当者の発病による影響は大きい。

　急性期で病状の不安定な時期には、急変に備えて家族が病院内に待機しなければならなかったり、病状を知るために毎日通ったり、安定していても互いの慰安のために頻繁に病院に通うことが多く、それによる仕事や家事への影響もある。また、患者の衣類の洗濯や日用生活用品の買い物など、病院内のサービスで賄いきれない用事もあり、家庭での家事運営に加えての負担が多くなる。

　このような急性期患者の家族に起こる波乱は、もし家族全体のコーピング能力（後述）が高いと、家族の団結を強め、よりよい家族となることにつながるが、効果的にコーピングできなければ危機状態となり、家庭崩壊につながるおそれもある。

　人は、家庭以外でもさまざまな集団に所属しているので、急な発病はそのような集団での役割にも影響する。一般的に最も影響の大きいのは仕事上の役割であり、その人が自分の仕事を果たせなくなると、周囲の人や企業に影響が出る。そのほかにも、町内会や各種団体の役員を務めている場合は、その団体の運営上にさまざまな支障をきたす。

　特殊な場合として、急性感染症の大流行すなわちパンデミック（pandemic）は、学校、職場、地域に多大な影響を及ぼし、教育や産業に支障が出ることもある。

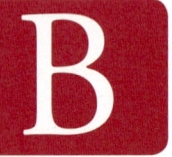

B 急性期看護に関連する概念・理論

1. コーピング

　急性疾患に伴う恐怖、不安、心配、葛藤は心理的なストレスであり、生理学的には前述のようなストレス反応が起こる。同時に、このストレスに対応するために心理面、行動面でも変化が起きる。ストレスに対応するための心理的・行動的変化をコーピングといい、さまざまなタイプのコーピング様式がある。

　コーピングの様式は、「感情指向型コーピング」と「問題指向型コーピング」

に大きく分けられる[4]。

感情指向型コーピングには、出来事の「意味」を自分のなかで変えることによって納得しようとするものと、問題となっている出来事を避けたり、自分の関心を他へ向けることによって乗り切ろうとするものがある。この型の例としては、左腕を骨折した人が「右腕（利き手）でなくてよかった」と考えたり、安静治療となった人が「天が与えてくれた休養だ」と考えたり、自分の病状について深く考えず、それよりも家族や仕事のことについて心配したりするという反応がある。

問題指向型コーピングには、問題そのものの解決を図ることと、自分の内部を変化させることがあり、具体例としては、自宅の階段ですべって受傷した人が手摺りを取り付けたり、狭心症の人がどんな状況のときに発作が起こりやすいのかを知り、予防的に冠動脈拡張薬を服用したりすることなどである。これらのコーピング方法は、しばしば2種類以上の組み合わせで同時にとられることが多い。

2．危機理論

ストレスが急激かつ膨大で、本人のコーピングの許容量を超えると、心理的な危機状態に陥る。心理的危機状態とは、過去に有効であったコーピングの手段を使っても容易に問題を解決することができず、緊張と不安が増強し、ますます解決方法を見出せなくなる状態である。危機のプロセスについてはさまざまなモデルが提唱されているが、大きくまとめると、①衝撃の段階、②防御的退行の段階、③承認の段階、④適応の段階、の4つの段階がある。

急に生命維持機能や身体機能が障害されたり、健康状態が変動した患者は、まず最初にショックを受け、思考や行動が止まってしまう。防御的退行の時期にはさまざまなコーピングの方法が使われるが、ほとんどは感情指向型で問題解決にはつながらないものが多い。たとえば、診断は何かの間違いだと思おうとしたり、病気になったのは家族や同僚のせいだと怒りを向けたり、病気を言い訳にして当然果たすべき役割を果たさなくなったりなどである。

しかし、やがて病気を事実として受け止め、仕方がないと諦め、その事実に適応するために積極的な活動を開始するようになる。この時期には、新たな人生の目標を設定したり、価値観を変えたりして希望をもち、前向きに生きようとするようになる。

同じような出来事でも、人によって、または状況によって、危機に陥ったり陥

らなかったりする。危機を増強する因子としては、体験している出来事の非現実的な理解、不適切な家族・社会の支持、有効なコーピング能力の欠如などがある[5]。急性期にある患者は、ゆっくり状況を理解するような時間と余裕がなく、家族も動揺していて適切な支持を提供することができない。また、初めての体験であることが多いために、これまでの体験に基づいた対応ができず、容易に危機に陥りやすい。急性期患者が危機的な心理状態になると、パニックに陥って暴力的になったり、診療を拒否したりして生命の危機につながることもある。

3．外傷後ストレス障害（PTSD）

　外傷後ストレス障害（post-traumatic stress disorder；PTSD）とは、きわめて非日常的な恐怖体験、すなわち戦争や大災害などによる精神的な外傷が残ることで、さまざまな精神症状や日常生活への支障をきたす。この症状は、ベトナム戦争の退役兵士たちを中心に研究が進められてきた。現在では、戦争だけでなく、飛行機事故、大災害、誘拐や人質など、生命が脅かされたり周囲の人が死んだりするような体験も、PTSDを引き起こすと考えられている[6,7]。最近のわが国の例では、1995年の阪神・淡路大震災でも、被災者にこのような精神的障害が多く報告されている[8]。

　このような衝撃的な体験をした被害者は、まず最初はショックのために感覚が麻痺した状態になり、痛みなども感じなくなる。続いて無気力で被支配的となり、自分を保護したり成長させることに無関心となる。また、悲嘆や同情、責任感などの通常の感情をもつことができなくなり、仕事や地域での社会生活に支障をきたし、失職や離婚、違法行為につながることもある。

　本人の自覚症状としては、悪夢や不眠、恐怖体験の回想（フラッシュバック）、いらいら、恐怖体験に関連する物事（血液や炎、救急車の音など）の見聞による強度の不安感などがある。また、頭痛など、身体的な症状をもつことも多い。これらの現象や症状の根底には、周囲の人が死んで自分だけが助かったことに対する罪悪感があり、自分の生きている意味や価値を見失っている状態であるともいわれている[6,7]。

　外傷後ストレス障害が後々の生活にどの程度支障をきたすかは、本人のもともとの性格や幼時体験、社会的支援の有無などによって影響されるが、急性期においては、このような恐怖体験を経た患者は、すべて強度の精神的外傷を受けており、十分な精神的援助が必要であると考えられる。

また、阪神・淡路大震災では、被災者であると同時に救助者であった看護職者のなかにも同様の症状がみられ[9]、被災地の外部からの支援の必要性が指摘された。近年の研究によると、災害や犯罪被害だけでなく、手術やICU入室によってもPTSDが生じることがわかっている。これらの体験がPTSDとならないよう、急性期看護に携わる看護師は、十分な配慮や心理的支援、環境調整に努めることが期待される。

4．病気になったときの不確実さ

　病気になった人のコーピングや適応を左右する大きな要素として、「病気になったときの不確実さ（uncertainty in illness）」の理論が提唱され[10]、看護の分野で研究が進んでいる。「不確実さ」とは、「自分の病気に関連した出来事の意味をつかみかねている状態」と定義され、患者や家族が疾患そのものや治療、入院などについて納得できていないときに起こる。すなわち、（患者にとって）症状に一貫性がなく、病気に関連して起こる出来事の経験や知識がなく、患者が予測していたことと実際に起こることが一致しないような場合である。

　患者は病気になった場合、症状の強さ、頻度、持続性、部位などについて評価し、それらの症状がなぜ起こるのか、互いにどう関連しているのかを考えて納得しようとする。もし症状のつじつまが合い、予測可能で納得できれば不確実さは減少するが、一定した症状のパターンがなく、どのような機序でその症状が起こるのか、病気の経過や治療によって、その症状がどのように変わっていくのかがわからない場合は、不明瞭さが増強するといわれている。

　病気になったときに起こる出来事には、初対面の医師に会うことや、種々の検査を受けること、新しい治療を開始すること、入院生活を送ることなどがあり、これらを患者のこれまでの経験や知識の範囲内で賄うことができないときに不確実さが増す。患者は、過去の経験や知人から得た知識、医療従事者からの説明などから、自分なりに病気の経過や治療の継続などを予測するが、実際の経過がその予測と一致しないと不確実さが募る。

　不確実さを減少させる一つの方法は、適切な情報が提供されることであるが、それにはその情報を処理できるだけの患者自身の能力が必要である。情報を入手し、それを自分のものとして不確実さを減少させるために利用するには、患者が適度な教育を受けていること、適切な支援（ソーシャルサポート）があること、医療提供者が信頼できることなどが必要とされる。

自分の病気や予後についての不確実さは、多くの場合、不安感を増し、ストレスを増強させるが、時には不確実さのなかにいることで、楽観的な見通しを保って危機を乗り越えようとする患者もいる。したがって、病気になったときの不確実さは必ずしも有害なものではなく、患者自身の受け止め方によっては救いにもなる。

5．ヴィジランス（寝ずの番）

　急性期患者は急激な病状の変化をきたす可能性が高く、看護者は即座の対応をしなくてはならない。そのため看護師は、その患者にどのようなことが起きる可能性があり、それがどのような症状・徴候として現れ、もし現れた場合には何をすべきかなどを常に頭に置いて、すぐに動けるように準備状態を整えておく必要がある。そのような状態で患者を観察することをヴィジランス（vigilance）すなわち「寝ずの番」とよぶ。

　通常の観察や情報収集との違いは、観察したことに基づいて思考するのではなく、あらかじめ予測をしておき、焦点を絞って継続的にみていくことである。そして、予測していた変化が現れたときには、あらかじめ想定しておいた行動を即座にとる。急性期の患者は、窒息や心停止を含む致死的不整脈、ショック、痙攣などで急変する危険性が高い。どの患者がどのような急変をきたす可能性が高いか、病態から考えて予測しておき、そのときにとる行動を想定しておく。たとえば、心筋梗塞のために冠血管インターベンションを受けたばかりの患者では、心室頻拍を発症する危険性が高い。そこで、その予兆である心室性期外収縮の発生に注意して心電図モニターの監視を行い、発生した場合は、その形や頻度があらかじめ想定していたものに相当するかどうかを判断し、指示が出されている抗不整脈薬を投与したり、患者に自覚症状を尋ねたり、安静を促したりする。

　このような急変は、いつなんどき起きるかもしれず、ちょっと目を離した間に生じるかもしれない。したがって、モニタリング機器の活用や看護師相互の協力によってヴィジランスの役割を果たすように努める。

6．インフォームドコンセント

　患者の積極的な医療参加が推奨されはじめてから、インフォームドコンセントという言葉は、医療者のみならず一般社会にも認知されるようになってきた。イ

ンフォームドコンセントとは、十分な情報を得たうえでの同意という意味であり、治療の開始および選択において、その治療法の効果や副作用、限界、他の治療法の可能性などを患者が十分に知り、納得したうえでその治療を受けることをいう。類似の言葉で、患者の決定権をより強調したインフォームドチョイスや、インフォームドデシジョンが使われることもある。

　インフォームドコンセントは、医療現場ではICと略されて使われることが増えたため、本来の意味があいまいになり、従来の病状説明と混同されている場合がある。たとえば、「医師がICをする」というのは誤った言い回しであり、インフォームドコンセントで同意をするのは患者である。したがって、「ICをする」のは患者が主語となるべきである。

　治療法の選択・決定にあたってのインフォームドコンセントにおける看護師の役割は、患者が情報を正しく理解しているかを確認し、不足あるいは誤解している点があれば、それを補足したり医師に説明の追加を依頼したりする。また、重大な決断をするにあたって、なかなか決心のつかない患者に寄り添って傾聴し、意思決定を支援したり、一度決心した後も気持ちが揺れ動く患者に肯定的なフィードバックをするなどの援助を行う。特に急性期においては、急な発症・受傷のために患者・家族は動転しており、通常だと難なく理解できることも理解できなかったり、決断力が低下していることが多い。加えて、初対面の医師には、聞きたいことがあっても聞けないことがある。看護師は患者・家族の表情や言動をよく観察し、タイミングよく援助を行う。

　一方で、看護援助自体にもインフォームドコンセントが必要なものがある。後述するように、せん妄状態になった場合に行う身体拘束は、できる限り行わないのが望ましいが、万一、生命に危険が及ぶようなことになった場合にどうするのか、患者・家族の意思を確認しておく。そのほかにも、術後の離床や、重症患者の腹臥位療法など、リスクを伴う看護援助についてはインフォームドコンセントが必要であろう。

7. 医療安全

　「安全・安楽」は、古くから看護の役割として言い続けられてきたことであるが、現代では、他の医療専門職者、医療補助従事者や患者・家族をも含めて、医療事故防止に努めるという、「医療安全」の考え方が浸透してきている。人はだれでも過ちを犯すもの（to err is human）という前提から、ミスは、それを起

こした個人の責任に帰するのではなく、そのミスを教訓として、人的・物的環境の改善を図ろうとする努力がなされている。特に急性期では、下記の理由により、事故のリスクが高いので注意したい。

　①　入院期間が短く、初対面の患者が多いため、患者誤認のリスクが高い
　②　注射などの医療処置が多く、誤薬・未実施のリスクが高い
　③　臨時で出される指示が多く、患者誤認、誤薬のリスクが高い
　④　緊急時に針刺し事故などが起きやすい
　⑤　強力な作用の薬剤を使用するため、その影響が大きい
　⑥　医療機器を用いる機会が多く、誤操作による事故が起きやすい

　重大な事故が起きる背景には、約30の類似事故および約300の未然に防がれた事象があるといわれている。そのため、重大事故を防ぐためには、未然に防げたミスや、起こってしまったが、幸いなことに軽微な被害で済んだことなどについての事例を集め、分析して改善策につなげる取り組み（ヒヤリ・ハットレポート）が、各施設および全国規模で行われている。

　医療安全には、組織的な取り組みももちろん大事であるが、一看護師として心得ておくべきことも多々ある。以下は、一人の看護師としての課題を中心に述べる。

　まず、正しい知識をもつことである。患者が何かの症状を訴えたとき、その症状が生じる可能性のある疾患・病態についての知識がなければ、その重大性に気づけず、報告が遅れて重篤な事態になってしまうこともある。あるいは、間違った薬が処方されていても、その薬が、対象とする患者の疾患・病態に一般的に使われるものかどうかという知識がなければ、そのまま疑問をもたずに投与してしまうだろう。

　次に、規則や手順を守ることである。たとえば、車椅子を使用する際には、必ずストッパーを点検することが原則だが、いつも使っている車椅子であり、これまで不具合がなかったとすると、つい点検を省略してしまうことがある。しかし、前回の使用から今回の使用までの間に、レバーが曲がってしまうなど、ストッパーが十分に効かなくなっている可能性もある。そのような場合に、点検を怠って患者を移乗してしまうと事故につながる。

　コミュニケーション技術を身につけておくことも、事故防止には重要である。すなわち、自分がわからないことを他の人に尋ねたり、他の人が誤ったことをしそうなときに指摘したりするときに、気兼ねなくできることが望まれる。

　最後に、自分の心身の健康管理は欠かせない。疲労がたまっていると集中力が

途切れたり、心配ごとに気をとられて、うっかりミスをしたりすることもある。医療従事者として、体調を整えるような生活管理が求められる。

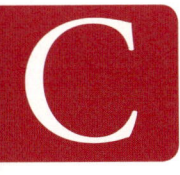

C 患者の回復を促す看護援助

① 急性期にある患者の看護とその根拠

1. 急性期患者に必要な基礎知識

　全身的な急性疾患患者の看護の最も大きな特徴は、救命のために全力を尽くさなければならないということにある。そのためには、基礎的な解剖・生理および病態生理の知識が不可欠であり、特に呼吸・循環に関する知識は重要である。以下に、最低限必要な知識を列記する。

① 口腔、鼻腔、咽頭、喉頭、気管、気管支、肺胞、横隔膜などの解剖
② 呼吸のコントロール（呼吸中枢の働き）
③ ガス交換のメカニズム
④ 動脈血の水素イオン濃度（pH）、酸素分圧、酸素飽和度、二酸化炭素分圧、重炭酸イオン濃度などの正常値
⑤ 混合静脈血の酸素分圧、酸素飽和度、二酸化炭素分圧などの正常値
⑥ 心臓、大動脈、肺動脈、上下大静脈などの解剖
⑦ 正常心電図
⑧ 心拍出量、中心静脈圧、肺動脈圧などの正常値
⑨ 出血性ショック、心原性ショック、敗血症性ショックなどの症状
⑩ 心不全、呼吸不全などの症状
⑪ 心停止、呼吸停止などの症状
⑫ 血液一般検査の正常値（赤血球数、白血球数、ヘモグロビン、ヘマトクリ

ット、血小板数）
⑬血清ナトリウム、血清カリウム、血中尿素窒素、血清クレアチニン、血糖、トランスアミナーゼ（AST、ALT）の正常値

　看護師はこのような知識をもとに、患者の状態をアセスメントして緊急度を判断し、適切な処置およびケアを行わなければならない。救急患者の場合は、どのような疾患が背景にあるのかという情報がない場合も多く、看護師自身で得た情報、たとえば顔色や姿勢、呼吸音などから判断する能力が要求される。

2．急性期患者の看護過程

1）急性期患者の入院時情報収集

　緊急時の場合は、患者から話を聞いて情報収集する時間がなく、現在の患者の状態を見ただけで治療・看護を開始することもあるが、その場合も遅くとも2～3時間以内には、重要なことから順に、本人あるいは家族からの情報収集を始める。

(1) 発症の経過についての情報

　急性期患者の入院時情報収集で最も重要なのは、発症の経過である。いつ、どこで、どのような症状が現れてきたのか、どのような対処をし、どのような反応だったのか、これまでにも同じような症状があったのか、そのときにはどうしたのか、などである。従来からの慢性疾患が急性増悪することも多いので、その経過を知ることも大切である。

　急性疾患患者の場合、意識がなかったり、重篤な状態だったりして、本人から話が聞けないこともまれではないので、家族や、事故の場合は目撃者から話を聞く。ただし、このような情報は担当の医師からも聞かれることなので、同じことを繰り返し聞いて患者や家族に負担をかけないように、医師の診療記録などからもあらかじめ情報収集する。

(2) 家族についての情報

　加えて、看護の立場から重要なのは、家族についての情報である。
　入院が必要となるような病状であれば、多少とも家族の協力が必要になってくるし、患者の精神的支援をできる人がいるかどうかは、患者の疾患や治療への適

応に大きく影響する。また、本人が意識不明だったり、重篤だったりする場合は、家族あるいはそれに代わる人のなかから、責任者を１人決めてもらい、その人が中心となって病状説明を聞いたり、他の家族と連絡を取ったりしてもらう。説明を聞く人がそのつど変わると前回の説明を繰り返さなくてはならず、その際、それぞれの解釈が違ったりして誤解を招きやすい。

(3) その他の情報

　その他の情報収集も、病状が許せば入院時に行ってよいし、重篤な患者の場合でも、たいてい翌日には家族は落ち着いてくるので、ゆっくり話を聞くことができる。それでも、患者も家族も急性期には病状のことで頭がいっぱいなので、病気に直接関係がないような質問については、不愉快に感じたり、誤解したりすることがある。たとえば、宗教についての質問を「死んだときのことを心配しているのか」と思ったり、経済状態についての質問を「入院費をちゃんと払ってもらえるかどうか探りを入れているのか」と思わせてしまったりする。したがって、どうしてその質問をするのか、それについて看護師としてはどう援助したいと思っているのかを明解にしなくてはならない。

　患者・家族にとって入院時の面接は、心配事や不安をゆっくりと話すことのできる最初の機会であり、面接をした看護師には特別な親近感をもつことが多い。入院時情報収集をした看護師が引き続き担当看護師となることが望ましいが、諸事情で無理な場合には、入院時情報収集をした看護師が、その後も折に触れて声をかけるようにすると患者は安心できる。入院時情報収集での患者・家族と看護師とのかかわりは、その入院全般にわたって影響するので、信頼関係が築けるように細心の配慮が必要である。

2）急性期患者の観察

　急性期患者は刻々と状態が変化しやすく、それに応じて治療や看護ケアを変更しなければならないので、正確で洗練された観察技術が要求される。急性期患者の看護にあたって必要な観察技術には、看護師が自身の五感を使って患者を直接観察する技術と、モニターなどの器械類をとおして数字となって表されたデータを読む間接的観察技術とがある。

(1) 直接的観察

　直接的な観察には、患者の訴え、皮膚の色、表情、発汗、皮膚の弾力性や温も

り、からだの動き、意識状態の変化、聴診器を使っての呼吸音、心音、腸蠕動音などが含まれ、ほとんどが数値として表せない質的な情報である。したがって、看護師の鋭い観察能力が要求される。

① 自覚症状

急性期の患者は、慢性疾患が急性増悪した場合を除き、種々の自覚症状は初めての体験であることが多く、不快感を感じても、それをうまく表現できないことも多い。したがって、看護師は患者が症状を的確に表現できるように援助するとともに、固定観念にとらわれずに、一つの症状から考えうる可能な限りのあらゆる状況を頭に浮かべて情報収集を進める。

たとえば、狭心症の痛みは、はっきりと前胸部痛として知覚されることはむしろ少なく、圧迫感や絞扼感、呼吸困難、漠然とした胸部不快感などのようにさまざまに感じられることが多い。さらに、これらを表現するのにも「ざわざわした」「もやもやした」など、とりとめのない言葉が使われることも多い。また、「何となく変な気がする」といった直感的な訴えも安易に無視してはならない。

② 皮膚の色

全身的な皮膚色の変化には、低酸素によるチアノーゼ、貧血による皮膚蒼白、黄疸などがある。貧血傾向にある患者のチアノーゼなどは、もともと血液の色が薄いためにわかりにくく、漫然と見ていては気づくことができないので、常に意識的に注意しておく必要がある。

最も簡単で確実な観察の方法は、自分の爪と患者の爪の色を比較することである。口腔粘膜は血管が豊富なので、チアノーゼが観察しやすい。末梢的な循環不全の場合は、動脈側の障害では白っぽくなり、静脈側の障害では暗赤色や紫色になる。皮膚の一部を白くなるくらいに圧迫して離したときに皮膚色が回復する時間は、循環状態によって変化する。動脈側の障害であれば皮膚色の回復が遅く、静脈側の障害であれば白くならないか、瞬時に回復する。

③ 体　温

体温は、体温計を使って数字に表すことができるが、急性期患者の場合は、循環不全の指標として末梢皮膚温も重要である。全身循環不全の場合は、中枢温と末梢温が大きく違ったり、患肢が循環不全に陥っている場合は、健側の肢と温度が違ったりする。内臓疾患による交感神経の緊張があると、四肢末梢の血管が収縮し、手先・足先が冷たくなる。たとえば、腹痛は単なる腸蠕動の亢進でも起きるし、腹腔内臓器の急性病変でも起きるが、手先が冷たければ、すぐに医療処置が必要な後者である場合が多い。

④ 発　汗

　発汗には、体温を調節するためと、交感神経の緊張による場合とがある。発熱していたり、室温が高過ぎるときの発汗は前者で、全身の血管が拡張し、皮膚が紅潮していて温かいことが多い。後者の場合は、呼吸・循環不全時の代償機能の一部として現れることが多いので、血管は収縮しており、皮膚は白っぽく、さわると冷たく感じられ、「冷汗」とよばれる。

⑤ 皮膚の弾力性

　皮膚の弾力性の変化は、脱水や浮腫、腫脹、循環障害の診断に役立つ。

　脱水時は、細胞間質の水分が減少しているので弾力性が低下し、皮膚をつまみあげて手を離すとすぐに元に戻らず、つまんだ形がしばらく残る。通常、高齢者の場合はもともと弾力性が低下しているので、元に戻るのがいくらか遅いが、若年者の場合はすぐに戻るのが正常である。末梢の動脈側の循環障害でも弾力性が低下する。

　逆に、細胞間質に水分が貯留すると浮腫を形成する。浮腫の場合は、指先で押して離すと押した形がしばらく残る。炎症や静脈血うっ滞による腫脹では弾力性が強く、皮膚が緊張した状態になる。

⑥ からだの動きや体位

　患者のからだの動きや体位は、精神状態や中枢・末梢神経機能などを知るのに重要である。骨折などで急に入院になった高齢者や、ICU・CCU などの特殊な環境のなかで治療を受けている患者は、その環境の変化によって精神的な変化をきたし、非合目的的な動きをしたり、治療に必要なチューブやカテーテルを引っ張ったり、起き上がろうとしたりする。しかし、このような症状は、急性の循環不全になりかけている患者や、肝性脳症の患者、頭蓋内圧亢進患者などにもみられる。このような場合は緊急の処置が必要なため、前者の心理的な反応と鑑別しなくてはならない。そのためには、生理学的なデータと組み合わせたアセスメントが不可欠である。

⑦ 知覚や自動運動

　知覚や自動運動の有無や変化は、神経麻痺の状態を知るのに重要な情報である。時には麻酔中や鎮静中で意識のない間に神経を圧迫し、末梢神経麻痺をきたすこともあるので、麻酔や鎮静から覚醒したら、必ず知覚と運動の異常の有無を観察する。

⑧ 呼吸状態

　呼吸状態の観察において、呼吸運動の異常を見つけることは重要である。呼吸

補助筋を使った肩呼吸、陥没呼吸や下顎呼吸などは見た目にも明らかなので比較的見つけやすいが、鼻翼呼吸や奇異呼吸などは意識的に注意を払って観察しないと見逃すことが多い。

⑨ 意識状態

意識状態の変化の観察は、あらかじめ患者が脳疾患をもっていることがわかっていれば難しくはない。しかし、治療中に合併症あるいは薬剤の影響（血栓溶解薬の使用による頭蓋内出血など）によって意識障害が現れることがあり、予測していないと、単に眠っていると解釈して意識障害を見逃す危険性がある。

⑩ 呼吸音・心音・腸蠕動音の聴診

呼吸音・心音・腸蠕動音の聴診は、看護ケアの一環として定期的に行うことだが、それ以外のときにも、視覚的に呼吸器・循環器・消化器系の異常を感じたときには、いつでも看護師の判断で行わなければならない。

呼吸音の聴取は、特に人工呼吸器装着中の患者の呼吸管理や、術後の呼吸器合併症リスクのある患者、心不全を起こす可能性のある患者などの観察に重要である。

(2) 間接的観察（器機をとおしての観察）

急性期でかつ状態が不安定な患者の場合は、モニターなどの医療器機をとおして持続的な観察を行うことが多い。モニターをとおして観察する情報には、心電図、動脈圧、中心静脈圧、肺動脈圧、経皮的酸素飽和度、頭蓋内圧などがある。以下に、心電図と経皮的酸素飽和度測定（パルスオキシメトリー）の注意事項を簡単に述べる。

① 心電図モニター

心電図モニターは心臓疾患のある患者のみでなく、呼吸・循環状態が不安定な患者にはすべて装着されるのが常である。その目的は、心拍数の変化と不整脈の早期発見である。心電図モニター波形の解読については他書にゆずって、ここでは、実際的な手順および観察の基本について述べる。

■心電図の計測法

心電図モニターの電極を貼る部位にはいくつかの方法があるが、図2の3種類がよく使われる[11]。

電極を貼る部位の皮膚をアルコールで清拭して、伝導の障害となる皮脂などを取り除いた後、電極テープを皮膚に密着させながら貼る。電極テープを貼り、コードを接続したら、心電波形の高さを調節する。心電波形の高さはQRS群がモ

図2　心電図モニターの電極配置例

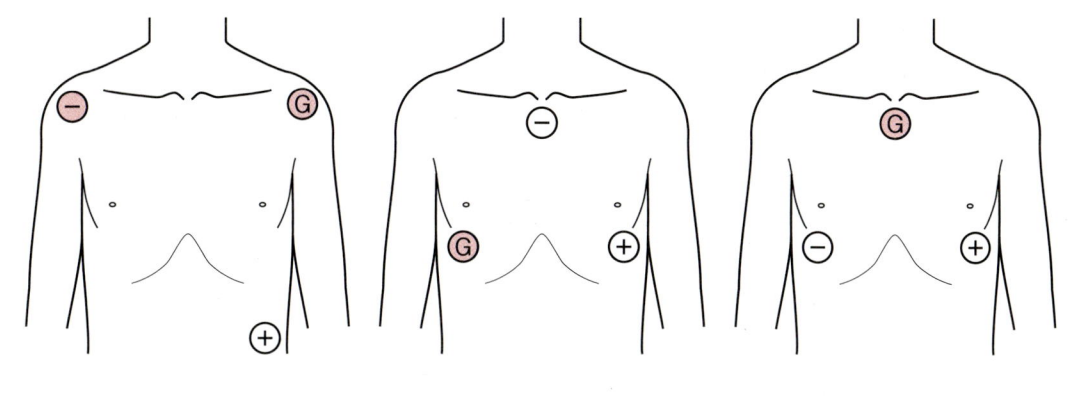

Ⅱ誘導
陰極：右肩
陽極：左側腹部
　　　臍高
アース：左肩

CM5誘導
陰極：胸骨上端
陽極：左第5肋間前腋窩線
アース：右胸部

CC5誘導
陰極：右第5肋間前腋窩線
陽極：左第5肋間前腋窩線
アース：胸骨上端

ニター画面からはみ出ず、かつモニターがP波を感知できる程度にするのが望ましい。次に、心拍数を確認し、アラームの限度を設定する。一般的には心拍数50/分以下と150/分以上に設定するが、持続的な頻脈のときは、すぐに150/分を超えてアラームが鳴り続けるので、上限をより多い心拍数に設定したり、ペースメーカーが70/分に設定してある場合は、下限を60/分に設定するなど、患者の状態に合わせて調整する。

■観察上の注意点

心電図モニターは心拍数だけでなく、コンピュータと連動して不整脈の有無や種類を知らせてくれるが、それだけに頼らず、看護師自身の目で観察して判断しなければならないことはいうまでもない。たとえば、モニターは数秒間の心拍数を数えてそれを数倍し、1分間の心拍数として表示するので、瞬時の心拍数の変化を直ちに知ることができるが、数秒ごとに心拍数が変動する場合は、実際の1分間の心拍数とは異なるので、実際に1分間測定する必要がある。

心房細動のある患者では、ほとんど1拍ごとに間隔が変わるので、モニター画面に表示される数字は刻々と変化するし、1拍ごとの心臓からの血液拍出量も異なる。時には、心電図として波形が現れていても、末梢組織には血液が供給されていないこともあるため、心音を聴取して、1分間の心拍数を数えると同時に、橈骨動脈などの末梢動脈でも1分間の脈拍数を数える必要がある。

② パルスオキシメトリー

動脈血の酸素飽和度を簡便に知ることができるパルスオキシメーターは、急性期患者のみならず、在宅を含め広く使用されている。

■パルスオキシメーターの測定原理

パルスオキシメーターの測定原理は、身体の一部（指あるいは趾先、耳介など）を、発光部と受光部からなるプローブで挟み、発光部からの赤色光および赤外光が身体組織を透過して受光部に達した量を測定し、デジタル信号に変換して動脈血内の酸化ヘモグロビンの割合を算出するというものである。

パルスオキシメーターは非侵襲的で、持続的にも一時的にも測定できるので、看護師の日常的な観察の一部として測定していることが多い。

■プローブの種類と装着法

プローブには、ディスポーザブルのシール型と、リユースのクリップ型とがある。いずれも、発光部と受光部がずれないように、また周囲からの光を遮るように、適切なサイズを選び、指先などを十分に覆うように装着する。

測定値は装着部位の血流や体温、濃い色のマニキュアや浮腫により影響を受けるので、血行のよい、健全な皮膚の部分を選んで装着する。また、プローブによる圧迫やかぶれ、発光による熱が複合的に作用して皮膚損傷を起こすことがあるため、持続測定しているときは必ず8時間ごとに部位を変えて皮膚を観察する。

■動脈血酸素飽和度

パルスオキシメーターによる動脈血酸素飽和度は「SpO_2」と表記し、採血して測定した動脈血酸素飽和度（SaO_2）と区別する。

SpO_2には±2％ほどの誤差があるといわれている。SpO_2のデータは、酸素−ヘモグロビン解離曲線（図3）を頭に入れて解釈する。正常値は96〜98％であり、これは動脈血中のヘモグロビンのうち96〜98％が酸素と飽和していることを示す。

呼吸不全の定義となっている動脈血酸素分圧（PaO_2）の60mmHgは、SpO_2の90％に相当しており、SpO_2が90％以下になっているときは緊急事態である。すぐに医師に報告するとともに酸素療法の準備をする。安全域は95％以上であり、90〜95％の範囲はやや酸素化が低下していることを示す。ただし、SpO_2は呼吸が停止ないしは急激に悪化しても、数分経過しないと低下しなかったり、酸素吸入をしているときの肺でのガス交換能低下を鋭敏に反映しなかったりという限界があるので、あくまでも簡易測定値として参考にする。すなわち、パルスオキシメーターで低い値が出たら、自覚症状や呼吸状態（呼吸数、努力呼吸、呼吸

図3 酸素-ヘモグロビン解離曲線

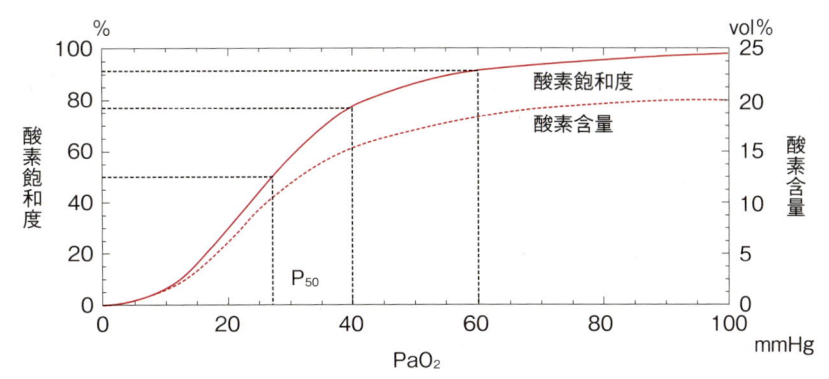

実線（左軸）は酸素飽和度と酸素分圧の関係を、破線（右軸）は血液中の酸素の量（酸素含量）と酸素分圧の関係を示す。酸素飽和度は100％を超すことはなく、酸素含量も増加には限界がある。

音など）、皮膚の色、四肢の温度などを観察して、実際に呼吸状態が悪化しているのか、パルスオキシメーターの不具合なのかを判断する必要がある。誤ったパルスオキシメーターの値で医師報告や酸素療法を開始していては、不要な検査・治療を行うことになりかねない。逆に、何度も測定したり、パルスオキシメーターを交換しているうちに呼吸状態がさらに悪化するようなことは避けなくてはならない。

このように、モニター類はさまざまな因子が数値に影響するので、まずデータが正確であるかどうかを見極め、フィジカルアセスメント所見と合わせて判断する。器械類を多用する看護現場では、器械に振り回されるのではなく、看護師が器械類を使いこなせるよう、十分な知識をもっていなくてはならない。

3）急性期患者のアセスメント

(1) 身体面のアセスメント

① アセスメントの緊急性

急性期においては患者の状態が変化しやすいため、直接的な観察もモニターの観察も、決められた時間に行うというよりも、常に注意を払っておくのが原則である（ヴィジランス）。何が起こるのかを予測し、それへの対応策があらかじめ想定できる場合は、それに沿って行えばよいが、臨床では予測しない事態が起きることもまれではない。その際、何かおかしいと感じたら、それに関連した情報を収集してアセスメントを進める。さらに、その場で何らかの看護ケアが必要だ

と判断されれば、即座に実行する。

　すなわち、急性期患者の看護では、情報収集→アセスメント→計画立案→実施→評価という順序立てた看護過程を経るよりも、看護師が情報収集をしながら、今見ていることがどういうことを意味するのかを考え、原因や病態の仮説を立てて、それを確かめるためにさらに情報収集し、原因の除去や病態の改善を試み、それが有効かどうか観察・評価して医師に報告するかどうか判断する、といった活動を、ほとんど同時に行っていることが多い。

②　頻脈や出血への対応

　たとえば頻脈は、循環血液量の不足（出血など）でも起こりうるし、心不全の悪化でも起こりうるが、出血の場合と心不全の場合とでは対処の仕方がまったく違う。出血のために頻脈になっている場合は、下肢を挙上して重要臓器への血流が増えるようにするが、心不全では逆に上半身を挙上して心臓への静脈還流量を減らし、心臓の仕事量を減らさなければならない。

　これを誤って判断し、逆の対処をすると症状を悪化させてしまい、致命的な結果になることもありうる。したがって、急に脈拍数が上昇しているのを発見したら、まずその患者の背景を想起し、その背景に関連した病態で頻脈をきたす可能性があるものを頭に描いて仮説を立てる。

　大きな手術後の患者なら出血が最も考えられるし、心疾患で入院している患者なら心不全が最も可能性が高い。しかし、もともと心疾患があって今回の手術を受けた患者ならその両方が考えられるため、両方を想定したアセスメントをしなければならない。そのような患者の実際のアセスメントは、患者に声をかけて意識状態を確かめ、血圧を測定し、緊急度をアセスメントする。

　もし意識がもうろうとしていて血圧が低下していれば、すぐに緊急事態として医師に連絡しておき、アセスメントを進める。意識がはっきりしていて血圧も正常範囲であれば、出血のための頻脈なのかどうかを確かめるために、手術創のガーゼが血液で汚染していないか、皮下出血を思わせるような腫脹や変色がないか、眼瞼結膜が白っぽくなっていないかなどを見る。出血が認められれば、下肢を挙上して医師に連絡し、ガーゼを交換して出血量を測定する。

　出血の徴候がみられなければ、呼吸音を聴取し、外頸静脈をみる。呼吸音に細かい断続性副雑音（捻髪音）が聴かれ、外頸静脈が怒張していれば心不全が疑われるので、心電図モニターを装着するか、12誘導心電図をとって上半身を挙上し、医師に連絡する（図4）。

　このようなアセスメントは、出血や心不全などを疑うことができて初めてでき

図4 急性期における仮説 - アセスメント - 観察の流れ

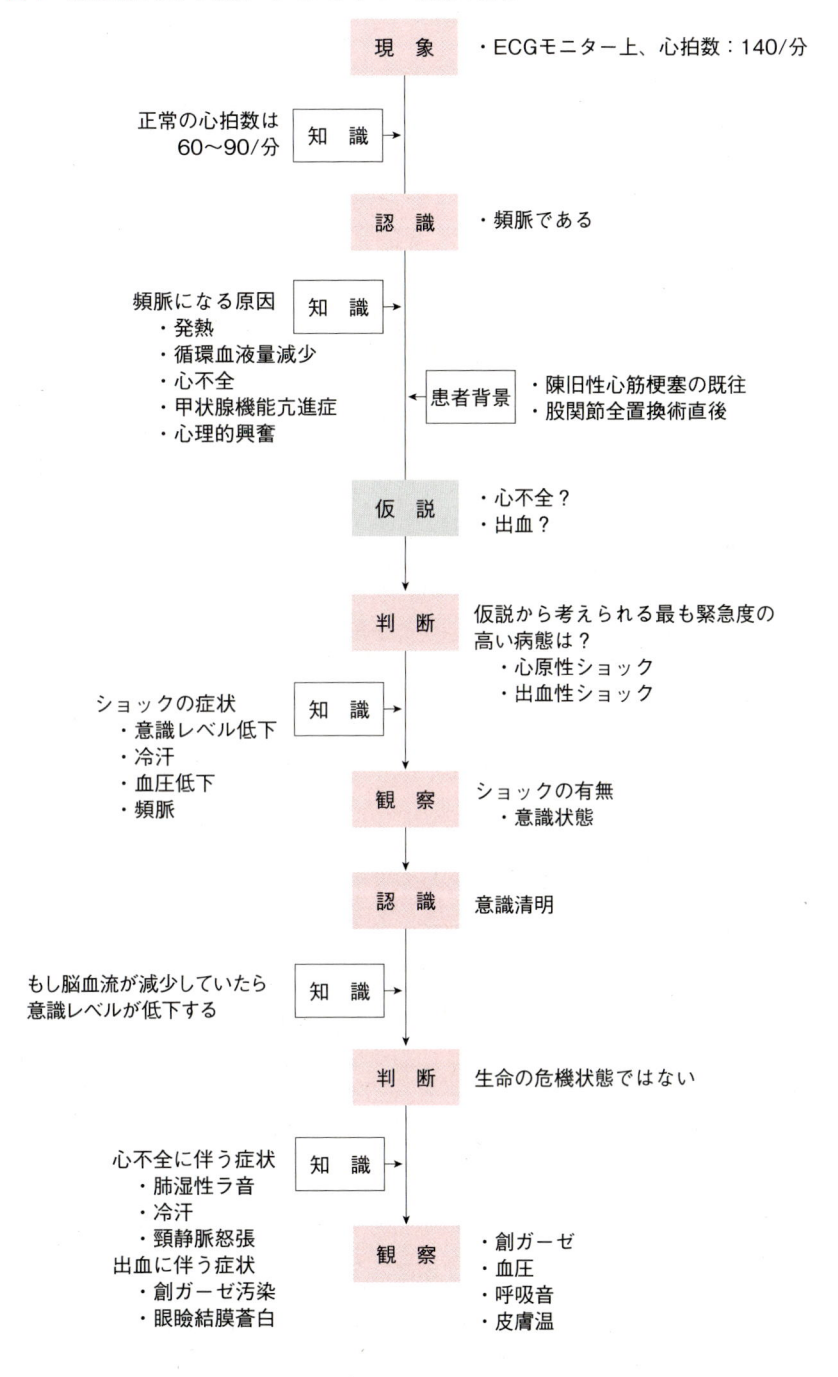

現象：ECGモニター上、心拍数：140/分

知識：正常の心拍数は60〜90/分

認識：頻脈である

知識：頻脈になる原因
- 発熱
- 循環血液量減少
- 心不全
- 甲状腺機能亢進症
- 心理的興奮

患者背景：
- 陳旧性心筋梗塞の既往
- 股関節全置換術直後

仮説：
- 心不全？
- 出血？

判断：仮説から考えられる最も緊急度の高い病態は？
- 心原性ショック
- 出血性ショック

知識：ショックの症状
- 意識レベル低下
- 冷汗
- 血圧低下
- 頻脈

観察：ショックの有無
- 意識状態

認識：意識清明

知識：もし脳血流が減少していたら意識レベルが低下する

判断：生命の危機状態ではない

知識：
心不全に伴う症状
- 肺湿性ラ音
- 冷汗
- 頸静脈怒張

出血に伴う症状
- 創ガーゼ汚染
- 眼瞼結膜蒼白

観察：
- 創ガーゼ
- 血圧
- 呼吸音
- 皮膚温

ることであり、知識に基づいていなければ場当たり的な観察になってしまう。急性期患者のアセスメントは、基本的な生理学、病態生理学の知識を即座に使いこなすことがポイントである。

(2) 心理面・社会面のアセスメント

① 心理面のアセスメント

　急性期患者は、身体的にだけでなく心理的にも揺れ動いているので、絶えず再アセスメントを繰り返さなければならない。患者が自分の疾患や病状についてどう思っているか、何を心配しているのかを知ることは看護の原則である。しかし急性期ではまだ、患者自身でも自分がどう思っていて何を考えているのかはっきりとわからないことも多いので、表情や会話のなかに含まれる言葉から心理状態をアセスメントする。たとえば、話をしているときに絶えず視線が動いて集中力がなかったり、同じ質問を繰り返したりするのは不安の現れである。強度の不安や恐怖、間違った解釈などは、心理的な危機を招き、ストレス反応を増強させ、全身的に悪影響を及ぼす。

　しかし、ある程度の不安は正常な反応なので、その不安が患者の全体的な安寧にどう影響しているかを判断する必要がある。またこの時期には、現実に起こっていることを無視したり否認したり、消極的・受動的な態度をとるなど、問題を解決するのに効果的でないコーピングもよくみられる。ただし、一時的に危機を乗り越えるためには有効であることもあるので、一概に有害だとは判断できない。

　また、急性期患者の場合は、身体的な変化が行動の変化として現れることもあるため、心理面をアセスメントするときは、身体的な異常も念頭に入れておく必要がある。たとえば、いらいらしたり、そわそわして落ち着かないのは、電解質異常や循環動態の急激な変化の前触れであることもある。

② 社会面のアセスメント

　急性期患者が自分の病気や入院生活に適応していくには、社会的支援（ソーシャルサポート）の有無が大きく影響する。多くの場合は家族がその役割を果たすが、時には家族がいなかったり、疎遠だったり、仕事や家庭の事情でどうしても患者の支援ができないこともある。また、家族の心理的動揺が大きいと支持的な役割を果たすのは無理である。家族の構成だけでなく、その機能についてもアセスメントする必要がある。

4）急性期患者の看護計画立案

　急性期の看護では、その場その場でのアセスメントと看護活動が大きな比重を占めるが、それだけでは予防的な看護や患者の生活全体を見据えた看護が不足し

てしまう。そこで、個別的な看護計画が必要になってくる。

(1) 予防的ケア

　予防的な看護ケアは、その患者がどのような経過をたどるのか、どのような合併症を起こす危険性がどの程度あるのかを予測して、個別的に計画されなければならない。

　たとえば同じ心筋梗塞でも、冠血管インターベンションで冠状動脈の再開通が十分できた患者とできなかった患者とでは、その後の観察項目や援助方法が異なる。さらに、梗塞範囲の部位や広さによって起こりうる障害やその程度が違う。再梗塞患者は、ポンプ不全をより起こしやすいのに対し、初回梗塞患者は、心破裂を起こす危険性が高い。このように、同じ病名の患者でも特に注意を払って観察する内容は、一人ひとり異なる。

　予測性をもって意図的に観察していると、異常の発見がしやすい。また、異常が起こったときの対処、たとえば体外式ペースメーカーの挿入なども、予測していなかったときと比べて敏速にできる。

　手術を受ける患者の場合は、もともとの患者の健康状態から手術後に起こりやすい合併症を予測し、手術前から計画的に準備する。たとえば、術後に有効な深呼吸をするための呼吸訓練や床上排泄の練習は、原則的に全身麻酔で手術を受ける患者全員に行うものだが、慢性閉塞性肺疾患のある患者や、前立腺肥大のある患者の場合は、特に個別的な計画が必要である。

(2) 心理的援助

　心理的援助については、患者の適応状態のアセスメントに基づいて、情報の提供や環境調整、精神的慰安などの計画を立案する。急性期で何がどうなっているのかわからず、混乱している状況では、正しい情報を得、状況を理解することで適応へ向かうこともある。しかし、あまりに多くの情報を与えてしまうと患者の許容範囲を超え、かえって混乱を増すことにもなる。したがって、患者が知りたいと望んでいる情報や、最低限必要な情報から提供していく。たとえば、病名や病状、現在行っている治療の目的と内容などは、すぐに説明しておくべき事柄であり、患者の理解を助ける援助が必要である。続いて、今後の治療予定、退院の見通し、後遺症の可能性などを、患者の心理状態を見極めながら徐々に情報提供していく。

5）急性期患者の看護に必要な技術

　急性期看護を実践するためには、原則的な看護技術に加え、特殊な技術が要求される。以下に、急性期看護の特徴的な技術について述べる。

(1) 救命のための技術

　救命のために看護師が習得しておくべき技術は、気道確保（顎先挙上、エアウェイ挿入、口腔・気管吸引）、バッグバルブマスクを使った人工呼吸（マスク使用の場合と気管チューブ挿管中の場合）、胸骨圧迫（閉胸式心臓マッサージ）、気管挿管の介助、直流除細動器または自動体外式除細動器（automated external defibrillator；AED）の操作、酸素吸入器具の操作、人工呼吸器の操作、心電図および観血的圧モニターの操作などがある。

① 救命処置の流れ

　救命処置の流れとしては、まず急変患者の発見に始まり、救命処置の必要性の確認、人集め、心肺蘇生の開始、集中治療へと進める。

② 心停止の症状

　心停止の症状は、突然の意識消失、四肢の強直、苦悶様やひきつった表情、土気色の顔色またはチアノーゼ、瞳孔散大、呼吸停止あるいは下顎呼吸、頸動脈や大腿動脈の脈拍触知不可、心電図上の心静止、心室細動、極度の徐脈などである。

③ 救命処置

■呼吸の有無の確認

　第一発見者となった看護師の実際の行動は以下のとおりである。

　まず患者の表情を見て、おかしいと思ったら名前を呼び、からだをゆすって反応をみる。応答がなければすぐに応援を呼び、顎先を持ち上げて気道を確保し、呼吸の有無を確かめる。呼吸の確認の仕方は、

　①鼻と口の前に顔を近づけて呼気を感じられるかどうか、

　②口元からの喘鳴などの呼吸音が聞こえるかどうか、

　③胸郭運動があるかどうか、

の3つを同時に行う。このとき、可能なら頸動脈を触れてみる。拍動が触れなければ時刻を見、直ちに胸骨圧迫を開始して人を集める。時刻を確認しておくのは、もし心電図モニターに致死的不整脈や心静止の時刻が記憶されていれば、循環停止から蘇生術開始までの時間がわかるし、蘇生開始から自己心拍開始までに要した時間がわかるからである。どちらも蘇生後の回復に大きく影響するので、

その後の治療方針決定に重要な情報である。また、蘇生術の効果がみられないときに、蘇生術を中止するときの判断基準にもなる。循環停止から蘇生術開始までの時間が長いほど（4分以上）予後不良であり、意識回復までの時間が長いほど、知的・心理的障害が残りやすい[12]。

■応援の要請

　人を集めるには、大声を出したり、ナースコールを押したり、同室の患者や家族にナースステーションに行って伝えてもらう、などの方法がある。同時に胸骨圧迫を開始し、応援が来るのを待つ。

■心肺蘇生

　心肺蘇生の基本は、覚えやすいようにA（airway＝気道確保）、B（breathing＝人工呼吸）、C（circulation＝循環、すなわち胸骨圧迫）という語呂合わせがよく使われる。しかし実際には、酸素含有量の低い血液でも、絶えず循環したほうがよいといわれているので、A→B→Cの順番ではなく、胸骨圧迫を最初に開始する。また、器具を使わない人工呼吸すなわちマウスツーマウスは、感染の危険性があることに加え、効果的な換気をするには熟練を要するため、器具がない、あるいは自信がない場合は省略してよいことになっている。

　胸骨圧迫の手順は次のようになる。まずベッドを平らにして患者を仰臥位にする。救助者は両手を重ね、母指球で胸骨の下半分（剣状突起から1/3くらいの場所）を、両腕を伸ばして体重をかけるようにしながら100/分の早さでリズミカルに圧迫する。1回の圧迫の50％の時間を圧迫しているのが最も効果的な心拍出量を得られるので、圧迫したままで一瞬止めるようにする。「1と2と3と4と……」と数えながら行うと、適切な早さと圧迫時間が得られる[13]。ベッドが高い場合は、ベッドの上に膝をついて行うと体重がかけやすい。圧迫と圧迫との間に手が患者の胸壁から離れないようにする。手を放すと、勢いがつき過ぎて骨折などの障害を起こしやすいためである。患者の背面に板を挿入すると、ベッドが沈むことによって圧迫の効果が薄れるのを防ぐことができる。専用の板だと、同時に気道確保もできる（図5）。

■チームでの対応

　心停止の連絡を受けた看護師は、1人が救急カートと除細動器を持って現場にかけつけるとともに、もう1人は、病院の蘇生チームまたは主治医、夜間の場合は看護の責任者（当直師長など）へ連絡をとる。

　救急カートに備えておくべき物品は、バッグバルブマスク、気管挿管用品一式（気管チューブ、喉頭鏡、スタイレット、バイトブロック、空気カフ用注射器、

図5 心肺蘇生術

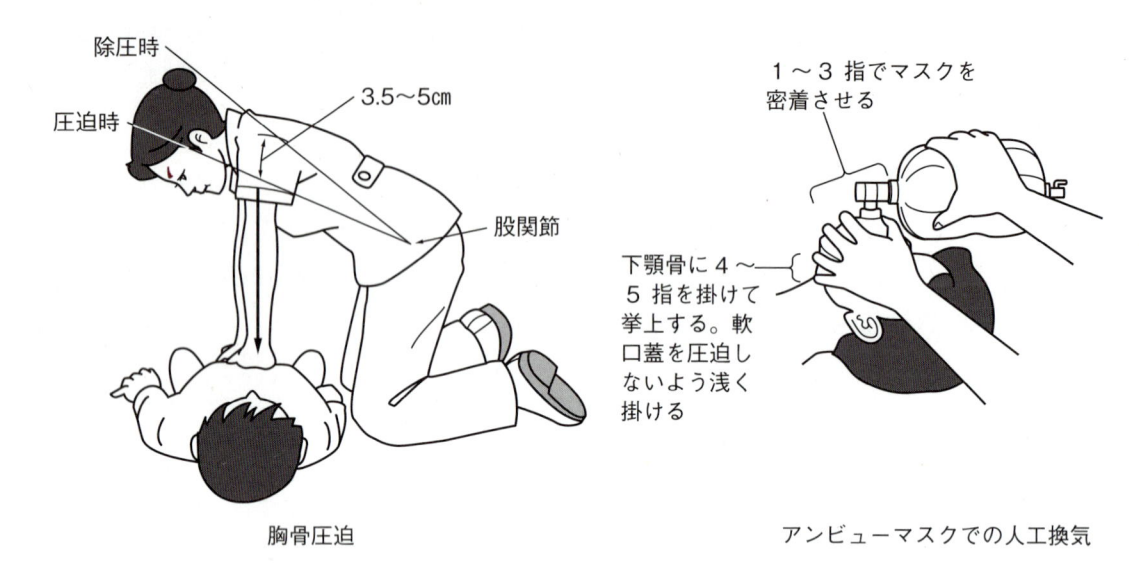

胸骨圧迫
- 除圧時
- 圧迫時
- 3.5〜5cm
- 股関節

アンビューマスクでの人工換気
- 1〜3指でマスクを密着させる
- 下顎骨に4〜5指を掛けて挙上する。軟口蓋を圧迫しないよう浅く掛ける

表面麻酔薬スプレーおよびゼリー、伸縮性絆創膏など)、蘇生用背面板、緊急薬品（抗不整脈薬、カテコールアミン類、重炭酸ナトリウム液など)、各種輸液剤、輸液セット、注射器・注射針などである。

　救助者が2人になったら1人が胸骨圧迫を続行し、もう1人がバッグバルブマスクで人工呼吸を行う。バッグバルブマスクで人工呼吸を行うときは、片方の手の1〜3指でマスクを押さえ顔面に密着させ、4〜5指で下顎を挙上して気道を確保し、もう一方の手でバッグを押す。もし3人いれば、1人がマスクを押さえ、もう1人がバッグを押すと効果的である。1回の換気は約5秒に1回とし、換気量は800〜1200mLで1秒間かけてゆっくり送気し、パッと離して自然な呼気を待つ。胸骨圧迫30回のあとにバッグでの換気2回の割合で行う。できればバッグを酸素流量計に接続して換気することが望ましい。

　医師あるいは蘇生チームが到着したら、心停止の原因に応じて電気的除細動や薬物投与、気管挿管、集中治療と続ける。

　心室頻拍・細動を基本とした蘇生の流れについては、アメリカ心臓協会（American Heart Association）からガイドラインが出されており、それに準じたわが国独自のガイドラインも作成されている。それらに基づき、病院または各病棟で基本的な手順や連絡先を作成しておくことが望ましい。

(2) 体位を整える援助

① 合併症を予防するための体位

　急性期で集中的な治療を受けている患者は、衰弱していたり、各種の治療（点滴その他のチューブ類による拘束や鎮静薬）のために自分で体位を整えることができないので、看護師が全面的に援助しなければならない。

　特に重要なのは呼吸器合併症と褥瘡の予防である。円座は周囲からの血流を遮断し、褥瘡発生を助長するので使用しない。仙骨部の圧迫を防ぐためには、側臥位や半側臥位にするか、仰臥位の場合は、両殿部に薄い枕を入れて浮かすようにする。踵部、内踝・外踝部の圧迫除去のためには、小さなスポンジやタオルを巻いたものをアキレス腱部に敷く。下肢の圧迫は血流を阻害し、静脈血栓から肺塞栓へと進展するおそれがあるので、側臥位のときなどは下肢が重ならないようにする。

　急性期では、心負荷の軽減や脳浮腫防止、呼吸面積拡大のために、上半身を挙上した体位をとることが多いが、からだがずり下がって胸部が彎曲するとかえって逆効果なので、頻繁に整える必要がある。

② 人工呼吸器装着中の患者の体位変換の手順

　呼吸器合併症や褥瘡の予防のためには、急性期であっても計画的に体位変換をしなければならないが、呼吸・循環状態が不安定で濃厚な治療を受けている患者に対しては、特別の配慮と技術が必要である。以下に人工呼吸器装着中の患者の体位変換の手順の例を述べる。

　まず、患者のバイタルサインが安定しているかどうか確認する。酸素濃度を下げたり昇圧薬を減量した直後などは体位変換を避ける。ベッドの上のティッシュペーパーや氷枕などをはずし、輸液類などはなるべく患者の頭側にまとめると動きやすい。

　準備が整ったら、患者の顔を変換する方向へ向けて、気管チューブが引っ張られないように蛇管の向きを調整し、変換する側に立った看護師が患者の肩と骨盤を持って自分のほうへ向ける。その直後にもう１人が反対側から患者の腰部に手を差し入れ、少し背側に引っ張り、背部に枕を挿入して患者をもたせかける。このとき、体幹がねじれていないこと、耳介が折れ曲がっていないこと、仙骨部が浮いていることを確認し、大小の枕を使用してからだが安定するように支える。下側（荷重側）の肺障害を予防するためには、60°以上の角度にする必要があるといわれている。

③　その他の注意点

　そのほか気をつけることとして以下の点があげられる。からだが横を向くと、肩の高さのぶんだけ首の付け根が高くなるので、頭部を真っすぐに保つためには、仰臥位のときよりはやや高い枕が必要である。鼠径部にカテーテルを挿入している場合は、股関節の屈曲が45°を超えないようにし、点滴ラインやカテーテル類がからだの下敷きにならないように注意する。蛇管の重みで気管チューブが抜けないよう、人工呼吸器のアームなどを使って蛇管を支える。体位が安定したら両肺の呼吸音を確認し、観血的圧モニターのトランスデューサーの高さを調節し、輸液針刺入部が屈曲していないか、気管チューブの屈曲によって気道内圧が上昇していないかを点検する。重度の呼吸・循環不全患者では、体位変換の刺激により心血管系に影響を与えるので、体位変換後5分くらいは、心電図モニターと血圧、経皮的酸素飽和度、患者の表情と皮膚色を特に注意して観察する。

(3) 清潔の援助

　どんなに重篤な急性期患者でも、清拭が絶対的禁忌になることはないので、チューブ類の抜去などの事故を起こさないよう注意しながら、毎日行わなくてはならない。定期的な全身清拭以外にも、消毒液や血液その他の分泌物で皮膚が汚染した場合には、頻繁に拭き取らないと皮膚の損傷を招く。特に血液や消化液、下痢便（胆汁が多く含まれているため）は非常に炎症性が強く、皮膚を傷つけやすい。また、チューブ類のために絆創膏固定をすることが多いので、可能な限り毎日交換して絆創膏の跡を拭き取るようにする。清拭時の注意事項は体位変換の技術に準じる。

　呼吸器合併症の予防のためには口腔内の保清も重要である。特に絶食中や気管挿管中で話ができない状態では、自然な唾液の還流による自浄作用がなくなっているので汚染・感染しやすい。口腔内の唾液は気管チューブの外側を伝って気管内に垂れ込み、人工呼吸器関連肺炎（ventilator associated pneumonia；VAP）の原因となる。

　また、どんなに重症であっても、顔が唾液や眼脂で汚れていたり、髪が乱れていたりするのは、その患者の尊厳を著しく損なうので、こまめに身だしなみを整え、その人らしさを保つようにする。この点については衣類やシーツについても同様で、消毒液がこぼれたシーツは、衛生面では問題はないが、やはり真っ白なシーツのほうが好ましい。

(4) 呼吸管理

　急性期患者は、疾患そのものによっても治療によっても呼吸器合併症を起こしやすい状態にあり、重点的な看護ケアが必要である。最も頻繁に問題になるのは、気道分泌物の貯留である。気道分泌物の貯留は無気肺の原因になり、高齢者や意識障害のある患者の場合は、窒息につながる可能性もある。

　病室は乾燥しやすいので、適宜、加湿器を設置したり、心臓疾患や腎疾患がない限り十分な水分摂取を促すなどして、気道分泌物が粘稠になるのを防ぐ。胸部や上腹部の手術後には、創痛が咳嗽の妨げにならないよう、十分な鎮痛薬を投与するとともに、創部を押さえるなどして有効な咳嗽と喀痰を促す。中央配管や酸素ボンベからは乾燥した酸素が供給されるので、必ず加湿器を通す。無気肺の予防のためには可能な限りの体動や深呼吸を促し、なるべく早期に離床することが重要である。

　気管挿管中の患者は、自力で喀痰をすることができないため、看護師が定期的に気管内を吸引しなくてはならない。原則的な注意点は、有効な分泌物の除去、吸引による低酸素の防止、それに清潔操作である。気管吸引は患者にとって非常に苦痛が強く、低酸素を招く危険性があるので、不必要な吸引は避けなければならない。気管吸引は時間を決めて行うのではなく、呼吸音を聴取して分泌物の貯留の有無を確かめ、吸引の必要性を判断する。効果的な吸引のためには、十分な加湿や、バイブレーション、スクイージング、体位ドレナージなどの呼吸理学療法と組み合わせて、1回になるべく多くの分泌物を除去できるようにする。

　清潔操作については、患者の気道を感染から防ぐとともに、分泌物によって看護師が汚染されるのも防がなければならない。したがって、実施前後の手洗いの徹底と、閉鎖式吸引カテーテルセットの使用、あるいは少なくとも利き手だけでもディスポーザブル滅菌手袋の装着が望ましい。

　その他の呼吸管理には、呼吸状態の観察と、確実な酸素吸入がある。呼吸状態の観察には、患者の表情や皮膚色、呼吸回数などの直接的な観察に加え、経皮的酸素飽和度や血液ガスデータ、人工呼吸器に表示される換気量や気道内圧も含まれる。酸素濃度その他の設定は、少なくとも各勤務ごとに指示どおりに保たれているかどうかチェックする。

　人工呼吸器装着中の患者の看護については、各種ガイドラインを集約した人工呼吸器バンドル（ベッド頭部挙上、毎日の鎮静休止と抜管評価、消化性潰瘍予防、深部静脈血栓予防からなるケアのセット）を参考に、施設でマニュアルを作

成して標準化したケアを行うことが望ましい。

(5) 循環管理

　循環状態の管理には、水分出納のチェック、浮腫および脱水症状の観察、血行動態モニター類の観察、心負荷の軽減、正確な輸液・薬剤投与などがある。

　水分出納には、輸液量、経口および経管摂取水分量と、尿量、ドレナージ類の排液量、創部出血・滲出液量、不感蒸泄などが含まれる。水様性の下痢の場合は、便量も計算に入れる。流動物以外の経口摂取物の水分量は栄養部門と相談し、一定の基準を作成しておくと便利である。

　心機能不全状態にある患者の場合、上半身を30～45°挙上すると静脈還流量が減少するため、心臓の負担を軽減し、肺うっ血を緩和することができる。このような場合、下肢の浮腫は同様の機序で防御的な機能を果たしているので、安易に下肢を挙上してはならない。浮腫による皮膚損傷のリスクについてはマッサージやスキンケアによって対応する。

　心機能に異常のある患者の場合、急激な循環血液量の増加は急性循環不全を招くので、輸液の速度は厳密に調整しなければならない。小児用微量輸液セットや自動輸液ポンプを使用することが望ましい。その場合でも、1時間ごとに輸液ボトルに残っている量をチェックし、入り過ぎを防ぐ。

　昇圧薬、降圧薬、血管拡張薬などの心血管作動薬は、ごく微量で大きな循環系の変化をもたらすので、特に慎重な輸液管理が要求される。このような薬の入った輸液ボトルや輸液・シリンジポンプには薬の名前と量を明記し、輸液ラインと、特に三方活栓の近くにはテープを貼って薬名を表示し、誤って中止したり側管注入をしたりすることのないよう注意を喚起する。

　末梢の循環障害予防のためには、鼠径部や腋窩、膝窩などの圧迫を避け、適切に保温をする。下肢深部静脈血栓の予防のためには、弾力包帯や弾性ストッキング、間欠的空気圧迫装置（下肢周囲に巻かれたカフに自動的に空気が送りこまれ、末梢から中枢へ向けての静脈還流を促す）の使用に加え、定期的な他動的足関節背屈運動や体位変換を行う。

(6) 体液管理

　急性期にある患者は、疾患そのものだけでなく、手術や薬物療法、絶食などのために体液の電解質や血糖などが変動しやすい。特に、嘔吐や下痢があって経口摂取のできない患者や、消化液のドレナージをしている患者の場合は、水分と電

解質の出納を厳密にチェックする必要がある。定期的な血液検査のデータを把握しておくと同時に、低ナトリウム血症による意識状態の変化、低カリウム血症による腸蠕動低下、高カリウム血症による心電図異常などについても観察する。

　もともと糖尿病のある患者の場合は、絶食や手術などの侵襲によって血糖が極端に変動することがある。そのため、頻繁に血糖値を測定して適切な血糖コントロールを行うとともに、高血糖や低血糖による症状の観察を密に行う。

　電解質アンバランスや血糖異常は輸液や薬物の不適切な投与で起こることもあり、看護師として当然のことではあるが、出された指示を正確に実施する責任がある。たとえば、低カリウム血症に対するカリウム投与の際、高濃度輸注をしてしまうと、急激な高カリウム血症となる。そのような致命的な事故は幾度となく起きている。また近年では、厳格な血糖管理が術後合併症の予防などの予後改善に有効であることがわかっており、非常に狭い範囲に血糖をコントロールすることが多い。その際、わずかなインスリンの過剰が低血糖を起こすため、特に慎重な薬剤の投与管理が求められる。

(7) 感染予防

　急性期にある患者は、ストレスや疾患による免疫機能低下や侵襲的治療、抗菌薬投与による菌交替現象により、非常に感染しやすい状態にあるため、厳重な感染予防対策が必要である。また、血液を媒介とした感染、たとえばB型肝炎やHIV（ヒト免疫不全ウイルス）感染の危険性も常に念頭に置いて、スタンダードプリコーション（標準予防策）に則った手順を遵守する。

　看護師をはじめ、すべての医療従事者および面会者は、患者に触れる前後には必ず手洗いをするよう徹底する。侵襲的な処置を清潔操作で行うのはもちろんのこと、創部や血液、滲出液に触れたものはすべて汚染しているものとみなし、公共の場や他の患者に伝播しそうな場所に放置しないようにする。重症者を収容している集中治療室などでは、体温計や血圧計、筆記具、聴診器なども個々の患者専用とすることが望ましい。

(8) 苦痛の緩和

　急性期患者は、疾患によっても侵襲的な治療によっても苦痛を体験することが多い。苦痛を緩和する援助には、苦痛を伴う処置の回数を減らすことと、短時間に済ませること、苦痛から関心を反らすこと、適切な鎮痛・鎮静薬の使用がある。チューブ類の確実な固定は予測外のゆるみを防ぎ、再固定による苦痛を防ぐ

ことができる。また、的確な呼吸音の判断は無駄な気管吸引を防ぎ、熟練した吸引技術は吸引を短時間に済ませることができる。痛みから関心を反らすのは、会話をしたり、音楽を聴いたりすることで可能である。あまり熱中するようなテレビ番組などは血圧を上昇させるので、患者によっては制約が必要である。

しかし、急性期の痛みは上記のような方法では十分に除去できず、鎮痛・鎮静薬が必要なことが多い。これらの薬剤は、その作用・副作用をよく知り、呼吸・循環管理を慎重に行うことによって安全に使えるので、いたずらに躊躇して患者の苦痛を引き延ばすことがあってはならない。

(9) 精神的援助

急性期患者は、疾患や環境のために心理的に不安定な状態にあり、家族またはそれに代わる支援者や看護師の援助が必要である。急性期看護における精神的援助で鍵となるのは、環境調整とコミュニケーションである。

① 環境調整

急性期の患者を治療する場では、医療行為の効率性が最優先されるため、患者にとっては日常とかけ離れた環境であることが多い。カレンダーや時計を患者の見えるところに配置し、日時の感覚を保つことは重要である。病状が許す限りテレビや新聞なども勧めて、社会との接触を維持できるようにする。眼鏡や補聴器なども、緊急事態を乗り越えたらすぐに着用してかまわないことを伝える。集中治療室や救命救急センターなど、絶えず医療行為や医療従事者のたてる物音の続いている場所では、穏やかなBGMをかけたり、耳栓を使用するのも精神状態の安定に役立つ。状態が安定すれば、なるべく早く、静かでプライバシーの保てる病棟や病室へ移転させることが望ましい。

多くの病院では面会時間が決められているが、精神状態が不安定な時期だけは面会時間を増やして、家族などから慰安が得られるような配慮も必要である。ただし、このような時期は家族も動揺しているので、効果的な支援をするためには、後に述べるような看護師の援助が必要である。

なかには状況に適応できず、怒りの感情を家族や医療従事者に向ける患者もいる。その場合、家族には患者が一過性の心理状態であることを説明し、面会時には看護師が同席するなどの対処をする。医療従事者に怒りが向けられる場合は、病状を説明したり質問に答えたりする担当者を決めてもらい、一貫した冷静な態度で対応するようにする。他の医療従事者は中立を守り、どちらの味方もしないようにする。

② コミュニケーション

■コミュニケーションのとり方の要点

　急性期の看護現場は概して慌ただしく、じっくりと時間をかけて話をする時間がないことも多いため、看護師には優れたコミュニケーション技術が要求される。要点は、たとえ短時間であっても、その患者に関心を向け、また、関心をもっているということを患者に伝えることである。

　初めての入院では、看護師が何をする人なのかを知らない患者・家族も多く、会話をもつことに躊躇する人もいる。たとえば、検温のために患者を訪れたときに話を聞こうと思っても、患者は、看護師は忙しいので引き止めてはいけないと思い、遠慮するかもしれない。また、改まって「お話しましょう」と言ってベッドサイドに行っても、緊張して話しにくく感じられるかもしれない。

　オリエンテーションその他の機会に、看護師はどういう援助をするためにいるのかをわかりやすく説明することも必要であろう。看護処置を行っているときや、別の場所へ搬送しているときなどもコミュニケーションの機会であり、看護師から積極的に話しかけて会話を導く。

■患者への情報提供

　看護師が患者から期待されるのは、主に専門的な立場からの情報提供である。どのような情報をいつ提供するのかについては、前述のとおり、患者個人のアセスメントに基づいて判断する。情報を伝えるときには要点を明確にし、あやふやな表現を避ける。しかし実際には、看護師の独断では即答できないことも多い。そのようなときは、だれに相談して、その結果をいつ患者に伝えるのかをはっきりさせておく。そして、その約束を守ることが大切である。

■会話の方法

　会話は医療用語を避け、一般の人が使う言葉で話すように気をつける。医療用語の使用は理解を妨げるばかりでなく、看護師と患者との間に壁をつくり、信頼関係を築きにくくさせる。

　情報提供のほかに重要な精神的援助は、共感的態度で話を聴き、患者の感情表出と洞察を助けることである。そのためには、患者-看護師間の信頼関係が前提である。

　気管挿管中で発声ができない患者の場合は、特殊なコミュニケーション技術が必要である。このような患者の意思を聴く方法には、紙にペンで書いてもらったり、看護師の手のひらに指で書いてもらったり、「50音板」を使って文字を指し示してもらったりする方法がある。もし、患者が両手が使えて座位になることが

でき、腕を移動して文字を書くだけの体力がある場合は、紙に書いてもらうのが最もわかりやすい。その場合、紙やノートをバインダーに挟み、柔らかいフェルトペンを使うとよい。片手しか使えなかったり、座位になれない場合は、看護師の手のひらに指で書くのが楽である。カタカナで書くのが最もわかりやすく、看護師は患者が1字書くたびに声に出して読んで確認する。「50音板」は患者自身で書く必要がないので楽だが、比較的大きな板の全範囲を見渡し腕を動かして指し示さなければならず、意外に体力を必要とする。若い年代の患者では、キーボードや携帯電話もコミュニケーションの道具として可能性があるだろう。

ただし、上記のような筆談方法は、最低限のニーズの伝達しかできず、人間的なコミュニケーションをとれないことによる患者のフラストレーションの解消にはならない。看護師は、患者が話せなくても、そこに患者が存在することを決して忘れず、常に人間的な関係を保つようにしなくてはならない。たとえ一方的であっても、あいさつをしたり、これから行う処置や現在行っていることを説明したりするのは欠かせない。また、天候やニュースなど、社交的なことを話しかけるのも、患者の存在を認識していることを示すことになる。

一方、いくら言語的なコミュニケーションに努力しても、急性期で頻繁に行わなくてはならない処置技術が未熟で、患者に苦痛を与えてしまっては、信頼関係が築きにくくなる。技術の熟練も患者との信頼関係を促進する一つの因子である。

② 患者を取り巻く家族・集団・社会と看護

急な発病や手術、それに伴う入院やその他の治療は、家族にとっても大きな動揺となり、看護援助が必要である。急性期看護に携わる看護師は、患者の家族構成やその特性、家族間の関係、家族の問題解決能力などをアセスメントし、看護師自身で援助したり、他の専門職に紹介したりしなければならない。

1. 急性期患者の家族の心理状態

急性期の患者の家族のうち、最も影響を受ける家族は患者に一番近い近親者、すなわち配偶者やパートナー、両親、子どもなどだが、そのなかでも妻と母親は、社会的な通念として、家庭内のことを何もかも引き受けなければならないよ

うなプレッシャーがあり、負担が大きく、精神的な打撃を受けやすい。このような立場の家族は、大きな心理的動揺を受けているにもかかわらず、重要他者として患者を支援する役割を期待され、また、責任者として医療従事者などとの交渉も引き受けなければならないことが多い。それら多くの役割をこなしていくために、看護師その他の援助が必要とされる。

　急性期患者の家族は、患者を失うのではないかという恐怖、患者が二度と病気以前の健康な頃の状態に戻らないのではないかという恐怖、経済的な心配、自分が何か患者の発病に原因があるのではないかという罪悪感、患者の療養に必要なことを自分がしてあげられるかどうかという不安、自分が患者の不在を補えるかどうかという不安などを体験しており、心理的に不安定である。このような心理状況に適応できないと、患者を責めたり、他の家族や医療従事者などに八つ当たりしたり、時には家に引きこもったり、失踪してしまうこともある。

2. 急性期患者の家族への看護

　看護師は、このような立場の家族の話を聴き、洞察して、効果的なコーピングができるよう援助する。しかし、持続的な援助は家族の個人的な人間関係のなかから得ることが望ましい。したがって、看護師は家族が適切な支援を受けられるように援助する。

　支援の内容は、心理的援助から経済的援助、家事や仕事の手伝いなどの実際的な援助などさまざまなので、1人でなく複数の人を必要とする。だれにどのような援助を依頼するのかを決定し実際に依頼するのは、その家族員本人だが、人にものを頼むことを躊躇する人もいる。そのようなときには、看護師は今は非常事態であり、必要なときに人に頼るのは当然であることを説得して勇気づける。

　また、家族や親戚のなかには、患者の発病は配偶者や親に責任があるとして責めたり、その後の対処の方法を非難する者もいる。このようなことが家族の負担になっているときは、家族を保護できるような手段をとる。時には看護師が、その原因になっている人に直接話をする必要もあるだろうし、あるいは非難を受けている家族の話を聴くことで気持ちを落ち着かせる場合もあるだろう。

　重篤な急性期患者の家族が最も気にしていることは、もちろん患者が助かるかどうかだが、入院直後には医療者にも予後が予測できないことも多い。状態が不安定な時期には、少なくとも一日1回は担当医から病状説明が行われるよう手配をする。このようなときには、誤解や重複を避けるために、なるべく同じ医師が

同じ家族に話をすることが望ましい。できれば看護師も同席して、家族と医師とのコミュニケーションを促進するとともに、家族が正しく理解しているかどうかを判断し、また家族の反応をみて援助の必要性を知る機会とする。

　家族が医療従事者に求めているのは、患者に最高のケアを行うことであり、それについての医療従事者の信頼がなければ安心できない。そのためには、患者の容態や、行っている治療・ケアを報告するだけでは十分ではなく、大切なのは誠意を示すことである。家族が抱いているであろう不安や心配、戸惑いなどに共感を示し、患者を助けるために全力を尽くしていることを伝える。

3. 特殊な状況における家族援助

　救命救急センターや集中治療室の環境は、面会に来る家族にとっても脅威であり、慌ただしい雰囲気のなかで、自分たちが取り残されているような感覚に陥ることもある。また、急性期の治療を受けている患者に面会することも、多くの家族にとって初めての体験であり、どうしたらよいかわからないでいる家族も多い。そのような家族には、看護師は、患者にとって家族の面会がいかに安心を与えるものであるかを説明し、必要な場合は面会に付き添って患者と家族のコミュニケーションを助ける。どの位置に立って患者のどの部分には触れてよいかなど具体的な情報を提供すると、家族は安心して患者のそばに行くことができる。ふだん家庭であまり会話のなかった家族は、家族のほうから声をかけることができないこともある。そのような場合は、看護師が手本となって患者を励ましたり慰めたりすると、家族が次第に学んでいくこともある。

　なかには、何か患者の身体的なケアをしたいと望んでいる家族もいる。特に意識がなく、コミュニケーションのとれない患者の場合は、患者に対して何かできると家族が満足感を得ることができる。たとえば、顔を拭いたり、髪をとかしたり、手浴や足浴など、患者が気持ちがいいと思うようなことや、見た目をよくするようなことなどは、行ったことの成果が感じられ、また患者を身近に感じることができる。

　病状が不安定な時期には、家族が夜間にも病院で待機することが多いので、家族がリラックスできるよう静かな部屋を用意し、心地よい椅子を配置する。可能なら、家族ごとの個室があり、飲み物と軽食の自動販売機なども備えてあることが望ましい。少し病状が落ち着いて家族が自宅に帰るようになったら、家族から電話で病状を問い合わせることができるよう電話番号を知らせておく。また実際

に問い合わせがあったときには、相手が家族であることを確認し、その時刻の看護の責任者が答えるようにする。

経済的な問題や、小さな子どもや高齢者の短期間のケアなどについては、医療ソーシャルワーカー（MSW）に相談し、適切な補助が受けられるようにする。

4．急性期看護の倫理的側面

急性期における混乱した看護現場では、患者側も医療者側もさまざまな人間関係や利害関係が入り乱れ、弱い立場の人の人権が軽視されがちなことがある。看護師は倫理的な唱道的役割（advocate）を担っており、患者の人権を守るために毅然とした立場をとらなければならない。倫理的に正しいのか誤っているのかということは、画一的に答えが出るものではないので、看護師は患者や患者を取り巻く人々の個々の価値観を理解すると同時に、看護師自身の価値観も認識しておかなければならない。他人の価値観を「理解」するということは、それをすべて自動的に「容認」することではなく、自分の価値基準に照らし合わせ、自分とその人の価値観とのかかわりにおいて、自分がどういう立場をとるのかを決断することまでを含む。

1）業務上の平等の尊重

救急医療に携わる医療従事者は、患者の性別、宗教、職業、経済状況、法的身分、人種、国籍、その他のあらゆる個人的特性にかかわらず、平等に医療サービスを提供しなければならない。しかし、現実にはAIDS患者が差別を受けて医療サービスを拒否されたことなどもあり、医療従事者一人ひとりが常に自分の価値観を見直す必要があると思われる。交通事故の加害者や未婚の妊産婦なども、差別を受ける可能性のある対象であろう。

また、もし患者が上記の理由などで差別的な扱いを受けていたら、看護師は倫理委員会に相談するなどして、是正を図るための行動をとる。また、業務上そのような理由で患者を差別的に扱うように指示された場合には、自分の信念に基づいて異議を述べる勇気が求められる。

2）プライバシーの厳守

患者や家族の個人的な秘密（プライバシー）を守る義務があることについては、他の看護場面と変わりがないが、特に急性期は家族にとっても危機なので、

家庭内の秘密が明らかになることも多い。たとえ同じ家族の間であっても、他の家族メンバーから聞いたことを告げるときは慎重でなければならない。

著名人が入院した場合などは、マスコミから問い合わせの電話がかかったり、家族以外の人が面会に来たりするが、看護師の独断では決して情報は提供せず、家族またはそれに代わる責任者に対応してもらい、情報のコントロールをしてもらう。

3）事件・事故に関連する情報の管理

刑事事件が絡んでいるような場合は、あらゆる物事が資料になるので、患者の状態や行った処置を綿密に記録するのはもちろんのこと、患者の衣類や所持品などは紛失したりすることのないよう保管する。このような被害者の看護にあたった看護師は、裁判での証言を求められることもあり、正確な記憶力と事実を正確に口頭表現できる能力が要求される。

救急医療を受けに来る患者のなかには、性的犯罪や家庭内暴力による被害者もいる。患者の秘密はもちろん厳守しなければならないが、患者の人権を守るために必要な援助は行わなければならない。社会のなかでは女性は男性に対して弱い立場にあるし、家庭内では妻は夫に対して、子どもは親に対して弱い立場にあるので、このような関係における暴力や虐待の被害者は、諦めたり、逆に自分を責めたりして根本的な解決を求めようとしないことも多い。こうした患者を看護するにあたっては、患者が自分の身に現実に起こっていることを正しく見極めることができるように、何が正しいことで何が間違っていることなのか、今後何をすべきなのかを自分で判断できるよう援助する。

4）臓器移植の問題

救急医療においては、臓器移植も避けては通れない問題である。臓器移植に関する法律はしばしば改定されるため、そのつど把握しておく。臓器提供に際しては、たとえ本人の意思が明確に表示されていたとしても、家族にとってはつらい決断であり、心理的な危機状態にある時期に医療者から臓器提供のことを話題にされることに対し、怒りを覚える家族もまれではない。看護師は医師や移植コーディネーターと、それぞれの役割を明確にして協力し、家族の意思決定を支援するとともに、決定後の心理的動揺に対する援助と、しかるべき支援機関の紹介を行う。

D 急性期看護の実践

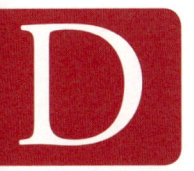

① 急性期看護の流れ

　これまで述べてきたような知識に基づき、実際にどのような看護を行うのか、受診から退院までの流れを基本に即しておおまかに述べる。ここでは一般的な急性疾患患者を想定しているため、生命にかかわるような重症患者や自殺企図患者などのような特殊な場合は、他書を参照していただきたい。

1. 初診時の看護

　多くの急性疾患患者は、何らかの症状が現れて病院を受診する。症状そのものによる苦痛に加え、「何の病気なのだろうか」「悪い病気ではないだろうか」「入院や手術が必要ではないだろうか」「この後、どうなるのだろうか」と心配は尽きない。初めて病院を受診する患者も珍しくないため、種々の初診手続きを説明されても、気持ちに余裕がなく、すぐに理解することが困難な場合がある。図やメモを使用するなど、ていねいにわかりやすく説明する。

　各科の外来看護師は、患者との初対面時に簡単な問診をして、おおまかな把握をする。そして、痛みや高熱などの苦痛症状の強い患者の場合は、診察の順番を早めたり、診察まで横になって休む場所を提供したりする。また、インフルエンザなどの感染症が疑われる場合には、他の患者への感染を防ぐため、別室で待機してもらい、そこで診察を受けるように手配する。多くの病院では、初診患者はかなりの時間、診察を待つことが多いため、適宜、待合室の状況を見渡し、待ち時間の間に病状が悪化した患者がいないかどうかを確認する。

　医師の診察時には付き添い、衣服の着脱や体位変換を助けたり、医師の指示や質問がわからないときには補足したりする。初対面の問診時などに知った情報を患者が言いあぐねている場合は、「右大腿骨の手術をしていて、右側臥位はできないそうです」などと代弁する。

　診察の結果、入院治療が指示されることがある。多くの患者は、入院というと

抵抗感を示す。理由は、仕事のことであったり、家事のことであったりさまざまだが、患者自身が、入院によって何が困るのかを洞察し、それをどのようにすれば解決できるのか自分で考えられるように支援する。

なかには、受診から帰宅せず、そのまま入院になることもある。家族や職場への連絡や、とりあえずの身の回り品の購入などの援助を行う。

2. 入院時の看護

急性疾患で入院する患者は、その多くが車椅子やストレッチャーで移送される。移動時の振動で苦痛が増さないよう、静かに移送する。

入院時の初回面接におけるインタビューでは、質問の内容は、連絡先、入院によって生じる支障（仕事、家事、社会的役割、宗教的制約など）、疾患・入院についての理解など、最低限のことにとどめ、他のことは後日、情報収集することとする。

入院生活についての説明も、その患者の状況に合わせ、必要な情報を選んで提供する。たとえば、絶食中の患者には、食事時間やメニューの選択方法などは、すぐには必要ない。その患者の一日の流れを想定し、病棟としての決まったスケジュール（検温、清掃、面会など）と、その患者に特化した事柄（注射の時間、蓄尿の方法など）を説明する。また、入院に際し、患者は誓約書や承諾書など、多くの書類に署名を求められる。症状による苦痛があると、すみからすみまで読む気力がないことも多いため、看護師が重要なポイントを説明し、患者が意味を理解したうえで署名できるよう援助する。そのほか、患者からのどのような疑問でも看護師に尋ねてよいことを保証する。

3. 入院中の看護

急性期にある患者の入院目的は疾患の治療である。その目的をスムーズに、かつ可能な限り快適な状態を維持しながら達成できるように援助する。

1）医療処置の実施

急性期は、疾患の治療および苦痛の緩和のために多くの医療処置が行われる。なかでも、内科的な疾患では注射・輸液が多く、誤薬防止の原則である5つのR〔正しい患者（right patient）、正しい薬（right drug）、正しい量（right dose）、

正しい投与経路（right route）、正しい時間（right time）〕について十分に注意し、確認を重ねて行う。

2）苦痛の緩和

急性疾患あるいは外傷のために入院している患者は、疾患や外傷そのもの、あるいは治療のために苦痛が大きい。罨法や環境整備、タッチングや傾聴・共感、鎮痛薬の投与などにより苦痛の軽減を図る。

3）安静の確保

急性期には、疾患や外傷の治癒促進のために安静が必要なことが多い。十分に心身の安静が保たれるために、看護師が果たす役割は重要である。たとえば、食事や排泄、清潔などの日常生活援助を適切に行わなければ、患者は自分で行おうとして動いてしまう。あるいは、注射を間違えて持ってきて、患者の面前で気づいて取り替えに行ったりすると、不信感を与えてしまい、患者は何事につけても疑念を抱き、心理的な安静を保つことができない。看護師は、患者の望むことを先回りして察知し、言われた以上のことを行って初めて、患者・家族の信頼を得ることができる。その信頼感を基盤に、患者は医療者に自分を委ね、安心して療養することができる。

安静には種々の合併症が発生する危険性があるため、その患者に可能な範囲の活動（体位変換、足関節背屈運動など）を行ってもらうなど、合併症の予防・早期発見に努める。

4）ヴィジランス

急性期にある患者は常に急変の可能性があり、昼夜を問わず観察が必要な場合が多い。その患者にどのような急変の可能性があるのかを予測し、意図的で継続的な観察を続ける（ヴィジランス）。ただし、患者の安静の妨げとならないよう、静かに行う。

急変に際しては、どのような事態になったらどのような処置を行うのか、看護スタッフ全員で共有しておき、緊急事態には協力して対処できるように準備しておく。

5）症状緩和の観察

急性疾患は多くの場合、治療が奏効して数日で症状が緩和することが多い。し

かし、抗菌薬のスペクトラムが合っていない場合などは改善しないこともある。また、合併症が発生することもある。毎日の観察のなかから、治癒傾向にあるのか、悪化傾向にあるのか、あるいは合併症の併発がないかどうか、評価し、適宜、医師に報告する。

6）退院準備

　症状が軽快してきたら、退院へ向けて心身の準備を始める。疾患および安静のために筋力や呼吸・循環機能が低下しているため、活動の拡大は安全を第一に考え、バイタルサインや自覚症状の変化に注意しながら、慎重に進める。活動拡大の目標は、患者個々の退院後の生活を想定し、患者と共に決める。

　急性期疾患は、その後に慢性化するものや、再発を繰り返すものも多い。退院後の自己管理について、生活全般についての指導を行う。患者の退院後の生活環境などは、指導を始める時点で情報を集めるのではなく、早くから退院指導を想定して、ケアや搬送時などに話を聞いておく。そして、患者の生活に即した指導を行う。

4．退院時の看護

　退院数日前までに、会計部門から入院費の概算を出してもらい、あらかじめ患者・家族に伝えておく。退院日には迎えに来てくれる家族などの有無を確認し、必要に応じてタクシーを手配する。退院手続きも、看護師の援助が必要な場合がある。

　退院当日には、退院してもよい状態かどうか、今一度、バイタルサインなどを確認する。問題がある場合には延期になることもある。また、退院指導の理解度を確認し、理解が不足している点については再度念を押すか、紙に書いて渡すなどして補足する。そのほか、次回受診日の予約票と退院時処方を渡して帰宅してもらう。

② 手術を受ける患者の看護

　手術を受ける患者は、緊急手術の場合を除き、手術前は安定している。逆にいえば、心身の状態を整えて手術に臨むように準備する。したがって、手術患者が急性期になるのは、術後の短期間ではあるが、その時期を順調に経過するために

は術前からの準備が重要である。そこで、術後を見据えた術前看護を含め、手術患者の看護の実践について概略を述べる。

1. 術前看護

手術は人工的に外傷を与える侵襲的な治療法である。したがって、手術の前には体調を整え、ベストな状態で手術に臨めるように援助する。

1）情報の収集と評価

術後の経過と、患者に合わせたケアの必要性を予測するため、術前の各種検査、身体機能、心理状態、社会的支援についての情報を得ておく。必要に応じて他科受診も指示されるので、その結果も把握しておく。

2）感染予防

収集した情報から、術中・術後にどのような合併症が起きやすいのかを評価し、術前から予防のための準備を始める。感染予防のためには、まず、術前にかぜをひいたりしないように手洗い・うがいを励行してもらい、保温・加湿に心がける。消毒薬による鼻腔消毒の指示が出されることもある。歯磨きは術後の肺炎予防に重要なので、必要に応じて歯科受診を勧める。心臓弁などの人工物を埋め込む手術では、齲歯（虫歯）からの菌により血行性の感染を起こすため、術前に治療を済ませる。

3）呼吸器合併症の予防

全身麻酔では、術中の気管挿管、人工呼吸、麻酔薬などの影響に加え、術後の痛みのために深呼吸や咳嗽が抑制されて、無気肺や肺炎を起こしやすい。手術という大きな侵襲を受けた後に肺炎になると、さらに全身的な侵襲反応が強化され、致命的になることがある。したがって、術前から術後に行う深呼吸や咳嗽・排痰の練習をしておく。

4）術後の離床促進の準備

術後には、なるべく早く離床を進めたほうが回復が早いことが種々の研究で明らかになっている。しかし、以前に本人や家族が手術を受けたことのある患者は、術後しばらくは臥床安静にしているものと思っている患者も多い。術後の原

則的な経過と離床の利点を説明するとともに、痛みの少ない起き上がり方の練習をしておく。

5）創痛への対応

手術後の創痛は、術式や麻酔法の発達に伴い、以前と比べかなり軽減してきた。しかし、痛みの感じ方や鎮痛薬の効果は人それぞれであり、術後に非常に強い痛みを感じる患者もいる。痛みの表現の仕方（フェイススケール、ビジュアルアナログスケール、数値評価尺度など）を術前から決めておき、患者管理鎮痛法（patient-controlled analgesia；PCA）を用いる場合は使用法を指導しておく。

6）血栓症の予防

下肢の深部静脈血栓症は、術中・術後の安静による静脈血流の停滞に加え、手術操作時の血管損傷、侵襲のための血管透過性亢進による血液濃縮などが関与し、術後は特に発生しやすくなる。弾性ストッキングや間欠的空気圧迫装置についての説明とともに、術後の自・他動運動を練習しておく。

7）術式、麻酔の方法の説明

手術の術式や麻酔の方法などはそれぞれ、担当医や麻酔科医から説明があるが、患者が理解できているかどうか確認し、必要に応じて補足したり、医師の追加説明を依頼したりする。

8）不安に対する援助

手術の前は、だれでもが不安を抱くものである。手術が成功するかどうか、麻酔から覚めないのではないか、合併症が起きるのではないか、術後の自分のからだがどうなっているのかわからないなど、さまざまなことを考えて不安が増強してしまう。看護師は、知識不足の点は知識を補い、より根本的な自己存在の脅威などについては周りの環境を整え、傾聴・共感することによって患者自らの対処を助ける。

2．手術前日の看護

手術の前日には、除毛や臍処置、入浴・洗髪などを済ませ、必要物品がそろっているかどうか確認する。

術前に服用していた薬が中止になることもあるので、患者に説明し、場合によっては患者のもとから引き上げる。

絶飲食について説明し、栄養部門に絶食の連絡をする。この連絡が不十分だと、看護師が知らない間に患者のもとへ食事が配膳され、患者が食べてしまって手術延期にもなりかねない。

手術前夜は熟眠が得られるよう、環境を整え、指示があれば睡眠薬を投与する。

3．手術当日の看護

1）手術前の準備

手術当日には、手術衣とT字帯に更衣を済ませ、弾性ストッキングを装着する。

起床時と出棟前にバイタルサインを測定し、異常がないことを確認する。

定刻になったら、義歯や指輪などをはずし、排泄を済ませてもらい、カルテなどの必要物品を持参し、家族と共に手術室へと向かう。眼鏡や補聴器は、可能な限り手術直前まで装着していられるよう、手術室看護師と連携をとる。

2）患者をリラックスさせる援助

手術室の環境は、器械類に囲まれ、居心地のよいものではない。そのようななかで、看護師や医師との会話は、患者をリラックスさせるための最も効果的な手段である。「これから左手に点滴を入れますよ」というような、処置に関することのみならず、「おうちの方は今朝、何時にお宅を出てこられたのですか」など、たわいのない日常会話も、患者がなじみのない空間で自分の存在感を取り戻すのに役立つ。

意識のある間は、さまざまな出来事が恐怖に感じられるため、可能な限り、手を握るなどのタッチングにより緊張をほぐす。

3）麻酔時の注意

全身麻酔がかけられると、患者は自分を防衛することがまったくできなくなり、医療者がすべて守らなくてはならない。呼吸・循環などの管理は主に麻酔科医が行うが、看護師も、生体モニターが正確に表示されているかどうかチェック

したり、急激なモニター値の変動を察知して麻酔科医に知らせるなど、生命維持のために細心の注意を払う。

4）その他

　安全面では、感染や不動状態に伴う障害の予防、手術物品および手術室の準備について、看護師は主体的に管理する役割をもつ。

　手術室の清掃や器械の消毒・滅菌などについては、最近では外部業者に委託する施設も増えているが、それらの業務の質が保証されるように具体的な指示を出すのも、質が保たれていることを確認するのも看護師の役目である。

　また、手術野および物品や術者・直接介助者の清潔が確保されるように手術室内の環境を整え、室内の人たちの動きにも注意を払う。

　手術中の同一体位は、褥瘡や神経障害、循環障害の危険性がある。スポンジや低反発マットレスなどを使用して体圧を分散し、障害を防ぐ。

　手術が滞りなく進行するためには、直接介助と間接介助の看護師が協力し、手術途中で起こりうる変更への備えも含めた準備を万端に整える。術中は、医師が要求を声に出して言う前に、手術の進行を把握して必要な器械・器具を渡したり、介助をしたりする。

4．手術直後の看護

　手術が終了し、気管チューブ抜管から退室までは、患者が半覚醒で、体動が激しくなったり、呼吸状態が悪化したりするなど、危険な時期であり、また、看護師側も病棟への連絡や後片づけなどで慌ただしいため、十分に気を配り、事故を防ぐ。

　手術後は、もとの一般病棟へ戻る場合と、ICUに入室する場合とがある。いずれも、搬送中は危険な時期なので、移送中も患者から目を離さないようにする。

1）帰室時の作業

　帰室時は、複数の看護師で手分けをして、血圧測定、脈拍測定、呼吸音聴取、経皮的酸素飽和度測定、呼吸数測定、体温測定などのバイタルサイン測定を行い、意識（覚醒）状態、創部、顔色、四肢末梢温などの観察、心電図モニター装着、酸素吸入（または人工呼吸器装着）、輸液類の変更、ドレーン類の接続などの処置を同時に行う。

最も気をつけなくてはならないのは、血圧低下、舌根沈下による窒息、創出血である。術後しばらくは15〜30分ごとに観察するが、観察期間は手術の大きさに応じて加減する。

2) 痛みへの対処

痛みについては、多くの手術の場合、鎮痛薬が硬膜外カテーテルや経静脈で持続的に投与される。患者管理鎮痛法（PCA）が用いられることもある。これらを使用していても痛みを訴えることもあるので、その場合は投与ルートを観察し、もれやねじれ、器具の不具合などがないことを確認するとともに、創痛以外の痛みでないことを確認したうえで、必要に応じて医師の指示を受けて鎮痛薬を追加投与する。

5. 術後数日間の看護

呼吸状態、循環状態、痛みおよび術式に応じたアセスメントを行い、問題に対処する。全身状態が安定してくれば、離床を開始する。早期離床は、無気肺などの呼吸器合併症の予防や、腸蠕動の回復促進、深部静脈血栓症の予防、大動脈弓反射の回復、心理的活性化など、多くの利点がある。しかし、起立性低血圧やドレーン類の事故抜去などのリスクも伴うため、慎重にアセスメントして安全に進める。

術式や手術侵襲の程度に応じて、酸素吸入の中止、経口摂取の開始、ドレーン類の抜去、輸液類の中止、入浴など、次第に術前の状態へと戻していく。その経過中、誤嚥や無気肺、肺炎、縫合不全、イレウス、せん妄、転倒・転落などの危険性が生じるため、その時々の患者の状態をアセスメントし、先へ進んでいいのかどうか判断しながら援助する。

6. 退院指導

手術の後は、退院後の生活の変更を余儀なくされる患者も多い。術前から、退院後のことを想定して必要な日常生活の情報を収集しておき、全身状態が安定した頃から退院指導を開始する。疾患・術式に基づいて、術後のからだがどうなっているから、どんなことが起きやすいのか、それを防ぐためにはどうするかを指導する。具体的な方法については、患者自身が自分の仕事や家庭での役割、社会

的支援を考慮し、自分で解決策を考えることができることが望ましい。高齢者など、本人だけで管理できない場合には、家族も含めて指導する。

③ 急性期看護の実践例

1. 救急外来での準備

　12月14日23時08分、心筋梗塞の疑いのある男性がいるとのホットラインがあった。救急外来当直医から冠動脈疾患集中治療部（coronary care unit；CCU）の当直医にコンサルトし、当院CCUで受け入れることとなる。

　救急外来看護師は空ベッドに、心電図モニター、酸素吸入、血管内留置針とその固定テープ、駆血帯、アルコール綿、電解質輸液、ニトログリセリン（冠動脈拡張薬）、ヘパリン（抗血栓薬）、自動輸液ポンプ2台、自動シリンジポンプ3台、膀胱留置カテーテルと尿量測定用バッグ、除細動器、心エコー、救急挿管カート、救急薬品カート、観血的動脈圧測定セット一式、重症患者記録用紙、採血用スピッツ、注射器（静脈血、動脈血）を準備する。

　心電図モニターは電源を入れ、除細動器と自動輸液ポンプ、シリンジポンプは電源を接続しておく。

2. 救急患者への対応

　23時22分、救急車が到着し、ビジネススーツを着た50～60歳のやや肥満気味の男性患者がストレッチャーで救急外来処置室に運び込まれる。看護師は医師、救急隊員と共に、意識が明瞭なこと、激しい痛みがないことを確認し、患者が衣服を脱ぎながら、病衣を広げたベッドの上に移るのを手伝う。介助しながら患者に、心臓に異常があるようなので検査・治療をし、心臓専門の病棟でしばらく様子をみることを説明する。

　患者がベッドの上に臥位になるのと同時に、看護師は迅速にバイタルサインのチェックを行う。心電図モニターを装着して脈拍数をみ、致死性不整脈の有無やその前兆がないか確認してプリントする。血圧を測定し、酸素飽和度を確認する。自覚症状の有無（胸が痛くないか、息が苦しくないか）を尋ねて緊急事態ではないことを判断し（心拍数は96/分、サイナスリズム、血圧は156/88mmHg、

酸素飽和度は97％，「胸がちょっと重苦しい感じがするが痛くはない」と話す)、医師に報告して記録する。酸素吸入の指示をもらい、患者に説明して吸入を開始する。検査用の採血をし、検査室へ送る。

　医師が12誘導心電図をとるのと、血管内留置針を挿入し動脈血を採血するのを介助する。12誘導心電図ではV₁～V₆でST上昇がみられ、Trop-T、H-FABPが陽性であり、心エコー上からも心筋梗塞がほぼ確定し、ニトログリセリンとヘパリンの経静脈投与の指示が追加される。看護師は指示を実施し、患者の氏名、年齢、住所、電話番号、身長、体重を聞き、救急隊員に出動時のいきさつ（地下鉄の駅で電車を降りたとたん、胸が痛んだので、胸を押さえて座り込み、駅員が救急車を呼んだこと）を聞いて看護記録に記録する。看護師は患者の服装からおそらく仕事の帰りであろうと推測し、患者に自宅にだれかいるか尋ねると、妻がいるとのことなので、別の看護師に電話連絡するよう依頼する。

3. 家族への連絡

　看護師が自宅に電話すると妻がおり、患者が心筋梗塞で入院したことを告げると、驚いてしばらく声が出なかったが、看護師が、現在は意識もはっきりしており、すでに治療を開始していることを説明しているうちに落ち着いてきた。「どうしたらよいのでしょうか」と質問してくるので、看護師は問題指向型コーピングができていると判断し、病院に来てほしいことを告げた。自宅には小学生の子どもが2人いるとのことなので、だれか子どもをみに来てくれる人がいるか、一緒に病院に来てくれる人がいるかを尋ねると、義姉に子どもをみてもらって、兄についてきてもらうとの返答があった。来院までにどれくらいの時間がかかるか確認し、病院と救急外来の場所を説明して電話を切る。

4. 患者への説明

　看護師が再び血圧を測ると116/66mmHgに低下している。看護師はニトログリセリンの効果のためだろうと判断し、動脈内カテーテルと膀胱留置カテーテルの挿入準備をする。その処置について患者に、現在は心臓の動きが弱っているので、持続的に血圧を観察するために手首の動脈に細い管を入れること、尿量も心臓の機能を反映するので、1時間ごとに測定するため管を入れて持続的に流し出すことを説明する。また医師から、処置の後、部屋を移動して、心臓の血管を造

影剤で映し出し、狭くなっているところを広げる治療を行うことを説明する。

5．来院した家族への対応

　医師が動脈内にカテーテルを挿入している間に妻が来院した。別の看護師が面会室に出向き、患者が入院してからの経過と現在の様子を説明し、患者の職業（雑誌の編集者）と既往歴（かねてから高血圧を指摘されていたが治療していなかったこと、心筋梗塞は初めてであること）を聴く。医師の手が空き次第、今後の治療と経過の見通しを説明してもらい、その後で夫に面会できることを告げ、待合室で待機してもらう。

　カテーテル類挿入の介助が終わったので、医師に妻と会ってもらうよう依頼し、当直放射線技師に胸部X線写真を依頼する。写真撮影時には、フィルムを背後に挿入するとき、点滴チューブその他のライン類を引っ掛けないように、技師と共に介助する。撮影が終わったら、心臓への静脈還流量を減少させ、かつ体位保持のためのエネルギーを使わなくて済むよう、約30°ほど、ベッドの頭部を挙上する。

6．患者・家族への病状説明

　待合室に行って妻とその兄を病室に伴い、患者と家族に自分の名前と救急外来看護師であることを告げる。患者の心臓は、おそらく心臓に栄養を供給している血管の一部が詰まって機能が弱っているので、これから経皮的冠動脈インターベンション（percutaneous coronary intervention；PCI）を行うこと、その後はCCUで様子をみることを説明する。しばらく安静が必要で、心臓に負担を与えないようにしなければならないこと、少しずつ起き上がったり立ち上がったりして運動量を増やしていくが、それについては、心臓の機能をみながら行われるので、医師の指示に従ってほしいことを説明する。これから数週間は入院することになると思われるが、何か気になっていることはないかと患者に尋ねると、仕事のやり残しが心配とのことなので、妻の兄に翌日、職場に電話を入れてもらい、仕事上の指示の伝言をしてくれるよう依頼する。

　患者が心臓カテーテル検査室へ行っている間に、妻と兄をCCUに案内するよう、他の看護師に依頼する。

7. 検査前の病状

　検査室へ移動する前、血圧は164/90mmHgに上昇しており、心室性期外収縮が約5秒ごとに1個ずつ出てきたため、ニトログリセリン注射液の持続点滴の増量、リドカインの側管注入の指示が出る。胸部X線写真の結果、肺うっ血がみられ、動脈血酸素分圧74mmHgのため、利尿薬投与の指示が出る。

8. 検査時の介助

　0時43分、救急外来より心臓カテーテル検査室へ、医師、放射線技師と共に、患者を臥位のままストレッチャーで移動させる。

　看護師は処置介助のため、心臓カテーテル検査キット、シース、ガイドワイヤー、冠動脈造影用カテーテル、使用薬品を準備し、除細動の準備もしておく。

　患者にこれから心臓の血管を広げる治療を行っていくこと、そのために右足の付け根の動脈から管を入れることを説明する。

　検査中、胸の痛みや息苦しさ、悪心を感じたら、すぐに看護師に言うように説明する。

9. CCU入室後の看護

　PCIの結果、#7：90%、#9：90%、#12：75%の狭窄があり、これに対し経皮的冠動脈ステント留置術を行い、#7を25%へ広げる治療を行った。

　冠動脈攣縮や再狭窄のおそれがあるため、シースは抜去せずCCUへ入室する。

　CCU入室後、CCU看護師は心電図を再接続して脈拍数と致死性不整脈の有無を確認し、同時に酸素投与を再開、動脈留置シースをモニターに接続して血圧の持続モニタリングを行う。心電図波形をプリントして看護記録に貼り、血圧を測定して医師に報告し、看護記録に記載する。パルスオキシメーターを接続し、動脈血採血を動脈留置シースより行い、血液ガス測定を行い、検査用の採血を検査室へ送る。本人の症状や、造影剤の副作用がないかを確認し、シース挿入部からの出血や神経障害の有無、足背および後脛骨動脈触知を確認し、記録する。

　救急外来看護師は、心臓カテーテル検査中の経過と結果をCCU看護師に申し

送り、家族を待合室に案内していることを伝える。

　CCU入室後、再度、ポータブル胸部X線撮影を行ったところ肺うっ血がいまだにみられており、利尿薬の持続投与、酸素量の増量の指示が出る。看護師は指示を実施するとともに、現在の血圧は110～120/70～80mmHgと安定しているが、患者の皮膚が白っぽく湿っているのは交感神経の緊張が続いている状態であり、これから患者が入眠して交感神経の緊張が解けること、さらに利尿薬により循環血液量が減少することで血圧が低下する可能性があると考え、医師に血圧低下時の指示をもらう。一方、皮膚の湿潤は、心筋梗塞の3大合併症の一つである心不全の症状とも考えられるので、呼吸状態にも注意して観察していく。

　また、高血圧の既往があり、来院時や面会後に血圧が高かったことから、血圧が上昇する可能性もある。血圧上昇は、心臓の仕事量を増やして相対的な酸素不足を助長し、梗塞部位の拡大や不整脈の原因になるとともに、心破裂につながる危険性もある。そのため、血圧上昇時の対処についても指示をもらう。

　看護師は指示を受けた後、患者に、いろいろなチューブ類がからだにつながっており気になるかもしれないが、看護師がずっとそばにいて見ているので安心するよう説明し、また、もし何かあればすぐに看護師に言うように告げ、ナースコールを渡す。

　CCU看護師は、家族に対する医師の説明が終わった後、家族を患者のもとへ案内し、CCUでの担当看護師であることを告げる。今夜、妻に病院に泊まってもらうべきかどうかを医師も交えて話し合い、現在は胸痛もなく血圧も安定しており、自宅は15分ほどで病院に来ることのできる距離であることから、自宅に帰って差し支えないとの判断になる。看護師は自宅の電話番号をもう一度確認し、翌日の面会時間に来てもらうことにして、面会を終了する。

　患者に対して再度、何かあったらすぐに看護師に言うように伝え、消灯する。

引用・参考文献

1) Weiner, H.：Perturbing the Organism：The Biology of Stressful Expe-rience, The University of Chicago Press, 1992.
2) Olson, E. V. et al.：The hazards of immobility, American Journal of Nursing, 90 (3)：43-44, 46-48, 1990.
3) Ross, J., Dean, E. ：Intergrating physiological principles into the comprehensive management of cardiopulmocary dysfunction, Physical Therapy, 69 (4)：250-255：1989.
4) Lazarus, R. S., Folkman, S.：Stress, Appraisal and Coping, Springer, 1984.

5) Aguilera, D. C.：Crisiss Intervention：Theory and Methodology（7th ed.），Mosby, 1994.
6) Scringnar, C. B.：Post-traumatic Stress Disorder；Diagnosis, Treatment, and Legal Issues, Preaeger, 1984.
7) van der Kolk, B. A.（Ed.）：Post-traumatic Stress Disorder；Psychological and Biological Sequelae, American Psychiatric Press, 1984.
8) Kato, H., Asukai, N., Miyake, Y., Minakawa, K., Nishiyama, A.：Post-traumatic symptoms among younger and elderly evacuees in the early stages following the 1995 Hanshin–Awaji earthquake in Japan, Acta Psyhciatrica Scandinavica, 93（6）：477-481, 1996.
9) 田中千鶴見，他：阪神・淡路大震災被災地の看護婦のストレス状態，第27回日本看護協会看護管理学会集録：44-46，1996.
10) Mishel, M.：Uncertainty in illness, Image, 20（4）：225-232, 1998.
11) McKinley, M. G.：Erectrocardiographic monitoring, in R. L. Boggs & M. Wooldridhe-King（eds.）：AACN Procedure Manual for Critical Care（3rd ed.）（pp.232-250），W. B. Saunders, 1993.
12) Sauvé, M. J. et al.：Factors associated with cognitive recovery after cardiopulmonary resuscitation, American Journal of Critical Care, 5（2）：127-139. 1996.
13) American Heart Association：Basic Life Support for Healthcare Providers, Author, 1994.

第 2 章

回復期（移行期）にある患者の看護

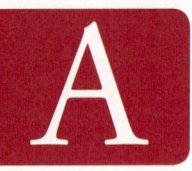

A 回復期（移行期）にある患者の特徴

① 回復期（移行期）とは

　回復期とは、「疾病や外傷、手術などによって生命の危機的状況にある急性期から脱し、身体の治癒過程が回復に向かって進行している時期」である。この時期は、健康状態としてはほぼ良好であるが、まだまだ不安定であり、合併症や2次的障害を予防しながら社会復帰への準備をする時期である。

　回復期は、病院という施設内で医療者の治療・看護に全面的に依存していた患者が、（慢性）疾患あるいは障害をもってはいるが、主体的かつ社会的存在である一人の人間として再出発するための準備期だと考えるとわかりやすい。それは病気からの回復あるいは障害への移行、依存から自立への移行、入院患者から地域での生活者への移行の時期でもある。

　肺結核や伝染病などの感染症が脅威であった時代、急性疾患は、病原体が侵入すると急激に徴候や症状を現し、その予後は、完全な回復か、さもなければそのまま死に至るものであった。しかし、社会の高齢化、疾病構造の変化、医学の発展に伴う高度医療への変化は、慢性疾患の増加とともに、命は助かったが障害は残ったという人々をも増加させている。また、がん患者のように、治療に伴う集中ケアが必要な時期と、自宅で健康管理しながら生活をする時期を反復し、どこまでが回復期でどこからが慢性期か判然としない例も増えている。

　一方、慢性的な疾患や障害をもつ人々の医療については、施設に入院しているよりも、むしろ地域でそれぞれの生活を営みながら継続的に治療を続けることが、個人にとって幸せであると考えられるようになってきている。この場合、疾病や障害をもって在宅で療養することや、介護を中心とした新たな生活を構築する必要が生じてくる。こうした人々にとっての問題は、病気だけでなく生活様式の変化であり、疾病や障害によってもたらされる生活の質（quality of life；QOL）の変化なのである。

　リハビリテーション医療は、疾病や障害によって変化したセルフケア能力と人間としての自信を取り戻し、自分らしく生き生きと生きる権利を回復することを

目指す。リハビリテーション自体は広い概念であり、急性期、慢性期を問わず、また保健、医療、福祉、教育を問わず、そこに働く人々の理念となるものである。

しかし、積極的にリハビリテーション医療が行われる対象は、これから障害と共に社会で生活することを目指す患者であり、障害をもった新しい生活を構築しようとする人々である。回復期（移行期）の看護を考えるうえで、リハビリテーションの考え方や方法から学ぶことは多い。本章ではリハビリテーションの考え方を根拠にしながら、回復期の看護について述べる。

② リハビリテーションの理解

まずはじめに、回復期の看護に重要なリハビリテーションの概念について理解しておきたい。

1. リハビリテーションとは

1）リハビリテーションの概念の拡大

1920年にできた米国で最初のリハビリテーションの法律は「職業リハビリテーション法」であった。これは医学・医療があきらめてしまった患者を、社会政策で何とか救おうと考えられたものである。

1943年、全米リハビリテーション評議会は、「リハビリテーションとは、障害者をして身体的・精神的・社会的・職業的ならびに経済的に、能う限りの有用性を発揮しうるように回復せしめることである」と定義した。

1968年、世界保健機関（WHO）は、「能力低下の場合に、機能的能力が可能な限り最高の水準に達するように個人を訓練あるいは再訓練するため、医学的・社会的・職業的手段を併せ、かつ調整して用いること」と定義した。その後、国連国際障害者の10年（1983〜1992年）に、「完全参加と平等」（表1）をテーマに進められた「障害の予防とリハビリテーション」に関する討議を通じて、リハビリテーションの概念は拡大変化をとげた。

表1 国際障害者年の目標（1981）

完全参加と平等[*]
1. 障害者が身体的にも精神的にも社会に適応することができるように援助すること。
2. 適切な援助、訓練、医療および指導を行うことにより、障害者が適切な仕事につき、社会生活に十分参加することができるようにすること。
3. 障害者が社会生活に実際に参加することができるよう、公共建築物や交通機関を利用しやすくするための調査研究プロジェクトを推進すること。
4. 障害者が経済的、社会的および政治的活動に参加する権利を有していることについて一般国民の理解を深めること。
5. 能力低下の発生予防対策およびリハビリテーション対策を推進すること。

[*]完全参加と平等：1981年の国際障害者年の目標である。これを受けて1983年、国際労働機関（ILO）の総会は、新たに障害者の職業リハビリテーションおよび雇用に関する条約を採択した。

2）国連「障害者に関する世界行動計画」における当事者主体の考え方

　1982年、国連は「障害者に関する世界行動計画」を採択したが、これは障害の予防、障害者に対するリハビリテーション、障害者に対する機会均等化という目標を達成するための具体的な取り組み方法を、国際レベル、地域レベル、国内レベルで明示したものである．このなかで、「リハビリテーションとは、能力障害あるいは社会的不利を起こす諸条件の悪影響を減少させ、障害者の社会統合を実現することを目指すあらゆる手段を含むものである。リハビリテーションは、障害者を訓練してその環境に適応させるだけでなく、障害者の直接的環境および社会全体に介入して社会統合を容易にすることを目的とする。障害者自身、その家族、そして彼らの住む地域社会は、リハビリテーションに関係する諸種のサービスの計画と実行に関与しなければならない」と定義している。

　この考え方には、
①リハビリテーションサービス提供者からサービスを受ける側への、リハビリテーション主体の変化、
②身体的・精神的障害だけでなく、あらゆる形態の差別を含む障害定義の拡大、
③社会的有用性から個人の生活の質への目標の変化、
が含まれ、北欧で始まったノーマライゼーション思想や、米国で起こった障害当事者の自立生活運動などにみられるように、時代の政治・経済・文化が反映された重要な概念の転換が生じている。

　また、1993年に採択された国連の「障害をもつ人の機会均等化に関する基準原則」には、「リハビリテーションは障害に対する政策の基本的概念である」とし、「障害をもつ人の基礎的・全般的リハビリテーションから、職業的リハビリテー

ションのような目標指向的活動をも包括する広範な手段と活動である」と規定している。

3)「障害をもつアメリカ人法」における障害者の権利

1991年に米国で制定された「障害をもつアメリカ人法（American with Disability Act；ADA）」は、雇用上の差別、公共施設などの利用上の差別、交通機関利用上の差別などを完全禁止し、障害者の機会均等、完全参加、社会経済的自立の実現を目指し、雇用者に対し障害をもつ人への機会の平等を保障する「合理的配慮」を求めた[*1, 1)]もので、障害をもつ人の権利を具現する法律として先鞭をつけた。

*1：ADAにおける障害者への「合理的配慮」とは、結果の平等でなく、機会の平等を保障する手段として位置付けている。

4) WHOの国際疾病分類と国際生活機能分類

これに先立つ1980年、WHOは、国際疾病分類（International Classification of Diseases；ICD）を補完し、障害を把握する指標として国際障害分類（International Classification of Impairments, Disabilities and Handicaps；ICIDH）を発表した。ICIDHは、疾病・変調（disease、disorder）から起こる障害を、機能・形態障害（impairment）、能力低下（disability）、社会的不利（handicap）の3つのレベルで分類したが、その後、国際障害者の10年の活動や人権思想を受けて議論が高まり、2001年に、これを改訂した国際生活機能分類（International Classification of Functioning, Disability and Health；ICF）を採択した。現在ICFは、わが国のリハビリテーション医療や障害者福祉を策定する根拠となっている。

以上に述べてきたように、リハビリテーションの概念は、障害をもつ人が人間としての権利を回復し、社会の一員として共に生活することを理念として発展してきた。一方、医療自体が、医療提供者側の権威主義から脱し、患者の自己決定権を尊重する方向にあり、患者の生命を救い、維持するだけでなく、生活の質向上を目指すようになっている。「人が生きること全体を示す」[2)]国際生活機能分類（ICF）は、救命から生活支援への移行を焦点とする回復期の看護にとって多くの示唆に富んでいる。

2. 障害とは

1）わが国における障害の概念の変遷

　わが国では歴史的に、障害者に関する施策は、障害をもつ子どもたちの教育として行われてきた療育と、成人の中途障害者への機能回復訓練から発達してきた。そしてその施策は、「児童福祉法」（1947）、「身体障害者福祉法」（1949）、「精神衛生法」（1950）などを根拠に実施された。その後、1970年には障害者対策の一貫性と総合性を目的に「心身障害者対策基本法」が成立した。1993年、この法律は、障害者の自立と社会参加のいっそうの促進を図るため、「障害者基本法」と名称を改め、ここに障害者のための施策に関する基本的理念が定められた。

　「障害者基本法」（2004年に改正）において、障害者とは「身体障害、知的障害又は精神障害（以下「障害」と総称する）があるため、継続的に日常生活又は社会生活に相当な制限を受ける者をいう」[*2]と定義されている。2003年から始まった「新障害者基本計画および重点施策実施5か年計画」（新障害者プラン）では、「リハビリテーション」「ノーマライゼーション」を理念として、障害者の社会参加の促進と自立に向けた地域基盤の整備が進められている。

*2：障害者基本法：http://law.e-gov.go.jp/htmldata/S45/S45HO084.html.

　前節で述べたようにわが国の障害者施策の根拠にあるのは、WHOが2001年に採択した生活機能分類いわゆるICFモデルである。WHOにおける障害の概念は、1980年に国際障害分類（ICIDH）として採択された。この国際障害分類ではじめて、障害は機能・形態障害（impairment）、能力低下（disability）、社会的不利（handicap）の3つのレベルに区分された。これによって、障害の予防およびリハビリテーションアプローチを明確にすることができるようになった。しかし、国際障害者の10年中にみられた討議の結果として、障害に関する問題や概念に深化と拡大がみられ、2001年の国際生活機能分類（ICF）として改訂された。

　ICFモデルは、図1のとおりで、「人が生きて生活すること」に関連する構成要素と、構成要素間の相互関連を健康という観点から表現している。つまり、人の生活は心身機能・身体構造、活動・参加が機能して成り立ち、これらの生活機能は、個人の健康状態や背景因子と影響し合い、構成因子相互の関係性やバラン

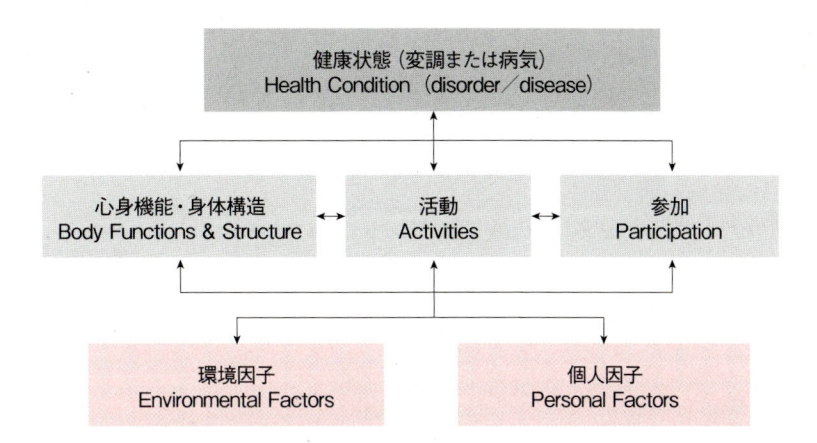

図1　ICFの構成要素間の相互作用

スがその人の生活の質を規定しているという考え方を表している。また、ICFモデルにおいて、障害は生活機能障害としてとらえられる。このことから、ICFモデルは人の生活機能がどのようであるかをとらえ、その人の生活の質を向上させるために必要な因子を見出すための手がかりとして有効なツールとなりうるものである。

2) ICFモデルの生活機能と障害の考え方

以下に、ICFモデルにおける生活機能と障害の考え方について説明する。

ICFの概念モデルは表2、3に示すように、「生活機能と障害」および「背景因子」の2つの部門と、各部門それぞれ2つの要素で構成される。

生活機能は、身体（心身機能と身体構造）および活動と参加の要素からなり[3]、生活機能と相互に影響する因子として健康状態と背景因子（環境因子と個人因子）をあげている。また、各構成要素は肯定的側面と否定的側面で表現され、障害は生活機能の否定的側面として、機能障害、活動制限、参加制約と表現されている。

(1) 心身機能・身体構造

心身機能・身体構造とは、身体系の生理的機能（心理的機能を含む）および解剖学的部分であり、生命レベルの因子である。心身機能・身体構造の障害は「心身機能・形態障害」のことであり、疾病や外傷の直接的結果として起こる麻痺などの機能障害と、切断のような形態の変化をいう。

表2 ICFの概観

構成要素	第1部：生活機能と障害		第2部：背景因子	
	心身機能・身体構造	活動・参加	環境因子	個人因子
領域	心身機能・身体構造	生活・人生領域（課題、行為）	生活機能と障害への外的影響	生活機能と障害への内的影響
構成概念	心身機能の変化（生理的） 身体構造の変化（解剖学的）	能力：標準的環境における課題の遂行 実行状況：現在の環境における課題の遂行	物的環境や社会的環境、人々の社会的態度による環境の特徴がもつ促進的あるいは阻害的な影響力	個人的な特徴の影響力
肯定的側面	機能的・構造的統合性	活動参加	促進因子	非該当
	生活機能				
否定的側面	機能障害（構造障害を含む）	活動制限 参加制約	阻害因子	非該当
	障害				

表3 ICFの構成概念の定義

健康との関連において
・心身機能（body functions）とは、身体系の生理的機能（心理的機能を含む）である
・身体構造（body structures）とは、器官・肢体とその構成部分などの、身体の解剖学的部分である
・機能障害（構造障害を含む。impairments）とは、著しい変異や喪失などといった、心身機能または身体構造上の問題である
・活動（activity）とは、課題や行為の個人による遂行のことである
・参加（participation）とは、生活・人生場面（life situation）への関わりのことである
・活動制限（activity limitations）とは、個人が活動を行うときに生じる難しさのことである
・参加制約（participation restrictions）とは、個人が何らかの生活・人生場面にかかわるときに経験する難しさのことである
・環境因子（environmental factors）とは、人々が生活し、人生を送っている物的環境や社会的環境、人々の社会的態度による環境を構成する因子のことである

(2) 活動と参加

　活動とは、個人が課題や行為を遂行することである。参加とは、生活・人生場面へのかかわりのことである。ICFでいう活動と参加は、①学習と知識の応用、②一般的な課題と要求、③コミュニケーション、④運動・移動、⑤セルフケア、⑥家庭生活、⑦対人関係、⑧主要な生活領域、⑨コミュニティライフ・社会生活・市民生活、の9つの領域に分類されている。活動と参加には、能力と実行状況が含まれる。

　活動が困難な状態は「活動制限」といい、生活レベルの障害である。通常、個人が当然行うことができると考えられる行為を、実用性をもって行う能力が制限あるいは喪失した状態をいう。「参加制約」とは人生レベルの障害であり、疾患の結果として、かつてもっていた、あるいは当然保護されるべき基本的人権の行使が制約または妨げられ、正当な社会的役割を果たすことができないことをい

う。

(3) 背景因子

背景因子は、環境因子と個人因子で構成される。

① 環境因子

環境因子とは、人々が生活し、人生を送っている物的な環境や社会的環境、人々の社会的な態度など、環境を構成する因子のことである。また、環境因子は促進因子にも阻害因子にもなりうるもので、障害者本人の視点から評価される。たとえば、凹凸舗装のない歩道は、車椅子使用者には促進因子だが、視覚障害者にとっては阻害因子となる。障害のある人の生活機能を改善するために特別に作られた製品、器具、装置、用具、自然環境と地域の住環境、支援と関係、地域の文化や社会的規範がつくり出す態度、サービス・制度・政策などが、障害をもつ人の生活機能を促進あるいは阻害する環境因子として作用する。そのため、その人がどのような環境に暮らしているかによって、生活機能が促進されたり、阻害されたりする。

② 個人因子

個人因子は、ICFでは未開発であるが、年齢や性別、職業、生育歴などの個人の属性、個人の生活習慣やライフスタイル、ストレスへの対処方法などの個人的な特徴が生活機能と障害に影響すると考えられる。

(4) 体験としての障害

上田は、以上に述べた障害の構成因子に「体験としての障害」を加えるべきとしている。「体験としての障害」とは、患者・障害者本人の心のなかに生じる苦しみ、価値の喪失である。これは、疾患・障害の客観的事実をどう認識するかにかかわっており、心の悩みそれ自体が苦痛であると同時に、諸障害の解決を妨げる要因ともなる重要な観点である。

3) ICFモデルの具体的意味に照らして患者の生活の質を評価する

例をあげて考えてみよう。働き盛りのAさんはある日突然、会社で倒れた。周りの人たちは驚いて、ともかく病院へAさんを運ぶために救急車を呼んだ。救命救急センターの集中治療室で救命処置を受けたAさんは、生命の危機を乗り越えたが、右上下肢に麻痺が残り、言葉がうまく出てこない。発作直後の治療

が一段落した後、リハビリテーション病棟に移り、機能回復のため理学療法や作業療法、言語療法などの治療・訓練を受けるが、歩行は心許なく、手の動きはなかなか回復してこない。そのうえ、家族の言うことは理解できているようだが、自分で話そうとすると言葉が思うように出てこない。

　発症後、うつ状態で訓練にも意欲をなくしていたAさんだが、毎日の訓練のお陰で、右半身が不自由でも更衣、食事、排泄など身の周りのことは何とか独力でできるようになった。Aさんは右片麻痺と言語障害を残してではあるが、発症3か月後に退院となった。

　Aさんは営業マンで、接客が仕事であったため職場復帰はならず、一家の稼ぎ手としては役割を果たせなくなった。Aさんの妻は、パート勤務を常勤に切り替えて経済的基盤を整えるなど、病前の生活設計を見直し、Aさんの在宅生活の世話をしながら、新しい生活を始めることになったのである。

　Aさんのように、人生の途上で病気やけがに見舞われ、治療後もそのまま障害が残り、以前の生活を変えざるをえない障害者は少なくない。看護師はAさんが救命救急処置を要する急性期から、専門的リハビリテーションが必要な回復期、また、地域で維持的なリハビリテーションを要する在宅まで、さまざまな場で看護を担当する。

　Aさんの脳卒中による右片麻痺と言語障害は、脳卒中の症状あるいは後遺症であるとともに機能障害であり、そのために歩けなかったり、身の周りのことが1人でできなかったり、人と話ができなかったりするのは活動制限である。その結果、職場を失うことは参加制約である。脳卒中の後遺症として被った機能障害や活動制限、参加制約だが、Aさんがその後の生活をどう立て直し、いかに人生を送るかは、Aさんが今ある環境（入院していれば病院の、退院すれば自宅や地域社会の）によって大きく異なってくるだろう。質の高い看護環境で入院生活を送ることができれば、廃用症候群などの合併症が予防でき、機能障害や活動制限が最小になる。しかし、せっかく機能障害が改善されても、物理的バリアの多い地域社会では外出が制限され、そのために果たせない役割も増えてくると、閉じこもりがちで生きる目標ももてなくなる可能性がある。そうなるとAさんの生活の質そのものが低下してしまうであろう。

　このようにICFモデルは、障害をもつ人の「生活の質」を構成する因子とその相互関係をとらえ、障害にアプローチする具体的な手がかりとして利用できる。また、多職種が協働するリハビリテーション分野では、人の生活機能と障害を説明する共通言語として非常に有効である。

3. 病者の役割と障害者の役割

　人間は、家族という基礎的な集団をはじめとして、学校・職場・地域などの多種多様な集団のなかで生きている。そして好むと好まざるとにかかわらず、意識的あるいは無意識的にこうした集団のなかでの地位に対応して、夫と妻、親と子、上司と部下のように、ある期待される行動様式を演じており、これを社会学的には「役割（role）」と称している。では病気のとき、人間はどのような役割を期待されているのだろうか。

　中村は病者の役割と障害者の役割を表4のように示している[4]。病者役割では、病気になったのは患者の責任ではないので、その重症度に応じて社会的責任や義務を免除される。学校や職場を休み、治療者に身を委ねて病気の回復に専念することも社会の人々に容認される。これに対して障害者役割では、現状を受け入れて、その範囲内では広く社会に対して義務と責任を負う。多くの慢性疾患患者では2つの役割を行き来し、必要に応じて医療者に依存することになるが、障害者としての要素が増すにつれて自立性が期待される。それは、地域の生活者として生きていくからである。この役割転換がうまくいかないと、過度に依存的になったり、医療施設からなかなか離れられないことになる。

4. 施設収容から地域で共に生きる生活へ

　超高齢社会へ向けて在宅ケアが推進され、在宅介護を支援する社会システムが整えられてきた。これらの事業は、老人医療費の増大と施設収容の限界、寝たき

表4　病者と障害者の役割

	病者役割	障害者役割
役割の期間	一時的	永続的
社会的義務	免除	可能な限り負う
医療に対する態度	受動的	能動的
自己の疾病ないし障害に対する態度	異化（排除）	同化（適応）
自己の身体的条件に対する責任	なし	機能障害についてはないが、能力低下についてはある
社会制度上の保障	あり	部分的にある

出典／中村隆一編：入門リハビリテーション概論，第2版，医歯薬出版，1991, p.22.

りや介護を必要とする高齢者の増加の問題を背景にして推進されてきた。この在宅ケアの考え方のもう一つの、そして重要な根拠は、リハビリテーションの理念にある。疾病や障害があっても、人々が住み慣れた家庭、地域での生活を継続し、当たり前の生活を営むことでその生活の質を向上させられるという健康へのアプローチである。

　こうした考え方は、障害をもった人々の人権を尊重し、だれもが人間らしく暮らせる社会を実現するための基本的理念としてコンセンサスを得てきている。1958年、デンマークに起こり、1969年にスウェーデンのニイリエ（Nirje,B.）によって提唱されたノーマライゼーションの原理や、1970年代の米国で目覚ましい進展をとげた障害者の主体的な運動、すなわち「自立生活運動」（Independent Living Movement；IL）がこの考え方に大きく影響している。

　自立生活運動は、どのように優れた医療やリハビリテーションのサービスをもってしても、身辺処理や職業的自立の困難な人々が、環境を改善していくことをとおして自らの新しい生き方を確立していくことを目的に始まった障害者の人権運動である[5]。もちろん、障害者の人権に特別なものがあるわけではなく、人間であればごく当たり前のこと、すなわち自分で自分の住む所や生活の仕方を決める自由、よき伴侶を得ること、自分が性生活ができる人間であることを確信すること、危険や誤りを犯す自由をもつことなど、自己主張、自己決定、当事者参加の自由を認めることを求めたのである。表5に示したノーマライゼーションの

表5　ノーマライゼーション

- 1日のノーマルなリズム
  重い知恵遅れや体の不自由に負けずに毎朝起きる
  服を着て、家から学校や仕事に出かける
  朝には今日ある何かを期待し、夕べに何をしたかを思い返す。
  1日は1分が集まっただけの単調な24時間ではないからだ
  きまった時間に普通の慣習で、幼児でなければスプーンを使わずに、ベッドではなくテーブルで食事する。スタッフの便宜のために夕食を早めて午後の時間を短くしないこと
- 1週のノーマルなリズム
  定まった所に住んで、仕事に出かけ、また友達との遊びに参加する
  週末の遊びに期待し、翌週学校や仕事に戻ることを楽しみにする
- 1年のノーマルなリズム
  休暇が年を分割している
  四季の移り変わりが、食べ物に、仕事に、祭に、スポーツに、趣味活動に変化をもたらし、それに人びとが何とうまく対応していることか！
- ライフサイクルのノーマルな成長体験
  子どものころは大人ではないから、サマーキャンプに行き
  青年期になると身だしなみ、ヘアスタイル、音楽、ボーイフレンド、ガールフレンドに関心が高まる
  成人すると仕事と責任で満杯になり、年をとると昔を思い出し、経験からの知恵を活用することを楽しむ
- よく考えた選択、希望そして願望をもつこと
  どこに住み、よいパフォーマンスのためどんな仕事が適切であるか決定する自由をもつ
  友達とボーリングに出かければよいか、それとも家でテレビを見ることにするかを決める自由をもつ
- 男と女によってつくられた世界に住んでいること
  子どもも大人も、男と女があることのなかにいる
  10代にはボーイフレンド、ガールフレンドに興味をもつようになる
  大人は恋におちて結婚を決める
- 平均的経済権があること
  基本的保障の権利と責任をもち、児童手当、老齢年金あるいは最低賃金制度のような社会からの保障がなされている
  個人の楽しみや必要に応じ、使うべき金を持っている
- 生活がノーマルな家でなされていること
  正常な近隣関係
  20、50あるいは100人などという他人のいる施設でないこと
  知恵遅れでも地域の人びとから孤立しない
  普通の場所そして普通の大きさの家は、その地域とともに理想的社会統合のためのよりよい機会を居住者に与える

出典／中村隆一編：入門リハビリテーション概論，第2版，医歯薬出版，1991，p.22.

内容をみると、入院生活がいかに患者の当たり前の生活を侵害しているかが想像できるだろう。

　回復期の対象は、病院という制限の多い不自由な環境から、当たり前の生活者として社会に戻るため、心身の準備をしつつある状態である。特に、身体に障害をもつ人の場合は、変化した身体を再認識し、それにふさわしいやり方で生活を営むための学習が必要である。看護師は、患者が生活を再構築するための学習過程を支援し、患者が地域社会の一員として主体的に生活できるように援助する。

③ 心身の特徴（対象の理解）

　回復期（移行期）の対象は、疾病・外傷の回復過程にあり、病気という生死の問題から、障害という生き方の問題への移行、依存的な病者役割から、より自立した障害者役割への変化を期待されていること、施設の治療中心の環境から、地域の生活中心の環境へ戻る準備段階にいることなどが特徴である。

1. 回復期の対象

　回復期の対象は、健康状態が良好になりつつあるとはいえ、まだ合併症や2次的障害の危険性が大きく、心身ともに不安定な健康状態にある。患者は、骨折のように、受傷前の身体機能を回復して元どおりの生活機能をもって退院できる場合もあるが、頸髄損傷のように、すべてを他人に依存しなければならない生活機能障害をもって退院する場合もあり、諸疾患の機能的予後によって生活の自立度とその後の生活様式は異なってくる。時には、それまで自分の身体に対してもっていたイメージの変更を迫られる。また、自分の心身機能状態と活動能力に応じた生活の新しいやり方を学習し、生活を再構築していかなくてはならない。疾患に伴う徴候や症状と違って、生活にかかわる障害は一人ひとりまったく異なった様相を呈しており、急性期の看護に比較すると問題はより個別的である。

　回復期にあって、このような課題をもっている対象は、小児から成人まで、先天的であれ後天的であれ、また、気管支喘息や心筋梗塞、糖尿病や腎不全のような内科的疾患から、肺がんや胃がんの術後、乳房切断、人工肛門、人工膀胱のような外科手術の結果生じる障害まで、さまざまな疾患と障害をもった人々である。こうした対象をすべて把握する統計はないが、わが国の厚生統計から障害者数の推移をみることができる（図2）。

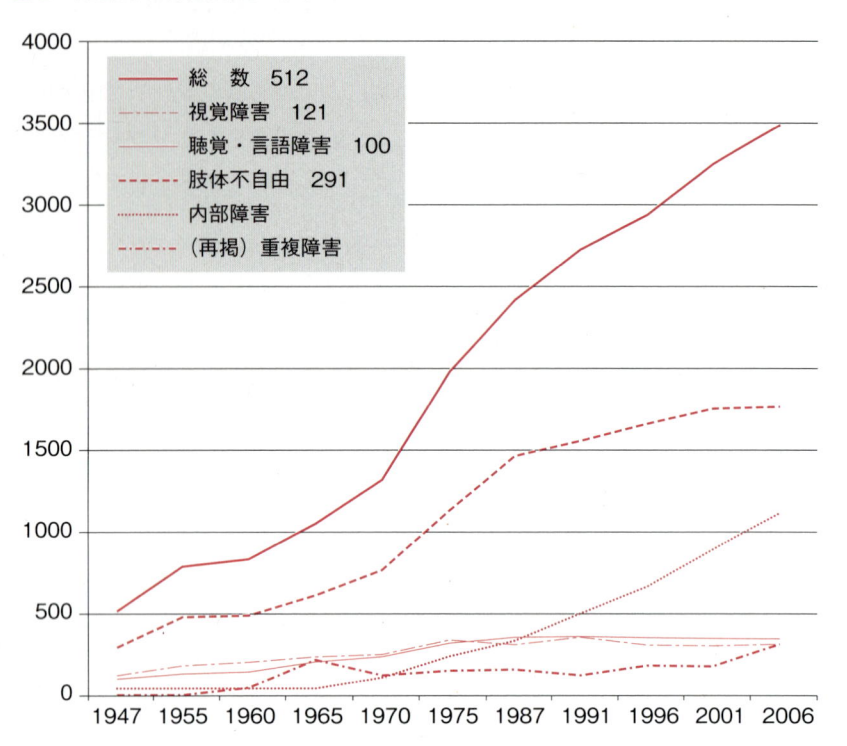

図2　障害別身体障害者数の推移

凡例：
- 総　　数　512
- 視覚障害　121
- 聴覚・言語障害　100
- 肢体不自由　291
- 内部障害
- （再掲）重複障害

2. 合併症・2次的障害の危険

　脳卒中の発作や交通事故による外傷で救命処置が必要な急性期の患者は、意識障害を起こしていたり、ショック状態にあって自分では動けなかったり、治療の必要性から運動制限があって動かしてはいけないなど、安静臥床による低運動状態を強いられることが多い。また、点滴や各種の管が挿入されているために自由に動けない患者、痛みや不安のために無気力であったり、依存心が強くて自ら動きたがらない患者など、急性期医療の場では活動性を抑制する要因が日常的にみられる。

　低運動によって引き起こされる問題は図3のように数多くあるが、運動制限や安静臥床の必要な患者にとって、活動性を維持し合併症・2次的障害を予防することは回復の第一歩であり、これは急性期から配慮されるべきケアである。

3. 活動不耐性

　患者は、急性期の治療中に多くの体力を消耗する。回復期は、健康破綻に対し

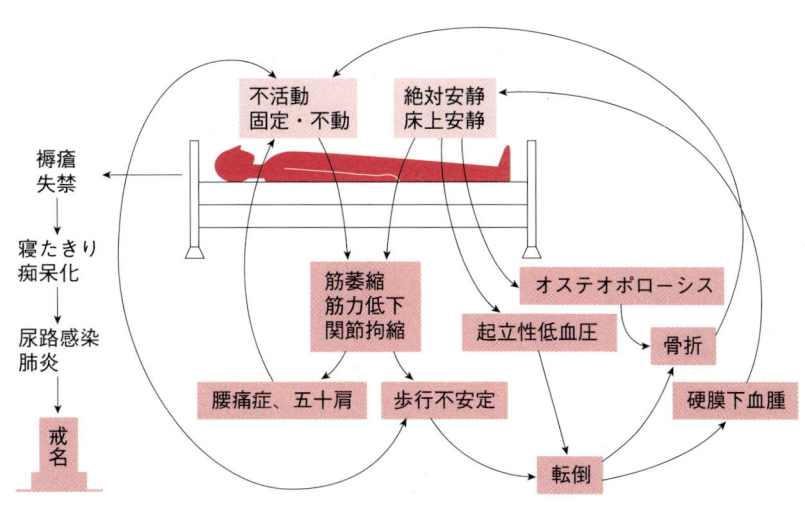

図3　過度の安静による悪循環

出典／貝塚みどり，大森武子，江藤文夫編著：リハビリテーション看護；QOLを高める，医歯薬出版，1995, p.53.

　生命の恒常性を維持するために費やしたエネルギーを回復し、体力を蓄積していく時期である。しかも同時に活動性を増す時期でもあるので、エネルギーの消費と再生のバランスが大切となる。疾患と治療に伴う侵襲の大きさは、年齢や病前の体力、合併症の有無などに影響されるとともに、疾患や障害を患者がどう受け止めているかにも影響される。心肺機能の低下や気力の落ち込みは身体活動を不活発にし、不動は活動耐性を低下させて結局は体力の回復を遅らせることになる。このような状況では持久力が十分でなく、疲れやすく、身体コントロールがうまくできないで体調を崩したり、転倒などの不測の事故を起こしやすい。

4. 心理的不安定：移行期の変化に伴う情緒的問題

　乾によれば、患者の多くは治療過程で特徴的な心理反応を起こす[6]。すなわち、機能的予後について説明を受け、ADL拡大に向けて訓練が始まる"身体自覚開始"の時期と、ADLが自立し職場や家庭に復帰する"社会的自覚開始"の時期にうつ状態を経験するという。同様に本田、南雲は図4に示すように脊髄損傷者のリハビリテーション過程から、身体障害からの立ち直りにおける心理面への配慮の重要性を指摘している。
　発作やけがの直後の患者・家族は突然の災難に無我夢中なことが多い。気がついたらからだの自由が利かなくなっていたという状況では、混乱し、不安からパニックに陥ることも多い。障害初期のこうした心理的混乱時には、患者は自分の

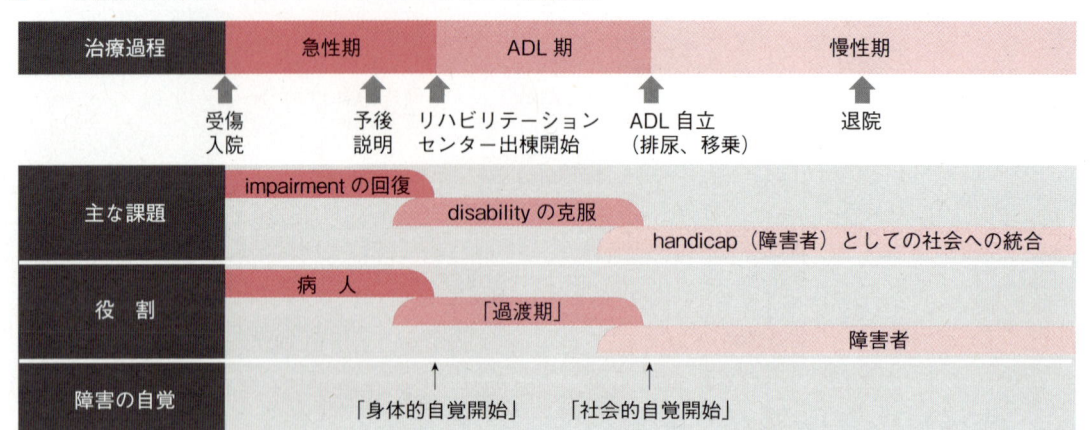

図4　脊髄損傷患者のリハビリテーションプログラムと受容過程

治療過程	急性期	ADL期	慢性期
	↑受傷入院　↑予後説明	↑リハビリテーションセンター出棟開始　↑ADL自立（排尿、移乗）	↑退院
主な課題	impairmentの回復	disabilityの克服	handicap（障害者）としての社会への統合
役割	病人	「過渡期」	障害者
障害の自覚		↑「身体的自覚開始」　↑「社会的自覚開始」	

　患者は当初、麻痺の回復に執着している（否認の段階）が、主治医からの予後説明や他患者の観察を通じて次第に回復を断念し始める（「身体的自覚開始」の時期）。この頃から患者の関心は、麻痺の回復から残存機能によるdisabilityの克服へ移り始める。そして、排尿、排便などのADL動作が自立してはじめて身体障害者としての社会生活に関心をもつようになる（「社会的自覚開始の時期」）。

出典／本田啓三，南雲直二，他：障害の「受容過程」について，総合リハビリテーション，20（3）：199，1992.

　身体に無頓着であることでパニックを防衛するともいわれる。
　急性期を乗り越えた患者は、自分自身を再確認する落ち着きを取り戻す。それはまた、患者が自分のからだの変化や障害について自覚するときでもある。患者はその変化を絶望的にとらえているかもしれない。あるいは悩んだり、恥ずかしがったりしているかもしれない。自己中心的で他者依存的な心理的退行現象が起こり、看護師に対してしばしば「疲れる」「痛くてつらい」などの身体症状を訴え、不安定な言動を示すこともある。
　ADL訓練の時期になると、訓練室に行こうとしなかったり、「死にたい、死んでいればよかった」と、損傷した身体を気に病んで閉じこもってしまう例もある。反対に、訓練に対して過剰な期待を抱き、「治ったらできるのだから」と、障害に応じた生活様式の学習を受け入れようとしないこともある。このような反応は、患者が過去の自分と現在の自分に大きなギャップを感じて障害を否定的にとらえ、現実を受け入れていないことからきていることが多い。入院当初は周りの患者とも話さないでカーテンの中に閉じこもり、訓練もなされるままだった患者が、すっかり明るくなって切断肢を露出して車椅子を乗り回し、夜遅くまで仲間とおしゃべりするようになり、外へ散歩に行ってみようというように、少しずつ行動が前向きになってくるとき、患者は障害の現実を認め、機能レベルの回復を断念して、障害をもった生活へ適応する準備段階に入ったといえる。
　ADL訓練が最終段階に達して退院が間近になると、社会という現実に戻る障

害者としての自己に否応なく直面することになり、不安が高まる。たとえば、休日返上の仕事人間であった患者が、心筋梗塞の後で節制した生活を余儀なくされた場合、それまでの職業上の野心や理想が果たせないことで挫折を感じるかもしれない。特に、退院後の生活設計など、現実的な対処を求められるのに対して、患者の気持ちがなお依存的であったり、心理的葛藤や緊張があると、さまざまな自我の防衛反応が起こってくる（表6）。また、自殺企図なども心理的に不安定な移行期に注意しておかなくてはならないことである。

④ 治療の特徴と患者への影響

すでに、回復期は移行期であると述べた。健康状態の医療者管理からセルフケアへ、病者役割から生活者役割へ、施設から地域へ、さまざまな意味での移行がスムーズにできるように支援するのがこの時期の課題であり、医療だけでなく福祉、教育などと連携する包括的な視点が求められる。

回復期には、医学的診断に基づいた継続的な治療がなされる。それと同時に、合併症や2次的障害の予防と、社会復帰に向けたリハビリテーションアプローチが重視される。

表6 防衛機制による対象の行動の理解

防衛機制	定義と例
否認 denial	不安からのがれようと事実を承認できずに無意識に否認する 例）現実に起こってしまった大きな障害を全く認めずに、無意識に現実とはちがう認め方をする
抑圧 repression	不安な感情を意識から追い出し、無意識の世界に閉じ込めようとする 例）現実に起こっている障害があまりにもショックなはずなのに、何事もなかったかのように毎日笑顔で過ごしている
投影 projection	自分の感情や衝動を受け入れにくいとき、他人が自分に対してそういう感情をもっていると思うこと 例）障害者になってしまったことが、本当は自分がショックでどうしようもなく苦しいのに、たとえ家族の方が本人を支えようとしっかりしているとしても、自分は大したことはないけれど家族が自分の障害をショックで立ち直れないでいると思い込んでいる
取り入れ introjection	自分のなかに取り込むこと、他人と自分を同一視すること 例）在宅に戻ってからの生活が不安で仕方ないときに、家族もまた同じ気持ちでいると思い込むこと
退行 regression	現在の発達段階よりも前の段階に後戻りし、その時の安心感や満足感を得ようとする 例）自分でできることがたくさんあるのに、どこか不安定な気持ちでいるために、無意識に甘えてしまうときが増える
置き換え displacement	抑圧した感情や葛藤を本来の対象とは別の対象にぶつけること 例）家族との衝突で我慢した感情を無意識にほかの物にぶつける。医師に対する不満を他の医療職に無意識に転嫁する
反動形成 reactionformation	自分の受け入れにくい感情を抑圧して、まったく異なる感情や態度を示す 例）障害を受ける前に抱いた夢がもう叶わないと思い受け入れがたいときに、仕事先の同僚に平穏な今後の夢を語っている
分離 isolation	ある出来事に対して当然起こる感情や衝動を切り離して完全に別なところへ追いやる 例）見舞いに来た友人に受け入れがたいことをいわれたとき、ショックで感情が溢れそうになったが、無意識に感情を切り離し、その場でやり取りをした

出典／石鍋圭子, 他, ：専門性を高める継続教育；リハビリテーション看護実践テキスト, 医歯薬出版, 2008, p.73.

表7 リハビリテーションの4つの基本的アプローチ；障害の3つのレベルと1つの側面に対応して

I. 機能・形態障害（impairment）に対して（治療的アプローチ）
　1．機能・形態障害そのものの改善：訓練による麻痺の回復、手術による機能・形態の回復、失語症の治療、小児の知的発達の促進など
　2．合併症の予防と治療
II. 能力障害（disability）に対して（代償的アプローチ）
　1．残存機能の強化：脊髄損傷における上肢の筋力強化など
　2．日常生活動作（ADL）の訓練：残存機能の応用能力の増進（右片麻痺における左手での書字訓練など）など
　3．補助具の使用：義肢、装具、杖、車椅子など
III. 社会的不利（handicap）に対して（環境改善・改革的アプローチ）
　1．家屋の改造：便所・風呂の改造、階段の手摺りなど
　2．周囲の人間（家族・職場）などの意識の変化：障害への正しい理解をもたせる
　3．教育の機会の確保（職業訓練、職場復帰など）
　4．職業的自立の保障：年金、手当など
　5．社会参加、レクリエーションへの援助、生きがいのある生活の確立
　6．生活環境の整備：街づくり、交通機関の整備など
IV. 体験としての障害に対して（心理的アプローチ）
　1．心理的サポート
　2．障害の受容と克服の促進

出典／中村隆一編：入門リハビリテーション概論，第2版，医歯薬出版，1991.

1. リハビリテーションの基本的アプローチ

　リハビリテーションの基本的アプローチを表7に示す。
　治療的アプローチは機能・形態障害に対して行われる。機能障害の改善と、合併症や2次的障害を起こさないための予防である。
　代償的アプローチは能力低下に対して行われる。残存機能の強化、日常生活動作の訓練、補助具の使用などによって自立性を増し、介助によってセルフケアを満たす。
　環境的・改革的アプローチは社会的不利に対して行われる。家屋や地域社会の環境整備を含む。
　体験としての障害に対しては、心理的サポートと障害の受容・克服を促進する心理的アプローチによって、患者が回復する過程を支援する。
　リハビリテーションとしてのこれらのアプローチに共通する特徴は、残された機能をいかに活用して自立を支えるかであり、患者・家族のもつ可能性や強みに着目することである。また、多様な課題に取り組むために多くの専門職が協働して行うチーム医療であるということである。

2. 医療者と患者の関係の変化

　医療者と患者の関係を表8に示す。

表8 医師・患者関係（Szaszら）

モデル	医師の役割	患者の役割	臨床適用	原型
1. 能動—受動	患者のためにしてやる	対応不能	coma、麻酔時、急性外傷など	親—幼児
2. 指導—協力	患者に指令する	協力者	急性疾患	親—年長児
3. 共同作業	患者の自立を助ける	医師に助けられた共同作業の一員	慢性疾患	成人—成人

出典／砂原茂一編：リハビリテーション概論〈リハビリテーション医学全書1〉，医歯薬出版，1984, p.85.

図5　セルフケアの確立と看護の関係

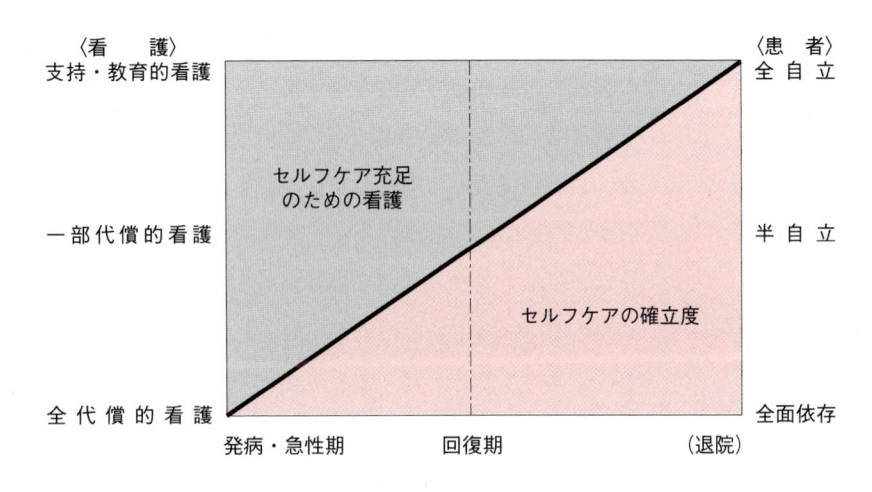

　手術で麻酔下にある場合や救急蘇生時には、患者は自分の生命を全面的に医療者に委ねており、患者は医療者の指示どおりに行動していればよかった。これに対して慢性疾患や障害では、自分で自分の疾患や障害を管理していかなければならない。セルフケア行動が求められるのである。

　オレム（Orem, D. E.）[7]は、「セルフケアとは、個人が生命、健康、および安寧を維持するうえで自分自身のために開始し、遂行する諸活動の実践である」と述べている。セルフケアとは、病人や障害者が家族や専門家の助けを借りながら、自分の健康問題の解決を図ることである。このためには、専門家の指示、助言に応じるだけでなく、自分に必要なケアを自ら判断して実行するような主体的な行動に変えていかなくてはならない。したがって、回復期では対象が自立へと向かうのに伴い、患者の主体性回復を支援し、全代償的看護から一部代償的看護、支持・教育的看護（図5）へと、ケア提供者としての看護師の代償的機能を徐々に減少させて、セルフケアの確立を図っていくことが大切である。

3. 生活への視点：医療から保健・福祉・教育へ

　患者が疾病やけがによって被った障害を克服し、新しいやり方を学んで生活を立て直し、自分らしく生きていけるようになるまでには、医学的問題にとどまらず、心理的、社会的にさまざまな問題が生じる。

　回復期の看護の焦点となる「生活」とは個別性そのものであり、一人ひとりの自己決定権が尊重されるべきである。特に障害をもっての退院は、そのこと自体が患者・家族にとって大きな不安となる。医療者は患者の退院後の生活に即した療養計画を、患者・家族が納得して選択できるように提示することが大切である。しかし、個々の患者・家族の生活や人生全般にわたるさまざまなニーズに対応するためには、医療のみならず保健、福祉、教育の各分野の多くの専門家がチームを組んで協働していく必要がある。

　回復期には多くの専門家が患者・家族の生活に焦点を合わせて、問題解決に向かって連絡・協力し合うことが必要であり、医療と地域の保健・福祉サービスとの連携が欠かせない。

⑤ 将来の生活修正の特徴

　回復期にあって、人はだれしも疾病や外傷の予後について、「これからどうなるのだろう」という疑問をもつであろう。将来の生活を修正するにあたって、脊髄損傷のような神経の損傷レベルから、比較的明確に日常生活の自立度が見通せるものもあれば、糖尿病のように固有の病期をもつもの、悪性疾患のように予後の見通しが困難なものなど、回復の型はさまざまである。障害は固定された段階で主治医より告知される場合が多いが、予後が見通せない場合、明確に説明できないこともある。健康状態および機能的予後（表9）についての見通しは、患者がセルフケアをどの程度確立できるかを規定する。

　セルフケアを充足させるために介助者が必要である場合と不必要な場合では、生活の内容が大きく変化する。また、自宅退院で在宅療養か、他病院転院あるいは福祉施設入所となるかによっても患者の生活が変わってくる。そして疾病・障害をどう自己認識するかは、能力低下以上に、その人のその後の生活を規定する。予後は単に、あと何年生きられるかという量的なものではなく、その人の将来の生活の質に大きく影響するからである。

表9　諸疾患の自然経過によって分類される機能的予後

1. 急激に発症して、そのまま死に至る、あるいは完全廃疾状態となる型：植物状態
2. 急激な増悪経過をとり、その後は再発も軽快もなく、機能障害を残して症状固定となる型：外傷性脊髄損傷
3. 急激に発症し、その後は次第に回復するが、ある程度で症状が固定する型：脳卒中
4. 急激に発症するが、最終的には治癒する型：ギラン‑バレー症候群
5. 経過が慢性進行性で、回復期がなく、次第に悪化していく型：脊髄小脳変性症、パーキンソン病、筋萎縮性側索硬化症
6. 症状の増悪と軽快を繰り返し、全経過としては次第に悪化していく型：多発性硬化症
7. 周産期の障害により、機能獲得が遅れる型：脳性麻痺、精神発達障害

出典／中村隆一編：入門リハビリテーション，第2版，医歯薬出版，1991．

1．患者の基本的ニーズの充足方法の変更

1）機能障害が基本的ニーズに及ぼす影響

　疾病や外傷によって起こる心身機能・構造障害は、患者の生活活動に影響を与える。たとえば、聴覚、視覚などの感覚機能障害は、外からくる情報をキャッチして自己と環境との関係を認知し、オリエンテーションをつける能力を障害する。言語機能の障害は他者との意思疎通を妨げ、運動機能障害は身体的自立と移動能力を障害する。精神障害は人間の行動全体に影響し、社会的統合を障害する。

　心身機能・構造障害はまた、患者が基本的ニーズを充足する方法を変化させる。たとえば、通常は何の苦痛もなく酸素を摂取しているが、呼吸不全で低酸素症のある患者では常時、酸素吸入が必要になる。嚥下障害のある患者では、経鼻カテーテルや胃瘻により栄養を摂取する必要も出てくる。また、直腸切断術を受けた患者は、人工肛門から排出される便の処理方法と、便性をコントロールする方法を学習しなければならない。脊髄損傷により知覚麻痺のある患者では、痛みによる生体の防御反応が機能しないため、視覚や意識的な除圧によって褥瘡の危険を回避しなければならない。このように、疾病や障害が基本的ニーズに及ぼす影響は、食事療法のようなニーズの制限、胃瘻や人工肛門のようなニーズ充足経路の変更、自助具の使用などのニーズ充足手段の変更がある。

　重要なことは、基本的ニーズを充足するセルフケア自立度が、患者の回復過程に沿って変化するということである。看護師は日々の看護のなかで患者の状況を常に評価し、自立を促進する方向で基本的ニーズの充足を援助していかなくてはならない。同時に患者は、自己の変化した基本的ニーズの充足方法を学習し、セルフケアを確立していく必要がある。

2）日常生活活動（ADL）の変化

　日常生活活動（activities of daily living；ADL）とは、「一人の人間が独立して生活するために行う基本的な、しかも各人共に共通に毎日繰り返される一連の身体的動作群をいう」（日本リハビリテーション医学会評価基準委員会）[8]。ADL は家庭における身の周りの動作である食事、更衣、整容、トイレ、入浴動作と、家事動作、育児、裁縫、買い物などの生活関連動作（activities parallel to daily living；APDL、または instrumental activities of daily living；IADL）、および ADL と APDL の境界に位置する移動動作とコミュニケーションで構成される（図6）。

　ADL の変化は主として心身機能・構造障害に伴って起こるが、それに加えて精神活動やコミュニケーション能力、およびその人が生活する環境因子および個人因子が関与する。食事動作を例にとると、ベッド上で摂取するか、歩行あるいは車椅子によって食堂に行き食事するかは、その人の移動能力によって物理的に制限され、生活様式が変化するであろう。排尿動作においても、尿意を伝えられるかどうかによっておむつが必要になる場合が出てくる。

　ADL の諸動作の多くは上肢機能によって遂行されるが、移動動作は下肢機能と体幹バランス機能を中心として行われる。上肢機能を中心に行われる手の動作と、下肢機能を中心として行われる移動動作とが総合されてはじめて、身の周りの動作をはじめ家事動作や生活関連動作が目的をもって遂行できる。この意味

図6　ADL の分類

日常生活動作

身の周りの動作	移動動作	その他の生活関連動作
1. 食事動作 2. 衣服着脱 3. 整容動作 4. トイレ・入浴動作	正常歩行 杖・装具付き歩行 車椅子 四つ這い移動または 片足を引きずる コミュニケーション 口頭 筆記 自助具または医療機器	1. 家事動作 　a. 炊事 　b. 洗濯 　c. 掃除 2. 育児 3. 裁縫 4. 家屋修繕・維持（屋外を含む） 5. 買物（屋外） 　庭の手入れ（屋外） 　車の手入れ（屋外） 6. 乗物の昇降動作 7. その他

出典／土屋弘吉, 今田拓, 大川嗣男編：日常生活行動（動作）；評価と訓練の実際, 第3版, 医歯薬出版, 2005, p.83-109.

で、まず ADL の自立があって、社会的自立が可能となる。しかし、自立生活運動が目指すように、重度障害者では、ADL は他人に依存しても、自己決定権を確保することによって QOL を高めることができる。たとえば、高位頸髄損傷で四肢麻痺の精神科医が、身の周りの動作はすべて介助者に頼ってはいるが、思索し、判断・決定するのは障害をもった本人であるという意味で、自立した生活者として活躍している例がある。

3）主体性の回復

　同じ障害をもった場合でも、患者の入院前の職業や生活習慣、性格によってその受け止め方は千差万別であり、それが将来の生活設計に大きく影響する。たとえ単純な骨折であっても、マラソン選手の場合には一般人より大きな社会的不利を被るであろう。しかし、試合に出たい執念が機能回復への動機づけになるかもしれない。反対に、医学的には軽微な小指の欠損であっても、思春期の女性の心理においては、人間関係の歪みを招来するほどの劣等感を生むかもしれない。

　その人にとって、障害が立ち直れないほどにダメージが大きく感じられる場合、新しい生活に適応するための努力の開始は困難である。また、在宅療養になる場合は、家庭内での役割や趣味・楽しみがもてるか、新しい楽しみを見つけることに積極的な性格かどうかも、将来の生活をどう変えられるかにかかわってくる要因である。

　病気や障害で自分のことが自分でできなくなったとき、人は生きるためにだれかの力を借り、だれかに依存することになる。医療の場は、人が通常暮らしている生活の場とはかけ離れた非日常の場である。身体的機能障害と見知らぬ環境のなかで依存的な生活が持続する結果、「自分は何もできない」と思い込み、自信をなくしていることは多い。まして、移動や排泄といった基本的な身体機能が障害された状態では、自立性の感覚をなくし、無力の状態になる[9]のも当然である。リハビリテーションは、訓練によって単に ADL の何かができるようになることが目的なのではなく、患者自身が生きる力を実感し、病院から退院した後も生きていけるようになることが重要である。病院は人生の通過地点であり、退院した後の人生を歩んでいくのは、障害をもつ人自身だからである。そのためには、身体的喪失によって失った自信を取り戻し、主体性を回復することであるが、それは単に気持ちのもちようを変えるだけではなく、身体機能の再学習と同時に行われる。

2. 家庭・社会での役割変更

　疾病や障害をもっての生活に適応する過程で、それまで担ってきた役割を失う例は多い。反対に新しい役割の創造が、生活の質を高める例もある。たとえば、建設会社に勤めるある設計技師は、工事現場の事故で脊髄損傷者になったが、車椅子で職場復帰してからは、障害者が生活しやすい住宅の設計に意欲を燃やしている。この人は車椅子生活者だからこそ果たせる役割を見出したといえる。

　また、家事ができなくなった主婦の代わりに、夫や子どもがその役割を交替する場合もある。この場合、役割喪失を嘆いて消極的になるか、疾病・障害をもった自己を受け入れ、新しい役割を見出すことができるかでその人の生活の質が違ってくる。ある人にとっては、今まで担ってきた役割を果たせなくなったことで、自分は役立たず（価値がない者）だと感じるかもしれない。しかし、家事ができなくても、妻として夫を気遣い、子どもの成長を見守ることは家族関係を愛情深い親密なものとする。こうした役割に本人が気づき、家族がそれを認めるならば、家事担当者という役割喪失はこの主婦にとってそれほど重大ではなくなるであろう。看護師は、患者が果たせなくなった役割をどう受け止めているか、どうしたら家庭や社会での役割交替に対応できるか、患者・家族と共に可能性を探っていくことができる。

⑥ ライフサイクルへの影響

1. 乳幼児期

　成長・発達の著しい時期である。先天性の障害や身体機能が未熟だと、成長・発達を妨げることになる。この時期、疾病・障害も成長・発達に伴って変化していく。特に、外界からの刺激の取り入れがうまくいかない場合は、感覚刺激を多く提供し、中枢神経の発達を促していくことが必要となる。

　また、この時期は親子関係が形成される時期でもあり、親子の相互作用を妨げることがあると発達上のつまずきとなる。障害が重度になるほど親への依存が大きくなり、親密な親子関係ができる。こうした親子関係が長期間続くうちに、介助者である親との一体感が強まり、心理的な依存性が将来の母子分離を難しくさ

せることもある。

　親との絶対的依存関係にあるこの時期は、子ども自身よりむしろ保護者が障害を受容し、子どもの成長・発達を促進させるかかわり方を理解して育児にあたることが重要となる。母子入院や早期療育によるリハビリテーションが必要である。

2. 学童期

　学校において、知的学習をするとともに文化を学び、道徳的に成長する時期である。学校生活における長期の不在は、学習障害をもたらすことになりかねない。また、学童期は仲間づくりの時期でもあり、疾病や障害のために仲間とうまくやっていけなくなったり、いじめにあうこともある。

　一般に児童は、個人の興味、知能、行動傾向、性格に個人差が大きい。特に病気や障害をもつ児童では発達段階に個別性が大きく、身体の変形や「○○ができない」という部分ばかりに注目すると、教育の可能性が否定されかねない。どんな子どもも成長・発達の可能性をもっているという視点から、子どもの個別性に対応した教育・指導がなされる必要がある。

　またこの時期は、さまざまな社会的経験をとおして人格が形成される時期であり、障害のために生活経験が少なくなることは心身の発達に影響する。反対に、疾病や障害の経験が弱者への思いやりを育て、仲間同士の助け合いが豊かな人間性を育てることも多い。

　生活習慣や価値観の確立はまだ未成熟であり、家族や教師、周囲の人々の対応によって成長・発達が方向づけられるといえる。子どもの成長・発達を促しながら、成長・発達段階の変化に即した援助方法を開発し、積極的に教育の場に参加していくリハビリテーションが必要である。

3. 青年期

　アイデンティティの確立、職業選択、役割の学習、両親からの自立の時期である。疾病や障害のために親からの自立が遅れたり、自我の発達が弱いままに障害をもち、依存的な生活になるとセルフケア能力に問題が生じ、発達課題が果たせなくなる。

　また、アイデンティティが確立するということは、自ら引き受けた自己のあり

方が実感できている状態が含まれる。しかし、自己受容が低いと、自信をもって他者や社会とかかわることを困難にし、病気や障害が劣等感に結びつくことが多いと考えられる。

　青年期は不安定なフラストレーションに満ちた時期であるといわれ、環境への適応が困難な状況ではより不安定さを助長することになる。一方、柔軟性と行動力において可能性に満ちており、成人より生活の再構築や価値観の変換を受け入れやすいという面もある。自己実現に向けて、前向きな取り組みができるように支援していくことが必要である。

4. 成人期

　成人前期は、就職、結婚というこれからの人生を決定づける重要な課題を達成していかなければならない時期である。続く中年期は、一般に家庭的に安定し、職場でも中堅になり生活も安定してくるが、自己内部の対立が問題化すると危機に陥りやすい時期でもある。いわゆる「人生半ばの危機」から、うつ病、アルコール依存になる人もいる。健康面では、それまでの生活習慣が積み重なった結果、生活習慣病や障害として発症することが多い。そのため、長年の生活やライフスタイルの変化はすぐには受け入れられにくい。

　人生途上の障害は、配偶者の選択、家族の生活費の確保、家事に関する役割分担、育児などの課題達成を困難にする。また、成人期にある人は家庭や社会生活の中心にいることが多いために、中断により被る社会的不利も大きく、本人だけでなく、家族に与える影響が大である。しかし、疾病や障害を克服する過程をとおして、人生の目標や自分の生き方を見つめ直すことができた場合には、より充実した人生をつくり出すこともできる。

5. 老年期

　老年期は喪失の時代といわれ、心身の各機能に老化現象がみられ、自立性が低くなり、依存的生活へと向かう時期である。また、高齢者は免疫機能が低下しており、感染症に対する抵抗力も弱くなって、生活習慣病がさまざまな末期的な疾病に発展しやすい時期である。一度回復しても、またすぐに悪化や廃用を起こしやすいのも特徴である。この時期の疾病や障害は老いの自覚と重なって、人生に絶望したり、悲観的になり、うつ状態を引き起こすことも多い。

しかし、精神的な老化と生理的な老化は必ずしも一致しないので、その人の価値観や家族関係、生活背景を考慮した自立への援助が必要となる。ある調査では、配偶者を失った人々が悲しみから立ち直るのは、子ども、親戚、友人など親しい人々の存在であったという。地域社会で、家庭で、その人なりの役割が果たせるような支援が必要である。

⑦ 家族・集団・社会への影響

　人間は一生を通じてさまざまな社会的サポートを受けているが、疾病や障害をもつ人にとっては、個人を取り巻く社会的ネットワークがより重要である。カーンとアントヌッチ（Kahn, O. ＆Antonucci, O.）は社会的コンボイ（護衛艦）という概念を用いて、個人が母艦のようにたくさんの護衛艦（複数の人々）に守られている様子を説明している（図7）。

　病院は、治療を受けるためにしかたなく滞在するところである。ところが、慢性で障害を残して退院する患者ほど、医療施設から離れることへの不安が強い。家族も介護に自信がなかったり、負担に感じて退院を希望しない例も多い。長期入院は、患者を家族から切り離し、職場や学校、地域社会から隔絶させ、社会的存在としての人間の営みから疎外してしまう。しかし、今日の病院機能の特化という医療改革の流れのなかでは、患者・家族は心身の準備が整わないまま急性期から回復期へ、回復期から在宅へと移行せざるをえない状況がある。

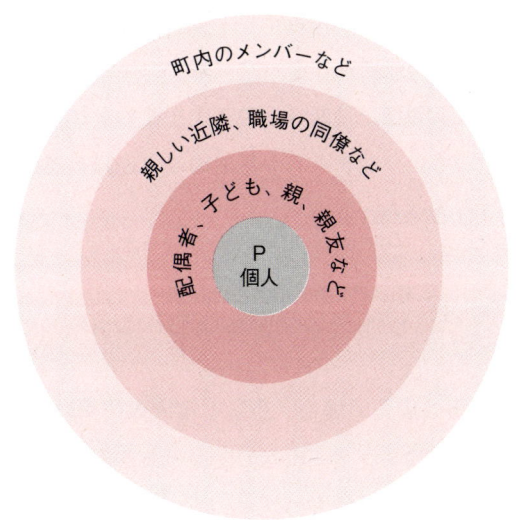

図7　コンボイの図式（Kahn & Antonucci, 1980）

一方、疾病や障害をもった人にとって、家族は第一義的に頼りになる存在である。そのため医療者は、家族が患者を世話するのは当たり前と考えがちである。しかし、家族は一番に愛情を分かち合える関係であると同時に、日々の密接な関係のなかで葛藤を起こしている場合も多い。また、家族は家族それぞれのライフサイクルと発達課題をもっており、家族の一人が疾病や障害をもつとその達成が妨げられることになる。家族は患者と共に、直接的に生活設計と価値観の変更を迫られる存在である（表10）。

患者・家族の退院後の生活に対する不安を軽減し、在宅での適切なケアプランをつくるための支援が必要となる。特に、家族の構造的な縮小が起こっている現代では、単に家族の力だけではなく、社会的なサポートシステムを有効に活用しながら、家族のセルフケア機能を高めるための支援が必要である。

1. 家族の障害受容

わが子が障害をもっていると知ったときの親のショックは大変に大きく、それは障害種別や程度の軽重を問わない。脳性麻痺をもつ子の父親および母親に対する調査によると、父親と母親との間には悲観型か現実型かの対応の違いがみられたが、自分の苦しいときに支えてくれたのは配偶者であったと互いに答えている[10]。患者にとっては、大事な家族が疾病・障害をもつ自分をどのように受け止めてくれるかにより、障害の受容に影響を受ける。たとえば、乳房切断術を受けた女性にとって、夫が「乳房がなくても、そのままのあなたでよい」と言ってくれることは、孤立感や疎外感から免れる力になる。

しかし、夫にとっても価値観の重大な転機であるかもしれない。あるいは脳卒中で失語症となった父親や、感情失禁の激しい母親の姿に、それまで抱いていた父親像、母親像との落差を埋められないで苦悩している息子や娘がいる。このように、障害をもつ患者の受容過程と同様、家族にとっても同様な受容過程があるといわれる。

2. 家族関係の変化

成人の場合、患者と家族の関係は、これまでの生活史のなかでの家族関係、家族メンバー相互の関係のありよう、家族のもつ文化・価値観、発病に至る経過や疾病・障害の内容、その後の家族間の葛藤、患者自身の家族への期待、家族の

表10 平均的な家族の発達段階と課題

家族のライフサイクル	段階を移行するにあたっての情緒的経過	成長するために達成すべき家族の第2段階の変化
〔ステージ1〕 結婚前期：大人として独立する	情緒的・経済的責任を受容する	・定位家族（原家族・実家）との情緒的な絆を保ちながらも、自己のアイデンティティを確立する ・親密な人間関係を発展させる ・職業的・経済的独立による自己を確立する
〔ステージ2〕 結婚：結婚初期	新しいシステムがうまく軌道に乗るよう専心する	・夫婦としてのアイデンティティを確立する ・拡大家族と夫婦の関係を調整し直す ・いつ親になるかの意思決定を行う
〔ステージ3〕 出産：小さい子どものいる家族	新しい家族員をシステムに受け入れる	・新たに子どもが家族システムに参入することにより家族システムを調整し直す ・子育ての役割が新たに加わり、家事、仕事の役割を調整し直す ・夫婦による子育てと祖父母による子育ての役割を調整する
〔ステージ4〕 思春期の子どものいる家族	子どもの独立と両親の世話に対応できるように家族の境界を柔軟にする	・思春期の子どもが、物理的に親に依存しながらも、心理的に独立を求めることによる親子関係の変化に対応する ・結婚生活と職業生活を再度見直すことに焦点をあてる ・年老いた世代を夫婦が世話する
〔ステージ5〕 子どもが独立する	子どもが家族システムに出たり入ったりすることを受け入れる	・2人だけの夫婦システムとして調整し直す ・成長した子どもと親が大人としての関係を築く ・成長した子どもとその配偶者、配偶者の家族との関係を調整する ・年老いた世代の病気、障害や死に対応する
〔ステージ6〕 老後を迎えた家族	世代・役割交代を受け入れる	・身体的な衰えに直面しながら、自身あるいは夫婦の機能と興味を維持する：家庭・社会での新たな役割を探求する ・家族や社会のシステムのなかで、高齢者の知識と経験を生かす場を見つける ・配偶者、兄弟や友人の喪失に対処しながら、自身の死の準備をする

出典／森山美和子：家族看護モデル，アセスメントと援助の手引き，医学書院，1995，p.66-67.

患者への期待、これまでに家族がとってきた問題解決の仕方、周囲の人たちとの関係のもち方などによって影響される[11]。

家族のために働きづめの結果、病気になったと思えば、何とか立ち直ってほしいと協力する家族もいれば、飲んだくれのあげくの発病だったとそっぽを向く家族もいる。あるいは絶望感で自分を閉ざし、訓練に出ようとしない患者に、やる

気を出して頑張れと励ます家族に、患者は期待に応えられないで苦悩するという例もある。また、親子・嫁姑の人間関係では、今まで主導権を握っていた親と子と、あるいは姑と嫁との力関係が逆転する事態が生じる。夫に代わって妻が就業したり、母親の代わりに子どもが家事を果たす必要も出てくる。こうした役割関係の転換が円滑に運ばないと家族関係が悪化する場合もある。

3. 介護負担とソーシャルサポート

　疾病や障害をもつ人を在宅で介護していく場合、家族のみで介護を担うことには限界がある。一時的には介護に専念できても、長期にわたれば、家族の健康が損なわれたり、ストレスが高まって家庭崩壊などの問題を生じることも多い。結婚したての若妻に介護者が必要な場合、夫婦のどちらの実家が多く分担するかでトラブルが生じることもある。家族関係を調整し、介護負担の軽減を図ることは在宅に移行するための重要な支援である。時に、介護のために「他人を家の中に入れたくない」という家族もあるが、家族の主体性を尊重しつつ、意識変革を促す必要も出てくる。

　一般に障害をもつ人は気の毒で劣っている人という偏見や差別は根深い。特に、四肢の変形、顔面の麻痺、ぎこちない動作、車椅子や各種の補装具の使用は、外観から障害を抱えていることが明らかであるため、その外観で判断され、人間として低い扱いを受けてきた。一方、高次脳機能障害のように、障害が目に見えないために他人の理解を得られにくいこともある。ある自営業者は、脳卒中になったというだけで会社の存続が危ぶまれて契約を取り消され、また、学校に車椅子に対応できる設備がないということで復帰できなかった学生もいる。障害による失業、離婚など、社会的不利は生活のさまざまな場面でみられる。患者・家族を含めて、私たち社会がつくる「心の壁」は大きく、障害をもった人たちの社会復帰の妨げとなっている。

　近年、福祉のまちづくりが提唱され、公共的建築物のアクセス整備、横断歩道の段差解消、公共交通機関の整備などの制度化が進みつつあるのは喜ばしいことである。障害をもつ人との相互理解を促進し、物理的な壁だけでなく心の壁も取り除くことができるならば、障害をもった人との社会的統合をより促進するであろう。障害をもつ人々への配慮はすべての人々への配慮につながり、暮らしやすい社会が生まれるのである。看護師は、患者ケアあるいは自身の生き方をとおして、障害への理解を社会に訴えることができるであろう。

B 回復期（移行期）の看護に用いられる概念・理論

　回復期（移行期）看護は、患者のリハビリテーション過程を支援する看護であり、リハビリテーションの考え方に基づいて展開される。米国リハビリテーション看護師協会は、リハビリテーション専門看護において重要な概念として、以下をあげている[12]。

【リハビリテーション専門看護において重要な概念】
- 調整、適応、およびコーピング　adjustment, adaptation, and coping
- 代弁・擁護　advocacy
- 変容過程　change process
- コミュニケーション　communication
- 文化的多様性　cultural diversity
- 終末期ケア　end-of-life care
- 家族理論および危機理論　family and crisis theory
- 機能的結果　functional outcomes
- 集団過程とグループダイナミクス　group process and dynamics
- 成長と発達；健康増進　growth and development ; health promotion
- 学習過程　learning process
- 最適なウェルネス　optimum wellness
- 疼痛管理　pain management
- 予防　prevention
- 生活の質　quality of life
- 役割理論　role theory
- 安全　safety
- セクシュアリティ　sexuality
- 社会性　socialization
- スピリチュアリティ　spirituality

　これらの概念は、回復期とリハビリテーション過程にある患者の看護に関係する概念であるが、限られた誌面ですべてについて解説することは困難であるため、提示した概念のうち、危機理論やコーピング、ウェルネスおよび安全につい

ては急性期看護の第1章を、変容過程と学習理論については慢性期看護の第3章を参照されたい。

本章では、次の4つの概念について解説する。

①回復期における患者の代弁・擁護を含み、看護師のかかわり方を決定し、学習－指導関係における態度を方向づける概念である"エンパワメント"

②リハビリテーション医療・看護の目標として頻繁に使用される"生活の質：QOL"

③生活の質を高める要因としての社会参加に関係する"役割理論"

④疾病や障害をもって暮らす人にとって重要な家族を理解するのに活用できる"家族理論"

① エンパワメント (empowerment)

　エンパワメントは、米国における公民権運動とのかかわりのなかで、ソーシャルワークの分野で取り入れられた概念である[13]。その概念定義は必ずしも確立していないが、社会や組織において自らを統制する力を奪われた人々がその力を取り戻すプロセスや成果を含意し、当事者の潜在能力や可能性の啓発・強化と環境変革を含めた主体的な問題解決を支援するエンパワーメント・アプローチとして体系化されつつある[14]。エンパワメントは、当事者主体の人権回復と深く関連する概念として用いられるようになり、その意味は、力（Power）をつけること、ないし力を獲得することであり、わたしたちがだれでも潜在的にもっているパワーや個性をふたたび生き生きと息吹かせること、として知られるようになった。

　現在、保健医療福祉分野で広く使用されているエンパワメントは、病気や障害をもった人や高齢者が生きる力（パワー）を獲得することであり[15]、人と人との関係のあり方をも含んだ概念として理解されている。回復期の患者は、突然の病気や障害により、元来もっていたパワーが喪失あるいは低下している状態と考えられる。つまり、疾病や外傷による身体機能の低下、痛みや活動制限によって、他人の援助がなければ自分では何もできない、今までの自分とはまったく違って役立たずの人間になってしまった、といった無力（powerless）感に陥りやすい状況下にある。回復期の患者がこうした無力さと自己否定から脱し、主体性を回復し、身体機能に適した生活のしかたを再学習するためには、自分の人生に前向きに取り組もうとする力（意欲）をもつことが必要である。

エンパワメントの思想は、まずもって一人ひとりが自分の大切さ、かけがえのなさを信じる自己尊重から始まる[16]。エンパワメントの概念は、患者－看護師関係における、従来型パターナリズムに拮抗する概念であり、回復期に必要な患者の生活の再構築過程における、患者の主体性の尊重や、患者－看護師の対等な関係性の必要を示唆する。すなわち、看護師は患者の学習支援において、自立しなさいとか頑張りなさいと元気づけるのではなく、患者の自己決定を尊重し、患者の内なる力が自然にわき出す（エンパワメントする）ように働きかけることで、患者と共に看護師も成長（変容）する過程が重要であり、そのようなエンパワメント・アプローチが、患者・家族の真の自立に役立つのである。

② 生活の質（quality of life; QOL）

クオリティ・オブ・ライフ（QOL）は、医療分野にかかわらず、社会全般の価値観として近年認められてきた概念である。時に、スローガンやキャッチフレーズとして用いられることも多く、その定義はあいまいである。QOL は生活の質と訳されるが、英語の life という語は、生命・生物、生活・暮らし方、人生、活力源など、日本語の一語には限定されない複合された意味をもつ。そのため、和訳しないでそのまま QOL と表現されることも多い。QOL は、その人にとっての最善の生活を意味するが、その内容は個人の置かれている環境や価値観を反映し、多様かつ個別的である。

医療においては、がん治療の臨床にみられるように、単なる延命にとどまらず治療によって患者の生活の質がどのように影響されるかを考慮して治療方針を選択し、質的により充実した生活を目指す医療へのニーズは高まっている。これに伴い、医療の結果を評価するのに、疾病の罹患率、合併症発症率、死亡率などの客観的（量的）な指標とは異なる、患者の視点に立った主観的な指標として、QOL の尺度がさまざまに開発されている。

回復期（移行期）の主要な場であるリハビリテーション医療においては、その成り立ちから患者の日常生活活動（activities of living; ADL）の自立を目標としてきた。しかし、リハビリテーション概念の変遷で述べたように、現在では患者の ADL 自立だけでなく、患者・家族の QOL の向上が目標となっている。

医療・看護の目標として患者の QOL を目指すためには、考える枠組みが必要である。国際生活機能分類（International Classification of Functioning,

Disability and Health；ICF）は、人の生活を構成する要素を健康状態との関連で全体的に表したモデルであり、患者の生活の質がどうであったらよいのかを考えるための枠組みを提供する。

③ 役割理論（role theory）

　役割というのは、日常的によく使用する言葉であるが、社会学における重要な分析概念である。役割理論を創始し、役割の概念を扱う理論には、シンボル的行為相互理論と構造‐機能理論がある。

　シンボル的行為相互理論は、G・H・ミードによるもので、自己概念の形成過程と役割取得とが密接に結びついている。一方、構造‐機能理論では、役割は社会システムのなかでの地位に割り当てられるもので、地位と役割が対概念として用いられる。人は、個人レベルでは家族という社会が成り立つために必要な、夫・妻、父・母、息子・娘としての役割をもち、社会レベルでは企業のように部長・課長・係長の社会的地位に伴う役割が機能的に遂行される。理論的立場によって、関心のおき方には違いがあるが、どのような場合であっても役割は常に相互行為の過程を通じて徐々に形成されていく、と考えられている。

　ミードの理論では、人は他者からの反応（他者の態度や期待）を参考に、その社会における自己の役割を認識し、その役割を自己に取り込むことで役割を取得する。このことは、他者の観点に立って外から自分をみることであり、これができるようになるには他者との接触という社会的経験を積むことが必要である。役割には、社会から期待される行動パターンがある。これを役割期待といい、役割期待に応えて、適切にその役割にふさわしい行動を行うことを役割遂行という[17]。このように役割取得は社会化の過程であり、成熟した成人はだれでも何らかの役割をもち、役割にふさわしい行動をとることで自己を価値づけ、生きがいにつながっていくものである。

　しかし、何らかの原因で役割遂行が困難となり、行為者の心理と相互作用そのものに緊張が生じることを役割緊張という。1人の人間は複数の役割をもっていて、時と場合に応じて使い分けている。昼間は会社で課長としての役割を遂行している人も、家に帰れば夫や父親としての役割になるが、それらの複数の役割は時に矛盾する。たとえば、会社で責任のある地位につくほど、会社の都合を優先せざるをえなくなり、家庭で過ごす時間が犠牲になる。つまり、よき企業人であろうとすれば、よき夫・父親であることを時に断念しなければならなくなる。こ

のような同一人に期待される役割と役割が矛盾する状況を役割葛藤という[18]。

　回復期の患者・家族が社会復帰に向けて解決しなくてはならない課題に役割の交替や変更がある。看護師は、患者がこれまでに果たしていた複数の役割にはどのようなものがあるかを理解し、疾病や障害によってそれらの役割がどう変化するかイメージできなくてはならない。また、患者の役割の変化に伴う家族の役割への影響を予測する必要がある。さらに、役割の変化に十分に対応できないために、患者・家族に役割緊張が起きていないかを把握する必要がある。

　障害のためこれまで果たしてきた一家の稼ぎ手や主婦としての家庭内での役割、職場や地域の町内会役員など社会での役割が、退院後にすべてなくなってしまうと、社会参加への手立ても失うことになる。小さくても新しい役割を早く見つけること、趣味の会や患者会への参加などで社会の一員としての役割を自覚することなど、その人にふさわしい役割を患者・家族とともに見出し、創り出していくことが重要である。役割理論は、疾病や障害に伴う役割緊張をアセスメントし、役割の創出を支援して社会参加を促すために役立つ概念である。

④ 家族理論

　看護師は患者の家族を、患者の介護を代替する支援者のように、患者の背景としてとらえてきた。しかし、1980年代頃から、システム理論やサイバネティクス、コミュニケーション理論を背景に、家族看護理論やモデルが開発されてきた。そのなかで、家族員のだれかが病気になることが、残りの家族に大きな影響を与えることを認識し、患者だけでなく家族をも含めた看護の必要が論じられるようになった。渡辺[19]は、家族には、特有の歴史、構造、機能があり、どの側面に焦点をあててアセスメントするかで必要な理論モデルも異なってくるとして、代表的な家族アセスメントの理論モデルの例に、ボーエン（M. Bowen）の家族システム理論、構造に焦点をあてるミニューチン（S. Minuchin）の構造理論、機能に焦点をあてるマクマスター・モデル（Epstein, Bishop and Levin）、家族看護におけるカルガリー・モデルをあげている。

　ここでは、家族看護理論の例として、カルガリー家族看護モデルについて述べる。このモデルは一般システム理論とサイバネティクス理論を用いて論じられている。一般システム理論では、対象となる存在を、その存在とそれを取り巻く環境との関係を考慮に入れて理解しようとする。たとえば、家族の構造を家系図やエコーマップの手法で内的、外的、状況的にとらえ、同時に親戚、病院、学校、

会社などの大きなシステムの一部としてその関係をとらえる。また、サイバネティクス理論では、生体が外界とのバランスをとって自らを調整し生存している、その目的のためにフィードバックという自己調整機能をもってシステムのバランスを保っている、という考え方を基盤にしている。カルガリー家族看護モデルは、それぞれの理論的根拠に基づいて、家族を構造、発達、機能の3つの領域からアセスメントするための枠組みを与えてくれる。さらに、家族関係をとらえるために、円環的思考を用いている。これは、家族員が互いに「どのような（円環的）コミュニケーションをとっているのか」をアセスメントすることで、家族が日常的に用いているコミュニケーションのパターンを知り、家族の問題解決能力を理解し、介入の必要性と介入方法を決定して、介入を導くものである。理論の詳細については章末の参考文献21）〜23）を参照してほしい。

　回復期看護の対象である疾病や障害をもつ人の生活は、家族によって身体的にも精神的にも支えられて暮らすことになる。特に疾病や障害のために介護が必要であれば、家族は、家族員である患者が果たしてきた役割を交替することや、外部からの福祉サービスをどう受け入れるかなど、家族の生活のあり様を再構築していかなければならない。家族には障害者や病人に対する介護体験があるか、介護についてはどのような信念あるいは価値観をもっているのか、そして家族の対応能力はどうであるかなどを、アセスメントしてかかわることが重要である。家族理論は、家族を「全体」としてみる視点、家族を「システム」としてみる視点を与え、家族への介入方法についての検討を助けてくれる。

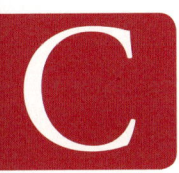

C 患者の回復を促す看護

① 回復期（移行期）にある患者の看護とその根拠

1. 体力の回復促進、2次的障害の予防

　急性期では、損傷あるいは病的状態の修復のためにエネルギーを集中し、他の活動のためにはエネルギーの消耗を最小にするように援助する。しかし、疾病や障害や加齢のために運動が制限されたり、まったくの寝たきりになると、不動による心身の病的状態が生じてくる。この病的状態は「廃用症候群（disuse syndrome）」とよばれ、表11にあげたように、運動器系だけでなく循環器系、自律神経系から精神活動に及ぶ全身の合併症を引き起こす。その原因が何であろうと、廃用症候群が起こると回復が遅れる。高齢者ではすでにその準備状態にあることが多いので、この症候群が急速に進展しやすく、ひとたびこの状態に入ると、他の部位の機能障害に進展するなど悪循環に陥ってしまう。

表11　廃用症候群とその対策

諸症状	原因	対策
骨格筋の萎縮	運動不足	健側肢の自発的運動練習、早期離床
関節の拘縮	関節運動の欠如	自発的他動的ROM訓練
骨萎縮	体重負荷と筋収縮の欠如	早期離床、起立訓練
尿路結石	骨の脱灰、尿路感染	早期離床、膀胱留置カテーテルの使用中止
起立性低血圧	臥床の継続	早期離床、起立板で立位訓練
静脈血栓症	静脈血流のうっ滞	早期離床、自発・他動運動
沈下性肺炎	胸郭拡張欠如	体位変換、ROM訓練
褥瘡	長時間の圧迫	体位変換、皮膚の清潔維持
尿失禁	排尿機会の欠如	膀胱留置カテーテルの早期中止、尿路感染治療
便秘	排便機会の欠如、不適当な食事、運動不足	早期離床、食事内容
心理的荒廃、痴呆	日常的単調と不活発、馴れた環境からの隔離、孤独	作業、レクリエーション療法、心理療法

出典／折茂肇編：新老年学，東京大学出版会，1993, p. 902.

一方、自立に向けたセルフケア行動を確立するためには、活動に耐えられるだけの体力が必要である。いわゆる活動不耐性や易疲労性は活動することによって徐々に改善していくが、その活動には体力とエネルギーが必要である。そのため、栄養と排泄、活動と休息のバランスを保ち、患者の体力回復を助けることが大切である。

1）活動と休息

廃用症候群を予防し、2次的合併症を起こさせないためには、病状が安定したら可能な限り早期に離床し、活動的に生活することである。また、安静臥床時から体位変換をし、可能な範囲の他動運動を行う。体位変換や身体を持ち上げたりする際に必要な筋力は、頸の屈筋、大胸筋、上腕二頭筋、上腕三頭筋、前鋸筋、広背筋、三角筋、腹筋などである。患者の残存する運動機能、筋力を評価して介助量を決めるが、患者が自力で体位変換ができるよう励ます。

急性期より、治療上の運動制限のために禁忌である部位を除き、関節の可動範囲を他動的、自動的に動かすことは、関節の拘縮を防ぐとともに、循環と代謝を活発にする。この場合、動かしてよい関節、動かせる方向、運動量を、患者の病態と体力、運動機能に合わせて具体的に指導する必要がある。たとえば、股関節の全置換術後の患者では、脱臼予防のために患側下肢の内旋・内転が禁忌となるが、大腿四頭筋の等尺運動や足関節の可動域運動は可能である。

座位がとれるようになった時点では、できるだけ起座時間を長くする。安定した座位は、身体全体をコントロールするのに十分な筋力と、身体各部の動きを統合する平衡機能を必要とする。身体の姿勢制御機構は、重度のパーキンソン病患者や小脳機能不全患者では低下する。また高齢者では、バランス制御の助けとなる振動感覚・体性感覚、関節部位感覚、視覚、前庭感覚などの感覚入力が低下し、少しの外力でバランスが崩れやすい。姿勢のコントロールができないと、座って手を伸ばし物を取るなどの目的行為が困難になる。床上あるいは車椅子上のセルフケアの準備として、座位姿勢を保持できることは基本的要素である。

一方、集中治療室のような昼夜の区別なく活動している環境に長くいると、生体の活動リズムが少しずつ狂ってくることがある。あるいは、刺激の少ないベッド上だけの生活では、活動と休息のメリハリがなくなってくる。そこで、回復過程において生活のリズムを規則的にすることが大切となる。特に、体力の低下した患者では運動すると疲れやすく、ベッド上安静を好む傾向がある。こうした「疲れる→寝る→疲れる」の悪循環を絶つためには、どこかで無理にでも起きて

いて耐久力をつける以外にない。そのためには、声をかけ、励まし、気晴らしを工夫するなど、努力して起きている時間を長くするように援助する。また、睡眠もエネルギーの再生にとって重要であり、不眠に対する看護が大切となる。

2）栄養・食事

　適切な栄養の摂取は回復期の患者にとって特に重要だが、急性期の治療の過程でさまざまな理由により食欲が減退し、しばしば栄養不良に陥ることがある。たとえば、関節リウマチの患者では、炎症性病変が持続するために良質なたんぱく質やビタミン類など、バランスがとれた食事が必要である。しかし、骨破壊や関節の変形などにより疼痛や運動制限が強くなると、自力での食事動作が困難になる。また、ステロイド薬の長期服用により、胃部不快、食欲不振、消化管出血などが出現し、体重減少や貧血傾向になりやすい。あるいは、脳出血の急性期に義歯をはずしたままで過ごした患者が、歯肉がやせたために義歯が合わなくなり、十分な食事摂取ができなくなった例もある。

　高齢者では細胞内液が著しく減少しており、脱水を起こしやすい。自分で飲水できないような患者には、特に注意が必要である。老化や長期臥床により骨粗鬆症が進んでいる場合、少しの外力で骨折を起こしやすく、活動を阻害する原因となりかねない。カルシウム摂取と栄養バランスが問題となる。栄養状態を良好に保つためには、献立や調理の工夫、食事環境の工夫により、できるだけ食事を摂取できるようにすることが必要である。

　一方、毎回の食事が食事動作や嚥下訓練であるような場合、栄養摂取と訓練との優先順位を考えてプログラムすることも必要である。

3）排　泄

　適切な栄養摂取と排泄は、密接に関連し合って体調に影響する。特に、リハビリテーション過程で患者が直面する深刻な問題の一つに排尿・排便機能のコントロールの喪失がある。排泄のコントロールができないことは、第1に不衛生であり、2次感染や褥瘡の一因ともなる。第2に、失禁状態は患者の自尊心を傷つけ、意欲の低下や行動抑制の要因となる。何よりも排泄障害が解決できないばかりに社会復帰が遅れることも多い。

(1) 排尿のコントロール

　排尿障害には、頻尿、尿失禁、尿閉、残尿がある。排尿コントロールにあたっ

ては、最初に泌尿器科的な検査、診断を受けてその原因を知ることが大切である。また、飲水量と排尿量を評価して水分出納のバランスを保つことである。

排尿障害のある患者の訓練計画は、なるべくカテーテルを使わないで自然な排尿を誘導すること、また、おむつでなくトイレで排泄することが目標になる。

尿意がまったくない場合はおむつ使用となるが、可能なら集尿器で集尿できるようにすると湿潤を少なく排泄できる。また、時間誘導を試みたり、頻回のおむつ交換や採尿方法の工夫で皮膚のトラブルを防ぐことが可能である。

尿路合併症の予防のためには、1日1500～2000mLの飲水を勧め、尿を酸性に保つ。また、残尿を完全に排出させる。尿中細菌の増殖を防ぐためには、キナ酸による静菌作用があるクランベリージュースが勧められる。感染を繰り返していると、やがては腎臓の機能障害を引き起こすことになるので予防が大切である。

(2) 排便のコントロール

排便コントロールの目標は、規則的に排便が得られるようにすることにあり、通常は毎日1回～3日に1回の排便があることが望ましい。排便間隔は、まず患者の以前の習慣に基づくようにし、1～2週間の観察評価の後、調整するとよい。排便間隔とは別に、1日のうちで排便の時間を決めて習慣づけるとよい。食後の胃腸反射が最も活発になる頃を設定すれば効果的である。便の頻度と硬さは摂取する水分量や食物の影響を直接受けるので、野菜や果物のような食物繊維の多い食物をたくさん摂るように指導する。また、患者ができる限り活動するよう気を配る。

便秘傾向が続く場合、座薬、下剤の使用、浣腸などが腸蠕動を刺激するために使用される。しかし、下剤の使用はできるだけ一時的にとどめ、患者教育を行うことにより、最終的には下剤なしで腸蠕動が得られるよう習慣づけることが大切である。

4）療養環境の整備

回復期リハビリテーション専門病棟は、食堂、デイルームなどの離床して過ごせる場を備えていることが求められる。重度の介護を要する患者であっても食事は食堂（図8）で摂り、排泄はトイレで行い、日中は寝間着でなく運動しやすい普段着を着る。こうしたメリハリの利いた生活環境は、患者が病人意識から脱し、日常の生活リズムを取り戻していくことを助ける。

また、車椅子や歩行器が楽に出入りできるベッド周りの広さ、段差のない床、

手摺りの設置、障害に応じて使用できる杖や車椅子の準備、トイレや浴室の工夫は、患者を事故から守り、自立を促進する（図9）。

一方、認知障害のため注意力、判断力が低下している事故リスクの高い患者には、特に療養上の配慮が必要である。時には、患者の家族の理解を十分に得て抑制帯を使ったり、センサー付きマットや患者追跡センサーによりモニターするなど、事故防止のための備えを十分にしたうえで活動性を保つことが重要である。ただし、抑制帯の使用は必要最小限にとどめ、常に使用解除の可能性を評価しながら用いることが望ましい。

回復過程が長引くと単調な生活になり、患者は生きることに対する意欲が乏しくなりやすい。余暇や趣味をとおして生活のなかに潤いを見出すことは、生きていくうえで大変重要なので、四季折々の行事、レクリエーションを計画するな

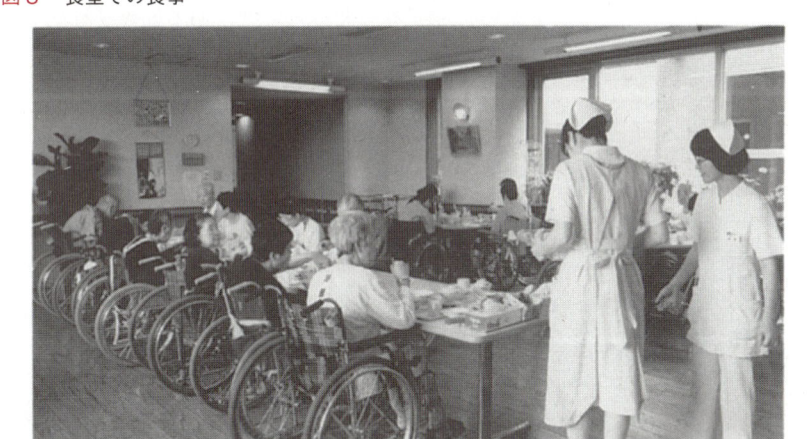

図8 食堂での食事

車椅子が入る広さ、明るい照明・色彩、日常着姿などは病人意識から解放し、活動性を高めるのに役立つ。

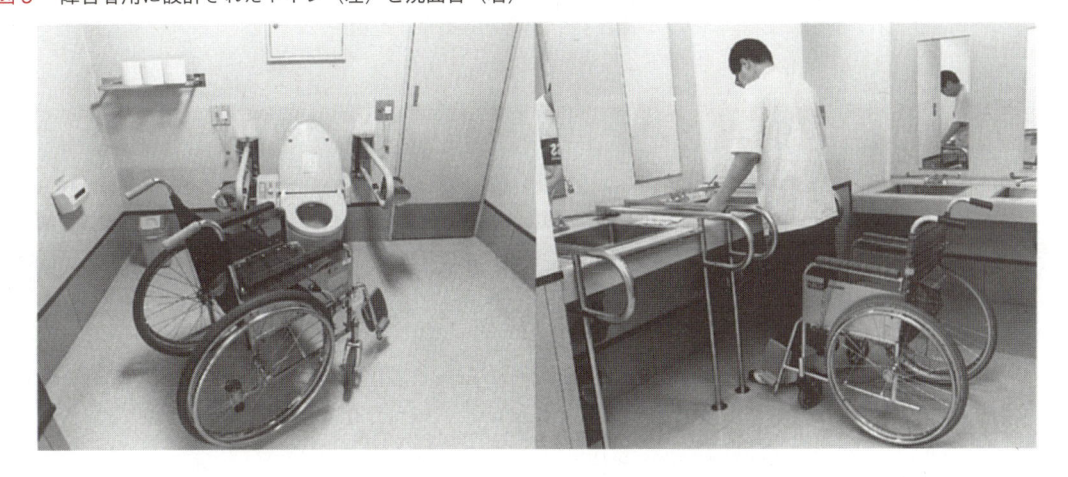

図9 障害者用に設計されたトイレ（左）と洗面台（右）

ど、生活に変化を与える工夫をすることも大切である。

2. セルフケア行動の確立の促進

　セルフケアは、「自分の健康は自分で守る」という自己決定の精神から発展してきた考え方である。これまでのお任せ医療とは違って、病人や障害者が自分の健康問題を、家族や専門家の助けを借りながら解決を図ることである。セルフケアの項目は、服薬や褥瘡予防のような健康管理と、食事、整容、清拭または入浴、更衣、トイレ動作、移乗・移動などの日常生活動作、そして排尿・排便コントロールなどの生活習慣がある。

　従来の保健医療者が行ってきた保健指導は、専門家の指示や助言に応じること、すなわちコンプライアンス行動を人々に求めるものであった（表12）。つまり、従来の行動変容の考え方では、ある知識を与えることで行動を変えられると考えられていた。ところが、たばこは身体に悪いと知っている人が皆、禁煙するかというとそうではない。「知っている（知識）」からといって「できる（行動）」とは限らないのである。その人が自分の体験をとおして心から「そうしたい」あるいは「そうしたほうがよい」と感じることが大切で、そのような動機づけによってはじめて患者の行動は変わると考えるのである。セルフケア行動の確立に患者の自己決定が尊重されるゆえんである。しかし、疾病や障害をもっての生活に見通しがもてず、体力的に自信をなくしている患者にとっては、セルフケア行動は大きな負担となる。行動変容に強い負担感を伴う場合、医療者が自己管理の必要性をいくら強調し叱咤激励しても、不安や不信を強めるだけである。セルフケア行動の確立における看護師の役割は、何よりもまず患者をサポートして自己選

表12　コンプライアンスとセルフケアの援助と倫理

	コンプライアンス行動	セルフケア行動
意味	専門家の指示、助言に応じる行動	自分に必要なケアを自ら判断し、実行する行動
援助法	保健指導（ヘルスケアガイダンス）	ヘルスケアカウンセリング
主たる援助内容	査定、指示、助言、モニター、評価	傾聴、共感、サポート、対決
援助目標	医学的指示を守らせること	自己成長をすること（気づきから自己判断へ）
専門家の役割	権威者・保健者であること	相談者であること
クライアントの役割	「いい子」でいること	自己決定者であること
倫理基盤	パターナリズム	自己決定権

出典／宗像恒次：ストレス解消学，小学館，1991.

択できるような主体性を回復することであり、そのうえで行動変容を維持・継続できるように患者を支援することである。

1）セルフケア行動への動機づけ

(1) 患者が学習の必要性をはっきり自覚する

　宗像はセルフケア行動の動機と負担をシーソーにたとえ、セルフケア行動を促進するためには、それをしたいという十分な動機づけをセルフケア行動に伴う負担よりも軽くしてシーソーを下げることであり、それには動機づけと負担のバランスだけでなく、シーソーの支点を支える本人の生き方とセルフケア能力が重要であり、さらに周りから本人を支える家族、医療者などのサポートが必要であると述べている（図10）[20]。

　バンデューラ（Bandura, O.）は、人がこれから行おうとしている行動に対してどの程度「できそうだと思えるか」が、その人の行動の活性化や行動の修正と大きく関連することを明らかにし、それをセルフエフィカシー（self-efficacy。自己効力感）という概念で表した。バンデューラによれば、人がこれなら行動を起こそうと思える予期機能には、ある行動がどのような結果を生み出すかという「結果予期」と、ある結果を生み出すために必要な行動をどの程度うまくできる

図10　保健行動シーソーモデル

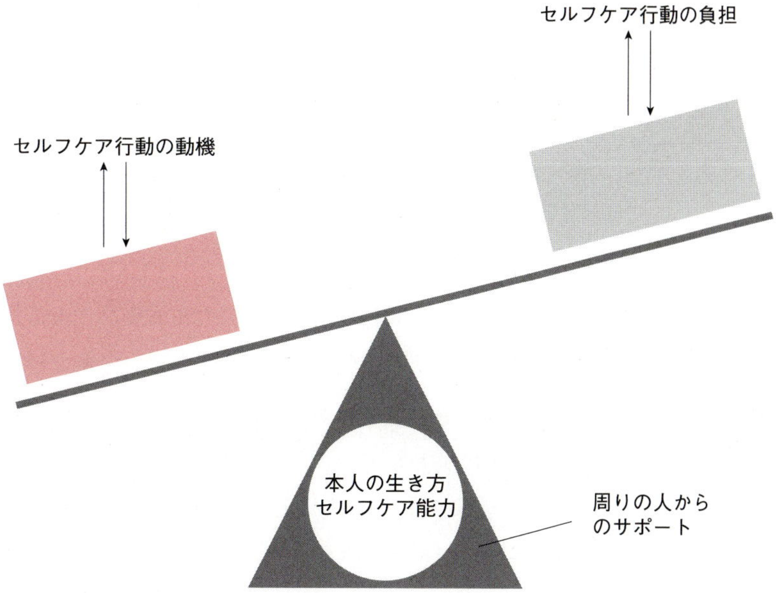

出典／宗像恒次：最新行動科学からみた健康と病気，メヂカルフレンド社，1996，p.94.

図11 結果予期と効力予期の組み合わせによる行動の規定（Bandura，1985）

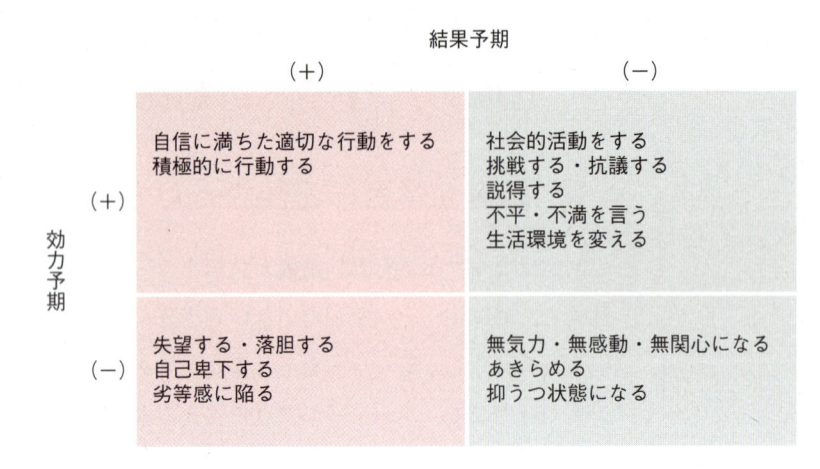

	結果予期 (＋)	結果予期 (－)
効力予期 (＋)	自信に満ちた適切な行動をする 積極的に行動する	社会的活動をする 挑戦する・抗議する 説得する 不平・不満を言う 生活環境を変える
効力予期 (－)	失望する・落胆する 自己卑下する 劣等感に陥る	無気力・無感動・無関心になる あきらめる 抑うつ状態になる

出典／坂野雄二，前田基成編著：セルフ・エフィカシーの臨床心理学，北大路書房，2008，p.4.

かという「効力予期」の2つのタイプがあり、「結果予期」と「効力予期」の組み合わせによって、行動や気分、情緒的な状態が規定されるとする（図11）[21]。セルフエフィカシーは「効力予期」にあたるもので、セルフエフィカシーが変化することで行動変容が可能となる。

しかし、セルフエフィカシーの変化は自然に生じるものではなく、①自己の成功体験、②代理的体験、③言語的説得、④情動的喚起による情報源によって生じる。看護師は、セルフエフィカシーに影響を及ぼす情報源を操作することで、患者のセルフケア行動を促進する働きかけができる。

疾病や障害に適応していくための行動変容は、しばしば苦痛を伴い、難しい手順を踏まなければならない。患者がその必要を自覚していない場合、行動への意欲は生じない。患者が学習の必要を自覚するためには、自己の疾病や障害についての現状を認識する必要がある。疾病や障害への適応がうまくいかなかったり、医療者と患者の間に健康や病気について考え方の相違があると、動機づけは弱まる。

たとえば、医療者側は片麻痺での生活をゴールに想定しているのに、患者はもっと訓練すれば麻痺が回復すると考えている例では、患者は治ったらできるのだからと利き手交換に消極的であったりする。また、身の周りのことを妻にやってもらうのは夫として当然と考えている患者が、日常生活動作の自立への働きかけをなかなか受け入れず、ケアを代行しない看護師に対して不信を強める例もある。医療者が患者と目標を共有するためには、患者の話をよく聞き、専門的な判断を提供しながら十分に話し合うことが大切である。

(2) 時宜を得た指導は受け入れられやすい

　健康の回復過程で自然に出てくる意欲を待って、タイミングよく指導することが大切である。一般に、看護師が患者に疾病や障害の自覚を強く求めすぎると患者の怒りを呼び、患者は看護師から離れていく。

　たとえば、ストーマ造設術後の患者が創部を直視したり、以前よりも診断や治療、疾病の予後について知りたがっていろいろと質問してくるときは、患者がセルフケア行動への指導を受け入れやすいときである。反対に体力の低下が著しかったり、身体的苦痛が大きいときは、セルフケア行動への努力は困難である。

(3) 動機づけは生きがいと結びついたときに高まる

　健康のためにこれまでの行動様式を変え、障害に適応するように生活を再構築するには、「塩分を控える」「運動はほどほどに」など、行動を制限したり環境を制御することが必要となる。他人に依存的な態度ではなかなか実現しない。医療者が行動を変えさせるのではなく、患者自らが「変えよう」「変わりたい」と思うことが重要である。

　たとえば、頸髄損傷のTさんは起立性低血圧があり、また耐久力がないために、車椅子乗車を拒むことが多かった。しかし、娘の結婚式に出たいという思いが、車椅子に2時間以上乗れるようになりたいという欲求に重なったとき、つらい訓練に耐えられるようになった。このように、行動は本人の生きがいと連結したときに最も強く動機づけられる。結婚式出席はまさにTさんにとっての生きがいであり、車椅子に乗車することがそのための手段として価値づけされたのである。

　「家族に迷惑をかけたくない」「どうしても試合に出て勝ちたい」「早く職場復帰したい」など、その人その人がもっている人生の目標や価値観と動機が一致すると、セルフケア行動への意欲は高まる。

(4) 成功体験は失敗より確実に患者を動機づける

　学習はその人の信条や行動を変えるものであるから、多少の不安はつきものである。また、その不安を乗り越えようとする力が動機づけにもなる。しかし、あまり強い不安は患者の行動意欲を押し込めてしまう。不安が強いと、人は自分の周りに起こっていることに無頓着になり、不安が身体症状として出現し、学習しようとする気持ちより、症状を和らげたいという気持ちが強くなる。

たとえば、大腿切断のHさんは、採皮部に触れると悲鳴を上げ、尿器がうまく使えなくて「情けない」と泣いてばかりいた。しかし、トイレで便座への移乗ができるようになり、座位もしっかりしてくると「見てください。パンツの下げ方が甘かったみたいで、汚れてしまいました」と、失敗から学ぼうとする態度がみられるようになった。また、失禁が怖くてなかなかおむつをはずせないでいたIさんに、「子どもがトイレトレーニングするときにも1度や2度は失敗するでしょう。それでも試さないことには、いつまでもおむつをはずせないのでは？」と勇気づけ、失敗せずに一日を過ごせた後、安心しておむつに頼らなくなった例もある。このように、一度成功すると次のステップに進もうとする意欲が高まる。それだけに、最初の試行が成功するように、看護師は細心の注意を払ってケアを計画することが大切である。

(5) 家族・友人など周囲の人の情緒的サポートは動機づけを高める

疾病や障害が自分の家族や周囲の人たちにどんな影響を与え、どのように理解されているかは、生活の再構築やセルフケア確立のための重要な要素となる。患者にとって重要な他者が一緒になって励ましてくれたり、学校や仕事への復帰を熱心に考えてくれているのを知ると情緒的に安心し、患者の自立への意欲は高まる。

2）セルフケア確立過程での学習支援

セルフケア行動は学習によって獲得されるため、看護師の教育的役割が大きい。セルフケア確立に向けて、看護師は患者の回復への意欲を高め、必要な知識・技術を指導し、適応行動に必要な態度、習慣を養えるよう援助する。そのために看護師は、まず、セルフケアに向けて患者が何を学ぶ必要があるか理解していなくてはならない。そして、患者の学習能力を知って患者に最も適した内容と方法を提案し、患者自身が課題を選択して、計画・実施・評価できるように学習を支援していくことが必要である。

(1) 患者は何を学ぶ必要があるか明確にする

効果的に自己管理していくためには、知識と技術が必要である。たとえば、心筋梗塞の患者は、心筋梗塞とはどういう病気であるか、冠動脈硬化を促進させる因子は何か、ストレスを増強させないで生活するにはどうしたらよいか、などに

ついて知ることが必要である。看護師は、セルフケアに必要な医学的・実践的知識について専門的な観点から説明できなくてはならない。習得されるべき行動を看護師自身が具体的に言葉で把握すること、それによって、学習内容と、最も効果的な学習方法に関する具体策を提示し、患者の自己決定を促すことができる。

　学習内容を明確にしておくことは、チームで一貫した対応をするために有効である。また、学習目標を決めるときに患者自身が選択できるようにすると、患者は何を学習しなくてはならないかをよりよく理解し、主体的に課題に取り組むことができる。看護師は、最終的にどのようになればよいのか目標を細かく組み立てておくと、個々の患者に合わせた小目標を選択することができ、臨機応変なかかわりが可能となる。

(2) 技術を定着させるためには、実演―実習―反復練習を必要とする

　疾病の再発防止や合併症の予防のためには、「なぜその薬を飲む必要があるか」「どんな徴候があったら受診しなければならないか」など、知識として理解することが多い。しかし、身体障害のある人のセルフケアでは、知識・態度を学ぶと同時に、実際の動作を伴う生活技術を覚えることが多い。まったく新しい技術を学ぶ場合、単に説明するだけでなく、初めにデモンストレーションをしてイメージをはっきりさせ、次に実際にやってもらう。もし間違っていればすぐ訂正し、どこがどう違うのかわかりやすく示す。実際の動作をフィードバックすることで、患者自身が正しいやり方に気づいていけるようにすることが大切である。そして、セルフケアがどこまで確立したか、目に見える形で評価することで、患者が達成感をもてるようにする。こうして習得した技術が、身について、自然にできるようになってはじめて生活の一部となる。そのためには繰り返し練習することが大切であり、患者が実際に行うのを待ち、見守る看護が重要となる。

(3) 患者の学習能力を知って指導の方法を工夫する

　セルフケアを確立するためには患者の知的理解力の程度、問題解決能力や情緒の安定状態、身体的機能障害の状況などから、学習への身体的・心理的準備状態を知り、患者個々の能力に見合った指導方法を工夫することが重要である。患者によっては説明するだけでよいが、パンフレットやビデオ、ポスターなどの視聴覚教材が学習を助ける。一般に、学習者の成熟度が低いほど、具体的な形で示す必要がある。

たとえば、更衣動作において、認知に問題があり、どうしてもズボンの前後を取り違えてしまう患者には、ズボンにリボンをつけて前後を区別できるように工夫するなどである。あるいは、身の周りの動作それ自体が体力の消耗となる四肢麻痺患者にとっては、小刻みな目標を定めて、自分でそれを行うよう励まし、徐々に所要時間を短縮することで実用レベルに達するようにする。

(4) 病棟生活のあらゆる場面をとらえて患者のADLを評価、指導する

　患者にとって、病棟での生活で生じるすべての機会が学習の場である。「セルフケアの確立＝患者の自立」という明確な一つの目標に向けて、すべてのケアが行われるようにしなければならない。特にADLの面では、回復の過程で患者のセルフケアの自立度は常に変化している。看護師はあらゆる場面で患者の能力を評価し、より自立度を高めるためにはどうしたらよいか、次の段階に進むためには何が必要かを考えながら援助する。また、患者が残された機能を最大限使うように方向づけ、「できないこと」は介助し、「できつつあること」は見守りながら、自立へ向けてケアの度合いを意識的・計画的に減少させることが大切である（図5参照）。

(5) 患者が訓練で得た成果を生活場面に生かせるようにする

　他の専門職によって行われている訓練内容をよく知って、日常生活場面で患者が訓練室で獲得した「できるADL」を、生活のなかで実際に行う「しているADL」に変えていけるよう促し、患者のセルフケア能力を定着させることは看護師の責任である。病棟での動作は訓練室とは違って複雑な状況のなかでの応用動作となるため、訓練どおりにはいかない場合が多い。たとえば、訓練室ではできているトイレでの下衣着脱動作が病棟ではできない場合、その原因は、尿意が我慢できず焦ってしまう、トイレまでの歩行と移乗で疲れてしまう、手摺りの位置が異なる物理的な設備の違いがあるためなど、さまざまである。セルフケアは、入院中に日常生活で使えるまでにしておかなければ、在宅での生活には役立たないので、できない原因を知って工夫することが大切である。

(6) 患者が社会生活に必要な態度を形成できるよう支援する

　障害をもった患者は、社会生活において他人の助けを借りなくてはならないことが多い。そのようなとき、相手にはっきりと意志を伝え、必要な介助を得ることが大切である。患者によっては、他人に依存することを極端に嫌っていながらも世話を受けなくてはならないジレンマで自己嫌悪に陥ったり、介助してくれる相手に不快感を与えてしまう人がいる。このような例では、介助する側の態度ばかりでなく、患者側の上手な介助の受け方にも配慮が必要である。看護師は、援助時の患者の態度から受けた印象を、言葉でフィードバックすることで患者の態度形成を助けることができる。

3. 退院後の生活に向けたケア計画

1）退院後のケア計画の個別性

　51歳のパート職員のYさんは、脳出血を発症して右片麻痺となった。麻痺は中等度で、訓練室では介添えで歩行練習を行っており、更衣動作、トランスファーは軽介助で可能になった。Yさんは養母（74歳）と同居しているが、養母が病弱であるため介護は期待できない。これ以上の機能回復を見込めなくなったYさんは、何としても自宅に退院したいと望んでいるが、養母は今の状態で帰ってこられては共倒れだと強い懸念を示し、退院日が決められない状態である。

　会社を退職した直後に発作を起こしたTさんは、リハビリテーション病院入院中に妻を亡くした。一人娘は結婚の予定があり、新婚生活が落ち着いたら父親を引き取って世話をしたいという気持ちはあるが、若い夫婦間での意思決定はなかなかまとまらず、とりあえずはどこか入院させてくれる病院を探さなくてはならない。

　69歳の音楽家Mさんは、脳幹梗塞で球麻痺もあり、気管口開放の状態でコミュニケーションは不良、嚥下障害が強く、日常生活に全介助を要する。妻は4年余の間、非常な熱意をもって可能なかぎりの治療を受け続けさせたが、懐かしい自宅に帰って残された日々を暮らそうと決心し、在宅療養に移行すべく準備が進められた。妻は、住宅改造や介護機器の準備のため居住地の福祉担当者を訪ねたが、手続きは遅々としてはかどらず、そのうえ「こんなに重度の障害者をどうし

て自宅でみるんです」とあきれたように言われたと、憤慨の面持ちであった。

　以上のように、障害をもつ患者と家族が無事に退院し、自宅での新しい生活に落ち着くまでにはいくつもの問題を抱えている。それらの問題を解決し、不安を軽減する在宅での適切なケアプランを作成して、再び社会の一員としての生活を可能にするためには、回復過程の初期から、退院後の生活に向けたケア計画に具体的に取り組むことが必要となる。

2）在宅生活を想定したケア計画

　田中[22]はケースワーカーの立場から、退院援助の対象者を、①障害・再発・再燃が予想される群、②社会的条件が悪い群、③経済的問題が予想される群、④深刻な疾病により心理的・社会的問題が予想される群、⑤個人的要因に付随して不利益を被ることが予想される群、の枠組みから検討することができるとしている（表13）。また、この考え方をもとにスクリーニングリスト（表14）を提示しているが、看護においても有効な基準であろう。

　在宅生活に向けての看護目標は、

　①患者自身のセルフケア能力を高める、

　②在宅での継続ケアおよび日常生活に必要な用具の準備、

　③介護者が必要な場合の介護指導、

　④家屋環境の整備、

　⑤地域のサポート体制を整える、

である。

　退院時の病状や障害の程度を予測し、継続すべきケアと必要な医療管理、入院の予定期間などについての情報をもとに、さまざまな背景を考慮しながら、少しでもその人らしく生活できるようにする。そのために、入院当初から、患者がどこで、だれと、どのようなかたちで暮らすことが可能かを現実的に評価しなくて

表13　スクリーニング基準の枠組み

①障害・再発・再燃が予想される群 　リハビリテーション、人工透析、難病、精神疾患、嗜癖患者など ②社会的条件が悪い群 　高齢者、単身者、介護者が高齢または不在、欠損家庭、複雑・不明瞭な家族関係など ③経済的問題が予想される群 ④深刻な疾病により心理的・社会的問題が予想される群 　ICU、CCU、救急入院、意識レベルの低下、植物状態、ターミナル患者などの長期入院、入退院の繰り返し、転院の繰り返しなど ⑤個人的要因に付随して不利益を被ることが予想される群 　病状理解不十分、事務手続きが不案内、情緒不安定

出典／退院計画研究会編：退院計画；病院と地域を結ぶ新しいシステム，中央法規出版，1996, p.64.

表14 スクリーニングリスト（1993年版，社会保険中央総合病院）

A．年齢・世帯に関するもの
　①全員が80歳以上
　②単身ないしは老人のみの世帯で70歳以上
B．障害に関するもの
　③身体障害者手帳に該当するもの
　④障害や廃用性の変化により，屋内生活の自立に困難が予想されるもの
C．疾病に関するもの
　⑤特定疾患の対象となるもの
　⑥意識障害または，重度の痴呆症状を呈するもの
　⑦精神疾患または，アディクション関係の問題があるもの
　⑧転移がんまたは，ターミナルに至る疾病に罹患しているもの
　⑨医療器具・医療処置が退院後に必要と予想されるもの
D．その他
　⑩経済的問題の訴えがあるもの
　⑪病状理解が不安定，事務手続きが不案内，または情緒的に不安定な患者・家族

出典／退院計画研究会編：退院計画；病院と地域を結ぶ新しいシステム，中央法規出版，1996, p.69.

はならない。そして、医療スタッフと患者・家族とが同じ目標に向かって努力できるように、説明と承認の手続き、リハビリテーションへの患者・家族の参加、スタッフ間の意思疎通のための連絡や話し合いが必要となる。看護師は24時間、最も患者の身近かにいる専門職として患者・家族と医療スタッフ間の調整役となり、在宅生活に必要なケアを具体的に計画することができる。

3）在宅生活のイメージ化

　患者・家族にとって、疾患や障害が重度になるほど退院後の生活をイメージするのは難しい。不安が先立って、とにかく「無理だ」の一点張りで、「退院」と聞いただけで追い出されるように誤解する患者・家族もある。

　在宅生活のイメージ化は、リハビリテーションの早期より段階を踏んで、徐々に心の準備ができるように進める必要がある。第1に、予後についての主治医の見解を明らかにし、退院時の機能レベルを説明するが、可能なら、同様な障害をもった患者モデルがあるとイメージがつかみやすい。脳卒中家族教室などをとおして家族の理解を進める試みもある。VTRなどの視聴覚教材も有益である。

　患者の医学的リスクが少なくなり、セルフケアがある程度できるようになった時点で家族の受け入れ体制を確認し、外泊を勧めるのもよい。一度目は大変でも、久しぶりに家庭の雰囲気に触れると、患者は退院したいという意欲を強くする。また、トイレが狭かった、玄関の段差を越えるのに苦労したなど、退院するために解決しなければならない課題が明確になり、入院中の訓練目標を具体的にすることができる。

　ある脳卒中後の片麻痺患者の場合、病院内では杖も不要なほど歩行機能が回復

していたにもかかわらず、はじめて外泊し、自宅の狭く急な階段を登りつめたとたんにふらついて息子に助けられたという。また、病院の外の一見平らな道がいかにでこぼこしているか、横断中の青信号がいかに短いか等々、地域社会に適応するための課題の多さに驚いたという。このような外出・外泊体験の後、患者によっては「だからもっと機能訓練を……」と、入院治療に執着する例もある。しかし、「ここまで回復したからこそ、あとは地域社会のさまざまな状況のなかでの活動が訓練になる。それは入院していては不可能なことなのです」と理解を求め、未来に向けて一歩踏み出せるよう後押ししたい。

リハビリテーション施設の中にある住居モデル（ADL室）は、退院に先立って監督指導や援助を受けられ、学習したものを確実にし、自信をつけることができるので、患者・家族にとって非常に役立つものである。わが国では、このような施設はリハビリテーションや精神保健領域で試みられているが、自立を望んでいる患者や、身の周り動作や家事動作が一部自立しているような患者にも有効である。そして、要介護患者や、介護技術を学びつつ自信をつけ、新しい環境に適応するために援助を必要とする家族や介護者にも利用可能である（図12）。

一方、さまざまな理由で在宅で生活できない患者もいる。退院後の選択肢のなかには、他院への転院、施設入所なども含めて考え、患者・家族の選択を尊重したセルフケアの確立を援助しなければならない。

4）福祉機器や日常生活用品の導入についての助言

高齢者や障害者に対し、必要な福祉用具を選択し、適切な利用を支援・評価するサービスの提供者として、福祉用具プランナーなどの専門職が育成されてい

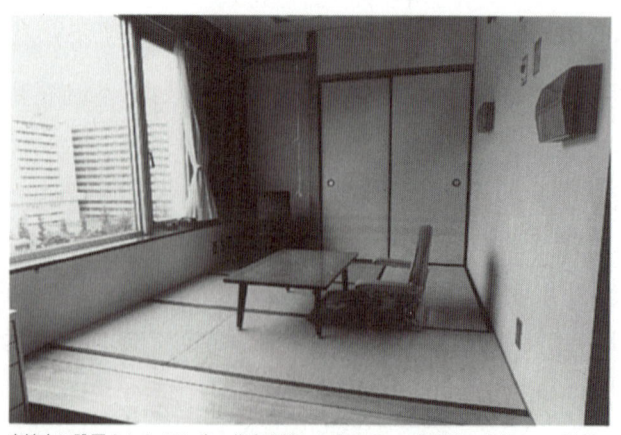

図12　ADL室

病棟内に設置されたADL室。住宅を模した造りで、一定期間一人暮らしが体験できる。

る。高齢者に限らず、疾病・障害のためにセルフケア能力が欠如している人にとって、日常生活用品や福祉機器は自助・自立を助ける道具として有効である。看護師は入院中から、患者のセルフケアに有効な自助具を作業療法士と共に工夫する。あるいは、患者が残存機能を開発できるにつれて、これらの器具の使用を必要最小限にとどめるようにする。

また、酸素や吸引器など、退院後の医療処置に必要な器具は入手しにくいものも多いので、販売店や業者を紹介するなど、継続ケアに支障のないように準備する。最近は、在宅生活に必要なベッドやポータブルトイレなど、福祉機器や日常生活用品の給付範囲が広がっている。医療ソーシャルワーカーと密接に連絡をとって患者・家族の利益になるような方法を検討し、助言する（表15）。

5）退院後の生活をサポートする体制の整備

患者が退院後も在宅で必要な看護を継続して受けられるようにするために、地域の訪問看護師や保健師に連絡し、患者の状態や看護処置の引き継ぎをする。時

表15　障害系別福祉機器（マトリックス）（国立リハ障害福祉研究部，1989）

			福祉機器の種類				
			代 替	補 完	介護・介助	維持・促進	住宅・設備
障害系	感覚系	視覚	・盲人用安全杖 ・オプタコン	・矯正眼鏡 ・義眼 ・点字器 ・拡大器	・盲人用時計 ・サウンドマスター	・歩行補助具 ・盲人用スポーツ用具	・火災・ガス警報器 ・自動消火器
		聴覚		・補聴器 ・コミュニケーター	・室内信号灯 ・福祉電話	・遊具	・知的機能減退防止機器
		言語	・人工喉頭 ・発声器	・スピーチエイド ・テレメール			
	移動系・運動系	上肢	・義手	・上肢装具 ・自助具 ・電動歯ブラシ	・多機能ベッド ・介助用車椅子	・身障者用改良自動車 ・スポーツ用車椅子 ・スポーツ機器 ・訓練用具 ・書見台 ・ワードプロセッサー	・各種住宅設備 ・車椅子用階段昇降機 ・環境制御装置 ・通信機器
		下肢	・義足 ・車椅子 （手動・電動）	・下肢装具 ・歩行器 ・三輪車 ・歩行補助杖	・リフター ・入浴担架 ・特殊便器 ・尿器 ・多機能椅子 ・介助用移乗装置 ・体位変換器		
		体幹		・体幹装具 ・自助具 ・座位保持椅子			
	内部系	呼吸器 循環器 内分泌器 排泄器	・人工臓器 ・車椅子 ・透析装置 ・人工肛門	・集尿器 ・ストーマ用装置	・特殊多機能ベッド ・特殊便器 ・透析液加温器 ・酸素吸入装置 ・空気清浄器	・コンピュータ関連機器 ・学習機器	

出典／高山忠雄：生活環境側面からみた障害評価，リハビリテーション医学，31(5)：317，1994.

図13 障害者・要介護高齢者の社会資源体系

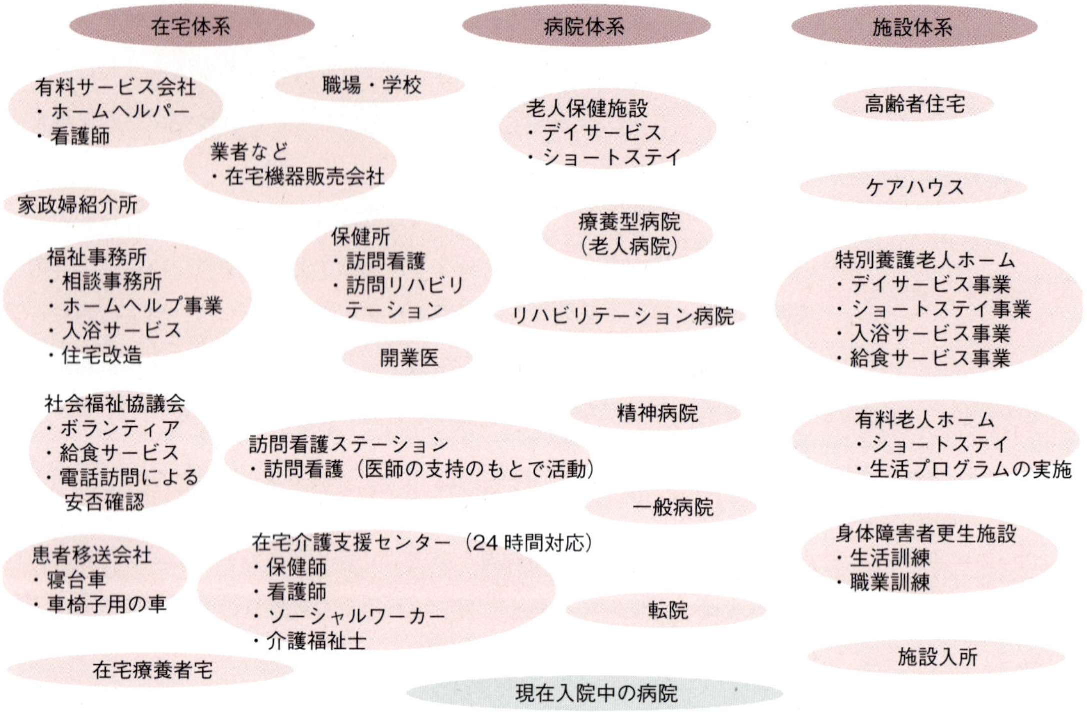

在宅体系

- 有料サービス会社
  ・ホームヘルパー
  ・看護師
- 職場・学校
- 業者など
  ・在宅機器販売会社
- 家政婦紹介所
- 福祉事務所
  ・相談事務所
  ・ホームヘルプ事業
  ・入浴サービス
  ・住宅改造
- 保健所
  ・訪問看護
  ・訪問リハビリテーション
- 開業医
- 社会福祉協議会
  ・ボランティア
  ・給食サービス
  ・電話訪問による安否確認
- 訪問看護ステーション
  ・訪問看護（医師の支持のもとで活動）
- 患者移送会社
  ・寝台車
  ・車椅子用の車
- 在宅介護支援センター（24時間対応）
  ・保健師
  ・看護師
  ・ソーシャルワーカー
  ・介護福祉士
- 在宅療養者宅

病院体系

- 老人保健施設
  ・デイサービス
  ・ショートステイ
- 療養型病院（老人病院）
- リハビリテーション病院
- 精神病院
- 一般病院
- 転院
- 現在入院中の病院

施設体系

- 高齢者住宅
- ケアハウス
- 特別養護老人ホーム
  ・デイサービス事業
  ・ショートステイ事業
  ・入浴サービス事業
  ・給食サービス事業
- 有料老人ホーム
  ・ショートステイ
  ・生活プログラムの実施
- 身体障害者更生施設
  ・生活訓練
  ・職業訓練
- 施設入所

出典／髙田玲子：退院援助プランの策定と援助の実施（手島陸久編：退院計画；病院と地域を結ぶ新しいシステム），中央法規出版，1996, p.110.

には学校や職場を訪問し、必要な環境改善や介護について関係者と協議する。また、地域連携部門と連絡をとって、患者・家族に地域の保健・福祉資源の情報を提供し、退院後の生活をサポートする体制を整える（図13）。

6）家族への介護指導

　家族が介護を担当する場合、看護師が患者の評価をし、介護方法が決まった段階で家族をケアに参加するように方向づける。ある調査によると、在宅生活のイメージはほとんどが外泊によってつかめていたが、介護者の不安は、介護方法自体より、介護者自身の体力や健康に対するものの比率が高かった。退院前には、介護に関連して自分自身の時間がもてるか、睡眠は十分にとれるかという心配が増加している。これらは在宅生活を開始してはじめて実際の様子がわかることであり、退院後のフォローアップが可能な場合には、在宅開始後早い段階で支援するのがよい。

4. 患者・家族が疾患や障害に適応するための援助

1) 障害の受容

　自己の身体機能の変化や能力障害を受け入れることができないと、障害を悔み、適応への努力をやめてしまって、ひたすら閉じこもったり、「こんなからだになったらおしまいだ」といったような自己否定的な言動をとるようになる。このような障害をもった人々の心理状態は、しばしば「障害の受容（acceptance of disability）」との関係で述べられる。

　リハビリテーションが成功するためには、このような自己否定的な態度を建設的な努力に変えて障害に適応する必要があり、障害の受容は重要な課題である。

　上田は、障害の受容とは「諦めでも居直りでもなく、障害に対する価値観（感）の転換であり、障害を持つことが自己の全体としての人間的価値を低下させるものではないことの認識と体得を通じて、恥の意識や劣等感を克服し、積極的な生活態度に転ずることなのである」と述べ[23]、ショック期から否認期―混乱期―解決への努力期を経て、受容に至る段階説を紹介している（表16）。

　障害受容の段階は、だれでもが同じ順序を歩むものではなく、行きつ戻りつしながら受容に至るといわれるが、本田は「障害受容」概念の混乱を指摘して、これを回復の断念に伴う価値体系の変化に限定してとらえるよう提言している。すなわち、「受容」を①障害自体の認知、②回復の断念、③適応的な行動、④価値

表16　障害受容の過程に関する諸説

Cohn	Fink	Di-Michael
Shock（ショック） Expectancy of recovery（回復への期待） Mourning（悲嘆・喪） Defence（防衛） Final adjustment（最終的適応）	Shock ― stress（ショック―ストレス） Defensive retreat（防衛的退却） Acknowledgement ― renewed stress（現実認識―ストレスの再起） Adaptation and change（適応と変容）	Regression（退行） Accomodation（調和） Adjustment（適応） Integration of disability（障害の総合）

高瀬	岩坪	Herman	キューブラ＝ロス（死の受容過程）
損失過大視の時期 潜在能力再認識の時期 動機づけの時期 職業相談の時期 障害受け入れの時期 社会復帰の時期	ショック 混乱 義肢への期待 苦悩 再適応への努力 適応	Shock（ショック） Denial（否認） Turnbulent awareness（認識の混乱） Working through（解決への努力） Separation anxiety（分離への不安） Adaptation（適応）	ショック 否認と隔離（孤立化） 怒り 取り引き 抑うつ 受容（デカセクシス）

出典／上田敏：障害の受容；その本質と諸段階について，総合リハビリテーション，8(7)：518，1980.

観の変化に区別し、リハビリテーションでは障害適応への心理的アプローチが重要であるとしている[24]。

2）障害体験に影響する主な要因

障害の体験は本質的に個別的であるが、患者の心理的な反応を検討するうえで以下の要因が参考になる（表17）。

（1）個体要因：年代、性別、パーソナリティ、宗教

高校卒業を目前に自動車事故で脊髄損傷になった17歳の男子は、医師から対麻痺の告知を受けた後、それまでより饒舌になるなど動揺がみえたが、しばらくすると「何となくもう歩けないんではと思っていた。こうなったら早くリハビリを仕上げて学校に戻りますよ」と割り切り、その言葉どおりに2か月後、大学進学を目指して退院した。一般的に、彼のような若年者は考え方の切り替えが早い。しかし、事故以前の自我形成が未成熟であった26歳の青年は、入院生活の規制に反発するばかりでセルフケアの確立への努力がなかなか開始できなかった。また、障害をもってもこれから大学受験をし、未来を切り拓いていこうとする青年と、病後引退し、夫婦2人の生活を静かに送っていこうとする成人とでは受け止め方が異なる。個人の年齢や性別、パーソナリティ、宗教などの有無によって障害の認知の仕方は異なり、対処行動も違ってくる。

表17　障害受容に影響する要因

要因	プラス	マイナス
1. 知的能力	・IQがほぼ75以上で、自己洞察や現状認識の能力がある程度残っている状態	・IQがほぼ75以下で、自己洞察や現状認識の能力が欠けている状態
2. 障害原因	・自責因：自己の過失によって受傷したもの ・疾病：疾病の後遺症により障害者になったもの	・他責因：他人の故意、または過失により障害を受けたもの ・労災：就労中の環境などの原因により障害になったもの ・自殺
3. 予後	・固定：障害が固定している状態	・変化あり：障害がよくなったり悪くなったり波のある状態、障害の原因となっている疾患の再発や悪化のおそれがある状態
4. 障害の程度	・自助具や住宅の改善によりADLの自立が可能な状態	・常に介助を必要とする状態
5. 障害前の社会適応	・定職をもち、家族のなかで役割を果たしていたもの	・定職がなく、家族に依存した生活を送っていたもの ・公的扶助などに頼って無為に過ごしていたもの
6. 家族の態度	・障害に対する理解をもっているが、一日も早く復帰して家族のために役割を果たしてくれることを期待している家族	・障害を重視するあまり過保護になり、できるだけ楽をさせたいと考えている家族 ・障害を重視した結果、あきらめて障害者を除いたかたちで世帯の更生を図り、障害者に対して何も期待していない家族

出典／古牧節子：障害受容の過程と援助法，理学療法と作業療法，11(10)：723，1977．

（2）障害要因：原因（外傷か疾病か）、喪失した機能および部位、予後（固定か、進行か）

　事故の場合、他人の過失による受傷であるか自損事故であるかによって、障害の受け止め方が違う。加害者がいる場合、攻撃・敵意から解放されるのに時間がかかったり、自損の場合では、自責の念が強く、他人の援助を受け入れるのを拒む態度がみられることがある。また、労災による場合、保険金などの障害利得の心理が絡むこともある。

　長い間、痛みで苦しんだ下肢を切断してホッとしたという例もあれば、反対に突然の切断を納得しかねる例もある。ギラン-バレー症候群のように、発病当初は四肢麻痺状態で動けなかったのが、目に見えて歩行できるまでに回復する例では、以前の生活に戻れる期待が大きく、つらい訓練に耐えることができる。しかし、脊髄変性疾患のように進行性の神経難病では、少しずつ悪化する障害にどう適応して日常生活を営むかが課題となり、回復への期待を断念し、適応への努力を始めるまでには時間を要する。

（3）環境要因：治療環境、家族、職業

　家族が障害の重大さにとらわれて、いつまでも患者に病人として保護的に接し、これまでの役割を期待しなくなるような場合、患者は自分が無用の人間であると言われているように感じてうつ状態に陥る例もある。また、会社は事務職に変えて雇用を継続すると言っているのに対し、事務などしたことがないので自信がないと悩むタクシー運転手や、配置転換後のポストを左遷と受け取って落ち込む会社員もいる。周囲の対処法で本人の受け止め方が変わると同時に、どのような周囲の配慮も本人の受け止め方次第で生きたものにも、葛藤の種にもなるといえる。

3）障害適応への心理的アプローチ

（1）自立を助ける依存

　障害に適応し、「自立」する過程では他者の援助が必要となる。助力や介入に「依存」できる子どもは、かたくなに孤立して「自立」しようとする子どもよりも、安定した気持ちで「自主的」に新しい場面に挑戦する「やる気」をもつ[25]、といわれる。

幼児が自立していく過程で自らの能力や技能を発達させるためには、欲求不満に対する耐性を発達させることが必要であり、困ったときには親が助けてくれるという「情緒的依存性」が保証されてはじめて一人立ちができるのである。幼児にかぎらず成人においても、情緒的な支持を得たり、助力が得られると、困難な課題に挑戦する勇気が出るものである。回復期の患者が安心して自立に向かうことができるのは、急性期における十分な依存関係（つらいときにとてもよく世話してくれたという思い）が基盤になっていることが多い。

　急性期の病院からリハビリテーション病院に移ってきた患者が、急にADLを自分で行うように言われたり、それまでのやり方と違う方法で介助されたりすると不安が増し、看護師に対する不信感となって、その後のセルフケア確立への努力がなかなか始められなくなることがある。依存から自立への目標の変化が、転院による援助者の交替によるものと誤解されないように、まずは患者―看護師の信頼関係を築くことが先決である。

(2) 疾患・障害について正しく理解できるような支援

　障害に適応するためには、まず自分の障害について正しく認識できなければならない。間違った知識は問題解決のための効果的な意思決定を妨げるからである。そのためには障害の告知が前提となるが、これは主治医によって行われる。看護師は障害告知による患者の反応に注意し、患者の理解を助けたり、間違った認識を修正するよう援助する。

　しかし、高次脳機能障害で認知面に問題がある場合は、障害を理解させることにこだわるのではなく、日常生活全般において失見当識や意識障害に対する刺激を多くし、生活の中で繰り返し学習して、注意力を高めるようなADL適応訓練が必要である。また、自発的に行った行動に対して、「それでよい」「それは誤り」などとフィードバックすることにより、障害への適応行動を定着させることが有効となる。

(3) 患者・家族の心の支えとなる共感的かかわり

　患者は身体部分、機能、身体像などの喪失による強い悲哀や不安、怒り、うつ状態、絶望などのさまざまな感情的な反応を繰り返す。この悲哀の仕事（mourning work）をとおして、次第に喪失という現実を承認できるようになる[26]。この情緒的反応は苦痛を伴うので、患者はその体験を回避しようとしてさまざまな防衛反応を示すことがある。看護師は患者の行動から心理状態を推測し、状況

に応じた介入をしていくことが必要である。

　たとえば、ある時期、うつ状態を十分に体験させることは、障害への自己認識を助けることになる。その間看護師は、いたずらに励ますのではなく、患者のつらく苦しい体験を見守り、悲しみや怒り、不安などの情緒的反応を受け止めることが必要となる。

(4) 患者・家族が疾病・障害を受け入れて前向きに生きるための支援

　患者自身、あるいは家族のなかに障害に対するこだわりがあると、病院の外へ散歩に出かけることや、自宅への外泊を拒む気持ちが強くなる。病院から在宅へ、屋内から地域へと活動が広がると、患者の自尊心が高まることを患者自身にも家族にもわかってもらうことが必要である。そのためには、同じ障害をもった仲間を紹介したり、患者の興味や関心に沿ってできることを工夫するなど、患者が生活活動拡大の手がかりを得られるよう働きかけることが大切である。

　「リウマチ友の会」「車椅子障害者の会」「乳がん手術患者の会」「喉頭摘出者の会」など、患者会の情報を提供していくことも患者・家族を勇気づける。こうしたグループでは、共に助け合い、自立していく力を身につけた障害者や病人が、当事者同士の体験を分かち合うことで、喪失や苦難を乗り越えているからである。インターネットが発達した現在、患者・家族のなかには積極的に情報にアクセスできる人も多くなったが、高齢者やITが不得手な人々にとってはサポートが必要である。

　また患者にとって、家族の適切なサポートは、リハビリテーションを進めるうえで何よりも有効である。看護師は、家族をチームの一員としてリハビリテーションに参加するよう働きかけ、家族のとるべき態度や退院後の役割について具体的に指導する必要がある。

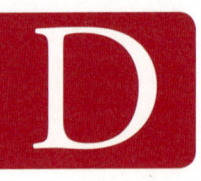

D 回復期(移行期)看護の実践

① 患者のADL評価とセルフケア確立への援助

1. さまざまなADL評価尺度

身の周りの動作や移動能力だけでなく、認知やコミュニケーション能力、さらには社会的活動を含めた包括的な機能評価を目指し、各種のADL評価尺度が開発されている(表18)。

ADLアセスメントは、看護師以外でも、医師やPT、OT、STなど、患者に

表18 代表的ADL評価法

報告者 / 項目	更衣	歩行	入浴	食事	移乗	トイレ	整容	車椅子	階段	尿・便自制	ベッド動作	コミュニケーション	書字	精神活動	認知	セルフケア
Moskowitz, McCann (1957)		+								+				+	+	
Katz, et al (1963)	+	+	+	+	+	+				+						
Mahoney, Barthel (1965)	+	+	+	+	+	+	+		+	+						
Schoening, et al (1965)	+	+	+	+	+	+	+		+		+					
Klein, Bell (1982)	+	+	+	+	+	+	+	+	+	+	+	+				
FIM (1987)	+	+	+	+	+	+	+		+	+		+		+	+	+
ADL分科会 (1981)	+	+	+	+	+	+	+		+	+	+	+		+		
リハ医学会 (1992)	+	+		+	+	+	+		+	+						

+:評価項目

出典/石神重信:ADL評価の問題点と検討, リハビリテーション医学, 31(5):311, 1994.

かかわるすべての職種によってそれぞれに行われる。患者に関する情報を伝達するためには、同じ尺度を用いることが望ましいが、各スタッフは専門的な立場から、それぞれが患者の能力を評価し治療に役立てようとするので、職種間でズレが生じてくる。それぞれの視点の違いを知って、患者の自立支援に役立てることが大切である。

2. 看護師の行うADLアセスメントの特徴

1）生活上の目的を果たすための一連の行為として評価

たとえば食事という行為を考えてみると、食べるという動作だけでなく、食事時の姿勢、嚥下状態、摂取量から配・下膳までを含めて評価する。

2）生活の場での評価

機能的に「できるADL」ではなく、生活の流れのなかでどれだけ実用性をもって行っているかという「しているADL」を対象として評価する。また、退院後の生活の場面において「するであろうADL」について評価することも重要である。

3）看護ケアにおける指導・介助のための評価

評価は、ある時点の患者の能力を客観的に把握するものであり、一定の間隔を置いて評価することにより、学習の成果をみることが可能となる。看護場面では、より日常的なサイクルで評価し、評価と同時に指導・介助を実施する。

3. 援助事例

セルフケアの確立のための学習支援について、胸髄損傷で対麻痺になったKさんの排尿に関するセルフケアと、脳梗塞で左片麻痺となり認知障害のあるTさんの更衣動作の確立を例に考えてみよう。

1）排尿の自立への援助[27]

Kさん（56歳、女性。第6胸髄以下損傷、対麻痺）は、胸髄損傷による神経

表19 Kさんの排尿に関する情報

排尿方法	尿量 1日目	尿量 2日目	週平均
失禁	1480mL	1230mL	1012mL
手圧	630mL	680mL	496mL
導尿	260mL/2回	884mL/2回	178

尿の性状：淡黄色、清、pH5.5、比重1.011、赤血球など0～3/数、細菌（＋）、潜血（−）、ウロビリノーゲン（±）、アセトン（−）。

表20 KさんのADLに関する情報

	評価	入院時	評価	退院時
食事	7	セッティングのみ、摂取自立	7	
整容	7	自立	7	
清拭	7	自立	7	
更衣（上）	7	自立	7	
更衣（下）	2	痙性のため、時々、介助	2	
トイレ動作	5	下衣の上げ、下げ、陰部の清潔動作のすべてで中程度介助	6	時間がかかるが自立
排尿	2	時間誘導してもらう	6	SC自立
排便	1	毎回失禁している	6	座薬使用にて自立
車椅子移乗	2	腰部はかなり引き上げ介助	6	ベッド柵を使用し自立
トイレ移乗	1	していない	1	
浴槽移乗	2	腰部はかなり引き上げ介助	4	両足介助
移動（歩行）	1	していない	1	PTでは装具を使用し、平行棒内を20m、介助歩行可
移動（車椅子）	6	駆動自立	6	
階段	1	していない	1	していない
理解	6	基本的なことは可能	6	
表出	7	問題ない	7	
社会的交流	7	問題ない	7	
問題解決	6	日常の問題は解決できるが、時間がかかる	6	
記憶	4	たまに間違える	5	ほぼ間違えない

機能的自立度尺度（FIM）で評価：7＝自立、6＝修正自立、5＝監視、4＝75％介助、3＝50％介助、2＝25％介助、1＝全介助。

因性膀胱で泌尿器科的検査の結果、痙性膀胱と診断された。前の病院では手圧やタッピングで対応し、失禁にはおむつを使用していた。排尿状況は表19のとおりであり、尿漏れが100～500mL/回と多く、時には下衣汚染がみられた。ADLの自立度は表20のとおりである。

（1）排尿のコントロールに関するアセスメント

①膀胱に負担をかけないために、膀胱内に400mL以上ためないことが必要である

②無理な圧をかけないで排尿することが必要である

③社会復帰に向けてできるだけおむつははずし、自分で排尿管理をする必要がある

④尿路系の異常はみられず、感染の徴候もない

⑤学習に必要な知的能力は十分であり、心理的にも新しいことを受け入れる用意がある

⑥上肢機能は問題なさそうだが、プッシュアップが確実に行えないため、トイレでの導尿はまだ困難である

⑦下衣の着脱は、前屈姿勢がとれないため一部介助を要する

以上から、Kさんが学習すべき目標は、

①自己導尿手技の習得、

②排尿パターンの確立、

③尿路感染の予防、

と評価された。次に、自己導尿の手技の学習過程を紹介する。

(2) 学習目標：ベッド上での自己導尿の手技の習得

Kさんが学習目標を達成するための学習内容は以下のとおりである。

① 指導内容

①医学的知識：脊髄損傷と排尿障害のメカニズムを知る

②技能的知識：導尿の手順と清潔操作について知る

② 指導方法

①段階ごとの小目標を立てる（表21）

②必要物品と配置についてパンフレットを作成する（図14）

③毎日のケアにおける看護師の指導と自己評価を行う

④清潔操作を確実にするための工夫：カテーテル容器（専用は筒型）を滅菌カップで代用し、挿入するカテーテルの長さにマジックで印を付ける

(3) 指導の結果

① 導尿手技の習得

まず、図14に従って物品の正しい配置を確認しながら行い、表21の手順①〜⑩は、確認しながら行えるようにカードにした。しかし、10日間経過しても、必要物品の準備不足や清潔操作の不十分さがみられた。Kさんからは「看護師さんもいろいろな人がいるから……。それに、見られていると思うとビクビクしち

表21 自己導尿（self catheterization；SC）自立へのチェックポイント

学習目標	SC自立へのチェック項目	結果と評価 入院時	計画1 10日目	計画2 30日目
学習への心の準備状態	1．情緒的準備状態（動機づけ） 　患者が学習のために必要な努力を進んでするか 2．経験的準備状態 　経験の有無 　どの程度の技術をもっているか	○ 有 1	○ 有 2	○ 有 4
A SCの必要物品や環境が整っている	SC手順 ①必要物品を準備する（図14）。 ・容器の蓋は開いていますか？（入院時は，セルフカテーテルセット使用） ・電気，眼鏡は大丈夫ですか？ ・鏡の角度は正しいですか？	1 2 2 1	2 2 2 2	4 4 4 4
B 最低限の清潔操作ができる	②ウエットティッシュで手を消毒する ③尿道口を前から後ろへ拭く ④最後にもう一度，手を消毒する	4 1 1	4 3 2	4 4 4
C カテーテルが確実に尿道口に挿入でき，尿の流出がある	⑤左手でカテーテルの末端を，右手で先端から3〜4cmのところを持つ ⑥どこにも触れないように注意する ⑦左手のカテーテルは尿器の中へ入れる ⑧左手で尿道口がしっかり見えるように陰部を開く ⑨鏡により尿道口を確認したら，右手で挿入する ⑩尿の流出があったら，カテーテル挿入部から4〜6cmのところで把持する ⑪下腹部を圧迫し，尿の流出がなくなったら抜去する ⑫尿の量・色・混濁・浮遊物の有無の確認をする ⑬手順のプロセスは理解できている ⑭無菌的な概念がある	2 1 1 1 1 2 1 1 1 1	2 2 3 2 2 2 2 2 2 2	4 4 4 4 4 4 4 4 4 4

自己導尿の評価の基準は独自のものとし，以下のように定める。
5：完全にできる，4：ゆっくり考えながら自分でできる，3：介助者の口頭指示でできる，2：介助者に手を出してもらう必要がある，1：まったくできない。

資料／東京都リハビリテーション病院．

ちゃうのよ」と、看護師の指導がストレスになっているような言葉が聞かれた。そこで、できたことは「できている」と伝えるが、無理に修正するような指導はしないことを申し合わせた。Kさんは当初、尿道口にカテーテルを挿入することにのみ関心が集中していたので、本人が慣れるまでは準備と後片づけは介助した。その結果、14日後には、時間はかかるが、ほぼ自分で実施できるようになった。

② 排尿パターンの確立

訓練時間や体位変換と失禁の関係などから尿漏れの原因を推測し、導尿量のバラツキから最適な導尿時間と間隔を把握するなど、試行錯誤を繰り返すなかで自己導尿の時間と回数が確立した。特に、尿漏れ対策には苦慮したが、泌尿器科医との相談を頻回にして薬物投与量を調整するうちに、Kさん自身、失禁を何と

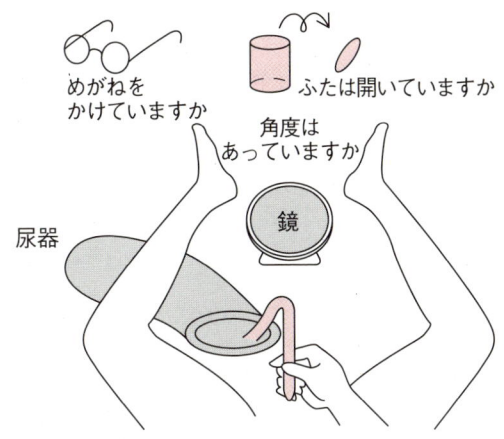

図14　Kさんの自己導尿指導物品の配置を示すパンフレット

めがねを
かけていますか

ふたは開いていますか

角度は
あっていますか

鏡

尿器

資料／東京都リハビリテーション病院.

かしなくてはと考えるようになり、自らも工夫・提案するようになっていった。尿路感染の予防入院中は2度ほど発熱し、尿路感染が疑われたが、そのつど、抗生物質の投与で1～2日で解熱した。この経験を生かして、Kさんは発熱時の対応や水分摂取の重要性を理解し、尿量との関連にも注目して導尿時間を調節するようになった。

2）認知障害のある患者の更衣動作自立への援助

　Tさん（55歳、男性）は10月、長男の結婚祝いの飲酒中に呂律が回らなくなり、救急車で入院、脳梗塞と診断され、保存的治療を受けた。その後、左片麻痺となり、翌年4月、リハビリテーション専門病院に入院した。

　Tさんのセルフケア確立に向けて配慮することは、高次脳機能障害である認知障害があることである。このような例では、日々の生活技能訓練が必要となる。表22は、毎日の生活場面での看護師のかかわりとTさんの自立していく様子である。

　Tさんは徐々に更衣動作自立に至ったが、その後も夜中に起き出して突然、更衣を始める動作がみられた。それは、何とか上手になりたい、（時間がかかって）他の人より食堂に出る時間が遅くなるのはどうしても避けたい、さらには失禁するたびに増える衣類を洗濯する家族への思いやり、等々がTさんを練習へと駆り立てていることが推測できた。また、それは、認知障害による「真夜中の更衣」という状況判断の不適切さはあるものの、こんなこともできない自分への腹立たしさ、情けなさの表出でもある。成人の中途障害者が「新しい生活習慣を獲得する」という学習過程で生じやすい自尊心の低下に注意しなくてはならない。

表22　Tさんの更衣動作確立のプロセス

	患者の言葉	看護師の観察、介助	看護師の判断
入院当日	どうやるの	上衣の患側通しは、指導できる。ボタン掛けは努力するができない。下衣は健側の腰まで上げることができる	
1日目朝	脱いだと思ったのに	ベッド上臥位で更衣を始めているが、患側上衣の袖を脱がずに上に着ている。下衣は足先～膝まで履くのを介助する。靴下は履ける	上衣の更衣は、車椅子に移ってから行うほうが安定すると思う。そのように指導する
夕	やになっちゃうよ、朝脱がないで上から着ちゃってさ	上衣の更衣は車椅子上で着脱可 下衣はベッド上で健側より履いてしまい、患側は介助する	
2日目朝		下衣はねじれているが何とか自立、患側の靴下のみ介助する	
夕		上衣は麻痺側を忘れており介助したが、次に訪室すると脱げている。また、前後逆になっており、介助する	左側無視がみられる。失行に注意
3、4日目は同様、この間、排尿時失禁、取りこぼし、車椅子のブレーキ忘れによる失敗などがみられる			
5日目朝	あれ、あーまた着ちゃったんだ	パジャマの上着は脱いでいたのに、数分後に訪室するとまた着ている。その上にトレーナーを着ている。患側上肢は介助。下衣は脱衣のみ患側を介助する	頭のなかで整理できていない様子。ゆっくり日中に練習したほうがよいか？
夕		上衣は着脱可。下衣は健側のみできているため、患側から履くように説明、患側を介助する	
7日目夕	看護師さん、お願いします	上衣は患側の袖を脱がないで、上からパジャマの袖を通している。左右の袖を反対に通しているので修正を介助、下衣患側通しのみ介助	
8日目夕	座ってられないんですよ。昼間練習していいですか	更衣は上衣が可、下衣はベッド上で座位をとれず、手を放すと後ろに倒れてしまう。患側を介助	本人はやろうとする意欲あり、長座位練習を取り入れていく
9日目夕		上衣は可、下衣は介助	
10日目朝		ベッド上で、柵にもたれかかるような感じで健側のみ脱衣している。上・下肢の患側のみ脱衣介助、上衣は自立	
夕	ゴムが固いから（靴下は）脱ぎたくない	上半身は他患の家人に手伝ってもらっている。ズボンは上げが不十分で、介助する	明朝は麻痺側の靴下介助が必要
11日目		ズボンは患側の着脱を介助。上衣は肘が上げきれず介助する	
12日目夕		上下共、ゆっくりながら自立する	
15日目深夜	ちょっと目が覚めちゃったから練習	0時、音がするので訪室すると、更衣している。上はトレーナーを着、下は健側のズボンを下げている。トレーナーのまま入眠する。2時過ぎ、再度訪室すると上のパジャマは着ており、ズボンは脱げている	日中も練習しており、更衣に対するストレス？　ベッド上座位でバランスが安定すればできるようになるので、焦らないように説明する
21日目	自分でできたよ	更衣自立	

② 障害による身体喪失感、心理的反応へのアプローチ

1. 患者心理の理解の要点

　看護師は日常生活場面でのかかわりにおいて、患者の外観、態度、振る舞い、訴えなどを観察し、①情緒的不安定さや行動の一貫性のなさなどから、患者が身体部分の特徴、機能、限界について否定的な感情あるいは認識をもっていないか、②生活上の不自由や役割変更に伴う適応行動や問題解決に不安や困難を感じていないか、③患者・家族が役割遂行上の困難を感じていないか、などを評価する。

　リハビリテーション過程での患者心理を理解する際には、次の2点に注意することが大切である[28]。まず、心因性と仮説を立てる前に、器質的要因（意識障害、投薬の副作用、脳障害の巣症状）や内因性精神病（統合失調症およびうつ病）の可能性を検討する。特に、リハビリテーションでは、うつ状態の患者に遭遇する機会が多く、食欲低下、不眠の有無を観察し、うつ病の可能性も念頭に置く。次に、現在のスタッフ－患者関係や治療について、医療者と患者との認識や感情にズレがないか把握する。患者ケアのジレンマを看護師個人で抱えず、看護チームや多職種カンファレンスで検討することも大切である。

2. 援助事例から

1）訓練を休みたがる患者への援助

　Rさん（70歳代、男性、脳卒中）はやや意識の混乱があり、状況に合わない言動もあるが、会社の部下が面会に来たときの応対には社会的地位にふさわしい威厳がみられる。そのRさんが毎朝、訓練に出る時間になると、決まってナースステーションにやってきて、「どうでしょうかねえ。今日の勤めは休んでもかまわないでしょうか」などと言っては訓練に行きたがらない。

　時には、せっかく訓練室に送って行ったのに、訓練開始を待っている間に戻ってきてしまう。こんな行動が続くので、おかしいと思ってよくよく聞いてみる

と、「私なんかは年をとっているから、もっと加減してくれてもいいんですが、PTはプライドが高いから、そんなこと言って、かえって悪くとられるといけないので黙っているんです」と、あからさまには言わないものの、理学療法士のやり方に対して不満をもっているらしいことがわかってきた。

そこで理学療法士に、患者が少しきつく感じているようだと伝えたところ、翌日は「昨日はまあまあ、うまくやれたんですけど、あの方は何ですね、難しいですね」との言葉が聞かれた。

Rさんの場合、脳障害による状況判断力の低下があるものの、訓練に対する不快をその言動で表現していた。このように患者の行動から心理を読み取り、他のスタッフに伝えて調整し、訓練を継続できるようにすることは看護師の役割である。

2）時間の経過が積極性を引き出した患者の教訓

Nさん（56歳、男性。対麻痺）は、脊椎カリエスのため第12胸椎の破壊像がみられ、座位保持では腰痛があった。入院時、医学的には、硬性コルセットを装着して腰部を保護しながら様子をみ、疼痛には座薬を用いながら馴化を促す方針が出された。

看護師は、ベッド臥床の生活から徐々に日中の離床を促していくことを目標に、車椅子の乗車時間を延ばす方向で働きかけていく計画を立てたが、その過程でNさんは、以下のように子どもっぽいほどの抵抗を示した。看護師には、このNさんの反応は、障害を直視するのを避けるために、腰痛という身体症状に逃げ込んで合理化している状態と考えられた。

> **車椅子乗車に抵抗を示すNさん**
>
> ・車椅子乗車開始6日目：この頃、夜間は1時間ごとに体位変換の要求があり、背部瘙痒感を訴え、コールを頻回にする。「みんなでいじめるんだから。痛いのに乗ったってしようがないでしょう。痛くなるのがわかっていて乗るバカはいない。何でも自分でできるようになったらそりゃあよいけど、無理だね。車椅子に乗るのは訓練室に行くときで十分だよ。寝ていたほうが腰にいいんだ。今までやってきたようにするさ」
>
> ・7日目：食堂に行くために車椅子に乗るよう勧めると、「何で起こすんだよ。早いよ。まだいい。今日は寝て食べるから」。また、コールに対して、他の患者に処置中なので待ってくれるよう言うと、「いつまで待たせておくつもりだ。ベッドに戻してくれ」。

> ・13日目：受持ち看護師との話し合いで、「腰が痛いんだよ。昼間、何時間、乗ったと思うんだ。俺はオモチャじゃないんだ。そっちの勝手で乗せられてたまるか。リハビリ以外は俺の勝手にさせてくれよ。家に帰ってもずっと寝てるから、（車椅子に乗らなくても）いいんだ」。

　この事例では、看護師は、図4の障害受容のプロセスにおけるADL期と考えて、離床時間の延長を目標にしているのに対して、腰痛にこだわる患者はまだ治療の継続を求めており、障害の身体的自覚ができていない状態にあった。このような状況で、車椅子乗車に抵抗を示す患者は看護師を困らせる問題患者となり、患者にとっては医療不信や意欲の低下を招く結果となった。その結果この患者は、リハビリテーションの途中で希望退院し、6か月の在宅生活を送った後、トランスファー自立を希望して再び入院してきた。

　再入院にあたっては、前回の状況を踏まえて本人の意思確認が十分に行われたが、患者は打って変わったような積極的な病棟生活を送ってセルフケアを確立した。

　幸いに、Nさんの自宅は病院の近くであったため、希望退院後も、妻が勤めに出る日中のサポート体制を整えるに際しては家庭訪問するなど、ケア提供者としての関係は絶たないようにしていた。ベッドに寝たきりの在宅生活で、Nさんなりに今後の可能性を現実的に考えたに違いない。また、時間が腰痛を軽減させたことも確かであった。このように、患者が自己の障害を認識するためにはそれなりの時間が必要とされる。短い入院期間内に障害受容がなされる例は少なく、3年から10数年を経てなされるとの報告もある。時間をかけることの大切さと、身体的苦痛の軽減の必要性を再認識した例である。

　また、看護師に対する患者の感情を受け止めかねて、「かかわりたくない、話したくない」という看護師もあった。医療者のこうした心の揺れは「逆転移」として理解される。看護師は患者との気持ちのズレに早く気づいて、患者の情緒（不満、憤り）の「受け皿」としての役割を取り戻すべきであった。患者との目標共有の大切さ、患者の感情の受け止めなど、患者との相互関係における問題の見直しについて教訓となった事例である。

3）交通事故で左下肢切断、ストーマ造設、失聴となった患者への援助

　Hさん（28歳、女性）は、入院当初は自分の受けた傷のことだけに関心が集

中していたが、創部を目で確認することによって身体的自覚が高まった。障害を告知された直後は比較的冷静にみえたが、いろいろと内省していた様子で、看護師がHさんを見守り、積極的に声をかけ、聞き役になることで、心の内を表出できていた。

　事故当時、運転者だった夫との関係は良好で、毎日のように面会があったが、妻としての葛藤もあり、夫の面会を頼りにしている反面、自分を負担に思っていないかと不安に思う心理もみられた。こうしたHさんに看護師は、臨床心理士によるサポートを提言したが、Hさんは精神障害者として扱われたのかと誤解したようであった。しかし、看護師の説明によって了解し、その後の臨床心理士との面接は患者の心の整理に役立ったと思われる。

　ストーマを受け入れたら切断に、切断を受け入れたら失聴にと、重複障害ゆえに障害された自己を受け止めるのは難しかったと思われる。しかし、文字盤の使用によるコミュニケーションや、聴覚障害者用のテレメッセージを紹介して夫との電話連絡が可能になったことで、気持ちが外に向くようになった。3〜4か月を経過して、周囲の患者と比較できるようになり、夫に率直な感情をぶつけられるようになったことはHさんにとって障害を認識し、現実に対処しようとする兆しであると考えられる。

　以下はHさんの言動を看護記録から抜粋したものである。

Hさんの看護記録から

- 2月22日：「私よりもっと大変な人がいるのはわかりますけど、いろいろ考えて……。考える時間が多くて……」
- 3月1日：入浴時に採皮部を目で確認して、「ああ、今はこうなっているんですか」。検査時には左下肢痛が強く、涙ぐんでいる。
- 3月8日：「失聴。歩行は厳しい。車椅子生活になる。今後2か月で車椅子が自在に操作できるようにする」と告知される。「何となく予感はしていたけど、やっぱりそうなんだっていう感じですね」。失聴のほうが期待に反してショックの様子。
- 3月10日：「愚痴を言っても仕方ないと思って、いろいろ言うと後で自分が嫌になって、落ち込んでしまう（禁欲的な言葉が多い）。夫も自分も一人っ子なので、村の家が絶えてしまう。仕事も旅行もしたかった」
- 3月14日：心理療法に対して、「私は精神病じゃないし、心理療法を受けるのは気が重いんです」。説明後、笑顔で、「気が楽になりました。気楽に話してきます。誤解してました」。
- 5月15日：泣いている。「足のないことやからだの不自由なことは受

> け入れられたんですけど、耳が聞こえないことはまだ受け入れられなくて……。さっき鼻歌を歌っていたんですけど、もうカラオケも唄えないし、音楽も聴けないと思うと悲しくなっちゃって……。今日はだれも面会に来てくれない。弱虫ですよねえ、こんなことで泣くなんて。Oさんだって、あんなにからだが不自由なのにいつも明るい。私は弱くて……」
>
> ・5月末：バー内歩行。読唇術OKのサインあり。
> ・6月26日：夫と花火大会に外出。ときどき、けんかもしているらしい。

③ 退院後の生活に向けた援助

1. 在宅生活をアセスメントするために必要な情報

　表23は、ケースワーカーの立場から抽出された情報である[29]。看護師は病棟でのケアをとおして、患者の健康問題や日常生活能力を熟知しており、家族関係などを知る機会が多い。

　ケースワーカーと情報交換しながら、在宅生活に向けたアセスメントを行う必要がある。また、病気や障害のために心身が不自由となった人がより自立した状態で生活を維持し、楽しみ、積極的な社会参加ができるようにする目的のために利用できる福祉用具や、療養生活を支援するサービスは、介護保険法、障害者自立支援法による対象者や、医療保険制度下の特定疾患患者など、準拠法や患者の退院後の居住地によって利用できる内容に限度がある。院内地域連携室や地域でケアマネジメントに携わる関連職種と、患者・家族を交えての早期からの相談・調整が必要である。

1) 疾患・医療に関して（健康問題）

　入院時の情報からアセスメントする場合、治療効果により退院時の病状、障害の程度が変化するので、見通しが立たない場合もある。そのようなときは、治療効果が上がった場合とそうでない場合を予想しておき、見通しがついた時点で漸次、変更していく必要がある。

表23 在宅準備に必要な情報

I. 患者・家族の基本情報
　1. 患者の基本情報
　　・性、年齢、職業（役割）、医療保険・公費負担など、休業保障など
　2. 家族の基本情報
　　・家族構成、家族員の年齢、職業（役割）
II. 疾患・医療に関する情報
　1. 疾患（病名、治療方針、入院予定期間、予後など）
　2. 退院後の、医療、看護、リハビリテーションの必要性
　　・医療の必要度（転院、通院、往診、再入院など）
　　・看護やリハビリテーションの必要性
　　・患者・家族の理解度、受け止め方
III. 患者の生活に関する情報
　1. 基本的日常生活
　　①日常生活能力
　　　・ADL、IADL、要介護度、精神機能、コミュニケーション機能
　　②基本的な療養生活の確保（食事の用意、洗濯、掃除など）
　2. 住居・療養環境
　　①住居の構造・形態
　　②居室変更、住居改造、転居などの必要性
　　③福祉機器、日常生活用具の導入の必要性
　3. 経済的状況
　　①生計の状況
　　②年金・手当などの受給の可能性
　4. 社会生活の広がり
　　①入院前の役割と退院後の見通し（元の役割への復帰・変更の可能性など）
　　②社会関係維持の可能性（友人などとの交流の確保など）
　　③生活空間の確保（外出の機会の確保など）
　5. 精神生活の安定と広がり
　　①生きがい、楽しみ、趣味
　　②精神的状況（うつ、気分変動、認知症に伴う影響など）
　6. パーソナリティ
IV. 家族に関して
　1. 家族の社会生活（入院前）の状況
　　①家族内の役割分担
　　②家族関係
　　③家族員の健康状況
　2. 患者の退院による家族生活への影響・支障
　　①介護の主担当者、負担の程度、介護への姿勢など
　　②主介護者へのサポート体制
　　③主介護者以外の家族への影響
　3. 今後の生活設計に関する希望・意思
　4. 社会資源の利用への態度

出典／渡辺姿保子：ニーズのアセスメント：ニーズアセスメントにおける基本項目（退院計画研究会編：退院計画；病院と地域を結ぶ新しいシステム），中央法規出版，1996, p.83.

2）患者の生活に関して

（1）基本的日常生活

　患者の能力により介護者にどの程度負担がかかるかをアセスメントする。特に一人暮らしなどでは、基本的な食事の用意、衣類やおむつの洗濯、居室の掃除などをだれが担当するかの確認も必要である。

(2) 住居・療養環境

住居の条件や、福祉機器、日常生活用具の導入によって、患者の自立度と介護者の負担は変わってくる。そのため、居室変更、住居改造、転居などの可能性についても確認する必要がある。

(3) 経済的状況

経済的状況によっては、使用する介護用品をより安価なもので工夫したり、家族がどうしても介護できない場合、転院や施設入所も考慮する必要がある。MSWから情報を得るとよい。

(4) 社会生活への対応

社会生活の可能性や、精神生活の安定と広がりについての情報は、退院後の生活を予想するのに役立つ。退院後の生活を積極的で活動的なものにできるか、閉鎖的な生活になるかで、機能低下や病状の進行にも影響を与える。パーソナリティもこれに影響する重要な要素である。

(5) 家族に関して

患者の疾患・障害によっては、家族全体の役割分担や生活設計に影響する。家族が自分たちだけで介護負担を解決しようと頑張りすぎると健康を損なうなど、破綻を起こしやすい。社会資源を上手に利用する態度はこうした面でも必要である。

2. 援助事例

1) 脳梗塞により右片麻痺となった患者の退院に向けての援助

Yさん（59歳、男性）は9月に脳梗塞を発症し、右片麻痺となり、同年10月に在宅生活に移行する目的でリハビリテーション病院に転院してきた。Yさんの入院から退院までの看護の流れを図15に示すが、アセスメントに必要な情報に沿って結果を述べると以下のようになる。

182　第2章　回復期（移行期）にある患者の看護

図15　Yさんのリハビリテーション病院における入院から退院までの看護の流れ

Yさんは9月4日脳梗塞、右片麻痺、失語症となった。糖尿病、高血圧合併。発症後約1か月で、総合病院内科よりリハビリテーション目的で転院してきた。

時期	〈主治医〉	〈患者・家族〉	〈看護師〉	〈他のスタッフ〉
10/15 入院 10/30 入院時評価 （カンファレンス） 2週目	患者・家族へ入院計画提示 ・ゴール設定：車椅子でのADL自立 ・入院期間設定：3か月		初期評価 問題リスト作成 初期計画立案 ・ADLの自立 ・排泄コントロール ・意思疎通を図る ・危険防止 ・介護負担について説明 ・介護指導開始	PT（基本動作）、OT（利き手交換）、ST、MSWがそれぞれに初期評価 訓練開始
2か月	退院後の生活設計についてムンテラ（10/20） 要介護→①だれが介護できるか（協力者は？） ②どこに住むか ③住居は車椅子で動けるか→改造は可能か	家族の選択 ①妻（長女） ②本人の自宅 ③不可 →改造可能 ↓ 福祉事務所へ手続き 年末・年始の外泊訓練		
	・12/6 身障者の診断書作成 ・12/26 下肢装具（AFO）とT杖処方 1/17 手帳交付 2/6 完成		中間評価 ・ADLの自立度 ・退院までの準備	
4か月	・2/12 車椅子処方 退院後の療養計画の提示（2/24） ①退院後の疾患管理について→病院 ②自宅でのリハビリテーションプログラムとフォローについて→地区の身障者福祉センター通所 ③地域のリハビリテーション教室、介護支援について情報提供		家屋評価のため家庭訪問（看護師とスタッフ4人） ↓ ・日常生活用品のリストアップ ・訪問介護などの利用について相談	MSW：福祉事務所連絡、居住地で利用できるサポートの情報、連絡 OT、PT：改造案提示、福祉機器の選択（3/10）
5か月		ベッドなどの搬入（3/11） 居室の改造工事開始	退院時サマリー送付 退院時評価	PT、OT、ST、MSWがそれぞれに在宅プログラム、退院時サマリー・評価
3/12 退院 退院時評価			退院時未完成	

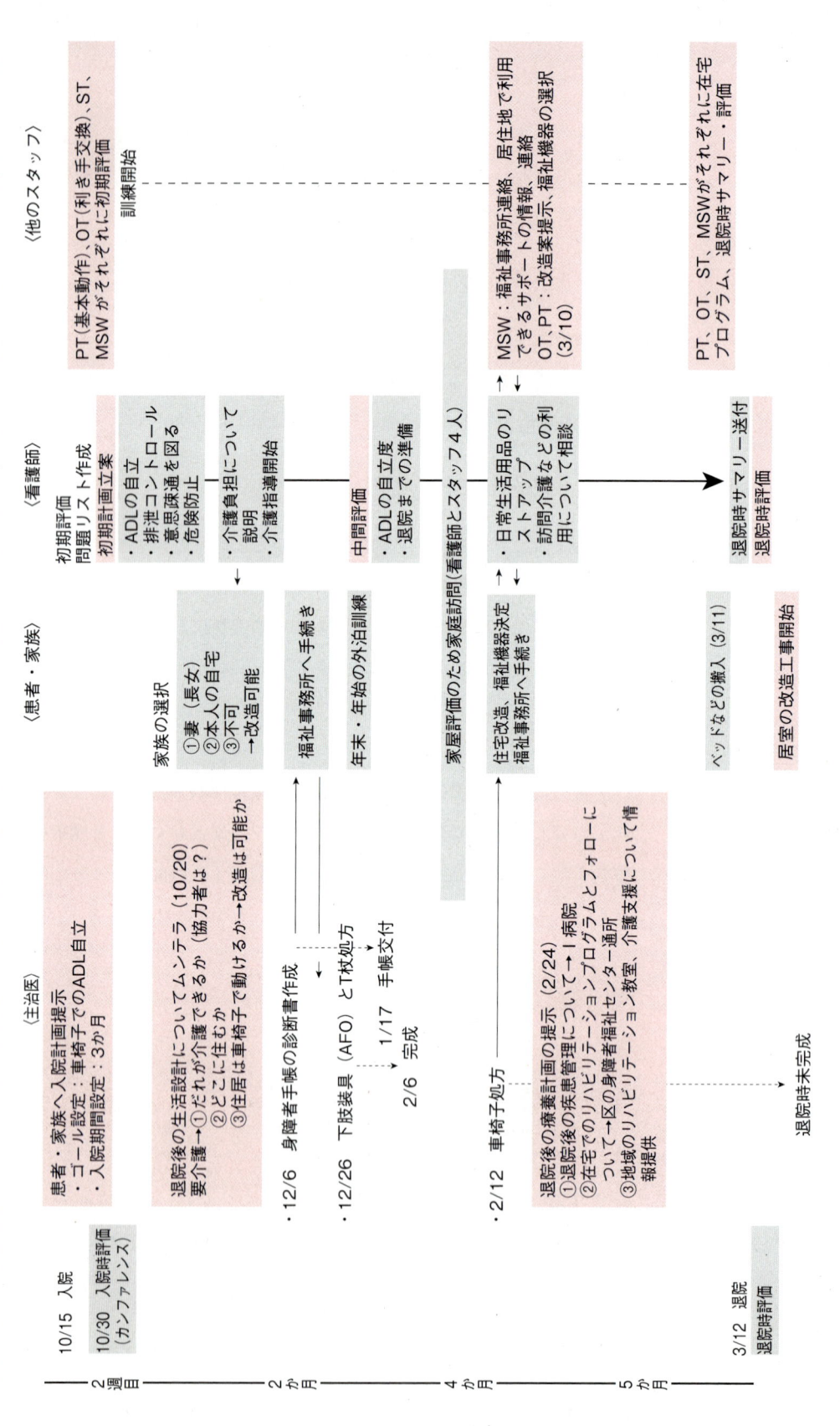

(1) 患者・家族について

　Yさんは下町で自営業を営む職人であった。入院時、身体障害者手帳は未申請で医療費負担があり、経済的に問題があった。家族は妻と長男（24歳、学生）の3人暮らしである。長女一家が隣に住んでいて、日中はYさんを多少は世話することが可能である。他に別居の次女家族がいる。

(2) 疾患・医療に関して

① 入院時

　右片麻痺は重度で、失語症があり、意思疎通は困難であった。歩行はまったく不可能、ADLは食事以外全介助で、合併症として糖尿病と高血圧がある。スタッフカンファレンスでは、「ゴールは車椅子でのADL自立、入院期間は3か月」の方針が出された。コミュニケーション能力がどの程度改善するかで在宅での介護度が変化すると予測され、運動療法、作業療法、言語療法が処方された。

② 退院後

　内科的には、自宅近所の病院でフォローし、地域の福祉施設でリハビリテーションを継続することになった。

(3) 患者の生活に関して

① 退院時のADL

　短下肢装具（AFO）とT杖の使用で屋内歩行可能となったが、実用性には欠けるため、屋外での移動には車椅子が必要である。コミュニケーションは、自発語はないが、カラオケで歌謡曲は歌える。日常生活でもジェスチャーで意思を伝える努力がみられ、時間がかかるが理解可能となった。食事、排泄は自立、その他は一部介助だが、日中、短時間なら一人でも留守番可能となった。

② 住居・療養環境

　自宅住居は改造可ということで、入院の翌年1月に家屋評価を実施し、風呂場とトイレの手摺り設置について家族の了解が得られ、3月にはPT、OTによる改造案が提示された。改造は、地域の役所に申請してから、退院後に実施されることとなった。日常生活用具としては、妻と看護師が話し合いの後、ベッド、ポータブルトイレ、シャワーチェア、バスボードを導入することになり、病棟で使用していたものを基準にセラピストらが機種を選定した。これらはMSWと地域の介護支援専門員との連携で業者に発注され、退院前日には自宅に届けられる

③ 経済的状況

　妻のパート勤務と長男のアルバイトで頑張れば何とかなると妻は言っていたが、12月には身体障害者手帳1級が交付された。これにより、住宅改造の助成や日常生活用品の給付、および年金・手当などの助成を受けられることになった。

④ 社会生活の広がり

　言語障害があり、社会的交流は難しいが、地区の福祉施設への通所訓練がその機会となると考え、紹介された。患者は生来、無口であったようで、こつこつと手作業に精を出すタイプである。入院中は車椅子で一人で階下に行き、読書をしていることもあり、本人なりに在宅生活のなかでの楽しみを見つけられるのではないかと期待された。

図16　Bさんの在宅ケアに向けての保健・福祉サポート体制

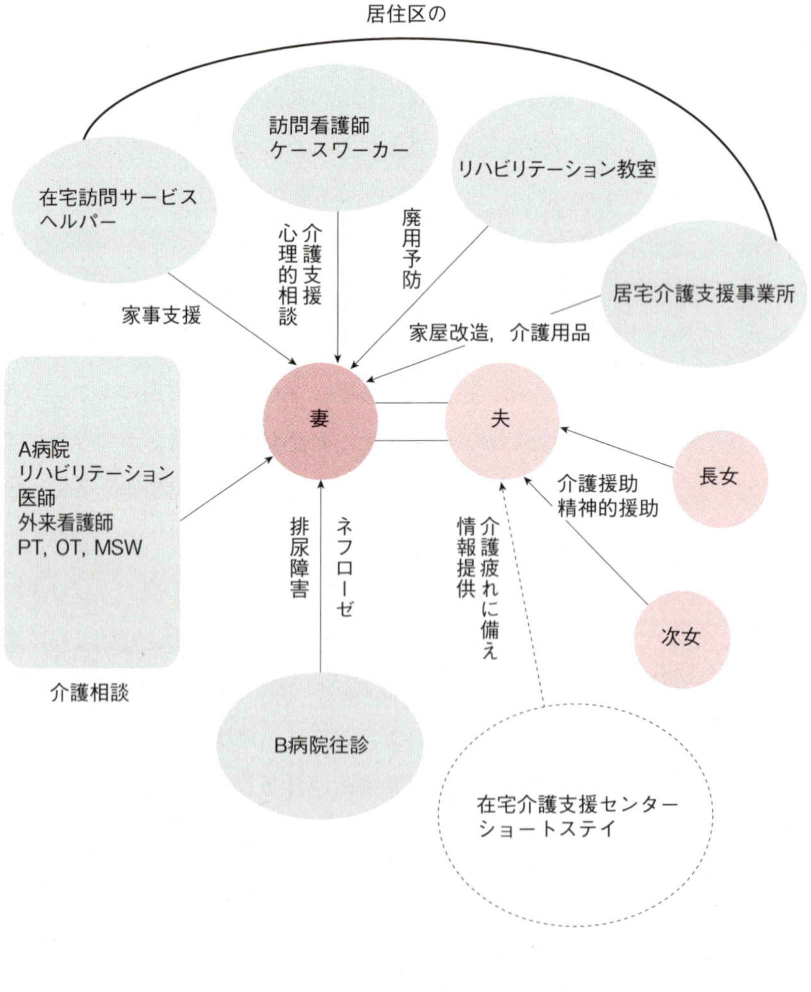

2）頸髄損傷患者の在宅生活に向けて準備した保健・福祉サポート体制

　図16は、第6頸髄損傷患者のBさん（58歳、女性。第5章C参照）の在宅生活に向けて準備した保健・福祉サポート体制である。これらはリハビリテーションにかかわる全スタッフの協力のもとに実施されたのだが、看護師は患者・家族とスタッフ間の調整役になるとともに、介護にあたる夫への介護指導、日常生活用品の選択への助言、地域の看護・介護担当者へのケアの申し送りなどの役割を果たした。

引用文献

1) 青柳幸一：筑波ロー・ジャーナル，4号，2008．http://www.lawschool.tsukuba.ac.jp/pdf_kiyou/tlj-04/tlj-04-aoyagi.pdf
2) 上田敏：ICFの理解と活用「人が生きること」「生きることの困難（障害）をどうとらえるか」，萌文社，2009．
3) 大田仁史，南雲直二：障害受容［意味論からの問い］，荘道社，1998，p.97.
4) 中村隆一編：入門リハビリテーション概論，医歯薬出版，1996，p.22.
5) 三ツ木任一：障害者の福祉，放送大学教育振興会，1993，p.139.
6) 小此木啓吾，末松弘行編，乾吉佑，他：今日の心身症治療，金剛出版，1991，p.274-281.
7) オレム，D.E.，小野寺杜紀訳：オレム看護論，医学書院，1994，p.108.
8) 土屋弘吉，今田拓，大川嗣男編：日常生活活動（動作）；評価と訓練の実際，第3版，医歯薬出版，2005，p.83-109.
9) 永井昌夫：頸髄損傷とともに，心身医療，8(6)：22-25，1996．
10) 三澤義一編著：運動障害の心理と指導，日本文化科学社，1993，p.165.
11) 第14回日本看護科学学会学術集会シンポジウムC：家族援助における看護の機能と役割，日本看護科学学会誌，15(1)：20，1995．
12) 米国ハビリテーション看護師協会，奥宮暁子，宮腰由紀子監訳：リハビリテーション専門看護；その活動範囲と実践基準，日本看護協会出版会，2003，p.16.
13) 奥野英子：社会リハビリテーションの理論と実際，誠信書房，2007，p.115.
14) 早川和男監，社会福祉辞典編集委員会編：社会福祉辞典，六月書店，2002，p.43-44.
15) 佐藤登美：エンパワメントとケアマネジメント（福屋靖子，佐藤登美，石鍋圭子編：人間性回復のためのケアマネジメント，メヂカルフレンド社，2000，p.41)．
16) 森田ゆり：エンパワメントと人権；こころの力のみなもとへ，解放出版社，1998，p.40.
17) 黒田由彦：役割理論，月刊ナーシング，27(12)：179，2007．
18) 前掲書17)，p.199.

19) 渡辺俊之：リハビリテーション看護でできる家族支援とは何か；家族のアセスメントとかかわり（宮腰由紀子，奥宮暁子，金城利雄編著：リハビリテーション看護と家族支援〈リハビリテーション看護研究7〉，医歯薬出版，2003，p.2．
20) 宗像恒次：セルフケア行動を支えるカウンセリング，月刊ナーシング，13(12)：60-76，1993．
21) 坂野雄二，前田基成編著：セルフ・エフィカシーの臨床心理学，北大路書房，2008，p.4．
22) 退院計画研究会，手島陸久編：退院計画；病院と地域を結ぶ新しいシステム，中央法規出版，1996，p.69（田中千枝子：退院計画のプロセス）．
23) 上田敏：障害の受容；その本質と諸段階について，総合リハビリテーション，8(7)：515-521，1980．
24) 本田哲三，南雲直二，他：障害の受容の概念を巡って，総合リハビリテーション，22(10)：819-823，1994．
25) 宮本美沙子：やる気の心理学，創元社，1987，p.105．
26) 小此木啓吾，末松弘行編：今日の心身症治療，金剛出版，1991，p.280（乾吉佑：リハビリテーションにおける心身医学的問題）．
27) 中村里子：間歇的自己導尿の自立への援助，東京都リハビリテーション病院院内事例研修資料，1996，p.4-7．
28) 本田哲三，室津恵三：心理的評価，総合リハビリテーション，17(9)：705-709，1989．
29) 退院計画研究会，手島陸久編：退院計画；病院と地域を結ぶ新しいシステム，中央法規出版，1996，p.83（渡辺姿保子：ニーズのアセスメント；ニーズアセスメントにおける基本項目）．

参考文献

1) 中村隆一編：入門リハビリテーション概論，医歯薬出版，1996．
2) 佐々木日出男，津曲裕次監，坪井良子，奥宮暁子，森千鶴：リハビリテーションと看護，中央法規出版，1996．
3) 上田敏：リハビリテーションの思想；人間復権の医療を求めて，医学書院，1987．
4) 貝塚みどり，他編著：QOLを高めるリハビリテーション看護，1995．
5) J. Freidin & V. Marshall 著，水戸柚郎，大平整爾訳：イラストでみる外科手術のベース&テクニック，医学書院，1987．
6) 日本リハビリテーション医学会：リハビリテーション白書，第2版，医歯薬出版，1994．
7) 砂原茂一編：リハビリテーション概論〈リハビリテーション医学全書〉，医歯薬出版，1991．
8) D. E. オレム著，小野寺杜紀訳：オレム看護論，医学書院，1994．
9) 川端啓之，杉野欽吾，後藤晶子，余部千津子，萱村俊哉：発達臨床心理学，ナカニシヤ出版，1995．
10) O. マージョリー，H. ウーラコット，A. シャムウェイークック編，矢部京之助監

訳：姿勢と歩行の発達：生涯に渡る変化の過程，大修館書店，1993.
11) 宗像恒次：セルフケア行動を支えるカウンセリング，月刊ナーシング，13(12)：60-76，1993.
12) 武田宣子：アサーティブネス；身体障害者のセルフケア、看護学雑誌、57(9)：695-699，1993.
13) 田中しのぶ，他：片麻痺患者の家庭復帰への援助；病棟内ADL室を利用して，第4回日本リハビリテーション看護学会集録，1992，p.54-55.
14) 本田哲三：障害適応へのアプローチ，リハビリテーション医学，32(10)：647-650，1995.
15) 小此木啓吾，末松弘行編：今日の心身症治療，金剛出版，1991.
16) 多賀須幸男，大関マサ子編：図解患者指導；入院・退院・セルフケア，メヂカルフレンド社，1987.
17) 石橋丸鷹，石橋祐子：イラストでみる服薬指導，南山堂，1991.
18) Ruth S.著，石田肇監訳：看護に必要なリハビリテーションの知識と技術，医学書院，1986.
19) 都留伸子，山下かしえ編：患者自立への援助，第3版，医学書院，1993.
20) 日野原重明，他：慢性疾患のリハビリテーション，1966.
21) 森山美知子，鞠子英雄：ファミリーナーシングプラクティス；家族看護の理論と実際，医学書院，2001.
22) 新井陽子：家族理論，月刊ナーシング，27(12)：208-215，2007.
23) 森山美知子：家族看護モデルの臨床応用；リハビリテーション看護の視点から（宮腰由紀子，奥宮暁子，金城利雄編著：リハビリテーション看護と家族支援〈リハビリテーション看護研究7〉，医歯薬出版，2003，p.10-25).

第3章

慢性期にある患者の看護

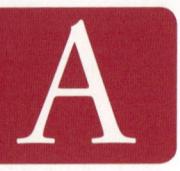

A 慢性期にある患者の特徴

① 慢性期とは

　慢性期とは、「6か月以上にわたり一定の治療・ケアを必要とする病状の安定期」を指していう。どのような疾患であれ、専門家の技術により管理せざるをえない時期（急性期）や、患者あるいは家族が疾病を管理していかなければならない時期、疾患による何らかの生活上の障害に対応していかなくてはならない時期が、程度の差こそあれ存在する。慢性期はそのなかで、長期にわたり患者（または家族）が、医療者と共に疾病を管理していかなければならない時期を指す。しかし、急性期の後、患者あるいは家族が疾病を管理していかなければならない時期ではあっても、その期間が短いものは回復期または移行期であると考える。また、疾患により何らかの生活上の障害が存在していても、それが治療にかかわらないものは、この経過別看護の視点からははずされる。

② 心身の特徴（対象の理解）

1. 身体的特徴

　慢性期は、病状的に著明な変化がみられないことが多く、安定している。多くは適切な処置やケアをすれば悪化せず、病状をコントロールすることが可能だが、潜在的に病状が進行する場合も多い。疾病をコントロールできている間は、日常生活に支障がない程度の症状か、あるいはほとんど症状がない。したがって、昔からの病人のイメージ（感染症などの急性期にある患者＝病人）からすれば、「病人」に見えない者が多い。しかも、慢性期の患者では治療は必要とするものの社会生活を営んでいる者が多く、身体的に何らかの不都合をもちながらも生活している。

　しかし、症状がほとんどないとはいうものの、適切な処置やケアを怠った場合

や、何らかの誘因、促進因子が加わった場合には、急速に著明な症状が出現し、病態が悪化することがある。この状態は「急性増悪」とよばれている。一方、病態が一時的に快方に向かい、ほとんど治療を必要としないような時期が出現する場合もあり、その時期を「寛解期」とよぶ。

2．心理的、社会的、信条・信念の特徴

人は、健康なときには自分が「健康である」と感じ、気分不快などの症状が出るときには「自分は病気である」と感じる。そして、自分のセルフケアだけでは危ないと感じると専門の治療を受けに行き、そこで治療を受けることによって「私は病人である」として病者役割行動をとる。

急性期ではこの段階はスムーズに移行し、病者役割行動をとるのは容易である。しかし慢性期では、不快な症状が軽減され、あるいは症状がまったくないことも多いため、「自分は病気である」と感じることがあまりない。そのため「私は病人である」との役割も引き受けがたく、治療をも受け入れがたくしている。

1）病気の受容

患者のなかには、自分が治療を要する「病気である」ことをすんなり受け入れる人もいれば、そうでない人もいる。慢性期では、多くの患者が服薬や食事療法、運動療法をしているが、病気を受け入れて治療を行っている患者、服薬はするものの病気であるという状態を受け入れていない患者、病気も治療も受け入れていない患者など多種多様である。

「私は病気である」というのが病者のアイデンティティである。医療者は、疾病が急性であろうが慢性であろうが、いったん診断が下されれば患者はすべてそういうアイデンティティをもつものだと思い込み、治療に専念すると考えがちである。しかし患者の認知レベルでは、医療者の期待どおりにそのようなアイデンティティができてくるわけではない。患者が、自分を「病気をもつ存在」として認めていく過程は、その人の病気の知覚や病気に対する認識に依存しており、病気を自己の現実として受け入れていく過程を「病気の受容過程」とよんでいる。自分が病気であるという事実を、ある人は短期間で、ある人は長い時間をかけ、自分のなかでさまざまな気持ち（たとえば恐怖、不安、否定、怒りなど）と闘いながら徐々に納得していく。この納得は、どのような偉い医師が診断を下そうとも、検査データやX線写真を見せられて厳然たる科学的事実として示されても

関係がない。それは純然たる患者の心の世界の問題であり、患者の心のなかでこの問題が納得されないと、患者の行動はコンプライアンスの低さとして、あるいは問題患者として医療者の目を引くことになる。

2）病気の受容過程（悲嘆過程）

患者には、診断を受けた後に「悲嘆過程」が生じることがあり、また合併症や急性増悪が出現したときにもこれが現れる可能性がある（図1）。この「悲嘆過程」は、キュブラー＝ロス（Kubler Ross, E.）が定義した末期疾患の適応段階に類似している過程であるが、慢性期の患者に関しては、特にこの段階は順序どおりではなく、また一つの段階が一定の期間持続するものでもない。多くは受容段階がくるまで他の段階へ何度も行ったり来たりし、受容形成後も合併症の発症、生活上のストレス（たとえば家族の死、離婚、退職、転勤）などにより影響を受け、再発する。この「悲嘆過程」には、不安、否認、怒り、取り引き、抑うつ、受容（適応）などの段階があり、そのうちのいくつかは心理学的防衛機制である。「受容（適応）」は、疾病の治療に自ら積極的に立ち向かい、医療者を拒絶することなく十分に協力し合い、疾病の自己管理をする状態である。

悲嘆過程の一段階である「否認」の場合は、疾患そのものの存在を否定し、治療を拒否することもある。疾患の「否認」では、たとえば診断時に「両親も兄弟も糖尿病ではないのに、ぼくが糖尿病のはずがない」「体調も良好なのに、悪化しているというのは間違いに違いない」といった反応が起こる（表1）。検査データなどを示しても、疾患を否定する場合に「否認」の可能性がある。日本人の

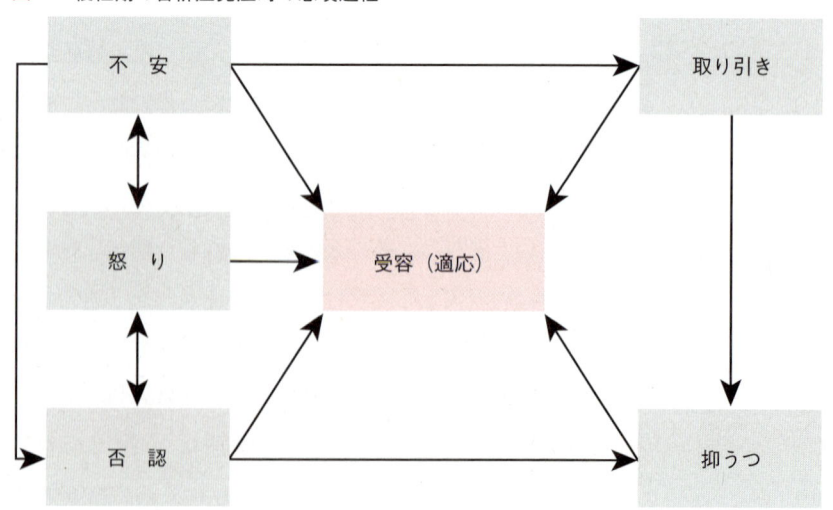

図1　慢性期の合併症発症時の悲嘆過程

表1　否認と部分否認

> 両親も兄弟も糖尿病ではないのに、ぼくが糖尿病のはずがない
> 体調も良好なのに、悪化しているというのは間違いに違いない
> 　　　　　　　　　　　　　あの医者は信用できない。ヤブ医者ではないか

場合、このような全面否認より「部分的な否認」のほうが圧倒的に多く、よくある防衛機制でもある。たとえば、インスリン治療や経口薬などの治療はするが、食事療法はまったくせず好きなだけ食べるなど、最小限の治療のみをすることがこれに相当する。「否認」は、最初のうちは病気をもっているという心理的苦痛を和らげることには役立つかもしれないが、長期にわたると治療・ケアに支障が出る。

3. 行動上の特徴

　慢性期には長期にわたる疾病の管理が必要なため、今までの生活習慣や日常生活の変更を迫られることが多い。しかしその変更が、服薬などの比較的差異の少ないものであれば医学的な疾病管理に従うことができるが、食事療法や運動療法、毎食後の安静など、今までの生活習慣と大きな差がある場合は、ほとんどの患者は十分な管理行動がとれない。

　病気の受容過程の一つである「怒り」は、家族や医療従事者に向けて出される（表2）。特にわが国では、病院が医師を頂点とした階層的社会であることが多いことから、医師や医療従事者に「怒り」を表出することは少なく、まず家族、次に医療従事者では看護師に向けて表出されることが多い。慢性期の病気のための教育・指導が不十分だったからといって、「怒り」を医療従事者に向けることは少ないかもしれないが、「怒り」が内向し、罪悪感となることは多いと思われる。「自分はあのとき、先生や家族にやせろと言われていたのにやせなかった。だから、みんな自分が悪いんだ」「自分はどうして先生の言うことを聞かなかったのだろうか」などの反応である。やはり病気の受容過程の一つである「取り引き」は、判別が難しく、見た目には非常に率直に思える患者の言動がそうであることが多い。たとえば、「糖尿病治療はたいしたことはないですよ。全部自分で

表2　日本人の怒りの表現

> 医療者に「怒り」を向ける日本人は少ない
> 　　　　　　　しかし、代わりに家族にはきっと当たっているはず

できます」「大丈夫です。間違いなくやれます」と軽く応じる反応の場合、治療後にそれに見合う「見返り」がないと患者はがっかりし、疾病の自己管理ができなくなる。家族や医師に「怒り」を向けたりし、大丈夫だと言っていた態度は「どうしてこんなひどい目にあうのだろうか」といった態度になる。慢性期の病状では、治療を厳密に自己管理していても必ずしも病状が好転するとは限らず、よく自己管理したものの、その「見返り」がないため、時には民間療法を試みるなどの行動にも出やすい。

「抑うつ」はかなり重大な問題である。「抑うつ」の症状は、不眠、摂食パターンの変化、活動力の低下、無力感、絶望感、自殺企図、孤独感、無価値感、倦怠感、無気力、いらいら感などである。症状の持続期間と重症度を評価したうえで、症状が長引いた場合、適当な時期に精神科医などの専門家に相談するのが適当であると考えられる。特に糖尿病の治療がうまくいっていない場合など、「抑うつ」の治療を行わなければ疾病をコントロールすることもできなくなる。

③ 治療の特徴と患者への影響

1. 慢性期の経過と治療の特徴

1）経過の特徴

慢性期では、治療・ケアを必要とする疾患の安定期が長く、病状が安定し悪化せずにいる者、徐々に悪化に向かう者、長い期間を経て回復に向かう者などが存在するが、多くは急速な悪化はないものの老化とともにゆっくりと悪化に向かう。病状をコントロールできている時期を「コントロール期」といい、その「コントロール期」と「急性増悪期」を繰り返しながら徐々に悪化していくケースが多い。

2）治療の目的

慢性期の治療の目的は、病状のコントロールと悪化・合併症の予防にある。慢性期には多様な病状が存在するものの、その多くは病状のコントロールにより健康人と変わらない社会生活を営むことができたり、あるいはある程度の日常生活をこなすことができる。これらの病状コントロールにより回復への期待がもてる

ようになったり、あるいは、完治することはないにしても社会生活を営み、寿命を全うすることも可能だったりする。もちろん、ゆっくりと死への転帰をたどる場合もある。

3) 治療内容と理解

慢性期での治療は服薬が多いが、それだけにとどまらず、食事療法や運動療法、一定時間の安静など、生活習慣の変更を必要とするものが多い。またそれ以外にも、酸素療法、インスリンの自己注射、血液透析や持続携行式腹膜透析などのように、特殊な専門的医療技術を必要とし、一昔前なら入院を必要としていたものがある。これらの治療は、専門的医療技術を必要とするだけでなく、生活上での制約が大きい。急性期のように生活習慣の変更が短期間で済むならば、身体的な苦痛と相まって治療行動の一時的実施は容易であるが、慢性期のように、それが6か月以上にもなると、ライフスタイルの変更までが必要となる。日常生活での時間的制約、食習慣の変更、治療行為の実施、外出の制約など、変更の程度が大きいほど実施率が低下する傾向にある。

慢性期の患者は、単に長い間、治療やケアを受けるだけではなく、ライフスタイルの変更という面から、患者自身が主体的に疾病を管理していかなければならないことが多い。そのため多くの患者は、自分の生活習慣や生活様式を、疾病の管理という面から、より望ましいものに変えていくという大きな課題を背負う。いわゆるライフスタイルの変容を要求されているわけだが、患者は医療者の助言に従って主体的に疾病を管理し、生活習慣の改善努力と治療行為を実行することを期待されている。患者は治療に参加、協力するという以上に、治療の主体である。患者による主体的・積極的な治療への参加の重要性が、慢性期の治療の大きな特徴である。

4) 治療の場の特徴と理解

慢性期は、入院している患者も存在するが、多くは定期的に外来で医療を受けながら社会生活を営んでいる場合が多い。現在では入院は、よほど医療依存度が大きいか、高齢や障害のために自己管理が困難な場合に限られる。自宅以外では、特別養護老人ホームや保健施設など、病院以外の施設で治療を継続しつつ、生活している場合もある。施設での生活は、患者本人だけでなく、施設の寮母や看護師が患者の治療に協力していることが多い。自宅で生活しながらの治療は時間的にルーズになりがちで、また治療方法の厳密さにも欠けることが多い。

2. 治療にかかわる反応

1）治療そのものに対する反応

(1) 治療に対する受容

　慢性期の治療は、前述したように服薬が多いが、生活習慣の変更を必要とする食事療法や運動療法、一定時間の安静などが付随していることが多い。ライフスタイルの変容を要求するこれらの治療方法は、服薬などに比較し患者は受容しにくい。また従来、病院内で行われ、高度な医療処置とされていた酸素療法、インスリンの自己注射、血液透析や持続携行式腹膜透析などは、処置に対する「恐怖」「不安」などから治療行為を受容できず患者自身で処置の自己管理ができないでいる場合も多い。これらの治療は専門的医療技術を必要とするだけでなく、生活上での制約が大きく、外出や遠出、海外旅行などの制限になっていることも多い。

　また、疾患そのものの存在を否定し、治療を拒否する場合もある。たとえば、インスリン治療や経口薬などの治療はするが、食事療法はまったくせず好きなだけ食べるなど、最小限の治療のみをすることなどがこれに相当する。

(2) 民間療法への依存

　慢性期の患者は、いつまで続くかわからない治療への負担や不満、医療への不信から民間療法に心引かれる者が多い。たとえば、糖尿病の患者の民間療法体験率は平均40～50％という調査結果[1]が出ている。多くの民間療法は一般に服用が容易であり、しかも治らないといわれている慢性の病気が治ったとか、軽減したとかの宣伝により、患者から患者へ、あるいはマスメディアを通じて広まっている。治療から逃れたい一心で、あるいは、よいといわれるものは何でも試したいとの思いから始めるものが多いようである。医療者に相談しようと思っても病院は患者が多く、医師も看護師も忙しそうで、聞きたいことも聞きづらいと感じるためか、実際に相談する患者は多くはない。また、治療に用いられる薬の副作用が怖いとか、インスリン注射が面倒だとかの理由により、よく効くと噂のある民間療法に飛びつくケースも少なくない。

2）治療環境に対する反応

(1) 治療の場

　慢性期の患者の入院には、急性増悪、合併症の出現などにより治療を目的に入院する場合と、慢性に移行すると判断された後の自己管理のための教育入院がある。しかし、慢性期の患者の多くは定期的な外来受診でフォローアップを受けながら生活している。また、在宅での医療処置が複雑であったり、患者に障害がある場合は、定期的な外来受診だけでなく、訪問看護によりフォローアップされるケースも増加しつつある。したがって、主要な治療の場は在宅と病院外来ということになる。

　在宅は、患者にとって精神的な安定をもたらす場であり、治療の厳密さはともかくとして、痛みや症状の緩和の面から良好な結果をもたらすことが多い。しかし外来受診は、「3時間待ち3分診療」の言葉が象徴するように、わが国の大病院の場合は時間ばかりかかり、満足感の少ないものである。快適な外来受診の場であることは少なく、不満をもつ患者は多い。

(2) 医療者

　いつまで治療を必要とするかわからない慢性期の患者には不安が多いが、慢性期の患者の診療は、急性期の患者の受診に比べ検査データの採取と報告のみで簡単に済まされやすい。患者は医療者、特に医師には将来の見通しなどの情報を求めるが、「3分診療」では詳細な説明が得られることは不可能に近く、医師への不満や不信につながりやすい。

　治療について患者の多くは医師からの「説明」を期待し、「説明に十分納得したうえで」検査・治療を受けたいと望んでいるのは間違いない。たとえば、医療事故相談センターでの相談をみると、医療事故・医療過誤にあった、あるいは医師とトラブルになった人たちに共通することは、病状などについて事前・事後に十分な説明を受けていないということである[2]。野島によると、1987（昭和62）年に行われた調査では、診療に対する不満や疑問に関して、「病状や治療について十分に説明してもらえなかった」という項目が47％もあったとしている[3]。

　わが国の医師は患者に薬の説明をあまりしないため、一般向けの薬の本を買って自分で調べている患者がたくさんいるという。なかでも『医者からもらった薬がわかる本』（法研）は、医療関係の書籍としては前代未聞のベストセラーとな

り、1986年の初版以来毎年、改訂版が出され、現在第27版（2010年）である。この本の電子辞書版や各種検索システムも多数出ている。また、松原によると、医療行為に関しては「健康・医療ガイドセンター」に電話で質問する人も多いという[4]。質問内容は、「診療内容がわからない不安」、すなわち薬の副作用や安全性、検査の必要性などについてが多い。医師は「安心して任せなさい」「この病院で事故は起きていない」と言うだけなので、患者の疑問は消えず、相談してくるという。大部分が診療についての問題はなく、診療ミスもほとんどない。「溝」の大部分は、コミュニケーションのまずさであり、医師が説明を十分にすればガイドセンターは必要ないくらいだという。

　これらのことから言えることは、医師が患者に十分な説明をせず、患者は医師に説明を求めることができずに、または求めずに、ガイドセンターを利用しているという事実である。つまり、「患者は情報から疎外されている」ということだと考えられるが[5]、セカンドオピニオンの制度ができた現在も、この傾向は変わっていない。

　このなかで、看護師がどのような役割を果たしているのかといえば、「患者の説明を望む気持ち」に関して十分な役割やかかわりがとれずにいる。検査や治療の説明をしてくれるように医師に頼むことはあるにしても、患者が十分に満足のいくような対応はまれであることが多い。また、在宅での処置や治療、生活の工夫や介護方法に関しては、看護師にその指導を望む患者や家族が多いが、この点でも看護師の組織的な対応が不十分であり、患者・家族に不満がある。

（3）患者同士

　慢性期の患者が受診する外来では、3時間の待ち時間の間に患者同士の情報交換が頻繁に行われる。特に、慢性の疾患別のクリニックを午後に設けている場合などは、同病の患者ばかりが集まるわけだから、医学的に正しい情報もそうでない情報も、医師や看護師などの医療者の情報もすぐに広まる。そのなかで、患者の集りが患者会などの活動に発展する場合もあり、また民間療法が広まったり、宗教的な勧誘が行われたりもする。患者同士は互いに親しくなり、病気の経過の長い患者が、比較的短い患者に疾患や治療、医療者の性格や対し方についていろいろ教えるようになる。主治医別にグループができたり、受診時以外にも相互に連絡を取り合ったりし、親しく付き合う患者も出てくる。

④ 患者の基本的ニーズの充足方法の変更

　慢性期の患者の基本的ニーズは、患者の病状により千差万別である。マズロー（Maslow, A. H.）の人間欲求の段階説[6]では、人間の生存に不可欠な酸素、栄養、排泄、活動、休息、睡眠、生殖、を最も基本的な生理的ニーズとしてあげている。たとえば、在宅酸素療法を行っている患者にとっては、酸素と栄養、排泄、活動、休息、睡眠、生殖などのすべてが、治療上不可欠な酸素の供給という医療行為にかかっている。自力でできない酸素の供給を、医療器具の助けとそれを管理する自身の学習、医療者や家族の助けにより満たすことになる。この供給は、患者にとって快適ではなく必ずしも容易ではないにしても、この基本的ニーズを満たす過程でその充足にかかわった家族の協力や愛情、本人の努力に対する承認などから、次の上位のニーズを満たす可能性が出てくる。

　すなわち、安全、愛と所属、承認などのニーズは、下位のニーズを満たす過程ですでにある程度かなえられるようになってきていると思われる。最上位の自己実現のニーズは、患者の病状や家族の状況などにより、必ずしも満されるとは限らない。しかし、現在のような医療の発達からすれば、在宅酸素療法を行いながら会社経営などに従事する患者もいるため、十分にその可能性はあると考えられる。慢性の病気をもちながらも自己実現を図ることは、患者に発想の変換を要求するであろうが、可能な状況にきている。

　在宅酸素療法をする患者を例にして慢性期の患者のニーズを述べたが、これは他の疾患にも多かれ少なかれ同じことがいえる。糖尿病の患者は、食事療法という面から基本的ニーズに制限が加えられているが、健康人とまったく同じ食事内容でなければニーズが満たせないという思い込みから、「長寿食を食べているのだ」という発想の転換ができれば、自己実現までのニーズの欲求の充足は健康人と変わらないと考えられる。疾病や病状により、基本的ニーズの充足には、それぞれ医療者や家族からの援助を必要とするものの、その変更を心理的にも受け入れることが上位のニーズの充足には不可欠であろう。

⑤ 将来の生活修正の特徴

1. 人間としてのあり方への影響

1）自己概念とは

　自己概念とは、自己についての概念的認知構造の全体のことであるといわれている[7]。日常生活のなかで、あるいは対人関係や仕事とのかかわりで自己の価値を感じ、ストレス状況では脅威や不安を感じる。仕事上で成功したり、望ましい対人関係のなかでは、自己を過大評価したくなるものである。こういう状況のなかで、「自分は何者であるか」を自問自答する。その答えのなかには人生の計画や価値観、自己に対する認知が含まれる。自己概念は、①自己同一性、②自己評価（自尊心）、③理想自己（自分がなりたい、またはなれるはずであると考えている自己像）の3つの下位概念で構成される。現実の自己と理想の自己に差がある場合は、意識的・無意識的にゆがめて知覚されたり、否定されたりする。そして、個人の内部に重大な心的葛藤と自己の過大評価をもたらすとされている。

2）自己概念と自尊心への影響

　慢性期の患者の自己概念と自己評価は、日常生活上での多大な制約から変更を余儀なくされ、病気になる前の人生計画や価値観、自己に対する評価の修正を迫られる。病気をもちながらある程度の日常生活はできるとはいうものの、これまでのように仕事に没頭することはできず、その仕事によって得てきた自己の価値観や自尊心がゆらぐ。かつての自分の人生計画や価値観、自己評価と現在のそれとの間には当然差が生じ、疾病をゆがめて知覚したり、疾病の存在を否定したりする。患者の心理内部には重大な葛藤が起き、自己を必要以上に無価値なものと否定的に評価したりする。

　そのような状況から、自己の可能性や価値を肯定的に受け止め、自己概念と自己評価の修正が図られるような内的操作が行われるようになれば、不幸なことではあるが、病気になることの影響は決して絶望的なことではないと考えられるであろう。

2. 生活者としての個人への影響

　慢性期の疾病が日常生活に与える影響は多大なものがある。単に服薬治療だけでよいケースであっても、食事ごとの薬の用意、人前で服用できないときの工夫、宴会などでも忘れないようにとの心理的負担、服用を忘れたときの処理や、誤って服用したときの対処など多数ある。最も実施が容易だと思われる服薬治療ですらこれであるから、在宅酸素療法を受けている患者では、ほぼ一日中、酸素療法に支配された生活といってもよい。食事療法や運動療法だけでなく、今までのライフスタイルと異なる生活となる患者にとっては、急性期の患者のように元に戻れるという可能性がほとんどないだけに、ライフスタイルの修正については真剣に考えなければならない。日常生活の修正を真剣に考えるか、疾病の悪化をとるかの選択だが、実際の患者は、疾病が急激に悪化しない程度に日常生活の修正との折り合いをつけようとする場合が大部分である。

⑥ ライフサイクルへの影響

　慢性期になったのが何歳のときかにより、ライフサイクルへの影響は異なる。老年期に慢性状態になった患者では、すでに人生の多くの節目が終わっており、ライフサイクルへの影響は少ないかもしれない。しかし、小児のときに発病した糖尿病患者や、進行性の病気に罹患した患者は、入学、結婚、出産などの人生の節目への影響が大きい。病気をもっていても入学を許可されるかどうか、病気をもちながらの結婚生活を相手が理解してくれるかどうか、出産は可能かどうか、また、その出産のためにどれだけの厳しい治療が必要になるのか、就職は可能かどうかなどである。

　ライフサイクルへの影響を考えるうえで、疾病の意味、症状、生活史、および時間が関係してくる。患者は、これから何が起こるのか、どのくらいそれが続くのか、自分はどうなるのか、どのくらいかかってそうなるのか、それは自分と自分の家族にとってどのような意味があるのかを、専門家にも尋ね、自問自答しながら人生設計を考えなければならなくなる。

⑦ 家族・集団・社会への影響

1. 家族の生活方法の再調整

　在宅で介護を提供する家族は、時間的にも体力的にも、また、精神面でも多くの負担を背負う。病状や障害の程度にもよるが、食事、排泄、更衣、入浴、歩行などの動作の各面にわたり援助を必要とする人を抱えれば、主たる家族介護者の生活は介護中心の日課になり、外出や娯楽などが制約される。それどころか、休息や睡眠さえ十分にとれない生活になることがある。

　複数の同居家族がいれば、その負担を分散するために協力し合う場合が多いが、その影響は家庭生活内にとどまらず、社会生活にまで影響が及ぶことがある。特に、主介護者が職業生活を営んでいる場合は、介護休暇をとったり、早退を繰り返したり、また介護と仕事で過労状態になり入院することもあろう。

2. 患者の存在に伴う緊張やストレス

　患者を抱えることにより、家族は介護のために必要な医療・介護技術を学習しなければならなくなったり、また、家族均衡が崩れるのでその再調整をしなければならなくなる。そのために家族内には、さまざまな緊張やストレスが発生する。このことが家族関係の結束力をより強めるように機能する場合もあるが、それが家族崩壊を引き起こすきっかけになる場合もある。また、家族崩壊までいかなくとも、家族関係が悪化したまま特定の家族員に負担が集中する形になる場合もある。

B 慢性期の看護に用いられる概念・理論

　慢性期において、ケアや患者教育の理論の役割とは、患者を理解する助けとなり、患者の行動を説明し予測することである。また、患者の家族を含めた社会的

状況、心理、行動を整理し、系統的にみることができるようにするためのものである。これらの理論は、患者に対する教育計画を考えるうえでも非常に有効である。

そこで、慢性期の看護に用いられる概念・理論を、①患者理解―病みの軌跡―、②ケアの概念・理論（セルフケア理論）、③行動変容の理論〔プロチャスカ（Prochaska, J.O.）らの多理論統合モデルでの変容ステージ、変容過程〕、④社会的学習理論（モデリング、セルフエフィカシー理論、ヘルスローカス・オブ・コントロール）、⑤保健行動概念・理論（コンプライアンスとアドヒアランス、保健信念モデル、行動意思理論、コーピング）、⑥学習理論（「強化」と「消去」、アンドラゴジーとペタゴジー）に分類し、それぞれの概略を説明することにする。

① 患者理解―病みの軌跡―

1.「病みの軌跡」の意味

ストラウス（Strauss, A. L.）は、慢性の病気をもつ人々を対象に、「生活のなかの慢性の病気はどのようなものであるのか」を明らかにしようとしてきた[8]。

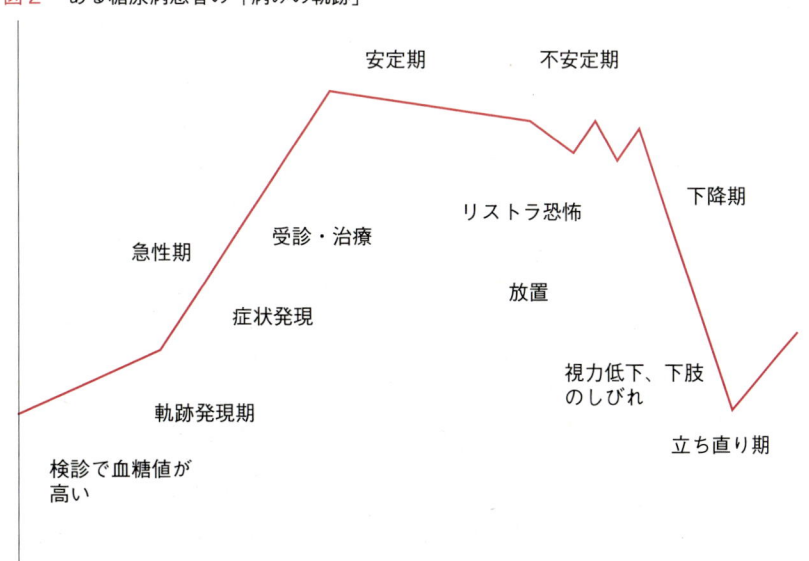

図2　ある糖尿病患者の「病みの軌跡」

そのなかで発展してきたのが、「病みの軌跡」（図2）である[9,10]。「軌跡」という言葉は、ストラウスとベノリエルが、ターミナルの患者のケアを研究したときの洞察に基づくが、慢性期における看護は、「クライエントが病みの行路を方向づけることができ、同時に生活の質を維持できるように援助すること（支援的援助）」にあるとされている。このため、慢性期看護の領域の看護師は、患者がどこから来てどこに行こうとしているのかを常に心にとめておかなくてはならないとされている。病みの軌跡では、慢性の病気は長い時間をかけて多様に変化していく一つの「行路（course）」をもつという考え方がされているので、病みの行路（illness course）を方向づけたり、形作ったり、あるいは調整し、さらに、病気に随伴する症状を適切にコントロールすることによって、行路を延ばすことや、安定を保つことが可能であるとされている。

慢性の病気は、毎日の生活のなかにさまざまな問題をもたらし、患者と家族が生活の質を維持するためにはそれらを調整しなければならない。しかし、医療者は患者の既往歴を知ってはいるが、患者の病気や過去の治療に対する体験については「何も知らない」状態である。ゆえに医療者は、患者がその人の経験のなかで行ってきたその人自身のやり方で現在の症状に対処しているのだということに「気づかない」のである。そのため、このような医療者によって、「問題患者」というレッテルを貼られる患者さえある。

2. 軌跡の局面

患者と家族の長い体験の語りによって、いくつかの軌跡の局面が導き出され、慢性の病気はこれらの局面を移行していくことが明らかとなった。軌跡の局面（表3）はまず、病みの行路が始まる前（pretrajectory）、徴候や症状がみられ

表3　軌跡の局面

局面	特徴
pretrajectory	病みの行路が始まる前、予防的段階。徴候や症状がみられない
trajectory onset	徴候や症状がみられる。診断の期間が含まれる
acute	病気の活動期。その管理のための入院が必要となる
stable	病みの行路と症状が治療・療養によってコントロールされている状況
unstable	病みの行路と症状が治療・療養によってコントロールされていない状況
downward	身体・心理状態が進行性に悪化する。障害や症状の増大
dying	数週間、数日、数時間で死に至る状況
come back	病みの行路が上に向かう状況

ない予防的段階から始まり、徴候や症状がみられ（trajectory onset）、病気や合併症の活動期で、その管理のための入院が必要となる段階に至る。その後の局面として、病みの行路と症状が治療・養生法によってコントロールされている状況（stable）、病みの行路と症状が治療・養生法によってコントロールされていない状況（unstable）、身体や心理状態が進行性に悪化（downward）し、障害や症状が増大している状況、数週間、数日、数時間で死に至る状況（dying）、病みの行路が上に向かう状況（come back）などの局面がある。

立ち直り期（come back phase）は、病気の制限の範囲内で、受け止められる生活に徐々に戻る状態であり、身体面の回復、リハビリテーションによる機能障害の軽減、心理的側面での折り合いを図りながら、毎日の生活活動を調整し、生活史を再び築くことなどが含まれる。

その他、軌跡の局面移行、下位局面移行、軌跡の予想、軌跡の全体計画、管理に影響を与える諸条件、軌跡の管理、生活史／個人史および日常生活に与える影響などがある。

3. 病みの軌跡への対応

毎日の管理の大部分は家庭において、患者と家族によって行われており、家庭では、病気による生活の変化や、治療をするときに直面する困難などへの対応に追われている。仕事による役割と家庭における治療が役割葛藤を引き起こすときは、問題はあらわとなり、生活上の調整や努力が必要となる。

病気や慢性状況の行路を方向づけるためには、患者・家族と医療者が共に協力することが必要であるとされている。起こりうる結果を予測し、あらゆる症状を管理し、随伴する障害に対応するのだが、軌跡は不確かで、はっきりとわからないことが多い。軌跡は連続的曲線をなすが、それは過去の出来事を振り返ってみたときにはじめてわかるものである。

軌跡の予想（trajectory projection）は、病気の行路に関する見通しを意味し、これには、病気の意味、症状、生活史、および時間が含まれる。患者は、これから何が起こるのか、どのくらいそれが続くのか、自分はどうなるのか、自分と自分の家族にとっての意味は何か、と考える。しかし重要なことは、医療者が描いている予想と、患者や家族が描いている予想が必ずしも一致しているわけではないということであり、医療者のなかでも異なる予想をしていることもある。

立ち直り期では、患者は自分の制限の範囲内で、以前のような生産的で満足で

きる生活が送れるように、生理医学的な安定や回復を目指すばかりでなく、「編みなおし（reknitting）」が必要となる。この「編みなおし」という考え方は、慢性疾患患者をサポートするときに必要不可欠な要素で、慢性の病気を予防すること、慢性の病気と共に生きること、および慢性の病みの行路の方向づけを促進することである。

看護においては、患者が病みの行路を方向づけることができ、同時に生活の質を維持できるように援助することが目標となるが、この2つの目標は「支持的援助」というケアを提供することで達成される。看護師は、高度な看護技術を駆使するだけでなく、慢性状況の予防と管理において、教育、カウンセリング、モニタリング、調整などの熟練者でもなければならない。過去から現在までの軌跡の局面のなかで経験しているすべての症状や障害の軌跡の予想、医学的治療と選択可能なすべてのケアを含む軌跡管理計画、この計画の遂行状況、「折り合い」をつけるための家族との調整などが含まれる。

慢性疾患を抱えながら生きていくとき、人は病気に伴うさまざまな問題のなかで「折り合い」をつけて生活する。「折り合い」をつけるためには、アイデンティティの適応のプロセスが必要になるが、この適応は、病みの行路の変化に伴って何度も何度も行わなければならなくなる。適応は、最終的な状態というより一つのプロセスと考えられている。

② ケアの概念・理論

1. セルフケア

患者自身が病気の治療に参加し、医療者の指導のもとで治療行動をとることを「自己管理」とよぶが、患者の意志と主体的な行動を特に尊重する概念として「セルフケア」という言葉がある。

セルフケアとは、もともと個人が自分の健康のために行う活動のすべてをいう一般的な用語であった。セルフケアは最初のうちは、親をはじめとするさまざまな人々から自分の健康を守るために教えられ、身につけていった行動である。成人になれば、だれもが一定のセルフケアができ、また周囲からも期待されている。その意味で学習の成果であり、また自分の意志に基づくという意味で主体的であり、責任性をもっている。

セルフケアの方法は、地域社会の慣習・文化と深い関係があり、今日の医療のように医師・看護師などの専門職が保健や治療に関して指導する以前から実践されていた。

1) セルフケアの定義

今日、このセルフケアという言葉は専門的に定義されているが、その使われ方は必ずしも厳密ではない。セルフケアの概念定義を大別すると3種類になり、それぞれ内容が大きく異なっている。

(1) 第1の定義

セルフケアの第1の定義では、レビン（Levin, L. S.）らが1979年にその著書『Self-Care : Lay Initiatives in Health』で理論的方向づけを示している[11]。その定義は、「自分の健康を増進し、疾患を予防し、病気を回避し、病気から回復しようとする個人の活動であり、しかも、専門家や一般の人々の経験から得られる知識や技能を活用はするが、専門家の助けは借りない活動」としている。この定義は、米国を中心に広がってきている、専門的な医療を拒否して一般の人が自己治療を行うという概念である。

(2) 第2の定義

第2は、医療者が明確な定義をしないままに広く使っている概念である。患者が医療従事者の指示に従って自己管理を行うことの意味で使われ、医療の専門家の指示を守るコンプライアンス行動と同じ意味である。多くの医師や看護師がこの意味でセルフケアを使っているが、どちらかというと、盲目的に医療者に従うのではなく、患者の自己管理の意味で使用している。

(3) 第3の定義

第3の定義では、自助（self-reliance）、自己決定（self-determination）、自主性をキーワードとしている。専門家はより適切なセルフケアを判断し、実行できるように手助けをするにすぎない。看護では、オレム（Orem, D. E.）のセルフケア理論[12]がこの定義の中心となっている。オレムの理論では、患者はセルフケア能力（self-care agency）をもつ個人であるが、健康な生活に必要なセルフケアの不足（self-care deficit）のある個人としてとらえられている。この考えは、決して専門家は必要ないといっているのではなく、むしろその必要を説いて

いる。しかし、もし専門家とのかかわり合いが、かえって生命や健康に危険をもたらすと患者が判断した場合、それが適切な判断なら、専門家とのかかわり合いを拒否するという患者の主体性は尊重される。

　オレムによると、「セルフケア」とは、個人が自分自身の生命・健康および安寧を維持するために自ら積極的に行う実践である。その際の第1の必要条件は、自分に有効であるか、また、自分でできるかということで、その状況を見定めるための熟考や判断ができるかどうかである。つまり、セルフケアは「自分のために」と「自分で行う」という二重の意味をもち、人は自らのセルフケアについて責任と権利があると考えているのである。オレムの理論はセルフケアを中心概念としており、看護界ではセルフケアといえばオレムのセルフケア概念を指すことが多い。

2) オレムのセルフケア理論

　オレムの看護一般理論は、セルフケア理論、セルフケア不足理論、看護システム理論の3本の柱から成り立っている[13]。

(1) セルフケアの3つのタイプ

オレムは以下のようにセルフケアを3つのタイプに区別している。

① 普遍的セルフケア

　すべての人間の人生のあらゆる段階に共通するもので、年齢、発達段階、環境およびその他の要因によって変化する。生命過程、および人間の構造や機能の統合性の維持、ならびに一般的安寧に関連している。具体的には以下の点があげられる。

　①十分な空気、水、食物摂取の維持
　②排泄過程と排泄物に関連したケア
　③活動と休息のバランスの維持
　④孤独と社会的相互作用のバランスの維持
　⑤生命、機能、安寧に対する危険の予防
　⑥正常であることの促進

② 発達的セルフケア

　人間の発達過程および人生のさまざまな段階で生じる状態や出来事（たとえば妊娠、低出生体重児）、さらには発達を阻害するような出来事（無教育、健全な個性化の失敗）に関連している。

③ 健康逸脱に関するセルフケア

遺伝的かつ体質的な欠陥や構造的・機能的逸脱、ならびにそれらの影響や医学的診断・治療にかかわるもので、具体的には以下の点があげられる。

① 適切な医学的援助を求め、手に入れること
② 病的な状態が引き起こす影響や結果を自覚し、留意すること
③ 診断および治療法を効果的に遂行すること
④ 医療的ケアが引き起こす不快感や有害な影響を自覚、留意すること、あるいはそれらを規制すること
⑤ 自己像を修正すること
⑥ 病的状態、医療的ケアの影響をもって生活することを学ぶこと

これらのセルフケアの考え方の根底には、人間および健康をどのようにとらえるかが、重要な要素として自覚されていなければならない。

(2) セルフケア行動

オレムによると、セルフケア行動は、状況を見定めるための熟慮や判断から導き出され、何をなすべきかを選択することにより生じ、その能力は、知識、技能、信念、価値観、動機づけにより左右される。またセルフケア行動とは、外部環境と内部環境の双方と相互作用をもつ開放システムである。

さらに、実際にセルフケア行動を実践する能力をセルフケア能力と規定している。セルフケア能力とは、オレムによると、「人間の後天的資質であり、年齢、性、発達状態、関連する生活経験、健康状態、社会文化的志向、時間を含む入手しうる資源によって影響を受ける」とされている。

(3) セルフケアの逸脱への看護

オレムは看護をヒューマンサービスとみなしている。すなわち看護の役割として、「生命および健康を確保するために、疾病や傷害から回復するために、またそれらの影響に対処するために、セルフケア行動が必要なのであるということと、それを持続的に提供し、管理するということ」に特別の関心を払っている。

別の表現をするならば、看護とは、ある人が自分自身のセルフケアのニーズを充足できないときに、その人に直接的な援助を与えることである。

看護を必要とする要件は、個人の健康状態に好ましい変容が進行するとき、あるいは個々人が日常のセルフケアにおいて自分自身を統御することを学んだときには修正され、やがては消滅するのである。したがって看護師は、以下の点に留

意する必要がある。

① 患者の全生活状態と密接に関連を保ちつつ、患者のニーズに対して直接的に働く。
② 患者がセルフケアを実施することができない場合には、生理的、対人間的および社会文化的な直接的ニーズの充足を図る。
③ 種々のニーズを評価し、ニーズ充足のための資源を明らかにし、かつ使用するにあたり、全体論的思考に基づいて機能するこれらのことの必要性を把握する。

オレムの特色は、患者やクライアントが経験したセルフケアの逸脱の範囲から示唆されるさまざまな活動と状況を結合する点や、そのことを生かした看護システム企画を提唱した点にある。

2. 看護システム

患者のニーズが、看護システムの企画とそれに続く看護師と患者との役割バリエーションを決定するが、オレムは次にあげるような3つの看護システムを特定化した。

1) 全代償的看護システム

患者が、自身のケアを遂行するにあたり、何ら積極的な役割を果たせない。そんなとき看護師は、その患者に代わって、またその人のために行動する。

2) 一部代償的看護システム

看護師と患者の両方が、細かな手作業や歩行を必要とするケア方法を遂行する。ケア遂行の責任の分配は、患者の現在の身体的制限または医学的に指示された制限、必要とされる科学的もしくは技術的知識、および特定の活動を遂行したり学習したりする患者の心の準備状態によって異なる。

3) 支持・教育的看護システム

患者は必要な治療的ケアの方法を遂行する能力がある、あるいは遂行することができ、かつ学習するに違いないが、援助なしにはそれを遂行することができない。このシステムにおける看護師の役割はコンサルタントとしてのそれである。

3. 看護実践の側面

オレムは、望ましい看護師すなわち成熟した看護師が遂行する看護実践の特性として以下の3側面を明記している。

① 社会的側面：看護状況の社会的・法的側面について理解し、看護の提供に責任を負っている。
② 対人的側面：人間の心理社会的側面について理解し、効果的なコミュニケーション手段をもって相対していける。
③ 技術的側面：個々人に合った看護援助を実施していける。

これまで理想論的にいわれてきた看護実践のありようを、このように3側面として具体的かつ理論的に提示したところに、実践の科学として看護をより概念的に構築しようというオレムの努力がうかがわれる。

③ 行動変容の理論

1. 行動変容ステージモデル

プロチャスカらによって提唱された行動変容ステージモデル（stages of change model）は、行動変容への準備性に焦点を当てた理論モデルで、変容ステージ（stages of change）および変容プロセス（processes of change）で構成される[14, 15]。これは、他の理論で用いられるいくつかの概念を含む統合的な理論でもあるので、汎理論モデルまたは多理論統合モデル（transtheoretical model）ともいわれる。

このモデルは、患者の自己管理に対する準備状態を評価するものであり、その準備状態に合わせて「患者の感情に対する働きかけ」と「行動に対する働きかけ」を行う。心理的援助を患者の準備状態で段階別に分け、それぞれに心理援助の方法を述べる。まず第1段階では、病気や治療に対する感情、イメージを表現してもらうことから始め、第2段階では、病気や治療が自分にとってどういう意味をもつかを考えてもらい、患者の気づきを待つ。

図3　プロチェスカらによる変容ステージと各時期に有効な変容プロセス

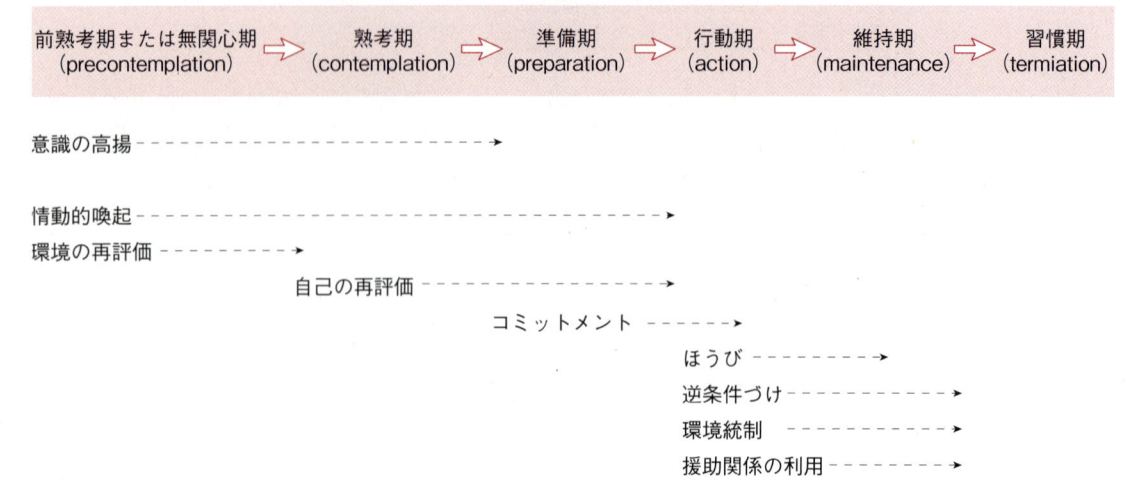

| 前熟考期または無関心期
(precontemplation) | ⇒ | 熟考期
(contemplation) | ⇒ | 準備期
(preparation) | ⇒ | 行動期
(action) | ⇒ | 維持期
(maintenance) | ⇒ | 習慣期
(termiation) |

意識の高揚 --------------------→

情動的喚起 ----------------------------→
環境の再評価 --------→
　　　　　　　　　　自己の再評価 ----------------→
　　　　　　　　　　　　　　　　　コミットメント ------→
　　　　　　　　　　　　　　　　　　　　　　　ほうび -------→
　　　　　　　　　　　　　　　　　　　　　　　逆条件づけ ----------→
　　　　　　　　　　　　　　　　　　　　　　　環境統制 ----------→
　　　　　　　　　　　　　　　　　　　　　　　援助関係の利用 --------→

1）変容ステージ

　このモデルでは、人が行動変容を起こし、その行動が維持できる段階には、前熟考期または無関心期、熟考期、準備期、行動期、維持期、習慣期があるとされている（図3）。

　行動を起こすことに関心がなかった人が、行動を起こして、その行動が維持されるには、通常、前熟考期（無関心期）→熟考期→準備期→行動期→維持期→習慣期の順序で行動が変わっていく。しかし、1回で維持期まで到達できる人はごく少数である。大部分の人は、行きつ戻りつして、この過程を何度も繰り返す。行動期まで到着した後、行動が定着せず、元の行動に戻った人は大部分が熟考期に移るが、一部は準備期や前熟考期になる人もいる。行動が元に戻るときは、多くはジャンプしてその時期に落ちるが、登るときは一段ずつしか登れない。行動期への2段、3段抜きの変容はきわめて珍しく、無理に行動期に移行させても、すぐに戻ってしまうというのがこのモデルの研究結果である。

　通常の行動変容のパターンは、何度か行動変容・戻りを繰り返し、行動が完了するまで3～4回、同じステージを体験しているものが多い。同じステージを繰り返し経験すると堂々めぐりをしているように感じるかもしれないが、自分の経験から学んだことを再確認して、次にとるべき行動について計画を立てるので、それは同じステージであっても同じ状態でないのである。それゆえ、プロチャスカらの行動変容パターン図は、階段状のものではなく螺旋状のものとなっている。

2）変容プロセス

(1) 効果的なアプローチ法

① アプローチの種類

プロチャスカらは、それぞれのステージに対応した効果的なアプローチの方法を、変容プロセスとして提示している（図3）。これらは、既存のいくつかの概念や心理療法を統合し、新しい名前をつけているのでわかりにくい部分があるが、方法の名は「意識の高揚」「情動的喚起」「環境の再評価」「自己の再評価」「社会的開放」「逆条件づけ」「援助関係の利用」「ほうび」「コミットメント」「環境整備」の10種類である。以下にその概要を示す。

① 意識の高揚（consciousness raising）：行動変容に役立つ新しい情報や方法を探すことや、知ろうとすることである。

② 情動的喚起（emotional arousal）：行動変容しないことによるマイナス面の影響について、種々の感情を体験することで、感情体験（dramatic relief）ともいう。

③ 環境の再評価（environmental reevaluation）：問題行動を続けることや健康行動を実践することが、周囲の環境に与える影響について理解することである。

④ 自己の再評価（self-reevaluation）：問題行動を続けることや健康行動を実践することが、自分に対してどういう影響を及ぼすのかについて理解することである。

⑤ 社会的開放（social liberation）：行動変容を後押しする方向で社会が変わりつつあることに気づくことである。

⑥ 逆条件づけ（countering）：問題行動の代わりとなる新しい行動や考えを取り入れ、問題行動と置き換えることで、拮抗条件づけ（counter conditioning）ともいう。

⑦ 援助関係の利用（helping relationship）：行動変容の際に社会的な支援を求めて利用することである。

⑧ ほうび（rewards）：自分自身や周囲の人からのほうびを用いて、健康な行動の強化を行うことで、強化マネジメント（reinforcement）ともいう。

⑨ コミットメント（commitment）：行動変容を強く決意し、表明することで、自己解放（self-liberation）ともいう。

⑩ 環境整備（environment control）：問題行動のきっかけになる刺激を避け、健康行動をとるきっかけになる刺激を増やすことで、刺激統制（stimulus control）ともいう。

② 心理的援助の意義

自己管理への援助のなかで、特に心理的援助において最も重要な観点は、「否定的感情はセルフケア行動（自己管理行動）を低下させる」ということにある。たとえば、食事の制限は「怒り」と「燃えつき」を引き起こし、同時に否定的感情を呼び起こすことが多い。この否定的感情を変えていかないと自己管理はうまくいかないため、やる気が起こる心理的援助を考える必要がある。

心理的援助とは、同時にコミュニケーションの方法でもある。患者が「何を考えているか」を表現してもらうことが大事であり、たとえば患者が「ここ10年、何もしなかったが、悪くなっていないし体調も悪くない」と考えていることや、「カロリー制限をしてやせると病気になる」と思っていることを知ることは、援助の第一歩である。

(2) ステージごとの具体的アプローチ法

この行動変容ステージモデルの、各ステージに対応するアプローチの方法を、原著に沿って具体的に示すと、以下のようになる[16,17]。

① 前熟考期または無関心期

患者の意識の変化から分類すると、患者が変化を起こす気がない時期である。「前熟考期」を、6か月以内に行動を変える気がない時期とし、この時期を確定するために、6か月以内に行動を変える気があるかないかを尋ねるとしている。この時期の患者は、たとえば「関係がない」と思っているかもしれないし、病気を「否認」しているかもしれない。

この時期の心理的援助の留意点として以下の4つがあげられる。

① 看護師は「患者が治療するのは当然」と考えてはならない。
② 「患者に知識を与えれば、あるいは知識があれば行動変容に移る」と考えてはならない。
③ 患者の感情面の意識を無視してはならず、「無力感」の状態では、情報を受け入れたり、取り入れたりする状態にはないと判断する。
④ 「問題解決を急いではいけない」と肝に銘じておく。

② 熟考期（contemplation）

患者から「なぜ治療に来なかったか」の理由を聞き出せたら、アプローチを開

始する。この時期は、患者はまだ行動に移ってはいない時期であり、「わかっているが、したくない」という正反対の感情が患者に存在する時期である。この時期は、6か月以内に行動を変える気がある時期であるとしており、この時期を確定するために、6か月以内に行動を変える気があるかないかを尋ね、「ある」と答えた場合をこの時期に当てている。

　このときの心理的援助の留意点は、看護師が「批判的に言ったり、警告を発してはいけない」ことである。もし看護師が、患者が行動に移らないことを批判したり、警告してしまったら、せっかく患者が行動に移ろうかなと思ったその気持ちの変化の芽を摘みとってしまいかねないからである。

　この時期のアプローチの方法の一つとして、看護師が「あなたならできるよ」と励ましたり、「そんなに心配ですか」と聞いてみたりすることがあげられる。また患者に、治療によって得られる利益や不利益を書いてみてもらうのもいい方法である。このように整理することによって、漠然とした「嫌さ」が明確かつ具体的になる。

③ 準備期（preparation）

　1か月以内に行動を変える気がある時期である。目的とする行動はまだ行っていないが、禁煙のために「禁煙パイポ」を購入したり、周囲に「来週から禁煙するぞ」と宣言したりと、準備を開始している。

　食事療法であれば、計量スプーンを購入したりなどしているが、このような行動・宣言をしている人々だけでなく、医療者にとっては不十分な行動であっても、「患者なりに行動変化を起こしている」人々も「準備期」に含まれる。よく患者が、「甘いものだけはやめています」「間食はやめました」「日本酒をやめて、ビールを1杯だけにしています」などの表現をしはじめる時期である。看護師などの医療者は、「まだまだ不十分です」とつい言ってしまいがちだが、これは禁句である。患者は、小さくともついに行動を始めたのであるから、この変化の芽を摘みとらないで大事に育てる必要がある。したがって、患者の小さな行動変化を「不十分だ」と言わないことが大事である。また患者に大まかな、あるいはあいまいな行動目標を提示しないことも大切である。この時期のアプローチの方法は、「どうしましょうか」と看護師が患者に尋ねるやり方である。決して「……しなさい」とは言わないことである。「どういうことだったらできる？」「何ができる？」と聞き、患者にできることを出してもらう方法である。

　患者が出した「これならできる」という内容を患者と吟味し、患者が「これなら簡単にできる。簡単すぎる」というくらいの、非常に容易にできる内容から始

める。患者が張り切って、継続できないようなライフスタイルの変更を求めてきたとしても、「それは不合理だ」「絶対に失敗する」としてやめさせる。なぜなら、無理に目標を高くしても、継続できなければ失敗体験を増やすだけで、ますます患者は自信を喪失し、かえって難しくするだけだからである。この時期の実行の目標は、患者が「できる」という自信をつけることにある。したがって、本当に容易なものからスタートするのが失敗がなくてよい。低い目標が達成できたら、医療者は患者に「やれたじゃないですか」と自信をもたせながら、少しずつ目標を高くしていく。

急性増悪や合併症を自分に起こる可能性のあるものとして自ら気づくこと、そのような感情的な体験が必要であり、単に合併症を「見た」「話した」「怖いだけ」では不十分である。そのようにして患者は、ライフスタイルの変更の決断をするようになる。

④　行動期（action）

適切な自己管理行動を開始して6か月以内は「行動期」とよばれるが、まだ治療行動は定着しておらず、行動への強化が必要な時期である。患者から「どうしたらいいか」との質問が出たら、知識・技術、材料を与える。生活上でのさまざまな場面で、治療行動に関連した具体的イメージを考えておく。すなわち、どういうときに失敗しやすいかを明確にし、患者が自分なりの対処法を考えておくようにする。どういうときに失敗しやすいかといえば、外的手がかり、すなわち、いいにおいがしてきたとか、おいしそうなメニューを見てしまったというような誘惑により失敗する。また、宴会などで上司に勧められるなどの社会的圧力、治療行動をとっているときの空腹やいらいらなども原因となる。

「行動期」は、元の生活に最も後戻りしやすい時期であるから、看護師をはじめとして医療者は、患者を「知識だけを与える教室には行かせないこと」や、「大丈夫だと手を離すことがないように」注意する必要がある。だいたい、行動開始から2か月で10％の患者が元に戻り、3か月では40％が戻る。しかし、4か月目には逆に落ち着いてきて、再び治療行動を再開する患者もいる。

⑤　維持期（maintenance）

6か月以上にわたり適切な行動を続けている患者は「維持期」として扱う。維持期の患者は、「再発防止対策を自分なりに立てている」「患者自身による失敗の予防」「失敗しそうな原因を避ける」などの行動をとっている。維持期といっても、患者は再発と絶えず闘っている状態であり、失敗を繰り返さないよう努力している。患者は、維持期にまで達すると自身の認知を再構築することができる。

そして、その後はたとえ失敗しても、また元に戻ることができるとの自信が出てきて、次の行動の力になったり、維持期をより長く保つことができるようになる。前進と後退を繰り返すが、仮に後退しても、前よりは前進しているとのポジティブな感情が構築されることが重要である。具体的な患者の言動では、「目の前で食べられるとつらい。でも食べてしまう満足感（後悔）より、食事療法が守れたほうが満足感がある」との治療行動への肯定的な感情が出てくる。

⑥ 習慣期（termination）

行動が定着してライフスタイルになり、もう元に戻らなくなった時期を「習慣期」という。「完了期」「終末期」と訳されていることが多いが、日常生活行動からすると、新しい行動が習慣化するのであるから、意味的には「習慣期」が妥当であると考える。「習慣期」に入るのは、研究者によっては、行動変容後1年あるいは2年くらいとされているが、食行動などの日常生活行動では、何年経っても、あるきっかけにより元の食行動に戻ってしまい、この時期はないともいわれている。そのため、この時期は理論的にはありうるが、ケアはなく、アプローチは維持期へのケアの段階で終わる。

④ 社会的学習理論

主な社会的学習理論（social-learning theory）として、モデリング理論、セルフエフィカシー理論、ヘルスローカス・オブ・コントロールがある。以下、これらの概要を述べる。

1. モデリング理論

モデリング理論は、バンデューラ（bandura, A.）ら[18]が称えた社会的学習理論の一つである。この理論では、人間の行動の形成、変容、発達に社会的条件が果たす役割を他のどの学習理論よりも重視し、外的・直接的強化による意図的学習よりも、模倣によるモデリング学習が重要であるとしている。すなわち、モデルの行動を見ることによって、モデルの行動の型や特性を獲得していったり、既存の行動が修正・除去される学習過程を重視する（図4）。

1）モデリング学習の概要

モデリング学習の特徴を以下に示す。

図4　社会的学習理論の基本的構造Ⅰ、Ⅱ

| 模倣によるモデリング学習 | → | 人間の行動の形成，変容 |

| 報われない・罰せられると予測される行動 | → | 行動抑制 |

| 価値ある結果となると予想される行動 | → | 行動促進 |

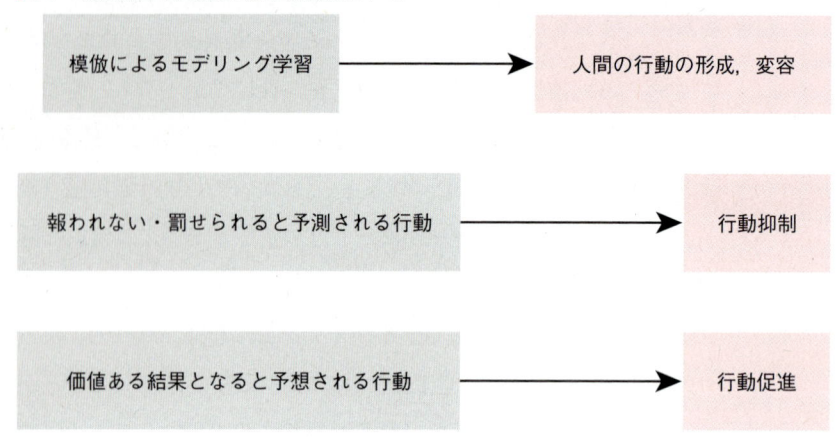

① 人は特定の行動結果の成否から学びとっていくものである。
② 役割モデルをつくることによる学習は、他の人の行動が学習されることを示している。

　学習方法としてのモデルづくりには以下の4つの過程がある。
・行われるべき行動の重要な要素を注意して正確に認識すれば、学習は思い浮かぶものである（行動認識過程）。
・人は、象徴的形態すなわち心象や略号という方法を使って、行動についての情報を憶えているものである（行動記憶保持過程）。
・その象徴的形態は、行為や行動の道案内として役立つ（行動再生過程）。
・もし結果が報われない、あるいは罰せられると予測されるなら行動は抑制され、逆に価値ある結果となると予想されるなら行動は促進される（動機づけ過程）。

③ 以下の先行する学習の決定因子により、後に続く学習者の行動が変化する（図5、6）。
・不安や自己防衛反応行動は、ある行動をとることにより何か被害を受けたり、けがをするのではないかという懸念の結果として起こる。
・ある言動が、ある行動の成否の結果における情緒や思考を増幅する。
・他人の行動の結果を観察することで、身代りの学習をすることができる。
・学習者の学習能力が、どのように学習するかに影響する。
・周囲の環境条件の善し悪しという偶然因子により、行動が促進されたり、抑制・中止されたりする。

④ 学習における要因・外的再強化と自己再強化が事前に用意されている。

図5　先行する学習の決定因子と学習者の行動変容

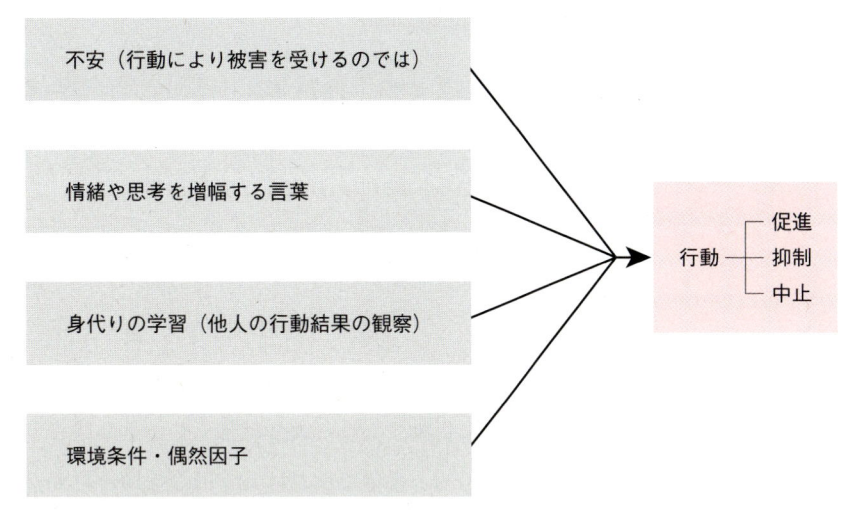

- 不安（行動により被害を受けるのでは）
- 情緒や思考を増幅する言葉
- 身代りの学習（他人の行動結果の観察）
- 環境条件・偶然因子

→ 行動 ― 促進／抑制／中止

図6　決定因子と患者の行動変容の具体例

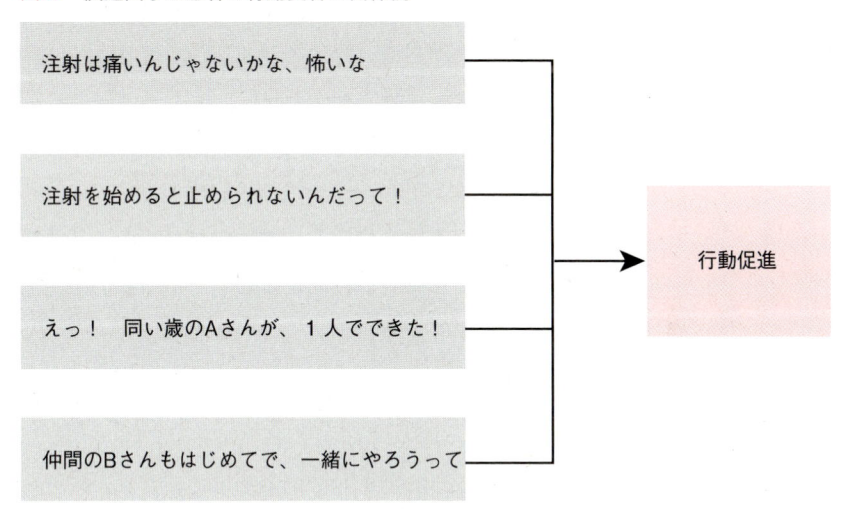

- 注射は痛いんじゃないかな、怖いな
- 注射を始めると止められないんだって！
- えっ！　同い歳のAさんが、1人でできた！
- 仲間のBさんもはじめてで、一緒にやろうって

→ 行動促進

・外的・内的刺激、動機、報酬は、学習や行動に影響する。
・行動することに対する外的・内的報酬は、行動に影響する。
・他の人の経験をとおして自分を再強化することは、学習に影響する。

2）モデリング理論の応用

　不安が強くて一人で行動を始めることができない人には、モデリング理論の応用である参加モデリングや現実脱感作、行動の表示（プロンプティングエイド）、自己教示などを使う。

(1) 参加モデリング

　参加モデリングとは、行動を教える人がそばについて、患者の手をとって一緒に行うものである。患者一人ではできなくても、指導者と一緒であればできるという人は多いから、最初は手をとってもらいながら、少しずつ一人で行う部分を増やしていく。

　最初は、ごくごく簡単にできるような段階の行動を示す（学習する人に能力がなくてもできるような条件や環境を設定）。患者は、その簡単な行動を不安なしにやれるようになるまで行う。もしそれでもできないときは、援助者が実際に手をとって一緒に行動する。一人では怖くてできないことも、援助者がいればできるようになるので、必要であれば具体的な援助を行う。患者が次々と自分でできるように、やさしい課題から順に難しい課題に移る。失敗体験をできるだけ少なくするように条件設定して行うと、やがて援助者が実際に手をとって一緒に行動することもなくなるようになる。

(2) 現実脱感作

　現実脱感作は、アレルギー治療の脱感作療法のように、確実にできるものから順に、できないものまで並べ、まず抵抗が少なく、簡単で確実にできるものから始めて、少しずつ難しい課題に挑戦していくものである。失敗すれば、やさしい課題に戻ってやり直す。

(3) 行動の表示（プロンプティングエイド）

　行動の表示は、行動をしているそばで、だれかにその行動を話してもらう方法である。複雑な行動も、隣で小さく区切った行動を解説してもらえれば、行動を忘れてパニックになることもなく、やりとげることができる。完全に自力ではないが、とにかく自分でやることができたという経験は自信につながり、今度は行動の表示なしでもできるようになる。

(4) 自己教示

　自己教示は、次にどのような行動をするかを自分で声を出して言いながら行うものである。はじめは大きな声で言いながら行動し、それができれば、次に少し小さな声で行動し、その次は声を出さずに心の中で言いながら行動する。最後は自己教示なしで行動をする。自己教示の最初は、他の人にデモンストレーション

してもらう方法がよく行われる。

2. セルフエフィカシー理論および自己効力理論

　自己効力（self-efficasy）とは行動の先行要因の一つであり、自己可能感、自己効力感、自己確信、自信などとも表現される。自己認知を反映し、その人が物事をどれくらいできると思っているかを示すものである。自己の行動についての予期、すなわち適切な行動をうまくできるかどうかの予期である。この効力予期は、自己効力の大きさ（難易度、すなわち具体的行動目標を実際にどこまで達成できそうか）、効力予期の強さ（どのくらい確実にできそうか）、一般性（ある対象・状況・行動に関する自信が、他の対象・状況・行動へどれだけ影響をもつか）の3次元により変化するとされる。

　言い換えると、セルフエフィカシー理論とは、「人は、ある行動をすることに自信と能力を自覚すればするほど、実際にもその行動を成しとげるだろう」という理論である。人は、ある行動によって望ましい結果を得ることを信じたとしても、それに必要とされる行動をうまく実行する自信がないならば、実際行動に影響しない（行動しない）。すなわち、人はある行動をすることに自信と能力を自覚すればするほど、実際にその行動を成しとげるであろうという考え方である。そのなかで、特定の行動をうまくできるという確信を「効力期待」という。

　たとえば、糖尿病治療に食事療法が有効であると信じているが、今まで食事療法に失敗している経験をもつ人は、うまく実行する自信がなく、やっても続かないとあきらめており、食事療法をやってみようとしない（図7）。これに対し、期待の高いとき、また行動の実行能力に自信があるときは、その行動をすること

図7　セルフエフィカシー理論による食事療法

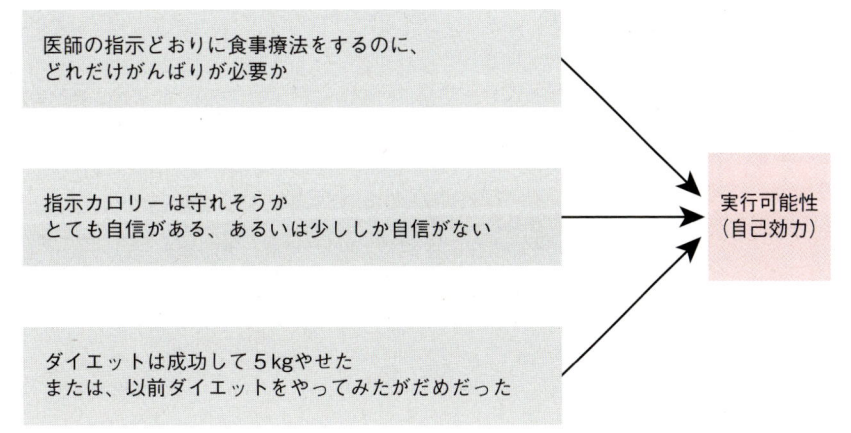

医師の指示どおりに食事療法をするのに、どれだけがんばりが必要か

指示カロリーは守れそうか
とても自信がある、あるいは少ししか自信がない

ダイエットは成功して5kgやせた
または、以前ダイエットをやってみたがだめだった

→ 実行可能性（自己効力）

ができるようになる。すなわち、期待・自信は自己管理行動と強い関連がある。

自己効力理論（self efficacy theory）では、技術的なものが基盤になっている。技術に基づいた教育プログラムでは、血糖の自己測定やインスリン注射などに必要な技術を教える際にこの理論が有効である。患者が「自分にはやっていく能力があるのだ」と思うように自信をもたせる（支援する）と、患者は自分の力を発揮できるようになるものであると考える。患者が「やればできる、やってみよう、それをやって得をすることにしよう」と思うようになるよう教育プログラムを企画する。すなわち、自信をつけることが優先する。

3. ヘルスローカス・オブ・コントロール

ロター（Rotter, J. B.）[19]の社会的学習に基づくローカス・オブ・コントロールの考えを、保健行動の領域に適応したものがヘルスローカス・オブ・コントロール（health locus of control）である。自分が直面している健康問題に対して、「問題解決の責任（主体）は自分にある」と考える内的統制（internal locus of control）の傾向の人と、「問題解決の責任（主体）は自分以外（たとえば医師や家族、運）にある」と考える外的統制（external locus of control）の傾向の人があるとの考え方である（図8）。

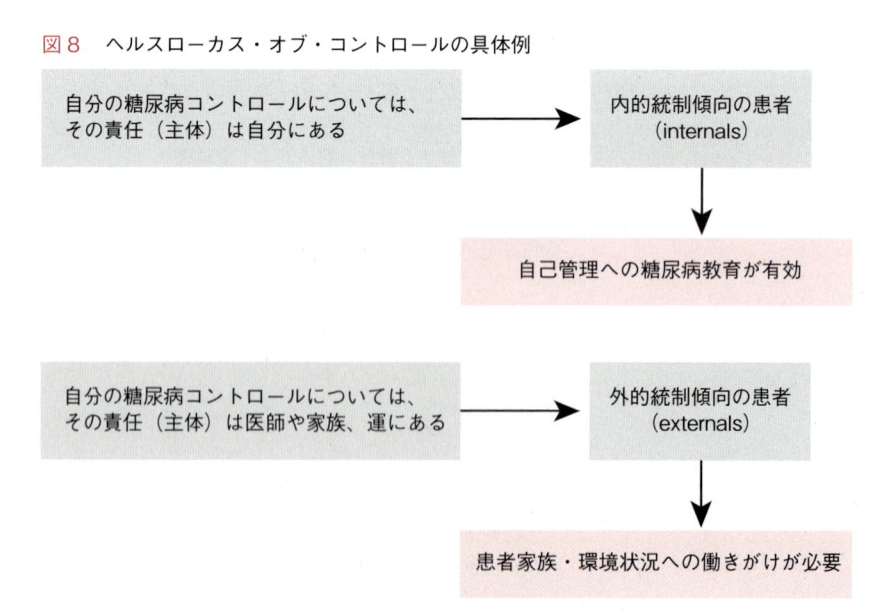

図8　ヘルスローカス・オブ・コントロールの具体例

自分の糖尿病コントロールについては、その責任（主体）は自分にある　→　内的統制傾向の患者（internals）　→　自己管理への糖尿病教育が有効

自分の糖尿病コントロールについては、その責任（主体）は医師や家族、運にある　→　外的統制傾向の患者（externals）　→　患者家族・環境状況への働きがけが必要

⑤ 保健行動概念・理論

1. コンプライアンスとアドヒアランス

1）コンプライアンス

　従来、コンプライアンス（compliance）とは、患者が専門家である医師の指示を守っていることを指して用いられていた。コンプライアンスで使われる治療行動の多くは、指示どおりに薬を飲んでいるか、安静にしているか、食事療法を守っているかなどの行動である。しかし最近では、このような「患者の行動が、臨床処方に一致している程度」と定義[20]されるコンプライアンスの意味から、医療者との契約的な意味に変わってきつつある。

　慢性期では、半年以上あるいは往々にして生涯の間、医学的管理を必要とし、病状の変化も緩やかなために、いつまでも続く厳しい指示や複雑な生活管理の実行に耐えられない患者が数多く出てくる。また、病気である自分を受容できない患者も少なくない。そのような患者のとるノンコンプライアントな行動が、治療の可否や効果を左右するものとして注目されるようになった。北米看護診断協会の定義[21]では、ノンコンプライアンスとは、「専門家とクライエントが共に決定した生活処方に従うことができないこと」だとされている。この定義からは、通常のコンプライアンスという言葉の意味である「医師による一方的な指示への服従程度」ではなく、患者自身が決定したものを自分で破るという意味合いが大きい。

　治療の自己管理を日常生活のなかでどの程度実施できるかを考えるとき、医療者の視点、コンプライアンスの視点で考えると、患者が食事療法や運動療法などの自己管理の必要性を理解しているにもかかわらず、なぜ自己管理ができないでいるのかを理解するのは難しい。疾患をコントロールするには、日常生活のなかで患者自身が治療法を行う自己管理が必要で、そうでなければ自分の健康が守れないのである。そうであるから、患者が自己管理を行うのは当然で、必要性と重要性を理解すれば、患者は自己管理を行うべきであり、行えるはずだと医療者は考える。この視点からは、日常生活（習慣）のなかで毎日、新しい行為（治療行動）を加える、あるいは変更する困難さに対する理解はみえてこない。そこで用

いられるようになったのがアドヒアランスの概念である。

2）アドヒアランス

アドヒアランス（adherence）の意味には、「自分自身が決めたことの責任を自分がもち、そのための努力をすること。あるいは、自分の責任で、自分を支えるためにたゆまず努力すること」が含まれる。すなわち、医師の指示に従うかどうかという視点でなく、自分自身で決めた自己管理に対してどれだけできるか、という視点でみて、できない障壁は何かという生活のなかでの困難さに注目している。

わが国においては石井らが、アドヒアランスを糖尿病の生活管理において重要な概念であるとしたうえで、「患者が治療プランの決定に積極的に参加し、決定されたセルフケア行動を遂行すること」としている。このように、アドヒアランス、コンプライアンスという概念は、アドヒアランスが患者側、コンプライアンスが医療者側で治療上必要な自己管理の実行程度をみているようなものだが、多くの研究論文においては、実際にはアドヒアランス、コンプライアンスとも同じような意味で用いており、少しずつ両者の意味が近づいてきている傾向がある。

2．保健信念モデル

ベッカー（Becker, M. H.）ら[22]によって発表された保健行動モデルが保健信念モデル（health belief model）である。保健に関する信念（health belief）により、予防的行動をする可能性を予測しうるとされる。勧められた予防行動をとる可能性は、ある病気に罹るかもしれない（罹患性）という恐れと、罹ったら大変だ（重大性）という本人の認識の強さ、すなわち脅威の強さとその予防行動をとることがどれだけ予防に役立つか（有益性）から、その行動をすることに伴う「時間がかかる」「難しい」といった障害の認識を引いたものであるとした（図9、10）。

図11の保健信念モデルでは、主観的罹患性・重大性、主観的有益性・障害となっているが、原書では「知覚された（または認識された）罹患性・重大性」「知覚された（または認識された）有益性」「知覚された（または認識された）障害」で、「主観的〜」は、河口の意訳である。

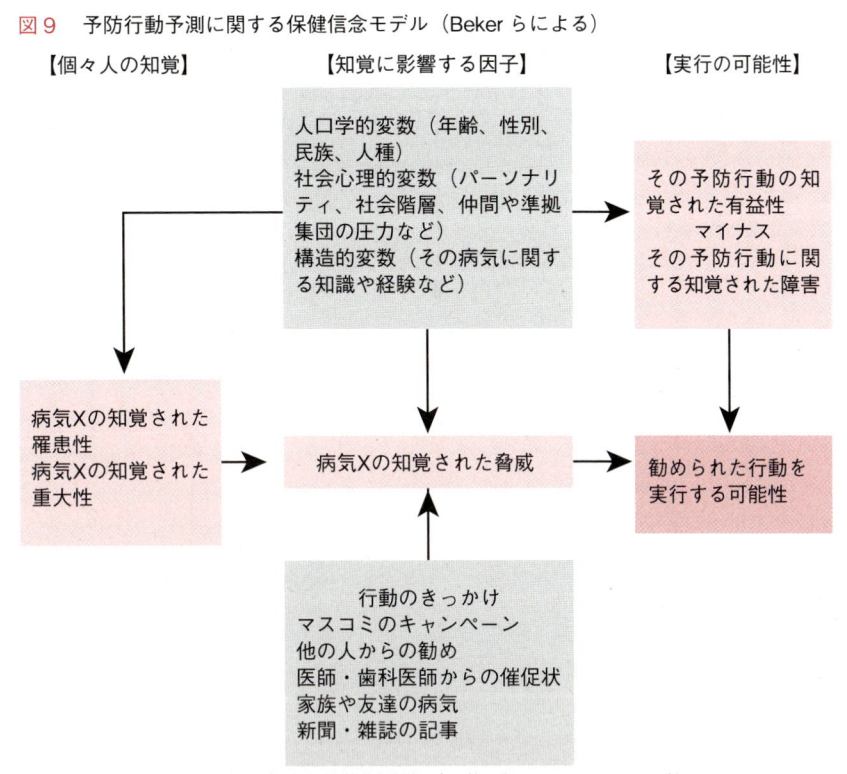

B 慢性期の看護に用いられる概念・理論　225

図9　予防行動予測に関する保健信念モデル（Bekerらによる）

【個々人の知覚】　【知覚に影響する因子】　【実行の可能性】

知覚に影響する因子：
- 人口学的変数（年齢、性別、民族、人種）
- 社会心理的変数（パーソナリティ、社会階層、仲間や準拠集団の圧力など）
- 構造的変数（その病気に関する知識や経験など）

実行の可能性：
その予防行動の知覚された有益性
マイナス
その予防行動に関する知覚された障害

個々人の知覚：
- 病気Xの知覚された罹患性
- 病気Xの知覚された重大性

→ 病気Xの知覚された脅威 → 勧められた行動を実行する可能性

行動のきっかけ
- マスコミのキャンペーン
- 他の人からの勧め
- 医師・歯科医師からの催促状
- 家族や友達の病気
- 新聞・雑誌の記事

出典／川田智恵子：健康教育論〈最新保健学講座別巻1〉，第2版，メヂカルフレンド社，2013，p.110．

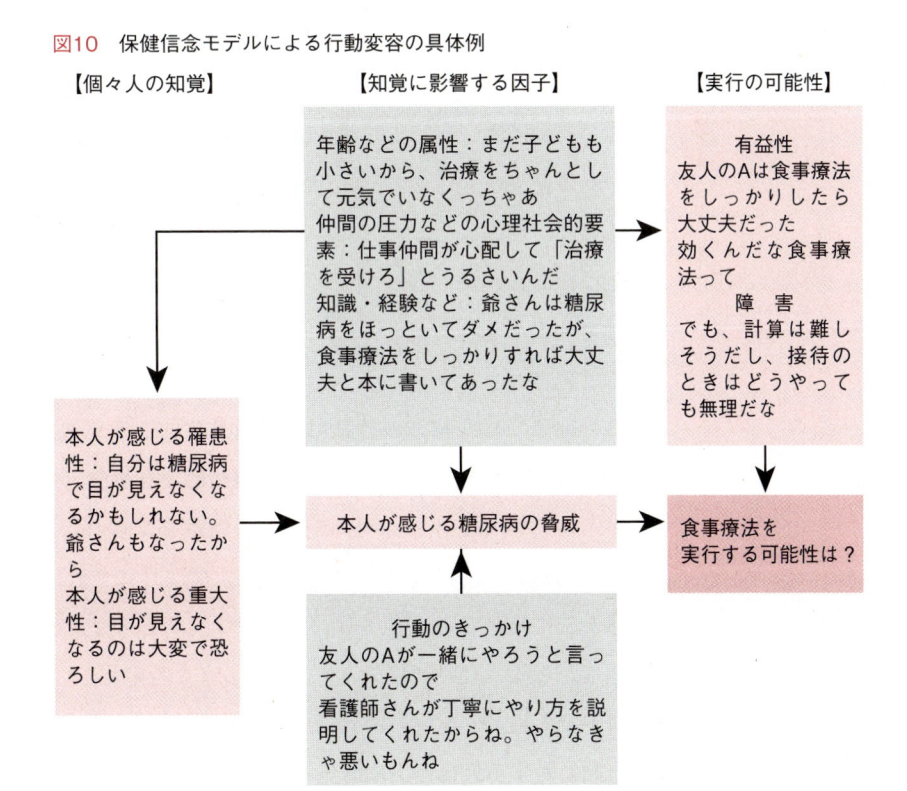

図10　保健信念モデルによる行動変容の具体例

【個々人の知覚】　【知覚に影響する因子】　【実行の可能性】

知覚に影響する因子：
- 年齢などの属性：まだ子どもも小さいから、治療をちゃんとして元気でいなくっちゃあ
- 仲間の圧力などの心理社会的要素：仕事仲間が心配して「治療を受けろ」とうるさいんだ
- 知識・経験など：爺さんは糖尿病をほっといてダメだったが、食事療法をしっかりすれば大丈夫と本に書いてあったな

実行の可能性：
有益性
友人のAは食事療法をしっかりしたら大丈夫だった
効くんだな食事療法って
障害
でも、計算は難しそうだし、接待のときはどうやっても無理だな

個々人の知覚：
本人が感じる罹患性：自分は糖尿病で目が見えなくなるかもしれない。爺さんもなったから
本人が感じる重大性：目が見えなくなるのは大変で恐ろしい

→ 本人が感じる糖尿病の脅威 → 食事療法を実行する可能性は？

行動のきっかけ
友人のAが一緒にやろうと言ってくれたので
看護師さんが丁寧にやり方を説明してくれたからね。やらなきゃ悪いもんね

図11　保健信念モデル

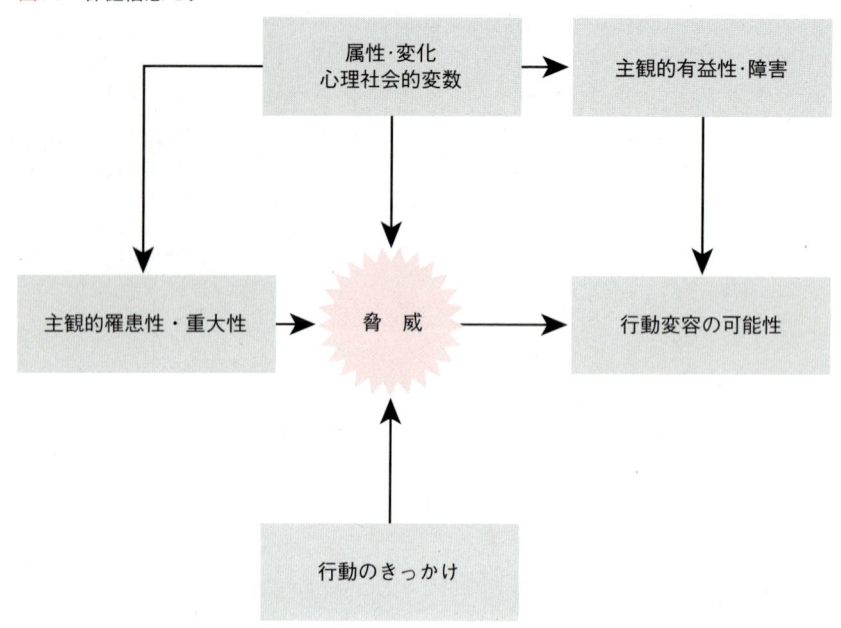

3. 行動意思理論

　行動意思理論（behavioral intention theory）は、フィシバイン（Fishbein, M.）とアジェン（Ajzen, I.）[23]による行動予測モデルともいわれている理論である。行動予測に関して、個人的ファクターの態度に重点を置いている。ある行動がある結果をもたらすという信念と、その結果への評価によってある行動に対する態度が形成される。次に、主観的規範に対する態度が形成されるが、その態度とは、ある人が、その行動をすべきか否かをその人の関係者がどう思っているか考え、またその人が関係者の考えにどの程度従おうとしているかという態度である（図12）。

　この理論では、特定の行動に対する具体的な意思決定が必要である。たとえば、「食事療法を守る」というような概略的な意思決定ではなく、「朝食は、ごはんが茶碗に軽く1杯と味噌汁が1椀、焼魚を1切れ、野菜の煮びたしにする」「スナック菓子は食べない」「大好きな大福は月に2個にする」「唐揚げはよく粉を落として揚げたのを食べる。てんぷら、フライは衣をとって食べる」「夜9時を過ぎたら飲み食いはしない」というような特定化した行動に対する具体的な意思決定である。

　行動に対する態度と主観的規範に関しては、たとえば「夜9時を過ぎての飲み

図12　フィシバインの行動予測モデル

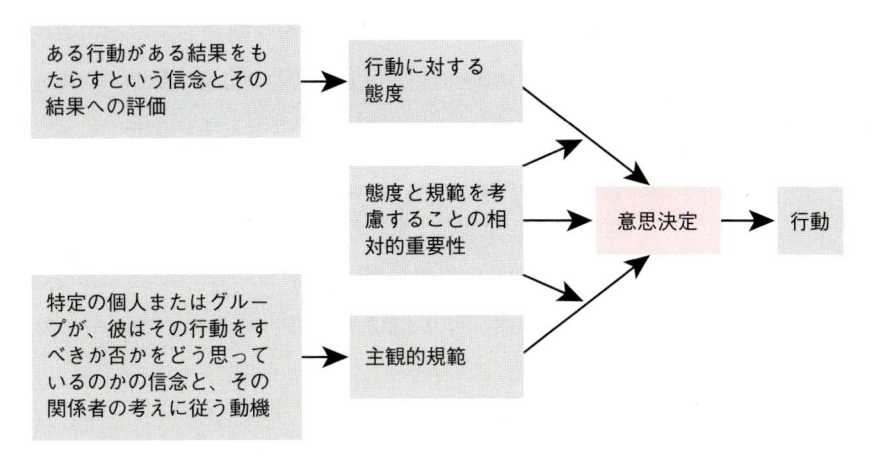

図13　フィシバインの行動予測モデル（糖尿病患者の場合）

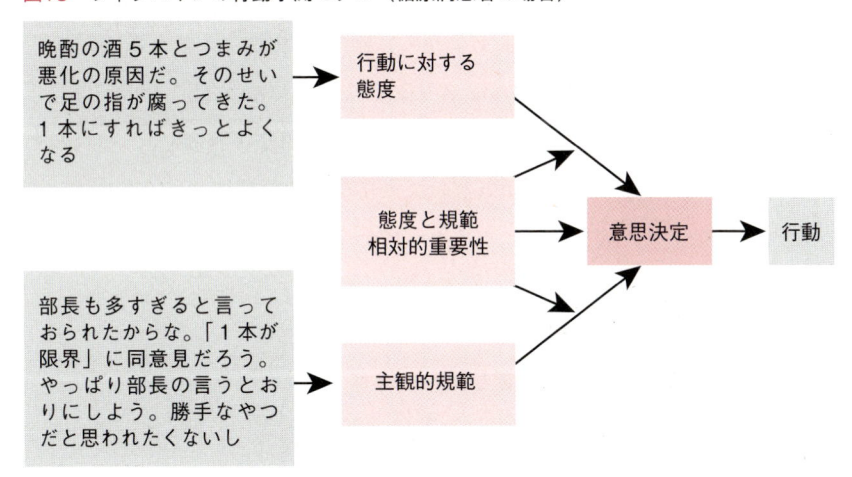

食いさえしなければ、自分の食事療法はかなりよい食事療法になり、食事療法をすれば糖尿病がよくなって、怖い失明の危険を避けることができる」と思っていれば、食事療法に対する積極的態度が形成される。同時に、食事療法を守ることを家族が期待していると思い、またその家族の期待に沿いたいと思えば、患者の食事療法に対する主観的規範は強くなる。この両者が相まって強い意思決定が成立すると考えられる。その強い意思決定が「夜9時を過ぎたら飲み食いはしない」という行動をもたらすと考えるのである（図13）。

4. コーピング

ラザルス（Lazarus, R.S.）のストレス・コーピング理論では、コーピング

（coping）を「その人に重い負担を負わせるものと判断された（判断したのは患者本人）、特定の内的・外的状況を処理しようとする絶え間ない認知的・行動的努力」としている[24]。つまり、人が自分の価値や目標を損なうとみなす刺激（病気になることや、食事療法、インスリン注射をしなくてはならないこと）を脅威とし、その脅威によって引き起こされたある傾向性をもった行為・行動（自己管理行動であったり、家族に任せきりにすることなど）をコーピング（対処）というわけである。負担が重いと感じるのはその人であり、ある状況の意味や重要性を決めるのもその人であるから、その人の主観的判断が行動を操作すると考える。

　ラザルスの考え方の特徴は、「コーピングは本来、積極的に作動するものであり、ストレスとなる大きな出来事があったからといって、ただ受け身になってしまうという考え方はとらず、その出来事を処理しようとする努力をいう」という点にある。すなわち、糖尿病患者の「コーピング」では、糖尿病になったこと（あるいはインスリン療法や食事療法をしなくてはならなくなったこと）を患者自身がどのように受け止め（認知・判断し）、それにどのように対処しようとしているのか（どのように積極的に糖尿病に立ち向かっているか、どのように糖尿病を処理しようとしているか）、その患者の判断と対処への努力、つまり「患者

図14　コーピングモデル

原因となる先行条件

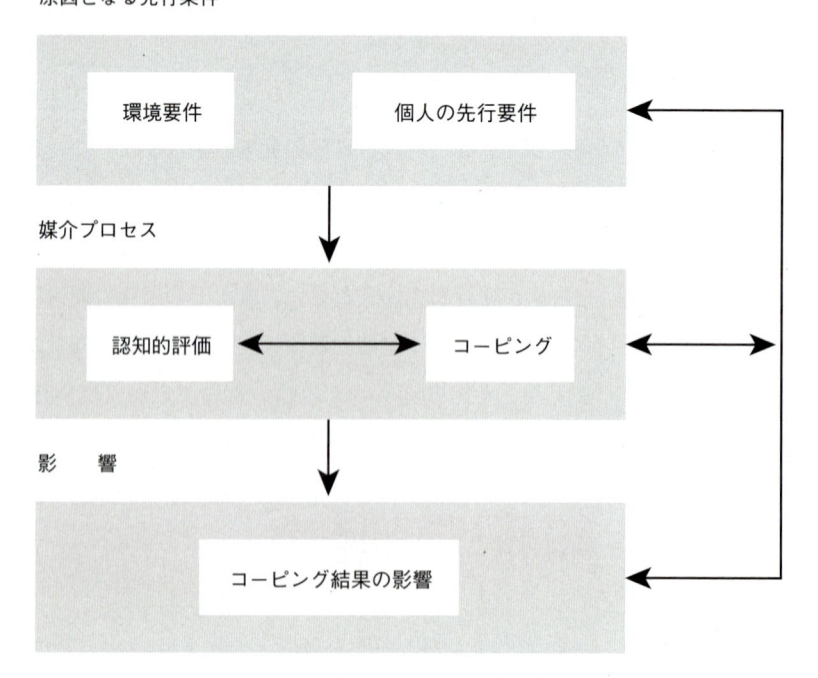

| 環境要件 | 個人の先行要件 |

媒介プロセス

| 認知的評価 ↔ コーピング |

影　響

コーピング結果の影響

自身の認知と行動」に注目するものである（図14）。

⑥ 学習理論

1.「強化」と「消去」

　学習理論の一つである行動主義（連合理論）を源とする。古典的条件づけである「刺激と反応」、「強化」、「消去」で、行動修得は学習によるものであるから、行動の修正も学習により可能であるとの考えである。

1）強　化

　行動維持へのアプローチの方法として、この条件づけから出発した行動理論・行動療法による「強化」が使われる。多くの患者は行動変容するものの、行動維持は難しい。その理由の一つに、行動が習慣化する前に「強化」がなくなることがあげられる。行動理論では「強化がないと消去が生じる」のだから、自己管理行動に対しても、医師や看護師、家族が、患者の自己管理行動を強化し続けることが必要である。患者の行動をほめたり、関心をもったりという報酬、体重の減少または維持という報酬、疾患のコントロールのよさという報酬という名の強化が行動の維持に不可欠である。つまり、患者の家族や医療者が患者や患者の行動に「関心をもち続け」、それを「承認し続け」「維持には、ほめ続ける」ことが長期間にわたり必要なのである。

2）消　去

　残念ながら、医療者の関心は、治療開始後1〜2か月の糖尿病コントロール状態が改善する時期に喪失し、家族は患者を励ましたり、ほめたりすることに2〜3か月で疲れてしまう。やがて、自己管理しない患者に家族が「説教」することはあっても、行動の維持に効果的な「報酬」はなくなるのである。説教には学習効果がないことが知られているが、行動の維持にも効果的でない。そして、医療者や家族の関心がなくなり、「ほめることがなくなり」「自己管理を話題にすることもなく」「患者の行動に注意を払わなくなった」状態が「消去」である。新しい行動は、「強化」がないと「消去」されるのである。

　オペラント条件づけでは、反応形成（shaping）、スモールステップの原理、即

時強化の原理、強化スケジュール（連続強化、消去スケジュール、部分強化、間欠強化）、刺激性制御（般化、弁別）、強化と罰（正の強化、負の強化、正の罰、負の罰）などが研究されている。

2. ペダゴジーとアンドラゴジー

1) ペダゴジー

　ペダゴジー（pedagogy）は、子どもを教育する技術と科学である。ペダゴジーモデルの考え方としては、学習者の役割は依存的であり、教師が学習場面の中心で、学習者の経験にはあまり重きを置かない。学習者が学習状況に持ち込む経験は出発点になるかもしれないが、教師の経験のほうが重要であり、教育における基本的技法は伝達的手段（たとえば、講義、視聴覚教材の提示など）である。
　学習へのレディネスは生物的発達を踏まえた発達課題であり、社会的プレッシャーが強ければ、社会（特に学校）が学ぶべきだとする事柄を学習しようとする。同年齢の多くは、同じことを学ぶレディネスにあたるため、学習は画一的で、学習者に段階ごとに進展がみられるという標準化されたカリキュラムに組み込まれる。学習への方向づけは教科・教材中心で、学習者が理解する事柄の多くは、人生のもう少し後になってから有用となるものであるため、カリキュラムは、教科の論理（単純→複雑）に従った教科の単元へと組織される。

2) アンドラゴジー

　一方、アンドラゴジー（andragogy）は、成人の学習を援助する技術の学問（狭義の定義）である。学習者としての成人のライフステージや発達段階の独自の特徴に注目し、その学習を援助する最適の技術の体系化にかかわる研究と理論を指向している。学習者は、人間として成長するにつれ、依存的状態から自己決定性が増大するので、教師はこの変化を促進し、高めるという責任をもつ。
　アンドラゴジーにおいて、学習者の経験は貴重な学習資源となる。受動的に受け取った学習よりも、経験から得た学習にいっそうの意味を付与する。教育における基本的技法は経験的手法（実験、討論、問題解決事例学習、シミュレーション、フィールド経験）である。
　学習へのレディネスは社会的役割による発達課題であり、生活の課題や問題によりよく対処しようと実感したときに、人々は何かを学習しようとする。したが

って学習プログラムは、生活への応用という点から組み立てられ、学習者の学習へのレディネスに沿って順序づけられる。学習への方向づけは、問題解決的、課題中心的であり、学習者は得た知識や技能を、明日より効果的に生きるために応用できるよう望む。それゆえ、学習経験は、能力開発の観点から組織化されるべきである。

アンドラゴジーにおいて教育技法に影響する成人期の患者の特徴を以下に示す。

① 成人患者を教育に巻き込むためには、成人患者が何を知りたがっているのかを見極め、それを教育の一番最初にもってこなければならない。
② 成人患者は、一般的に自分自身が監督（指示する側）であることを望む。患者教育では、単に指示を守らせるより、患者自身が自ら決断するような方向へもっていくことが必要である。
③ 成人の患者は普通、疾患を包括的・系統的に完璧に学ぶこと（すなわち、「糖尿病とは」から始める方法）より、自分の健康問題を解決する方法や情報を求めている。
④ 成人は、健康にかかわる自身の経験が、その指導と一体化したとき、よりうまく学習する。

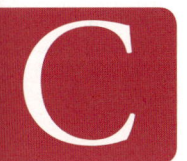

C 患者の自己管理やセルフケアを促す看護

① 慢性期にある患者の看護とその根拠

慢性期の患者は急性期の患者と異なり、医療者が患者に伝えた「病気である」という診断が、医療者の意図どおりに患者に伝わるわけではない。つまり、医療者が期待する「病気である」という認識を、必ずしも患者がもつわけではない。たとえば、糖尿病患者によくあるケースでは、糖尿病網膜症が現れ、光凝固などの眼の治療をしていても、「私は病気ではないんです。目が見えなくなってきているだけなんで、目が見えるようになったら帰ります」などと言ったりする。

1. 病気受容過程への援助

　慢性期の患者には、自分が病気であるという現実を一部は認めつつ、それでもなお、その原因や責任を他に求め、長く続く負担の多い病気であるという重荷から解放されたいと願っている者が多い。医師や看護師の教育が不十分だったとか、早期に完全な治療をしなかった医師が悪いと思っている患者は、一種の防衛的コーピングをしていると考えられる。そのような場合、患者には認めたくない現実があることを看護師が理解したうえで、現実的に吟味したり、どうしたらよいかを患者と共に考えるような援助が必要である。

2. セルフケア能力のアセスメント

　セルフケア能力のアセスメントにより、その患者にどのような看護援助が必要かを判断する。たとえば、「悲嘆」過程の途中で「否認」や「不安」が強度な患者には、治療を急ぐ前に、まずその否認や不安の軽減を目的として病気を受け入れることができるような看護援助が必要である（図15）。

　また、病気の原因を誤って理解したままであるとか、誤った治療や無効な民間療法、不適当な保健信念で行動している患者には、正しい知識・情報を提供することが必要となる。

図15　不安と恐怖

```
         だれでも普通に起こる「不安」
                  ↓
   自分で注射を打つなんて怖い、できそうもない！
   数字がいっぱい並んでいる食事療法なんか、自分にはできそうもない
   祖母は糖尿病で目が見えなくなった、自分も目が見えなくなるのではないか

           「恐怖」には対策が必要
                  ↓
   糖尿病と言われてから、怖くて夜も眠れない
   明日起きたら目が見えなくなっているのではないか
```

慢性期の患者への看護援助は、病気受容過程への援助や患者教育が必要だと考えられる。

3．患者教育または学習支援

患者教育の最終的な目的は、患者が疾病の自己管理のために必要な知識・技術を習得し、自ら主体的にセルフケア行動がとれるように援助することにある。看護師は、患者が新しい知識・技術を受け入れる準備が心身ともにできているかのレディネスを評価したり、知識の範囲を調べたりして目標を定める。その際、一般的な指導メニューをそのまま適用して短期間のうちに多くの課題を押しつけると、患者は負担に思い、自分にはできそうもないと感じるかもしれない。看護師の期待する目標、たとえばカロリー計算ができるようになるとか、毎日30分は運動するというようなことを、患者のこれまでの生活習慣や能力を計算に入れずに進めると、患者は興味を失い、教育は失敗することが多い。

現在の患者教育では、治療に対する患者の「行動」には十分注意を払っていると思われるが、患者の疾病や治療への「認知」には不十分だと思われる。また、注意していることが、患者の「行動」ではなく「検査データ」のみであれば、なおさら「患者自身の認知と行動」に注目することが、患者の理解と行動変容に有効であると思われる。生活を変えたり生活全般を再編成したりするのは患者自身だということを、医療者が十分に認識して、患者自身がいったいどうしたいのかを知ることこそ患者教育の鍵であろう。

たとえば、運動療法はするし、食事療法も何とか我慢するが、晩酌だけはしたいという患者もいれば、カロリーを全部、ケーキや和菓子で摂りたいなどという患者もいる。食事療法を嫁にさせると嫁が大変だから、これ以上は迷惑をかけたくないからという理由で食事療法を拒否する患者もいる。食事療法をしてもだめなときはだめなんだから、食事療法はしないと考えている患者、在宅酸素療法のために、もう好きな旅行はできないから、このまま何もせず早く死んだほうがいいと思っている患者、タクシードライバーで生活が不規則だから、あるいは深夜勤務の生活だから、規則的な生活は無理だと考えている患者も多い。教育の目標は、そうした患者の意識と生活に根ざした願望の現実性を患者と共に考え、そのうえでなるべく患者の願望に合わせ、患者自身が決断する形で立てられていることが望ましい。そういう形の共同作業こそが重要であり、その共同作業をとおして患者は自身の疾患と治療の現実を認識し、病気に立ち向かうようになる。

疾病とその管理に携わる医師や看護師、患者、そして家族は、それぞれ独自に現実の生活の修正と将来の生活を予想し、どのように方向づけようかと考えるが、いずれにせよ患者（および家族）の知識や経験、感情や信念、人からの伝聞、健康に対する価値観などに基づいて行われる。

4．患者の学習に対する準備状態（レディネス）のアセスメント

慢性期の患者には、多くの場合、疾患のコントロールのための自己管理が求められている。それらは医療者が患者に教育・指導を行い、患者がそれを習得することを期待しているが、すべての患者が無条件にその心身の準備ができているわけではない。患者が治療技術を習得する心身の準備ができていないままに、無理に教育・指導したとしても、無効であるばかりか医療者への不信や怒りを誘発することもある。その教育効果を上げるためにも、また医療への信頼感を保つためにも、下記の患者の学習に対する準備状態のアセスメントは重要である（表4）。

1）健康に関する患者のヒストリー（病歴）、病気に対する患者の経験、あるいは他の保健問題の把握

これらは、病気に対する患者の態度を形づくるために重要である。

表4　患者の学習に対する準備状態（レディネス）のアセスメント項目

①健康に関する患者のヒストリー（病歴）、病気に対する患者の経験、あるいは他の保健問題
②最近の健康状態
③患者の精神的状態
④家族のサポートの有無
⑤過大なストレス
・経済的問題、特に収入の減少、あるいは支出の上昇
・仕事や学校などでの締め切りの圧力
・自身の、あるいは家族の期待、たとえば学校の成績を全部優にするなど
・喪失体験、たとえば離婚、死、健康の喪失など
・昇進や卒業、転居、治療法の変更のようなライフスタイルの主要な変化
⑥患者の職業
⑦経済的問題（費用）
⑧患者の社会的・文化的・宗教的立場
⑨患者の教育レベルや読み書きレベル
⑩以前の患者教育や患者の実際の病気についての知識
⑪身体的要因
・年齢や動作能力、視力、聴力、手先の器用さなど

2）最近の健康状態

　最近の健康状態は、学習をどの程度、喜んで受け入れるか、また学習がどの程度できるかに影響する。急性期にある患者は、学習に必要な健康状態でないか、あるいは基本的技術のみの学習と考えられる。慢性期の患者は、「急性増悪」の時期は基本的技術のみの学習となる可能性があるが、コントロール期であれば、患者がより積極的な学習者になるのに十分な状態であると考えられる。しかし、一時的に気分不快があるときなど、気分がよくなるまで基本的技術のみの学習となるかもしれない。

3）患者の精神的状態

　患者の精神的状態は、病気についての学習の関心に影響する。否認、うつや強い不安を表現するときは、学習の妨げになることが多い。しかし、軽度から中程度の不安は、逆に学習の準備状態を良好にする。

4）家族のサポートの有無

　家族がサポートを提供するか、あるいは差し控えるかによって患者の学習準備状態に重要な影響を与える。患者は、家族が援助してくれたり、励ましてくれたり、また、患者教育について熱心であれば、普通は病気や治療についての学習にかなり動機づけができているものである。家族が示す否定的な態度や行動は、患者の学習に関してマイナスの影響を与える。

5）過大なストレス

　患者にとって大きすぎるストレスと感じるものは、学習に関する患者の能力や興味を多大に損じることとなる。ストレス源としては、次のような事柄が考えられる。

①経済的問題、特に収入の減少、あるいは支出の上昇
②仕事や学校などでの締め切り圧力
③自身の、あるいは家族の期待、たとえば、学校で全部優の成績をとることや学年一番になることを期待される、進学校に合格することなど
④喪失、たとえば離婚、死、健康の喪失など
⑤昇進や卒業、転居、治療法の変化に伴いライフスタイルの変化を必要とするものなど

6）患者の職業

患者の職業は、いつ、どのように患者教育に参加する（を受ける）かに影響する。夜間の職業、3交代勤務や残業が多い職業など。

7）経済的問題（費用）

経済的にぎりぎりの生活をしている場合、日々生きていくための生活の糧が優先され、治療や自己管理のための教育・学習は後回しになる。そして物理的に後回しになるだけでなく、学習への心理的余裕、自己管理を考える余裕を奪うため影響が大きい。

8）患者の社会的・文化的・宗教的立場

病気についての学習への関心や、特別なセルフケアの助言を喜んで受けるかどうかに影響する。

9）患者の教育レベルや読み書きレベル

どのように患者が学習するかに影響する。また教育プログラムやセルフケアについて、どの程度の複雑さに耐えられるかにかかわってくる。

たとえば、かなりの専門用語を含む本も理解できる程度から、中学生がやっと理解できる程度の難しさのレベル、読むことに慣れておらず、直接に講義を聞いたりビデオやスライドでないと集中できないか、イラストレーションのような理解の容易なものが必要か、などである。

10）以前の患者教育や患者の実際の病気についての知識

患者のもつ病気は、学習への興味に影響する。面接やデモンストレーションは、患者の病気の知識レベルを明確にすることができる。テストは一般的に苦手で嫌われるため多少工夫が必要だが、やり方によっては有用である。

11）身体的要因

患者の年齢や動作能力、視力、聴力、手先の器用さは、病気のセルフケア技術の習得能力について影響がある。

② 患者を取り巻く家族・集団・社会と看護

1. 家族への影響

1）家族の反応

　病人を抱えた家族の問題に関しては、季羽の研究[25]）がよくまとまっているので、その論旨を中心に、患者を抱えた家族の心理的ダイナミックスについて述べてみたい。

(1) 家族システムの変化

　ある程度重い病人が家族のなかに生じたとき、多少なりとも家族と患者との相互関係が変化し、家族システムの変化をもたらす。それに伴って、患者の家族内での機能と他の家族の機能が変化することが多い。その変化は疾病の回復に伴って解消することが多いが、慢性期の患者の場合はいつまでも持続することになる。またその変化によって、その家族の機能を全体として高め、家族を成長の方向に導く場合と、家族の機能を減少ないし破滅に導く場合が考えられる。

(2) 患者と家族の不安

　介護を必要とする患者が出ると、患者と家族の両者に不安が生じる。もちろん、不安にはそれを克服する努力が伴うものであり、人間の成長にとって不安は基本的に必要であろう。介護の体験は、家族の機能を高め、深めることにつながるものである。家族は、患者に対する配慮やそれに伴う援助によって、患者との情緒的な結びつきや共感性などが増大し、家族全体が患者への援助を中心として家族機能を深め成長することにつながっていくものと考えられる。しかし、患者の不安が強かったり、介護量が大きすぎると、家族の配慮や共感性は少なくなり、家族内での患者の機能の働きも低下する。

(3) 病気になる家族がだれかで異なる状況

　これらの心理的ダイナミックスは、病気の重さの程度や種類によって異なるの

はもちろんだが、家族内のだれが病気になるかによっても異なる。

　子どもの病気の場合、普通は母親の母性のプラスの機能、つまり「いつくしみ育てる」機能が最大の力を発揮する。しかし、時として母親が病気の子どもだけにかかわるあまり、母―子のサブシステムのみが強くなって父親が疎外されることがある。平素から夫婦仲の悪い家族の場合には、特にこういうことが起こりやすい。

　夫婦のいずれかが病気の場合には、夫婦の相補性がプラスに働くときと、逆に破壊的に働くときとがある。病気がプラスになるときには、その夫婦は、互いの協力によって危機を乗り超え、夫婦の活力である「愛」がいっそう深まり、互いの自己実現の道を共に歩むことになる。他方、マイナスの場合には夫婦の関係が崩壊してしまう。

　親の病気の場合、幼い子どもへの影響が大きい。特に母親の病気の場合、入院などによる母子分離の結果、子どもは家庭のなかで情緒の安定が得られず、ひどければ母性剝奪の状態に置かれて精神的発達への悪影響が心配される。父親が病気の場合も問題は深刻である。まず、子どもに対する父性的機能の低下が問題になるが、父性の力があまり強くない家庭では（近年そうした家庭が多い）、むしろ経済的な困窮が問題になる。さらに、母親の不安による母性的機能の2次的な低下が、子どもの不安を強めることになりやすい。

　高齢者（多くは祖父母）の病気の場合は、舅・姑の問題と複雑にからみ合い高齢者を家族システムの外に置く家庭が多く、これが"老人の悲劇"を招いている。

2）家族援助の視点

　在宅における患者・家族への援助は、ケアを必要とする人だけを視野の中心に位置づけてかかわるやり方ではうまくいかない。家族全体を一単位としてとらえ、ケアを受ける人もケアを提供する家族も共に在宅ケアの対象として認識し、かかわる必要がある。その際留意する必要のある視点がいくつかある。

(1) 家族の生活を尊重する援助姿勢

　まず、ケアの受け手を家族のなかに位置づけることができるような配慮をする必要がある。

　在宅ケアにおいては、いうまでもなく病人や障害者のニーズに応え、十分なケアを提供することが望ましい。したがって、ケアを受ける人のニーズを中心にして、家族および外来看護師、訪問看護師などの在宅ケア提供者が援助をする必要

がある。

しかし、様々な年齢、およびそれぞれ固有のニーズをもつ家族集団のなかでの在宅生活では、病院や福祉施設で生活する場合のように、すべての生活リズムが病人や障害者のニーズを中心にして組まれるわけではない。病人や障害者のニーズに応えなければならないとの強い認識が家族にあったとしても、家族成員個々の生活の営みを完全に無視して家族の生活リズムを組み変えるわけにはいかない。そこで、家族メンバー個々の生活のあり方を視野に入れ、主たる介護者の介護力を判断し、ケアの受け手が家族関係からはみ出さず、家族成員として位置づけられる方向で在宅ケア提供者は援助していかなければならない。

(2) 新たな役割を果たすために必要な家族の学習

健康な家族にとって、日常生活動作が不自由な人をどう援助するか、各種介護用具をどう操作するか、時には経管栄養や留置カテーテル装着患者や在宅酸素療法患者の介護をどのように行えばよいかは、まったく新しい学習を必要とする問題である。しかも、介護の役割を担うことが予測外に突然発生する場合が少なくないので、介護の提供と同時に学習を並行して行わなければならなくなる。

最近では、近い将来、介護の役割を担う可能性があると予測している家庭の主婦が、保健所や市町村自治体の保健師が企画する介護教室に参加し、前もって介護の知識と技術を学習しておこうとする傾向がみられる。入院中に、退院後の介護に備えて看護師や主治医が必要な介護について指導する場合が多くなってきているが、家庭の環境や設備が病院と異なるため、指導されたことがそのまま役立たない場合もあり、家族を戸惑わせる。また、学習する力は家族ごとに異なる。それは単に年齢や男女の別、あるいは従来の生活背景などの要因によるだけでなく、学習動機にも左右される。介護の役割をとるに至った経過や、家族内の人間関係が学習意欲に大きく関係する。さらに、学習したことであっても、家族が一人で行うことへの不安があるため、在宅で介護を行う当初は、訪問看護などによる援助が必要になる。

(3) 主体者としての患者と家族自身の問題解決機能の活用

援助を必要としている問題を抱えている家族の在宅ケアにおいて、ともすると当事者である本人や家族の意向を確認しないままに、周辺の援助者があれこれ対策を考え、苦慮している場合がある。当事者である家族との間には、問題そのものについての話し合いさえなされておらず、いわゆる問題状況の共通認識が成立

していないことさえある。ケアの受け手も家族介護者も、共に力がないようにみえるとき、看護師やケースワーカーなどの援助者は、自分たちが対策を用意しなければならないと思い込んでしまいやすい。

　しかしそれでは、一つの問題を解決できても、次の新たな問題が生じると家族の力では対応できず、再び援助者に依存しなければならない状態を生み出しやすい。家族のもつ問題解決機能を引き出す方向で援助すれば、ケアの受け手と家族介護者の双方が最も受け入れやすく、しかも援助者には思いつかなかった適切な方法が見つかることがある。援助者は、当事者に代わって問題を背負うことはできないことを認識し、家族の力を引き出す方向で援助する姿勢をもつようにする。

(4) 家族均衡維持のための役割補完

　家族均衡の維持を図るためには、家族内の人間関係の調整や、ケア負担を担い続けられるようにするために必要なサポート、生活機能維持のための援助など、さまざまな視点から、求められている援助を見出し、適切にかかわる必要がある。本来、どの家族にも均衡を維持しようとする力が常に存在している。したがって、その家族ダイナミックスがよりよい状態で機能し合うように配慮したうえで、家族外の在宅ケア提供者が役割を補完する。家族均衡は流動的なものであるから、在宅ケア提供者も、常に変化する家族ダイナミックスを把握できるように努力しなければならない。

　特に、在宅ケアが何年もの長期に及ぶ場合は、家族サイクルが変化するし、家族成員それぞれが直面する課題も変わっていく。ケアの受け手の生理的状態がかなり安定していても、家族側の問題が変化し、それがケア提供者の立場や介護力に微妙な影響を及ぼしていく。たとえば、ケア負担を分担していた娘も何年か後には結婚して家を離れ、さらに出産という事態に至れば、ケア負担を背負っている母親に援助を求める立場に立ったりする。訪問看護師などの在宅ケア提供者は家族均衡の変化に関心を払い、必要に応じて同居していない親族に働きかけたり、あるいは社会資源の導入を図り、さらに看護職自身が役割補完を行ったりすることも必要になろう。

2. 集団・社会（所属グループ）への影響

1）友 人

　友人が病気の慢性期であると、その生活上の制約から、友人間で治療への協力か病気無視かの2つの対応が現れる。自分もそのような状態になるかもしれないと不安に思う友人もいれば、自分には関係がないことと無視する人もいる。

　一般に、壮年期以後の同年齢の友人では、体力の衰えの自覚などから自分も病気になる可能性があると考え、患者の自己管理に協力することが多い。そうなると、今までの「帰りに一杯やろう」の内容も変わらざるをえない。話題も病気のことが多くなるが、友人関係は変わらず続くであろう。一方、自分には関係がないと思う友人の場合には、友人が今までどおりの付き合いを望めば溝ができ疎遠になるか、あるいは患者のほうが無理をして悪化を招くこともある。

　若年患者の場合には、友人に明けっ広げに話すタイプと隠すタイプがあるが、友人に明けっ広げに話すタイプのほうが友人関係も良好である。若年者では、病気に対する先入観があまりないせいか、友人の間では、病気をもっていても「そういうもんだ」と自然に受け止め、治療に協力する傾向がある。一方、病気であることを隠す場合は、見つかるまいと必死になるため、どうしても友人関係や学校活動が消極的になる。また、見つかった場合は特別な目でみられることもあり、友人関係が損なわれることも多い。

2）学校・職場

　慢性の疾患をもつ患者が学校にいる場合、わが国の学校の多くは、少数の理解ある関係者を除いて、まだまだ患児・患者の活動に必要以上に制限を加えることが多い。また、入学に際しても消極的に対応することが多く、患者が病気を隠さざるをえない状態になっていることもある。患者が理解ある学校関係者と明けっ広げに病気の話をすることのできる関係なら、周囲の学生や教師に病気への理解と友人を思いやる温かな雰囲気ができ、むしろ健康な学生ばかりの学校よりよい影響を与えることができる。

　しかし、職場での対応はかなり難しいといえる。競争社会である職場では、病気というハンディキャップをもつことは競争の最前線からの離脱を意味するので、昇格や昇給などもあきらめるよう要求されることもある。慢性疾患を抱える

ことは会社内での戦力低下と見なされる場合が多く、時には退職を余儀なくされる場合もあり、経済上の問題が生じることがある。慢性期にある患者の場合、会社のオーナーを除いて、会社内での快適な疾病の自己管理は難しいであろう。

3）患者会

(1) セルフヘルプ・グループの存在意識

　共通の問題や悩みを抱えた当事者同士の集まりは、わが国の保健福祉領域では「当事者グループ」とか、「患者会」などとよばれ、それらは「セルフヘルプ・グループ（self - help group；SHG）」と総称される。これらの会の目的は、相互援助を通じてメンバーの問題を改善し、より効果的な生き方を求めていくところにある。会の起源と発足がグループメンバー自身によるものが多く、外部の権威や機関によるものは少ないが、当初は専門家が機関車役を果たし、グループが機能するにつれてグループメンバーが運営していくようになったものもある。

　メンバー相互の努力、技能、知識、関心が主要な援助の源泉であり、専門家がグループの集会に参加しても補助的な役割しか果たしていないことが多い。自分たちが中心になって運営するという意識が強く出る当事者たちの自治・自律によるタイプのグループと、専門家・専門機関との関係を重視する立場から専門家の指導・援助がある程度強いタイプのグループがある。仲間集団としてのSHGは、参加者を孤独感から解放し、安心感で満たし、居場所と役割を提供して自信を回復させてくれるという。また、SHGは、メンバーの準拠集団となって、メンバーの行動や意識に強い影響力を及ぼす。行動変容の重要な過程要因である「目標像」「先輩」「反面教師」といったモデリングも、グループ内で容易に行われるなど、グループの効用は大きい。

　医療者は患者の「問題」を、その身体に潜在する深刻な問題とみて、専門的な介入なしには済まない問題のように考える傾向があるのに対し、SHGではそれを、状況いかんでだれにでも起こる問題であり、患者が取り結んでいる関係や接している環境を少し変えるだけでもかなり改善できる問題のように考える傾向がある[26]。

(2) セルフヘルプ・グループの援助効果

　セルフヘルプ・グループがメンバーにどのような効果をもたらしているのかについて、パウエル（Powell, T. J.）は、「精神心理面の改善が、非参加者に比べて

参加者のほうで、また、参加者のなかではより積極的に SHG にかかわっている者のほうでより多く、より強く認められる」と指摘している[27]。精神心理面としては、抑うつ度、不安・心配、人生満足度、自尊感情、効力感などが観察されている。また、問題行動、配偶者や子どもとの関係、対人関係、社会的役割遂行、生活調整や生活適応、生活の質に関しての改善が、グループへの参加や関与の度合いの強いメンバーほど認められるという。

SHG は、医師と患者・家族などの非専門家との間にある伝統的な上下関係を、対等の関係やパートナーシップの関係へと変えていく力になる可能性もある。岩田らは、専門職と SHG の関係について考える場合に、SHG の活動は、しばしば専門職の考えていること以上の意味をもっているということ、SHG と専門職とは互いに補い合う関係にあるのだということ、SHG と専門職との関係は緊張を含む対等の関係にあると述べている[28]。

③ 慢性期看護の実践

1. 看護上の留意点・配慮点

医療者は患者の既往歴は知っているが、病気や痛み、過去の治療に対する患者の経験については多くを知らない。しかし、患者のそのような経験は、患者と医療者との相互作用やケアに対する患者の反応に、かなりの影響を与えるものである。治療を拒否する患者や、何度も入退院を繰り返す患者の多くは、対応の難しい患者というレッテルを貼られる。しかし、問題は患者にあるのではなく、患者が今までの対処の方法に従って自分の今の痛みや慢性状況に反応しているということに、医療者が気づかない点にある。

1) 成人患者への教育上の留意点

医療者はたいてい、患者に対して指示的な態度で接することが多いのではなかろうか。たとえ患者が会社では部長職で、いつもは部下に指示を与えている立場の患者であろうとも、つい子どもに言うような口調で話してしまう。それが病院のなかでは普通になってしまっており、医療者は何とも思わなくても、そのような態度は患者が教育を受ける態度に影響を及ぼす。すなわち、図16のような反応が患者の心に湧き上がり、真剣に学習しようとする意欲を削いでしまってい

図16　成人患者の教育担当者に対する本音と行動

《成人とは》

（心の中で）
この若僧が何を言っているか。わしはお前の3倍も生きているのだぞ
もう少しましな口の利きかたはできないのか。口の利きかたに注意しろ！

《あるいは》

気に入らないと、口では文句は言わないが、いつの間にかほかの話にもっていき、「話をそらす」「そっぽを向く」などで、いつまでも肝心の話に行き着かない

《あるいは》

こら、そこの若いの、お前の腕前をチェックしてやる
説明書を持ってこい。しっかり読んで調べてやるからな
そこそこ、そこがちょっと下手だな
うん、だいぶうまくなったな。こんどはおれがやるからな

る。患者教育（指導）においては、看護師などの医療者が患者に「指示的」である必要はどこにもない。主体は患者であることを意識し、年配者としての礼儀と尊敬の態度で接することが教育効果にもつながる。以下に、アンドラゴジーによる一般的な成人患者の教育関連の特徴をあげる。

① 成人が学習に十分参加するためには、成人患者自身の学習ニーズ（何を知りたがっているのかなど）をみなければならない。

② 成人は、問題解決志向型の学習者である。成人の患者は普通、疾病を包括的・系統的に完璧に学ぶこと（すなわち、「糖尿病とは」から始める方法）より、自分の疾病や治療に関する直接的な問題を解決するのに必要な情報を習得することを望む。

③ 成人は、疾病にかかわる自身の経験が、その指導・教育とぴったり合致、一体化したとき、よりうまく学習する。

④ 成人は一般的に、自分自身が監督（指示する側）であることを望む。患者教育では、単に患者に指示を守らせるより、患者自身が自ら決断することが必要である。患者の決断する能力を強化すべきであろう。

⑤ 個々人の相違は、加齢に従って増加する。患者教育は、年齢、経験、ニーズ、そして成人の能力に関する相違をかみ合わさなければならない。

2) 思春期患者への教育上の留意点

思春期の患者への教育にあたっては以下の点に留意する。

① 思春期の患者では、患者を子ども扱いし細かく口出しする態度や、専制的・支配的な雰囲気が、自己同一性を獲得しようとしつつある患者に反発を受け、かえって疾病の自己管理をしなくなるようにさせる。

② 患者の自主性を尊重する民主的な雰囲気が、疾病の自己管理を自主的にする。

③ 思春期の患者の自尊心（自尊感情）に関する研究では、コントロールの良好な若年の患者群と不良の群では、コントロールの良好な若年の患者が精神面でより健康的で、自尊感情が高いという結果が米国で明らかにされている。わが国でも、思春期の糖尿病患者の自尊心は一般の中学・高校生と比較して差はないか、あるいは糖尿病患者のほうが高いという結果を得ている。

④ 患者の自尊心と病状コントロールの関係では、自尊心の高いほうが病状コントロールもよく、またこの関係は男子に顕著である。

⑤ 慢性期にある疾病をもつ思春期の患者の登校拒否ケースや、病状コントロールの悪いケースなどから、疾病をもつ思春期の患者全体に心理上の問題があるかのような印象をもちがちであるが、社会的なハンディキャップは依然として多いものの、全般的には正常な発達と適応をとげていると考えられる。

⑥ コントロールの良好な患者は家族の緊密さ（凝集性）が高く、家族に適応性があることが示唆されている。逆に、家族間に強い葛藤があると病状コントロールは悪くなる。

2. 患者教育プログラム企画

慢性期には、病状のコントロールのための患者教育を企画する必要がある。プログラムは個々の患者別に立てられたり、あるいは集団教育として作成される。下記にプログラムを企画するうえで必要な原則を述べる。

1) 優先順位の決定

まず最初に、教育プログラムによって期待される結果（アウトカム）を優先的

に決める必要がある。この教育プログラムによってどのような結果を期待するのかを明確にし、その結果を優先順に記載する。

2）費用の分析

　費用に関する分析を完成させるために利用できる資源（資金、人的資源、物理的設備）は、プログラムの企画に関して重要な影響を与える。そのため費用に関する分析は、限られた資源を有効に使用するのに寄与するので、優先的に考えられなければならない。

3）目標の設定

　適切な最終目標（goals）、行動目標（objectives）、および理解レベルの目標決定が必要とされる。これらの目標により、どの程度の範囲と深さの教材を使うかを決める。目標設定にあたっては以下の点に留意する。

① 患者教育プログラムは、明確で現実的な目標をもつ。たとえば、「患者が食事療法の方法を実際に実行するために準備する」「患者がこのプログラムを終了すれば、コントロールのための入院を減少させるであろう」。

② 目標の達成に寄与する患者行動の変化は、行動目標として具体的に表現される。行動目標は、観察・測定できる行動の言葉で書く。行動が起こった状態、状況を記述する。また、患者に受け入れられる行動変容のためにも、評価を含まなければならない。たとえば、「教室で使用している自己測定器を使って、患者が間違わずに血糖自己測定をすることができる」。

③ 教育プログラムは、異なる理解レベルのコースを提供しなければならない。患者は、1つのコースで糖尿病についてすべてを学ぶことはできないし、またすべきでない。

・基本コースは、患者が直ちに自己管理のケアを学ばなければならない基本的な技術に焦点を合わせる。

・系統的コースは、時間がある患者のために自己管理に関するより包括的なコースである。

・特殊なコースは、復習のため、またライフスタイルの多様性のため、あるいは特殊な状態の患者のために用意される教育である。たとえば、インスリン使用者への指導、スポーツ競技をしている患者のための食事療法など。

4）評　価

　評価は、患者教育プログラムの企画において中心的な要素であり、最初から立てられる。評価は、以下の4項目の問いに答えるための証拠を収集し、分析するプロセスである。基本的な評価の第1は、「目標と目的が合致しているか？」の問いである。

　① 評価の目的は、個々の患者、患者の集団、ある施設・地域に関する教育プログラムの影響を査定することである。評価は、プログラムの効果を決定し、プログラムの費用が合理的であったことを証明するのに使われる。

　② 評価方法は、プログラムの特徴と目的によって決定されるべきである。

　③ 評価は、プログラム企画者が継続的にプログラムの教育的質を更新し、向上させる手助けとなる情報を提供すべきである。

　④ 評価は、知識や技術、態度、心理・社会的適応、セルフケア行動、コントロール指標、ヘルスケア利用に関する変化を測定することを含む。評価方法と評価された目標や目的が一致していることが重要である。たとえば、知識の評価にはテストがよく使われ、技術の測定にはデモンストレーションがよく使われる。

5）教育が行われる部屋などの物理的環境の整備

　物理的環境は学習を強化したり、あるいは学習を妨げたりする。学習は、快適で照明が適度な暖かい部屋で行われるべきである。騒がしかったり、邪魔されることがないようにすべきである。

6）学習者自身の希望など

　学習者自身の希望、期待、ニーズは、患者教育プログラムを企画するとき、考慮に入れられるべきである。

引用文献
1）繁田幸男，杉山悟，影山茂：糖尿病治療辞典，医学書院，1996，p.405-406．
2）内田卿子，大井玄，加藤良夫，他：医療現場からみたインフォームド・コンセント，病院，47(1)：587-595，1988．
3）野島康一：なぜ今インフォームド・コンセントか，病院，47(7)：572-575，1988．
4）松原雄一：患者と医師の溝は埋るか，朝日新聞，1991．4．23（朝刊）．
5）園田恭一，川田智恵子編，河口てる子，他：健康観の転換；新しい健康理論の展開，

東京大学出版会，1995，p.193-212.
6) Maslow, A. H.：Motivation and Personality (2nd ed), Harper & Row, Publisheres, Ins., 1970.
7) 遠藤辰雄編，濱田哲郎，他：アイデンティティの心理学，ナカニシヤ出版，1981，p.92-93.
8) A.L. ストラウス著，南裕子監訳：慢性疾患を生きる；ケアとクオリティ・ライフの接点，医学書院，1987.
9) ウーグ著，黒江ゆり子，他訳：慢性疾患の病みの軌跡；コービンとストラウスによる看護モデル，医学書院，1995.
10) Hyman,R.B., Corbin,J.M.：Chronic Illness, Springer Publishing Company, 2001.
11) Levin, L. S., Katz, A. H., Holst, E：Self-Care；Lay Initiatives in Health, Prodest, 1979.
12) Orem. D：Nursing；Concepts of Practice, 3rd eds, MacGrawHill Inc., 1985, p.90-99.
13) D. E. オレム著，小野寺杜紀訳：オレム看護論；看護実践における基本概念，第4版，医学書院，2005.
14) Prochaska, J.O., DiClemente, C.C., Noroross, J.C.：In search of how people Change；Applications to addictive penaviors, the American Psyohologist, 47（9）：1102-1114, 1992.
15) Prochaska, J.O., DiClemente, C.C., ：Stages and Processes of Self-Cange of Smoking；to ward an intebrative mode of change, Jornal of Consulting and Clinical psychology, 51（3）：309-395, 1983.
16) Prochaska, J. O., Norcross, J. C.：Systems of Psychotherapy；A Transtheoretical Analysis, 4th ed., Pacific Grove, CA, Brooks/Cole Publishing Company, 1999.
17) J. O. プロチャスカ，J. C. ノルクロス，C. C. ディクレメンテ著，中村正和監訳：変容理論で上手に行動を変える，法研，2005.
18) Bandura, A.：Social Learning Theory, Englewood Cliffs, New Jersey, Prenticehill, 1977.
19) Rotter, J.B.：Generalized expectancies for internal vs. external contral of reinforcement, Psychological Monographs, 80：1-28, 1966.
20) Sackett, D. L., Haynes, R. B. eds.：Compliance with Therapeutic Regimens, Johns Hopkins University Press, 1976, p.1-25.
21) Gordon, M.：Manual of Nursing Diagnosis, MacGraw-Hill Inc., 1985.
22) Becker, M.H.：Health Belief Model and Sick Role Behavior, Health Education Monographs, 2(4)：409-419, 1974.
23) Ajzen. I., Fishbein, M.：Understanding Attitudes and Predicting Social Behavior, Englewoood Cliffs, New Jersey Prentice-hill, 1980.
24) Lazarus, R.S., Folkman, S.：Stress, Appraisal and Coping, Springer Publishing Company Ins., 1984, p.141.
25) 長谷川浩編，季羽倭文子，他：生と死と家族〈講座家族心理学5〉，金子書房，

1988, p.184-200.
26）園田恭一，川田智恵子編，山崎喜比古，三田優子，他：健康観の転換，東京大学出版会，1995，p.175-192.
27）Powell, T.J.：The Use of Self-Help Groups as Supportive reference Communities, American Journal of Orthopsychiatry, 45(5)：756-764, 1975.
28）K. ヒル著，岩田泰夫，岡知史訳：患者・家族会のつくり方と進め方，川島書店，1988．

第4章

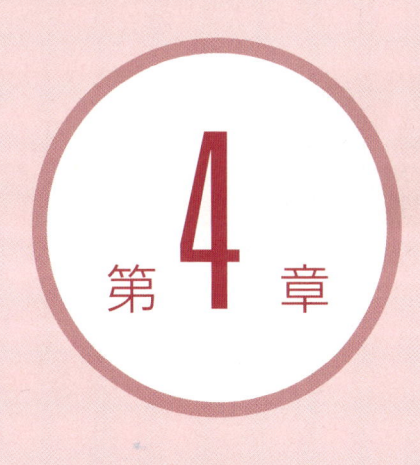

終末期にある患者の看護

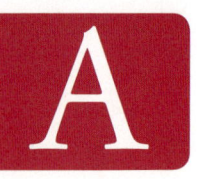

A 終末期にある患者の特徴

① 終末期とは

1. ライフサイクルにおける終末期

　人は生まれた瞬間から死への道程をたどる。すなわち、人は年齢とともに成長・発達し、変化をとげ、死に至るプロセスを生きている。このプロセスを「ライフサイクル」とよぶ。このライフサイクルにおける終末期とは、末期（まつご）ともいわれ、人生の終わりの時期や死に際を意味する。ライフサイクルにおける終末期は、老いることすなわち老化を表しており、事実、人はだれもが老い、人生の終着点である「死」に近づいている。

　わが国においては、世界に類をみない速さで高齢化が進行し、2009年10月1日現在、老年人口（65歳以上）比率が22.7％を超えている。高齢者人口は今後も増加を続け、2013年には高齢化率が25％を超え、2035年に33％を超えると予測されており、3人に1人が高齢者となる。「平成22年度高齢社会白書」[1]によると、この長寿を手にした高齢者たちは、健康維持を目的として就業を続けるとともに、積極的にスポーツや趣味などのグループ活動に参加するなどにより、自発的な交流は増加傾向にある。一方、高齢者単身世帯の増加などに代表されるように、地縁や血縁などに代わる支えをもたないまま孤立する高齢者の増加が懸念されている。したがって、高齢者を含めた社会全体が、「困窮した高齢者が孤立に陥らないコミュニティづくり」を目指すなどの環境整備を進めていく必要がある。

　さらに、今日必要なことは、高齢者一人ひとりがどのように死を迎えるか、死を迎えるまでの生をいかに生きるかなど、自己の「生と死」に向き合うことである。それは容易なことではないが、個々人が最期まで自分の生を生きようとする意志をもち続けることをとおしてはじめて、自己の死を認める手がかりが得られると思われる。

2. 疾病経過における終末期

　疾病経過における終末期とは、疾病に対していかなる治療を行っても死が避けられない状態で、原疾患の治療よりもむしろ症状の緩和が優先される時期を意味している。通常、生命予後が6か月以内と考えられる段階である。

　終末期にある患者にとって、死は目前に迫り、もはや避けることができない現実であり、患者がそれまで可能性の枠内でとらえられていた死ではなく、そこに現前と存在する死を実感する。それまで生から死を見つめていたまなざしは、自ずと死から生を見るまなざしへと変えられ、そこに、それまでとは異なる奥行きを伴う生の存在に気づくことになる。このまなざしが交錯する過程が終末期であり、患者は唯一無二である自己の生を死の時まで生きるのである。

　先に述べたライフサイクルにおける終末期と疾病経過における終末期との相違は、老いることの延長ではなく、年齢とは関係なくあらゆる世代において見出すことのできる生の営みの過程である。むしろ、単に老衰では死ねない現代医療の現実を見据えると、老いることの延長にある終末期も、疾病経過としての終末期に包含されると考えるのが適切であろう。そこで、この章での「終末期」は、両者の考えを含む「人生の終末期」として考える。

3. 人間存在の表象としての「死」

　終末期を考えるとき、避けて通れないのが人生の終結としての「死」の問題である。

　古今東西、人々は不老不死を願望して努力し続けたが、人は確実に死ぬ存在であることに変わりはない。すべての生物のなかで、自分を死すべき存在としてとらえ、死後の世界に想いを馳せることができるのは、おそらく私たち人間だけであろう。しかし、日常生活のなかでは、死があることを認めながらも、死は触れてはいけない「タブー（taboo）」として位置づけて話題にしないようにしている。

　しかし、死をタブーとして取り扱ってしまってよいのだろうか。ファイフェル（Feifel, H., 1959）は死について、「死にゆくこと（dying）および死（death）は心理社会的側面をもち、単なる生物学的現象ではない」と述べている[2]。また稲垣は、「死は単に生物としての活動が停止することではなく、それよりも深いレ

ベルで人間としての活動が完結し総決算がなされることである」と死の意味について述べている[3]。そして、「死の確かさと必然性は、人間に関する根源的な真実であり、われわれの生き方あるいは価値観は、この真実を認めるところから出発しなければならない」と結んでいる[4]。死は生の終焉として忌避すべき陰うつな事柄ではなく、人間が人間として今ここで生きていることの最たる表象であるといえよう。

② 心身の特徴

　現代医療において可能な集学的治療の効果が期待できず、死期が近いと考えられる終末期状態を呈する疾病はさまざまあり、その病像もそれぞれ異なる。ここでは、日本人の死因の第1位であり、終末期の看護を論じるときの代表的疾患であるがんに焦点を絞り、終末期にある患者の心身の特徴を述べる。

1. 身体的特徴（身体症状）

　患者は、がんに起因する痛みをはじめとして、全身倦怠感、食欲不振、腹部不快・腹満感、呼吸困難、悪心・嘔吐、咳・痰、便秘、浮腫、口内炎・口腔内乾燥、褥瘡などの身体症状を自覚する（表1）。
　主な身体症状について以下に述べる。

1）痛み

　国際疼痛学会（IASP）では、痛みを「実際に何らかの組織損傷が起こったとき、あるいは組織損傷が起こりそうなとき、あるいはそのような損傷の際に代表されるような、不快な感覚体験および情動体験」と定義している。すなわち痛み

表1　末期がん患者の主な身体症状（206例、複数回答）

1.	痛み	63.1%	9. 便秘	11.7%
2.	食欲不振	40.8%	10. 意識障害	9.7%
3.	全身倦怠感	33.0%	11. 嚥下困難	5.8%
4.	腹部不快・膨満感	23.8%	12. 浮腫	5.8%
5.	呼吸困難	20.9%	13. 口渇	5.3%
6.	嘔気・嘔吐	18.9%	14. 頭痛	4.9%
7.	咳・痰	13.1%	15. 歩行困難	4.9%
8.	不眠	13.1%		

出典／淀川キリスト教病院編：緩和ケアマニュアル，第5版，最新医学社，2007, p.1.

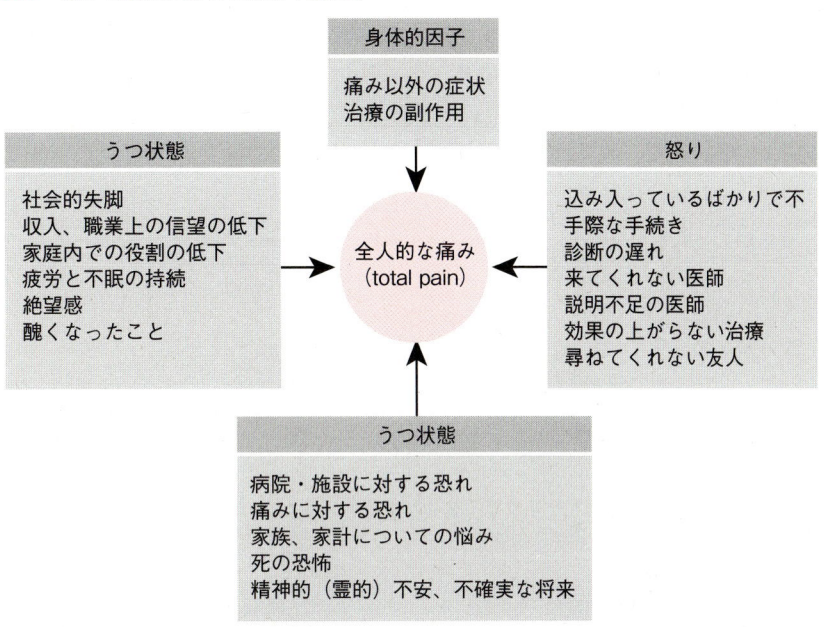

図1　痛みの認知に影響を及ぼす諸因子

身体的因子
痛み以外の症状
治療の副作用

うつ状態
社会的失脚
収入、職業上の信望の低下
家庭内での役割の低下
疲労と不眠の持続
絶望感
醜くなったこと

全人的な痛み（total pain）

怒り
込み入っているばかりで不
手際な手続き
診断の遅れ
来てくれない医師
説明不足の医師
効果の上がらない治療
尋ねてくれない友人

うつ状態
病院・施設に対する恐れ
痛みに対する恐れ
家族、家計についての悩み
死の恐怖
精神的（霊的）不安、不確実な将来

出典／Twycross, R.G.,et al.：末期癌患者の診療マニュアル，医学書院，1991，p.214.

は、主観的感覚の訴えであると同時に、身体の警告反応、不安・恐怖・苦悩などの情動的な側面での反応でもある（図1）。

　がん患者にみられる痛みは、①がんによる痛み、②手術後の創部痛や化学療法後の神経障害などのがん治療による痛み、③帯状疱疹や脊柱管狭窄症など、がんやがん治療と直接関係ない痛み、などに分類される。がんによる痛みは、侵される部位や神経、障害の程度で痛みの性質と強さが異なり、しかも病的骨折などの場合を除くと長期間続くことが多い。大きくは体性痛と内臓痛からなる侵害受容性疼痛と神経障害性疼痛に分類（表2）され、これらの疼痛が単独または複雑に絡み合って、患者に痛みを感じさせている[5]。

2）全身倦怠感

　全身倦怠感とは、「身の置きどころがない」「じっとしていられない」と表現され、終末期状態ではほぼ全員の患者にみられる症状である。全身倦怠感の原因としては、がん悪液質、肝・腎などのさまざまな臓器不全、免疫力低下による感染、水・電解質異常、栄養状態の低下や貧血、不安やうつ状態などがある。このように、全身倦怠感はさまざまな要因が絡み合った主観的な症状である。このため、痛み以上に評価は難しく、過小評価されやすい傾向がみられる[6]。

表2 痛みの分類

分類	侵害受容性疼痛 体性痛	侵害受容性疼痛 内臓痛	神経障害性疼痛
障害部位	皮膚、骨、関節、筋肉、結合組織などの体性組織	食道、胃、小腸、大腸などの管腔臓器 肝臓、腎臓などの被膜をもつ固形臓器	末梢神経、脊髄神経、視床、大脳などの痛みの伝達路
痛みを起こす刺激	切る、刺す、叩くなどの機械的刺激	管腔臓器の内圧上昇 臓器被膜の急激な伸展 臓器局所および周囲組織の炎症	神経の圧迫、断裂
例	骨転移局所の痛み 術後早期の創部痛 筋膜や筋骨格の炎症に伴う筋攣縮	消化管閉塞に伴う腹痛 肝臓腫瘍内出血に伴う上腹部・側腹部痛 膵臓がんに伴う上腹部・背部痛	がんの腕神経叢浸潤に伴う上肢のしびれ感を伴う痛み 脊椎転移の硬膜外浸潤、脊髄圧迫症候群に伴う背部痛 化学療法後の手・足の痛み
痛みの特徴	局在が明瞭な持続痛が体動に伴って増悪する	深く絞られるような、押されるような痛み 局在が不明瞭	障害神経支配領域のしびれ感を伴う痛み 電気が走るような痛み
随伴症状	頭蓋骨・脊椎転移では、病巣から離れた場所に特徴的な関連痛を認める 例：脊椎転移における椎体症候群	悪心・嘔吐、発汗などを伴うことがある 病巣から離れた場所に関連痛を認める 例：上腹部内臓のがんで肩や背中が痛くなる	知覚低下、知覚異常、運動障害を伴う
治療における特徴	突出痛に対するレスキュードーズの使用が重要	オピオイドが効きやすい	難治性で鎮痛補助薬が必要になることが多い

出典／特定非営利活動法人日本緩和医療学会緩和医療ガイドライン作成委員会編：苦痛緩和のための鎮静に関するガイドライン，金原出版，2010，p.14．

3）食欲不振

「食欲がない」「食べたいが食べられない」などと表現される食欲不振も、終末期状態ではほぼ全員の患者にみられる症状である。食欲不振の原因としては、がん悪液質、腸閉塞、口内炎や口腔内カンジダ症、消化性潰瘍などの身体的要因、衰えへの恐怖やうつ状態などの心理的要因、食習慣の変化や病室環境などの環境要因などがあり、複数の要因が相互に関連している。ただし、終末期では食欲不振は自然な経過であることが多く、食事の工夫や高カロリー輸液の検討などを含めた総合的な判断が必要である。

4）悪心・嘔吐

悪心・嘔吐は終末期患者の約半数にみられる。その原因としては、オピオイドやNSAIDsなどの薬剤の副作用、高カルシウム血症、便秘や腸閉塞、脳腫瘍や

脳浮腫による頭蓋内圧亢進などの身体的要因、不安などの心理的要因などがある。患者にとっては不快な症状であり、QOLを低下させる大きな原因である。

5）便　秘

　便秘は終末期患者が経験する不快な症状の一つであり、適度な排便コントロールが必要である。便秘の原因としては、がんの直接浸潤や、転移による消化管閉塞や麻痺性イレウス、全身衰弱や脱水、食事量の低下、オピオイドや抗コリン薬などによるものなどがある。また、前述の食欲不振や悪心・嘔吐の原因にもなる。特に終末期では、全身の衰弱に伴って活動性が低下することも要因となりやすく、適切な緩下薬の投与が不可欠である。

6）呼吸困難

　咳嗽や呼吸困難は、終末期患者の約半数、肺がん患者の7～8割にみられる症状である。呼吸困難は「息が苦しい」「息ができない」などと表現され、突然発生したり慢性的に経過したりする。呼吸困難は主観的な症状であり、必ずしも呼吸不全とは一致しない。呼吸は生命と直結しているため、患者は思うように呼吸ができないことで、「このまま死ぬのではないか」といった死に対する不安や恐怖に陥りやすく、その不安や恐怖により症状はさらに増悪する。

7）浮　腫

　浮腫は細胞間液と血管内にある体液のバランスに異常が起こることで発生する。浮腫は、大きく全身性浮腫と局所性浮腫に分類され、がん患者によくみられるのは、リンパ性浮腫とがん悪液質による低アルブミン血症などの低栄養性浮腫である。また終末期では、心不全、腎不全などの循環系の不全と、低栄養が原因となっていることも多い[7]。

8）味覚障害

　味覚障害は、味覚が消失している、もしくは本来の味覚が変化している状態である。このため患者は、「味を感じない」「砂を食べている」などと表現し、食事に際して苦痛を感じている。味覚障害の原因は、大きく局所性と全身性に分けることができ、前者には局所的な炎症、放射線照射、口腔内カンジダ症などが原因としてあげられる。全身性には、亜鉛の欠乏や薬物性がん悪液質などが含まれる。

9）口渇・口内炎

　終末期患者は、脱水や唾液の分泌低下、抵抗力の低下、セルフケアの不足などにより、口渇・口内炎などの口腔粘膜のトラブルを生じやすい。口腔粘膜のトラブルは、食欲不振や咀嚼機能低下の原因であることはいうまでもなく、口腔は「話す」という重要なコミュニケーション機能を担っているため、予防を第一とし、口腔の状態を常に観察して積極的にマウスケアを行うことが大切である。

10）褥　瘡

　終末期患者の褥瘡の原因としては、がんの進行による全身衰弱や栄養状態の低下、筋力の低下や下肢麻痺による寝たきり状態などがある。また、疼痛緩和が十分に行われていないために、活動性や可動性が低下している場合にも発症しやすい。こうした場合、褥瘡は容易に生じ、そのうえ進行も早く、悪化すると瘡部の滲出液からたんぱく質などが流出して全身状態の悪化を招き、敗血症などの全身の感染症を引き起こすこともある。口腔粘膜のトラブルと同様に、予防が第一である。

2．心理的特徴

1）死にゆく患者の心理過程

　死に直面した患者の人間性の回復を目指して研究を行ったのが、キュブラー＝ロス（Kübler Ross, E., 1969）である。キュブラー＝ロスは約200人の、病名を知っている末期患者とのインタビューをもとに、死にゆく患者がたどる5段階の心理過程を研究した（図2）。この心理過程は次のように説明されている。

・第1段階（否認の段階）：死を認知した患者は、「いいえ、私ではない」と、まず自分の運命を否定する。
・第2段階（怒りの段階）：「なぜ私なのだ」と怒りや妬みの感情がわき出てくる。
・第3段階（取り引きの段階）：「何かよいことをしますから生かしてください」のように、何かと交渉しようとする。この交渉の相手はほとんど神である。
・第4段階（抑うつの段階）：「やはりそうなんだ」と感じて反応性のうつとな

図2 死にゆく患者の心理過程（キュブラー＝ロス、1969）

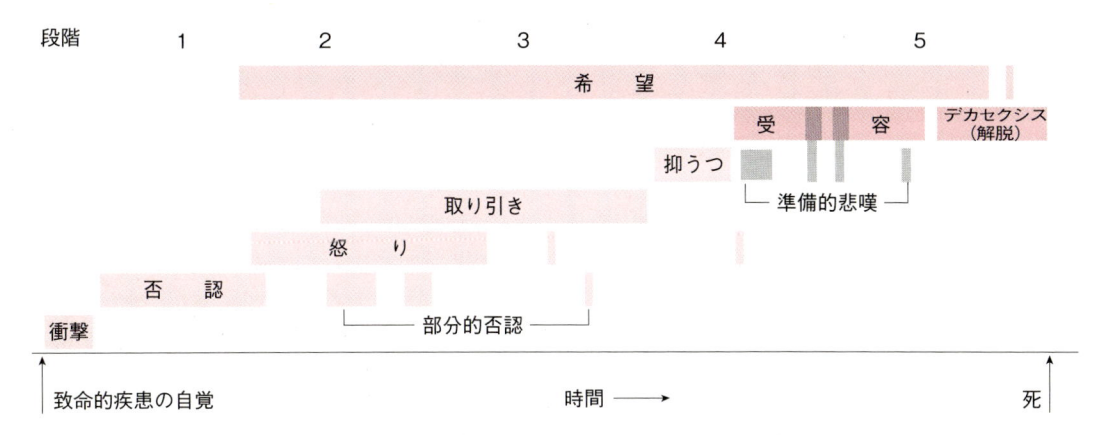

り、続いて死を準備するための準備性のうつとなる。

・第5段階（受容の段階）：「終わりはもうすぐ迫っています。これいいのです」と死を受け入れる。続くデカセクシス（解脱）とは、死に臨んだ際の静かな境地であり、まもなく臨終を迎える。

キュブラー＝ロスは、これらの過程は、いつもこの順序でたどられる絶対的な段階ではなく、死にゆく患者がたどるであろうさまざまな状態を理解するのに役立つ道具であると述べている。

事実、シュナイドマン（Shneidman, E. S., 1973）も、死に直面した人の心の動きは、一定方向に向かうというよりは、種々の心理状態が自由に飛び交いつつ、受容と否認の間を行き来していると述べ、段階ではなく過程であることを説いている[8]。

これらの、死にゆく人が体験している心の深層に関する研究は、患者がどの段階にあるかを見極めることよりも、まさに死と対峙しようとしている患者の激しく揺れ動く心の動きを理解するための指標として位置づけられるだろう。

2）「悪い知らせ」と通常の心の反応

積極的な抗がん治療にもかかわらず、がんの再発や転移など進行性であることを伝えられることは、患者の将来の見通しが根底から揺らぐような「悪い知らせ」である[9]。

「悪い知らせ」による精神的反応は図3に示すとおりであり、検査の結果、治療効果が認められず、抗がん薬治療の中止を伝えられたときには、「頭のなかが真っ白」と表現されるように、強い衝撃を受けたと感じる人がほとんどである。

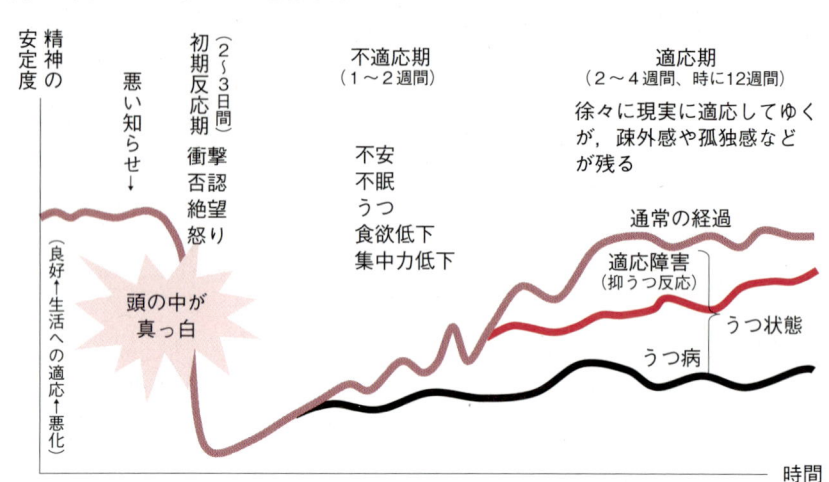

図3 「悪い知らせ」による精神的反応

精神の安定度（良好↑生活への適応↓悪化）

悪い知らせ↓

初期反応期（2～3日間）
衝撃
否認
絶望
怒り

頭の中が真っ白

不適応期（1～2週間）
不安
不眠
うつ
食欲低下
集中力低下

適応期（2～4週間、時に12週間）
徐々に現実に適応してゆくが，疎外感や孤独感などが残る

通常の経過
適応障害（抑うつ反応）
うつ状態
うつ病

時間

　患者は自己の生命の危機に直面して、「何かの間違いだ」とその事実を否認するという防衛機制を用いて危機から身を守ろうとする。このため医師の説明はもちろんのこと、そのときの状況さえ覚えていないことが多い。一方では、「もうだめだ」「私の将来はない」と絶望感を感じたり、「こんなに頑張ってきたのにどうして」「何も悪いことはしていない」などの強い怒りを感じることもある。また、状況に応じて「きっとまたいい治療法が見つかる」「大丈夫だ」といった心の反応を示すこともある。このような心理的衝撃に伴う混乱した状態は2～3日間は続く。さらに、「今後どうなっていくのだろうか」「治療ができないってどういうこと」などの強い恐怖感を覚え、不眠や食欲低下、集中力の低下などが起こりやすい。また、気持ちが落ち込んで気力が減退するなど、うつ状態を示すこともある。

　個人差はあるが、通常1週間から10日間でこの状態は軽減し、新たな状況への適応が始まる。本来、人間はこのような心理的衝撃に適応することが可能であるが、一部の患者は、これらの時期が過ぎても気持ちの落ち込みや不安が続き、適応障害やうつ状態を呈することがある。これまでの仕事や家事が手につかない、眠れないなど、日常生活に支障を感じる場合には専門医の受診を勧める。

3）精神症状

　身体状況が良好ながん患者と終末期がん患者では、出現する精神症状は大きく異なっており、終末期の患者には、不眠、不安や軽度の抑うつを主とする適応障害、せん妄などを生じやすい（図4）。

図4 終末期がん患者の精神症状

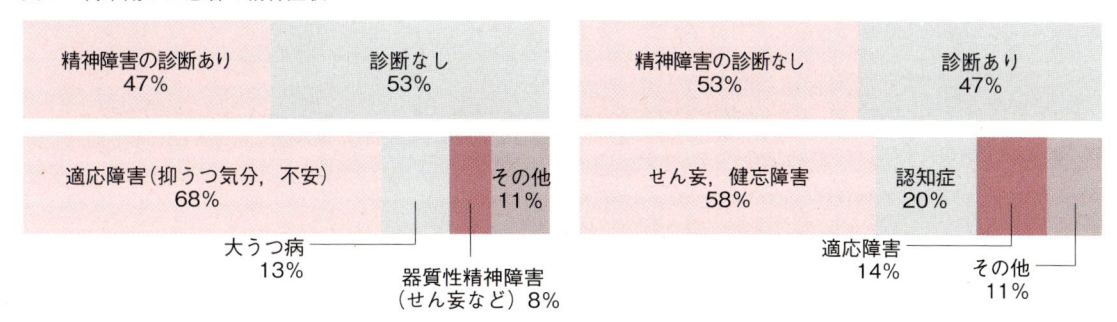

| 精神障害の診断あり 47% | 診断なし 53% |

適応障害(抑うつ気分,不安) 68% / 大うつ病 13% / その他 11% / 器質性精神障害(せん妄など) 8%

対象：米国東部の3つのがんセンター（Johns Hopkins, Rochester, Sloan-Kettering）に通院・入院中で，身体状態が良好ながん患者215人。

出典／Derogatis LR, et al.:The Prevalence of psychiatric disorders among cancer patients, JAMA, 249:754, 1983.

| 精神障害の診断なし 53% | 診断あり 47% |

せん妄，健忘障害 58% / 認知症 20% / 適応障害 14% / その他 11%

対象：東札幌病院緩和ケア病棟に新たに入院した，終末期がん患者93人。

出典／Minagawa H, et al. :Psychiatric morbidity in terminally ill cancer patients ;Prospective study, Cancer, 78:1134, 1996.

(1) 不　眠

　不眠は終末期患者を悩ませる症状である。疾病の進行とともに身体活動や社会活動が低下し、睡眠と活動の規則的なリズムが変化して不眠となる。さらに、身体病状の悪化により、予後についての不安や死への恐怖などが募り、いっそう不眠を自覚する。不眠が続くと、日中に傾眠がちとなるなど、昼夜のリズムが逆転することもある。いずれにしても、不眠は患者にとって身体的・精神的に苦痛を感じ、QOLを低下させる症状であるため、その原因を明らかにし、これを取り除くことが望ましい。また全身倦怠感などの、症状そのもののマネジメントが困難なことに起因する不眠の場合には、適切な睡眠導入薬を使用する。

(2) 適応障害

　先に述べた「悪い知らせ」を受けたことにより、不安や抑うつなどが日常生活に支障をきたす程度に生じた場合を適応障害といい、DSM-Ⅳによる診断基準は表3に示すとおりである。がん患者の場合には、漠然とした不安や心配、死への恐怖などが優勢にみられるものと、抑うつ気分や涙もろさ、絶望感などが優勢にみられるもの、両者が混合してみられるものがある。不安を抱きやすいなどの個人の資質に加えて、マネジメントされていない痛みの存在、身体活動性の低下などの身体的側面の影響が大きい[10]。

(3) せん妄

　せん妄は意識障害の一種であり、臓器不全による代謝性脳症、電解質異常、治

表3 適応障害の診断基準（米国精神医学会）

A. はっきりと確認できるストレス因子に反応して，そのストレス因子の始まりから3か月以内に，情緒面または行動面の症状が出現する
B. これらの症状や行動は臨床的に著しく，それは以下のどちらかによって裏づけられている
　(1)そのストレス因子に曝露されたときに予測されるものをはるかに超えた苦痛
　(2)社会的または職業的機能の著しい障害
C. ストレス関連性障害は他の特定の精神障害の基準を満たしていないし，すでに存在している精神障害または人格障害の単なる悪化でもない

出典／American Psychiatric Association 編，高橋三郎，他訳：DSM-Ⅳ-TR 精神疾患の分類と診断の手引，新訂版，医学書院，2003. 一部改変.

療の副作用、感染症、血液学的異常、栄養障害などにより生じる精神活動の機能不全状態である。終末期がん患者での発症率は20～40％であり、死期が近づくにつれて頻度が増え、80～90％に達すると推定されている。特徴的な症状としては、軽度の意識障害と見当識障害、幻覚（幻視）や妄想、精神運動性の興奮または寡動などである。治療は原因の治療が可能な場合には回復を目標とするが、原因の治療が困難な場合には、せん妄による苦痛の緩和を目標とする[11]。

また、高齢化に伴って認知症を合併したがん患者が増加している。認知症はせん妄や抑うつ発症のリスク因子であるため、認知症への対応が重要となる。

3. 社会的特徴

現代社会において、終末期のがん患者が直面する社会的な課題は、社会情勢の変化、家族形態の複雑化、価値観の多様化などに伴い多様化・複雑化している。しかし一方では、終末期の患者は、世代に関係なく家族や地域社会、職場での役割の変化や喪失を余儀なくされている。

たとえば、患者が働き盛りの年齢であれば、残していく家族の経済状態、子どもの教育などの将来への責任、仕事上の責任などの問題が生じる。同時に、老いつつある両親の世話をだれがどのように行うかなどの心配事もある。

壮年期の患者では退職や老後の生活を視野に入れた計画が崩れ、がんの治療に伴う経済的負担、残される配偶者の経済状態の困窮などの問題と直面する。職場での役割喪失や地域社会での地位の喪失、家庭における役割の変化、さらに日常生活を営むために他者に依存しなければならない状態であることを自覚する。

老年期では、すでに職場や社会での役割喪失を体験し、さらに家族との死別などをとおして孤独感や喪失感を経験していることが多い。しかしながら、病院という環境や治療にうまく適応できず、ストレスを覚え、より深い孤独感にさいな

まれる。療養生活の長期化に伴い、自分の存在が子どもたちの重荷になっているのではないかと恐れを感じる患者もいる。またさまざまな事情から、家族や親しい人との交流を避けて生きてきた患者もいる。この場合には、こうした人々との和解が重要な課題である。

近年、がん治療の急速な進歩により、がんとともに生きるサバイバーが増加している。がんサバイバーたちは、終末期をどこでどのように過ごすのか、介護はどの程度受けられるのか、家族はどのようにサポートできるのかなど、適切な療養場所を自ら選択し決定する必要に迫られている。

4．実存的特徴

先に終末期患者の心理的特徴を述べたが、ここでは、死を視野にとらえた終末期の患者の自らの存在に対する根源的な問いについて述べる。

自分の死を意識した患者の最大の苦痛を、西尾は、「病気が襲来したときの、死に随伴する肉体上の苦痛というようなものは、たとえどんなに大変でも、自分が消滅するという恐怖に比べれば決して重大事ではない」と述べている[12]。同様に、宗教学者であった岸本は、「人間にとって何より恐ろしいのは、死によって今もっている＜この自分＞の意識がなくなってしまうということである。死の問題をつきつめて考えていって、それが＜この、今、意識している自分＞が消滅することを意味するのだと気づいたときに、人間は愕然とする」と、自己の存在が消滅してしまうことへの恐怖を表現している[13]。死が迫っている患者は、自己の存在や連続性に問いをもち、今までの価値観や信念・信条から引き離されるような危機感を覚え、アイデンティティや自己価値観を喪失し、人生の意味や目的をはぎ取られるという体験をしている。さらに、罪責感や達成できなかったことへの後悔の念、宗教や信仰による救い、神の存在や死後の世界の存在などを考え続ける。

このように終末期の患者は、精神・心理的苦痛であるとはいい難い次元の問いを抱くようになる。これがスピリチュアルペインとよばれる苦悩である。スピリチュアルペインは全人的苦痛を形づくる一側面であるが、わが国ではスピリチュアルやスピリチュアリティに関する共通した概念が確立されていないため、現状では、それらの概念は、使用する人の立場や学問的背景などにより違いがある。世界保健機構（WHO）は、スピリチュアルを**表4**のように定義し、スピリチュアルな側面からも患者の人生について支援すべきであるとしている[14]。

表4　世界保健機構（WHO）によるスピリチュアルの定義（1989）

> スピリチュアルとは、人間として生きることに関連した経験的一側面であり、身体感覚的な現象を超越して得た体験を表す言葉である
>
> 多くの人々にとって「生きていること」がもつスピリチュアルな側面には宗教的な因子が含まれているが、スピリチュアルは「宗教的」と同じ意味ではない
>
> スピリチュアルな因子は身体的・心理的など社会的因子を包含した人間の「生」の全体像を構成する一因子とみることができ、生きている意味や目的についての関心や懸念とかかわっている場合が多い
>
> 特に人生の終末に近づいた人にとっては、自らを許すこと、他の人々との和解、価値の確認等と関連していることが多い

同時に患者は、今までの人生のさまざまな出来事を振り返って、楽しかったことやつらかったこと、まだやりとげていないことなどを思い起こし、未完の仕事をやりとげようとする。

すなわち、終末期の患者は、確実に訪れる死を目前にして、自己の存在が消滅してしまう孤独感を覚え、自分という存在の意味が失われて無意味になってしまう虚しさを感じ苦悩する。患者は否が応でも改めて生きてきた人生や自己のあり方を振り返り、人生の締めくくり方を考えざるをえない状況に置かれ、それぞれの方法で人生に向き合っている。

③ 治療の特徴と患者への影響

1. 終末期の経過と治療の特徴

1）経過の特徴

急性期、回復期、慢性期が疾病の経過としてとらえられるのに対して、終末期は疾病の経過という側面を有しつつも、生物学的な適応が破綻する時期である。老いて衰弱し死に至る場合や、がんのような疾病の慢性の経過を経て衰弱し、死に至る場合などさまざまだが、人間はすべてどのような経過をたどろうとも確実に死に至るのである。人は生まれた瞬間から死に向かって生きているのであり、生と死は表裏一体である。成長の過程は、常に死という視点から照らし返すことにより現実的なものとして営まれるのである。終末期は人が人生で成長をとげる最終のプロセスであり、その人らしい個性が輝くときである。死を目前にして、刻一刻と変化する未知なる過程を歩み続けることにより、人生の最終段階として

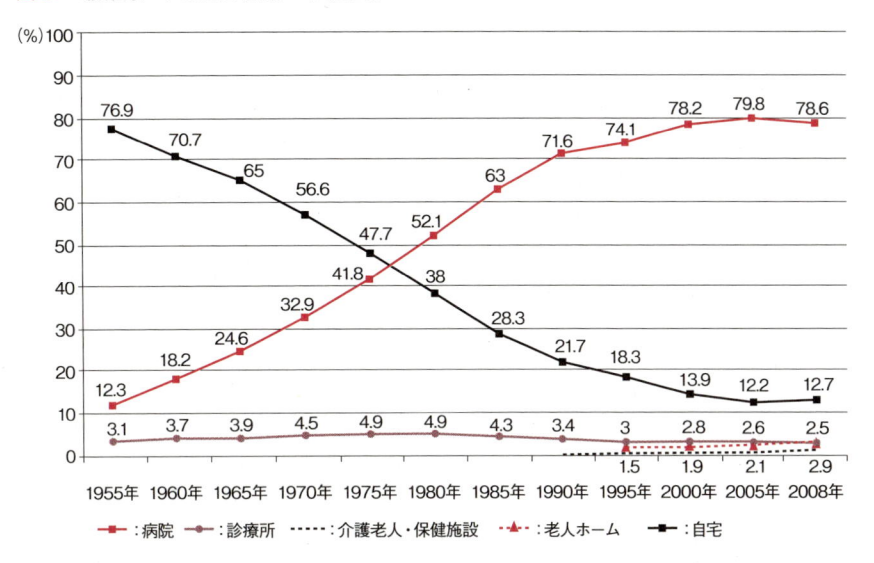

図5　場所別にみた死亡者数の年次推移

年	病院	診療所	介護老人・保健施設	老人ホーム	自宅
1955年	12.3	3.1			76.9
1960年	18.2	3.7			70.7
1965年	24.6	3.9			65
1970年	32.9	4.5			56.6
1975年	41.8	4.9			47.7
1980年	52.1	4.9			38
1985年	63	4.3			28.3
1990年	71.6	3.4			21.7
1995年	74.1	3		1.5	18.3
2000年	78.2	2.8		1.9	13.9
2005年	79.8	2.6		2.1	12.2
2008年	78.6	2.5	2.9		12.7

すべてをまとめる時期である。

　すなわち、終末期という経過の特徴は、死を目前に控え、死を抜きにしては考えることはできない。しかし、現代社会において死は、マスメディアによって扱われる仮想現実の死であり、生身の人間の死ではない。戦前はほとんどの人たちが自宅で亡くなっていた。ところが、1955年前後から病院や診療所で死を迎える人の数が着実に増加し、1977年には自宅で死を迎える人を上回り、その後も増え続けて、2005年には、病院と診療所を合わせた施設内死亡者の割合は82.4％まで増加した。このように、死を迎える場所が家から病院に移ったことで、人々が臨終の場面に立ち会う機会は極端に少なくなり、死はますます現実から遠ざかってしまった。死が日常から隠蔽され排除されるのに伴って、死はタブー視され、否定的な意味にのみ取り扱われるようになっている。これらの現実は、少なからず日本人の死に対する考え方に影響を与えていると推察される[15]。

　だが、2006年以降、わずかではあるが施設内死亡者の割合は減少し、2008年には81.1％となっている。今後、どのように推移するかはまだ明らかではないが、注目すべき変化である（図5）。

2）治療の目的

　すでに述べてきたように、終末期とは人生の最終段階であり、「その人であること」に最大限に敬意を払った医療の実践が求められている。終末期医療において重要なことは、根拠に基づく医療（evidence based medicine）の実践のみな

らず、死にゆく患者を全人的な存在として遇し、その痛みや疼き、苦悩を積極的に和らげて、最期のときまで尊厳をもった人間としてかかわろうとするケアの姿勢である。

(1) 近代医療の問題

まず、従来、終末期の患者に対して行われてきた医療の問題について述べる。

近代医療においては、病気とは身体構造のどこかに生じた故障であり、その故障した部分を修理したり、取り替えたりして治癒させることが最大の目標である。今日、この方法で多くの患者がその命を救われている。しかし一方では、もはや現代の医学では治癒の見込みがないにもかかわらず、延命のために努力し、全力投球し続ける医師が存在する。また、患者に対してとりうる治療法がなくなり、足が遠のく医師もいる。その結果として、患者の身体的な痛みは緩和されず、患者は痛みや苦しみを我慢することを強いられる。最期のときまで患者の身体のみが注目され、人間としての全体が忘れ去られ、患者は孤独のなかで死を迎える。このように、治療の効果を期待できない終末期患者は、近代医療の片隅に追いやられ、人間としての尊厳が著しく損なわれている状況にあった。

(2) 緩和ケアの目的と包括的な広がり

① 緩和ケアの目的

1989年、世界保健機関（WHO）専門委員会は、がんの痛みからの解放と積極的な支援ケアに関する報告書を提出している。がんの痛みからの解放はすべての患者がもつ権利である。痛みはさまざまな要因が絡んで表現される。この痛みに対応すべく緩和ケアの考えが誕生した。WHOは、「緩和ケアとは、治癒を目的とした治療が有効でなくなった患者に対する積極的な全人的ケア（total care）であり、痛みやその他の症状コントロール、精神的、社会的、そして霊的問題（spiritual problems）の解決が、最も重要な課題となる。緩和ケアの目標は、患者とその家族にとってできるかぎり可能なクオリティオブライフを実現することである。このような目標をもつので、緩和ケアは末期だけでなく、もっと早い時期の患者に対しても治療と同時に適応すべき多くの利点をもっている」と定義している[16]。

② 緩和ケアの包括的な広がり

その後、上述した緩和ケアは世界中に広がったが、主には、がんの治癒を目指した治療が効を奏さなくなった終末期の状態にある患者に対して実践される、終

図6 がん治療と痛み治療、緩和的医療のあり方

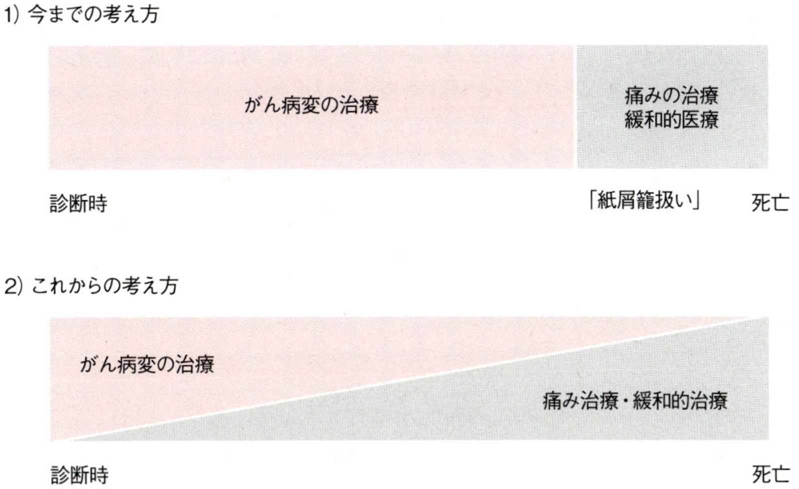

1) 今までの考え方

| がん病変の治療 | 痛みの治療 緩和的医療 |

診断時　　　　　　　　　　　　　　　　「紙屑籠扱い」　死亡

2) これからの考え方

がん病変の治療／痛み治療・緩和的治療

診断時　　　　　　　　　　　　　　　　　　　　　　　死亡

出典／世界保健機関編，武田文和訳：がんの痛みからの解放とパリアティブ・ケア；がん患者の生命へのよき支援のために，金原出版，1993, p.10.

末期がん患者へのケアを意味していた。しかし、こうしたケアを必要としているのはがん患者だけではないことから、その拡充を目指して、2002年にWHOは、「緩和ケアとは、生命を脅かす疾患による問題に直面している患者とその家族に対して、痛みやその他の身体的問題、心理社会的問題、スピリチュアルな問題を早期に発見し、的確なアセスメントと対処（治療・処置）を行うことによって苦しみを予防し、和らげることにより、クオリティオブライフを改善するアプローチである」と定義を変更し、その内容を以下のように規定している。

① 痛みやその他の苦痛な症状の緩和を提供する。
② 生命を尊重し、死を自然の過程と認める。
③ 死を早めたり、引き延ばしたりしない。
④ 患者のためにケアの心理的・霊的側面を統合する。
⑤ 死を迎えるまで、患者が人生を積極的に生きていけるように支える。
⑥ 家族が患者の病気の間や死別後の生活に適応できるように支える。
⑦ 患者と家族（死別後のカウンセリングを含む）のニーズを満たすためにチームアプローチを適用する。
⑧ QOLを高め、病気の過程によい影響を与える。
⑨ 病気の早い段階にも適用する。
⑩ 延命を目指すその他の治療（化学療法、放射線療法）とも結びつき、それによる苦痛な合併症をよく理解し、管理する必要性を含んでいる。

この定義を受けて最近では、緩和ケアは命を脅かす疾患の診断を受けたときか

ら、もしくはその疑いがもたれた時点から、治癒を目的とした治療と並んで適用されるものと考えられるように変化してきている（図6）。

3）治療内容と理解

　終末期では、患者のQOLに影響を与えるような、不快で苦痛を感じる身体症状や精神症状を和らげることが、治療の主軸である。

(1) 症状マネジメントの原則

① 患者の訴えを傾聴し、観察・測定により患者の全体像を理解する

　症状をマネジメントするには、まず、患者の訴えに耳を傾けることが大切である。特に、痛みなどのように主観的な感覚の訴えの場合には、評価を加えず、患者の表現を傾聴する。同時に事実を正確な技術で測定し、妥当性の検証されたツールを用いて観察する。これらの過程をとおして患者の全体像を把握し、患者を理解する。これが、症状マネジメントの第一歩である。

② 患者の状態を検討し、原因を診断する

　症状の原因はすべてがんによるものとは限らない。また、がんが原因であっても、発症機序が異なると治療法も異なる。まず、現病歴に対する問診を十分に行い、視診・触診・聴診・打診によりフィジカルアセスメントを実施する。必要であれば、神経学的検査も併せて行い、原因を正しく診断する。

③ 症状の原因をわかりやすい言葉で説明する

　患者は、自分が体験している症状がどうして起こっているのか、その原因を知りたいと願っている。原因が明らかにされないと、患者はいらいらしたり、抑うつ状態となったり、不安を覚えたりと、心理的に不安定な状態となる。症状の原因をわかりやすい言葉で説明する。説明は、インフォームドコンセントの基本でもある。

④ 治療法を患者と十分に話し合う

　症状をマネジメントするために、どのような治療の方法があるか、現在の病状に適した選択できる治療法には何があるかを説明する。十分説明を行ったうえで、患者が選択できるように支援する。

⑤ 症状の再出現を予防する方法で治療する

　症状は持続することが多く、薬剤による治療に際しては、症状が再び起こらないように時刻を決めて定期的に投与する。頓用方式では十分な症状マネジメントは望めない。

⑥ 繰り返し評価する

　症状マネジメントに用いるオピオイド鎮痛薬、緩下薬、向精神薬は、あらかじめ最適投与量を知ることが困難である。薬剤の適量を見出すには、その効果と副作用を繰り返し評価することが大切である。

　以上のような点に配慮し、段階を追って不快な症状をマネジメントすることで、患者の苦痛が和らぎ安心感を得られるように、忍耐強く取り組んでいくことが大切である。

(2) 疼痛マネジメント

　がんの終末期状態にある患者にとって、痛みがどの程度緩和されるかは残された人生を自分らしく生きるための重要課題である。ここでは、疼痛マネジメントの原則と、痛みの治療に最もよく用いられるオピオイド鎮痛薬に関する基礎的な事柄を紹介する。

① 疼痛マネジメントの原則

　痛みのマネジメントに際して大切なことは、痛みを「トータルペイン（total pain）」（図7）としてとらえることである。これは、シシリー・ソンダース（Saunders, C.）博士が終末期のがん患者とかかわった経験から、痛みとは単に身体的（physical）な側面だけでなく、精神的（psychological）、社会的（social）、スピリチュアル（spiritual）な側面から構成されているという、全人的な視点から痛みを表現している概念である。

　痛みがトータルペインであることを前提とした疼痛マネジメントの原則[17]は、

図7　全人的痛みの理解

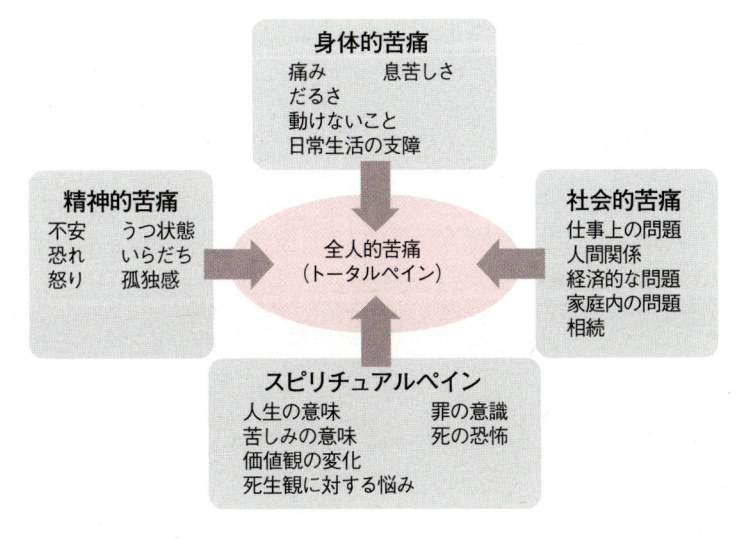

①患者が痛みを訴えるまで待たない、②痛みの原因を正確に診断する、③鎮痛薬を患者に合った投与方法・投与量に調整する、④現実的な目標を設定する、⑤鎮痛効果と副作用を毎日、繰り返し評価する、である。

現在、多くの国々で採用され、フィールド調査で70〜80%の鎮痛効果が得られている「WHO方式がん疼痛治療法」(1986年)における鎮痛薬の使用に関してのポイントは、以下の5点に要約される[18]。

① 経口的に（by mouth）：簡便で、安定した血中濃度が得やすい経口投与を行うことが望ましい。

② 時刻を決めて正しく（by the clock）：通常、がん性疼痛は持続的であるため、時刻を決めて一定の間隔で使用する。

③ 除痛ラダーに沿って効力の順に（by the ladder）：図8に示すように、鎮痛薬はラダーに沿って選択する。重要なことは、患者の予測される生命予後の長短にかかわらず、痛みの強さの程度に応じて適切な鎮痛薬を選択することである。

④ 患者ごとの個別的な量で（for the individual）：適切な投与量は、患者の痛みの強さに応じた量で、患者の痛みが消失する量であり、眠気などの副作用が問題とならない量である。

⑤ そのうえで細かい配慮を（attention to detail）：服用に関して、痛みの原因と鎮痛薬の作用機序について患者に十分に説明し、協力を求める。特に、「時刻を決めて正しく」用いることの大切さや、予想される副作用とその予防策については、十分な説明を行わなければならない。

図8 WHO方式がん除痛ラダー（3段階式鎮痛薬選択順序）

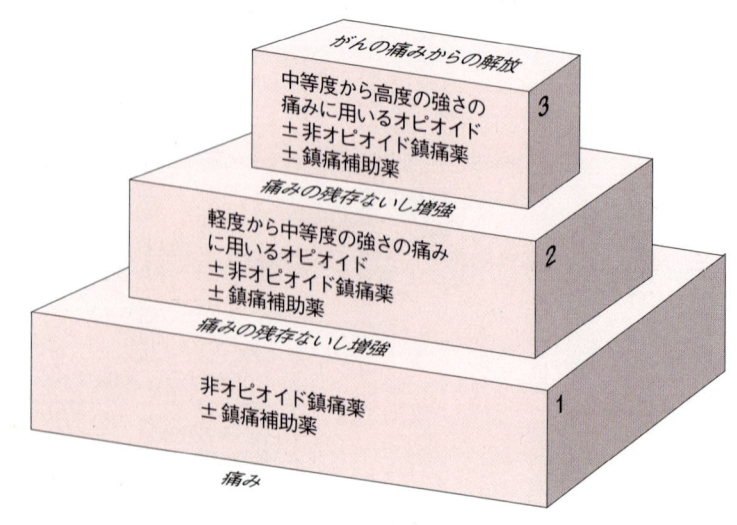

以上のような原則に基づいて疼痛マネジメントを実施することが、患者を痛みから解放するための近道である。

② オピオイド鎮痛薬

鎮痛薬は、オピオイドと非オピオイドに分類される。オピオイドには、「WHO方式がん疼痛治療法」で示されているように、軽度から中等度の痛みに使用される弱オピオイド（コデインリン酸塩）、中等度から高度の痛みに使用される強オピオイド（モルヒネ塩酸塩、モルヒネ硫酸塩、フェンタニル、オキシコドン塩酸塩）などがある。主なオピオイド鎮痛薬の剤形と特性は表5に示したとおりである。速やかに疼痛を緩和するには、痛みの程度や患者の状態に応じた剤形や投与経路を選択し、十分な鎮痛効果が得られるまで評価を繰り返して増量することである[19]。

また、現在使用しているオピオイドの副作用が強く、鎮痛効果を得るだけの投与量に増やせない場合や、オピオイドを増量しても十分な鎮痛効果が得られない場合には、現在投与中のオピオイドから他のオピオイドに変更することもあり、これはオピオイドローテーションと定義されている。

なお、がん疼痛の薬物療法の詳細については専門書にゆずることにする。

4）治療の場の特徴と理解

わが国における終末期の治療の場としては、緩和ケア病棟に代表される終末期患者を対象とした施設がある。以下、ホスピスや緩和ケアが発展してきた歴史を概説し、現状について述べる。

(1) ホスピスムーブメント

ホスピスの始まりは、中世ヨーロッパの聖地巡礼の途中で、過労や病気になった巡礼者を修道女たちが手厚く看病したことにある。

① 発祥国・英国のホスピス

近代的ホスピスの第1号は、1967年にソンダース博士によってロンドン郊外に創設されたセント・クリストファー・ホスピス（St. Cristophers Hospice）である。ここでは、病気を知らされた終末期のがん患者が、医療従事者やボランティアなどのチームにより、身体的苦痛のみならず精神的、社会的、実存的・霊的な苦痛への援助を受け、残された日々を最期のときまで生き続け、そして静かに死を迎えている。このセント・クリストファー・ホスピスの創設以後、ホスピスムーブメントは全世界に広がり、各国で独自の発展をとげている。

表5 主なオピオイド鎮痛薬の剤形と特性

		剤形	レスキューとして	投与経路	吸収開始[3]	最高血中濃度	効果判定[4]	作用持続	定期投与間隔
モルヒネ散[1]		原末	◎	経口	10〜15分	30分〜1時間	1時間	3〜5時間	4時間
モルヒネ水（院内製剤）[1]		水							
モルヒネ内服液[1]		液							
モルヒネ錠[1]		錠							
モルヒネ徐放製剤	パシーフ®[1]	カプセル	×	経口	15〜30分	40〜60分	1時間	24時間	24時間
	MSコンチン®[2]	錠			70〜90分	2〜4時間	2〜4時間	8〜12時間	12時間（8時間）
	カディアン®[2]	カプセル			40〜60分	6〜8時間	6〜8時間	24時間	24時間（12時間）
	ピーガード®[2]	錠			40〜60分	4〜6時間	4〜6時間	24時間	24時間
	モルペス®[2]	細粒			30分	2〜4時間	2〜4時間	8〜12時間	12時間（8時間）
	MSツワイスロン®[2]	カプセル			60分未満	2〜4時間	2〜4時間	6〜10時間	12時間（8時間）
モルヒネ座薬	アンペック®[1]	座薬	○	直腸内	20分	1〜2時間	1〜2時間	6〜10時間	8時間
モルヒネ注[1]		アンプル	○	持続静注	直ちに	直後	10分	（持続投与）	（持続投与）
				持続皮下注	直ちに	10〜20分	20〜30分	（持続投与）	（持続投与）
				硬膜外注	30分	1時間以上	1〜3時間	8〜12時間	8〜12時間
オキシコドン塩酸塩（徐放錠：オキシコンチン®）		錠	×	経口	60分	2〜3時間	2〜4時間	12時間	12時間（8時間）
オキシコドン塩酸塩（速放製剤：オキノーム®）		散	◎	経口	12分	100〜120分	100〜120分	4〜6時間	4〜6時間
オキシコドン塩酸塩（注射液：パビナール®）		アンプル	○	持続静注 持続皮下注	直ちに	12時間	8〜12時間	（持続投与）	（持続投与）
フェンタニルパッチ（デュロテップMT®）		貼付薬	×	経皮	120分	24〜48時間	24時間	72時間	72時間
フェンタニルクエン酸塩（注射液）		アンプル	○	持続静注 持続皮下注	直ちに	12時間	8〜12時間	（持続投与）	（持続投与）

注：1）モルヒネ塩酸塩、2）モルヒネ硫酸塩、吸収開始（ラグタイム）；血中濃度が測定できる値に達するまでの時間であり、効果を自覚する時間ではない。効果判定；効果判定までの時間は、患者にあらかじめ説明しておく。また、注射が最も早く効くようにみえるが、注射準備の時間を考えると、経口薬を用いたほうが早い。
出典／田村恵子編：がんの症状緩和ベストナーシング，学研メディカル秀潤社，2010，p.51．一部改変．

　英国では、セント・クリストファー・ホスピスの創設2年後の1969年に、ホスピスケアの考え方に基づく在宅ケアが開始されている。1977年には、セント・トーマス病院（St. Tohamas Hospital）で医師、看護師、ソーシャルワーカー、チ

ャプレンなどがチームを組み、アプローチするサポートチームが誕生している。現在、入院施設をもつホスピス、在宅ケアチーム、院内サポートチームの3つの形態の異なるホスピスケアが提供されている。

② 米国、カナダのホスピス

米国では、ホスピスが紹介された当初から、施設ではなく在宅で行うケアの概念として発展し、1983年以後、医療保険システムの一つとして機能している。また、カナダでは1975年に、ロイヤル・ビクトリア病院（Royal Victoria Hospital）で、ホスピスと同義である緩和ケア病棟（palliative care unit）が誕生している。

全米ホスピス協会（NHO）によるホスピスの定義は、「死にゆく患者と家族に対して、身体的・精神的・社会的・霊的ケアを在宅と入院の両方の場面で提供する、緩和サービスと支援サービスの調和がとれたプログラムである。種々の専門家とボランティアが、多職種の医療チームを構成してサービスにあたる。患者の死後、遺族に対して死別後の援助を行う」（1987年改訂）である。ターミナルケアの原則は、①患者を一人の人間として扱う、②苦しみを和らげる、③不適当な治療を避ける、④家族のケア―死別の悲しみをサポートする、⑤チームワークをとる、の5点に要約できる。

(2) わが国におけるホスピス・緩和ケアの変遷

わが国では、欧米でのホスピスにおける死にゆく患者へのケアに感動し、共感した臨床医や看護師により、1977年に死の臨床研究会が発足している。この発足が契機となり、終末期患者へのケアが広く検討され始め、1981年に聖隷三方原病院に、1984年に淀川キリスト教病院にホスピスが開設されている。こうして医療の片隅に追いやられていた終末期の患者のケアに、光が注がれるようになったのである。

聖隷三方原病院、淀川キリスト教病院でのホスピス開設以後、医療従事者はもちろんのこと市民の間でもターミナルケアに対する関心が高まり、1990（平成2）年4月に医療保険の診療項目に「緩和ケア病棟入院料」という診療報酬項目が新設された。行政において施設基準が定められ、基準を満たし地方行政局に届出すると緩和ケア病棟として許認可される制度である。このように経済的基盤が得られたことで施設は徐々に増加し、2010年8月現在、203施設4065床となっている（図9）。

ホスピス・緩和ケアの歩みは確実に前進しており、提供されるケアの質にも関心が向けられるようになってきた。そこで、1997年に「全国ホスピス・緩和ケア

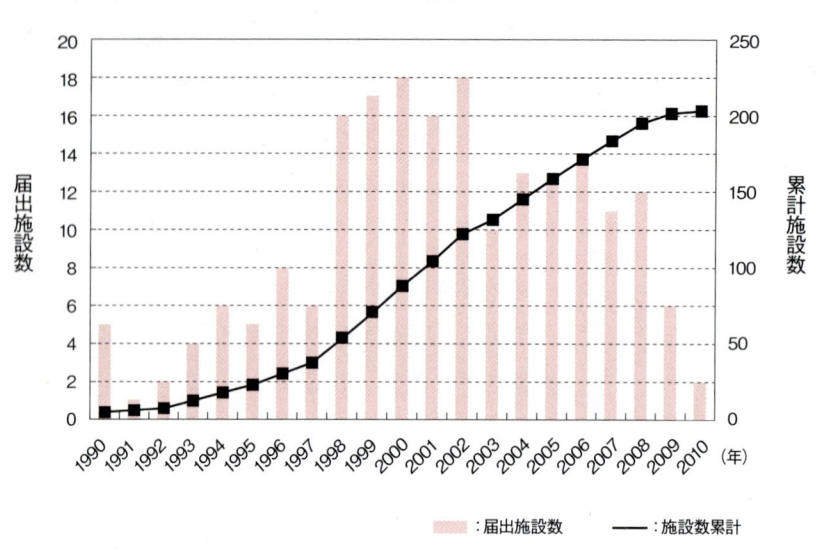

図9　わが国における緩和ケア施設・病床数の推移

出典／特定非営利活動法人日本ホスピス緩和ケア協会　http://www.hpcj.org/what/pcu_sii.html

病棟連絡協議会（以下、協議会）」は、「緩和ケア病棟承認施設におけるホスピス・緩和ケアプログラムの基準」を策定し、施行した。その後も、質の確保と病棟の活動評価を行うための委員会活動が続けられ、2003年12月に「ホスピス緩和ケアの基準」が作成されており、その後も2005年12月に改訂が行われている。

(3) わが国におけるホスピス・緩和ケアの現状

2002年4月に、病院で活動する緩和ケアチームが医療保険の診療項目で認められ、「緩和ケア診療加算」が新設された。さらに、ホスピス緩和ケアが病院のみならず在宅医療として地域で提供されるようになってきた。このため、2004年7月に協議会は、その名称を「特定非営利活動法人日本ホスピス緩和ケア協会（以下、協会）」と改称し、これまで以上に、ホスピス緩和ケアの普及と啓発およびサービスの質の確保と向上を目指して活動を行っている。

2006年4月には「がん対策基本法」が国会で成立し、翌年4月より施行となった。基本法に基づき策定された「がん対策推進基本計画」〔2007年6月〕では、患者や家族に対して、治療の初期段階から緩和ケアを継続的に実施することが強く打ち出されている。がん診療連携拠点病院においては緩和ケアチームがその中心的役割を担って、患者と家族のQOLの向上を目指した活動に取り組んでいる。しかし、2010年2月現在、「緩和ケア診療加算」の許認可を受けているチームを有しているのは122施設であり、そのうちがん診療連携拠点病院は89施設に

とどまっている。

(4) 緩和ケアの発展

がん医療における緩和ケアと重なる概念として、治療に伴う副作用の軽減やリハビリテーションなど、抗がん治療ではないさまざまな治療を意味する支持療法（supportive care）という言葉が用いられることが多くなっている。また、緩和ケアの包括的な広がりとともに、がん患者のみならず神経変性疾患や慢性腎不全、慢性呼吸不全などの患者に対しても、緩和ケアの概念に基づくQOLの向上を目指したケアのあり方に関心が寄せられるようになっている。

北米では1990年代に入り、認知症や脳血管障害などの高齢者医療と緩和ケアを統合したケアの考え方としてエンドオブライフ・ケア（end-of-life care）が提唱されており、そのコンセプトはわが国においても徐々に広がりつつある[20]。

2. 治療環境に対する反応

1）場に対する反応

延命・治癒を第一とする近代医療のなかでは、治療の見込みのない衰弱した患者であっても、好むと好まざるとにかかわらず過剰な治療を受け、「スパゲティ症候群」状態となり、最期のときでさえ家族や親しい人が近づくこともできない状況が生じていた。こういった状況への反省から、終末期にある患者がその生を全うする場としてホスピスや緩和ケア病棟が誕生したことは周知のことである。

しかし、専門病棟やチーム数が増加しているとはいえ、がんによる死亡者数からみればまだまだ不足しており、多くの終末期患者は一般の病院・病棟で死を迎えているのが現状である。専門分化された高度医療のなかにあって、終末期の患者は、医師を含めた医療者の足が遠のき、十分な説明もなされないまま悶々とした日々を送っていることが多い。たとえ患者が残された日々を大切に生きたいと願ったとしても、忙しそうに働く看護師や医師に声をかけることもできず、先の見通しが立たないことへの不安や死への恐怖などばかりが強くなるなかに一人取り残されている。また、看護師や医師がその患者を十分ケアしたいと願っても、現行の医療システムでは、重症患者や急性期の患者の延命が最優先課題であり、終末期患者へのケアは後回しにされがちである。それでは、専門病棟が充実すればそれで問題は解決されるのであろうか。

終末期における希望する療養場所についての2008年の「終末期医療に関する調査」によれば、「自分が余命6か月以内の末期状態の患者になった場合」には、療養の場として63％が自宅を希望し、看取りの場として82％が緩和ケア病棟や医療機関を希望していることが明らかとなっている（図10）。しかし66％が、最期まで自宅で療養するのは実現困難と考えており、その理由として、介護してくれる家族に負担がかかる、症状が急変したときの対応に不安がある、などがあげられていた。こうした結果を踏まえて、基本計画ではがん患者の意向に沿うかたちで、住み慣れた家庭や地域での療養を選択できるような医療提供体制の整備が進められている[21]。

地域における在宅医療の中心となる在宅支援診療所は、2008年7月には1万1450施設と増加傾向にある。一方、がん患者の施設別の死亡割合を「人口動態統計」でみると、2005年には、自宅が12.2％、老人ホームが2.1％、介護老人保健施設が0.7％であったのに対して、2008には、自宅が12.7％、老人ホームが2.9％、介護老人保健施設が1.0％と、いずれも微増している。今後、在宅支援診療所が抱える緊急時の受け入れ病床の確保や、24時間体制に協力可能な医師の確保、24時間体制の訪問看護ステーションの確保などの運営問題の解決とともに、病院と診療所、診療所と診療所など、医療機関の十分な連携が望まれている。また、がん患者や家族が安心して在宅で療養を続けるために、医療と介護の連携に

図10 終末期に希望する療養場所

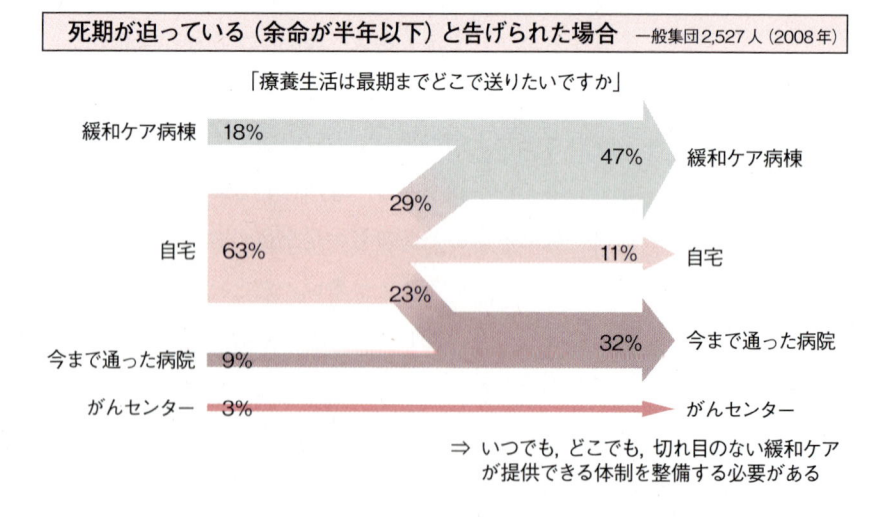

死期が迫っている（余命が半年以下）と告げられた場合 ─一般集団2,527人（2008年）

「療養生活は最期までどこで送りたいですか」

希望先	割合		実際	割合
緩和ケア病棟	18%		緩和ケア病棟	47%
自宅	63%	29%	自宅	11%
今まで通った病院	9%	23%	今まで通った病院	32%
がんセンター	3%		がんセンター	

⇒ いつでも，どこでも，切れ目のない緩和ケアが提供できる体制を整備する必要がある

出典／医師に対する緩和ケア教育プログラム PEACE（Palliative care Emphasis program on symptom management and Assessment for Continuous medical Education）Module2：緩和ケア概論．一部改変．

も力を注いでいく必要がある。

　今後ますます在宅におけるホスピス緩和ケアが増加する可能性を踏まえて、協会は最低限必要とされる基準を掲載した「在宅ホスピス緩和ケアの基準」（2010年7月）を作成している。

2）医療者に対する反応

　病院で人生の最期の時を過ごす患者にとって、そこで働く医師や看護師などの医療者は、人生の最期の日々を共に過ごす人である。すなわち、医療者の患者に接する態度や姿勢が、その患者が人生の最期をどう過ごすか、どのように生きるか、そしてどのような死を迎えるかに大きく影響する。具体的には、痛みの治療や不快な症状がどの程度、マネジメントされるのか、精神面へのケアがどのように提供されるのかなどの医療的な問題をはじめとして、個々の医療者の終末期医療に対する考え方、倫理観、価値観や信念・信条、死生観や宗教観などが良くも悪くも患者の人生の締めくくり方を左右する。このような意味において、終末期ケアに従事する医療者は、閉ざされた医療の枠組みのなかで単に治療やケアを実践する役割を担うだけでなく、同じ人間としてのかかわりを求められている。さらに終末期は、やり直しのきかない、だれにとっても未知のプロセスであるという特殊性から、医療者としての責任は重い。

　しかし視点を変えると、医療者にとっては多くの場合、人生の先輩である患者がこれまでの人生を振り返り、人生の総まとめをする貴重なプロセスに参加できる特権が与えられ、その生き方から多くの大切なことを学べる機会である。これは、個々の医療者にとって何物にも代えがたい貴重な体験であり、仕事という枠を超えて一人の人間としての成長の時でもある。

3）患者に対する反応

　患者同士は、互いに同じ苦しみやつらさ、虚しさを体験している者として、それらを克服することを目的として関係が形成されている。特に病院の大部屋などでは、同じ状態にある患者同士のコミュニケーションが生じ、それぞれが相手の存在により励まされ、関係性のなかで役割を見出して辛苦を共にしている。しかし、終末期では必ず身体的な衰弱が訪れるため、患者同士のコミュニケーションは途絶える時期を迎える。また、身体的な衰弱とともに、患者の世界は家族や親しい人へと移行する。このため、辛苦を共にしてきたもう一方の患者のなかでは喪失に伴う悲しみ、寂しさや孤独感などが強まることもある。

しかしながら、共通体験をもつ患者同士の人間関係は、医療者はもちろんのこと家族との関係とも根本的に異なるものであり、他の人間関係で代償できるものではない。全人的な視点から患者の状態を把握したうえで、患者の希望を考慮し、患者同士のコミュニケーションが十分に深められることが望まれる。

④ 患者の基本的ニーズ充足方法の変更

　人間は、その年齢に関係なく共通の基本的ニーズをもっているが、成長発達段階に応じて充足方法は異なる。一般に健康な成人では、発達課題を達成し、マズロー（Maslow, A. H.）による人間のニーズの最終段階である自己実現の充足に向かって努力している。しかし終末期では、患者のセルフケア能力が段階的に低下し、セルフケアの目標は迫りくる死の受容へと変化する。具体的には、身体的機能の低下により、食事、排泄、睡眠、清潔などの生理的ニーズの充足が重要となるが、その充足には他者の援助が必要となる。同時に、安全・安楽のニーズも増大する。さらに病状が進行すると、基本的ニーズを充足するための患者自身の意志、技術、行動が弱まるために、ニーズはほとんど充足されない状態となり、全面的な他者依存の状況となる。このため、基本的な生理的ニーズや安全のニーズの充足は、看護師が主体となって援助する。さらに、上層にある愛情や所属のニーズ、尊重のニーズ、自己実現のニーズを充足するためには、家族や親しい人の援助が不可欠である。

　すなわち、終末期にある患者の基本的ニーズの充足方法は、生理的機能の低下に伴って、主体が自己から他者に移行せざるをえない。このため、医療者や家族を含めた他者の存在や他者との関係性が重要である。

⑤ 将来の生活修正の特徴

1. 人間としてのあり方への影響

　人間は誕生以後、さまざまな関係をつくり、それらの関係のなかで存在している。現在の「私」を支えているのは過去の出来事や営みであり、将来への希望や計画である。しかし、終末期にある患者には将来は不確かであり、どれほどやり

とげていないことがあったとしても、そのままで死を迎えなければならない現実に直面する。死の接近によって将来の夢が奪われるだけでなく、自分という存在の意味そのものが失われ、無意味になってしまうという虚しさを感じる。このとき、人間は人生や自己の存在とに向き合わなければならない。すなわち、患者は人間として生きる目的や意味・価値、生きてきた人生の意味や意義などに思いを馳せ、人生の締めくくり方を考えざるをえない。

現代社会において、健康な人間が「人生とは何か、自分とは何者か」といった根源的な問いをもって内省し、思いを巡らせることは非常に難しい。また、たとえ問い続けたとしても容易に答えを見出せるわけでもなく、むしろ日常生活から遠ざけて考えないようにしている。しかし、病む人、特に死を意識した人は、その体験をとおして人生の目的や自己の存在の意味を問うようになる。換言すれば人間は、病いや死の接近などの苦難の経験をとおして存在の根源的な苦悩と直面し、考える人間となり、「生存充実感」[22]を強め、人間存在の深みを知るといえるだろう。人間存在の意味や超越者への関心から宗教に興味をもったり、病気の体験をとおして子どもの頃の信仰心を回復し、宗教を支えとし魂の平安を得る人もいる。

2．生活者としての個人への影響

個人への影響は、その人の年齢、性別、職業の有無、家族構成などにより大きく異なる。しかしいずれにしても、がんと診断されたときから終末期に至るまで、患者は危機に直面し、喪失を積み重ねなければならない。終末期では、まずほとんどの患者が、職場、社会や市民の一員としての役割を果たすことが困難となる。仕事に関連した希望や昇進などの期待は断たれ、目標達成の途中にあったとしても、上司や同僚に委ねなければならない。これは、仕事に生きがいを感じ、仕事のうえでの成功を目指していた人にとっては、人生の目標を失うことでもある。こうして患者は社会の一員としての役割に伴う意味や価値を失うが、家族や親しい人の支えにより、人生の目標を変更して生きていこうと努力する。

しかし、病状は確実に進行し、患者は他者の援助がないと日常生活を営むことができなくなり、家族に対して過度な負担をかけている自分の存在をうとましく感じ、精神的にも抑うつ状態になる。ここで改めて、人生の終末期にどんな役割を果たしていけるのかを、家族や医療者と共に見出すことが患者にとっては大切である。他者の力を借りながら未完の仕事を完成させたり、家族と共に残された

日々を過ごしたり、ライフレビューにより人生をまとめあげるなどのさまざまなことが行われる。重要他者や親しい人たちとの相互関係が強められ、維持されることで、患者は終焉のときまで、その人にふさわしい役割を遂行できる。

⑥ ライフサイクルへの影響

　終末期を前成人期・成人期・老年期のどこで迎えるかにより、ライフサイクルへの影響は異なるため、ここではエリクソン（Erikson, E. H.）による前成人期・成人期・老年期の発達段階（図11）に沿って述べる。

1. 前成人期

　前成人期のライフサイクルの特徴は「親密対孤立」である。これは親密さや親和性のある人との絆（特に性的な絆）がもてることであり、この課題を達成できないとき人は孤独を感じる。
　この時期の患者が死を意識することは、仕事に対する能力の低下や目標が達成できないことを予測させ、他者とかかわり親しい関係をもつことをためらわせる。将来への不安や恐れを感じ、強い緊張状態が生じる。症状の進行に伴い患者は役割喪失を体験し、他者への依存が必然となる。これは、この時期の患者にとって自尊心が傷つけられ、自己概念が低下することである。同時に、怒りや反抗

図11　エリクソンによる前成人期・成人期・老年期の発達段階

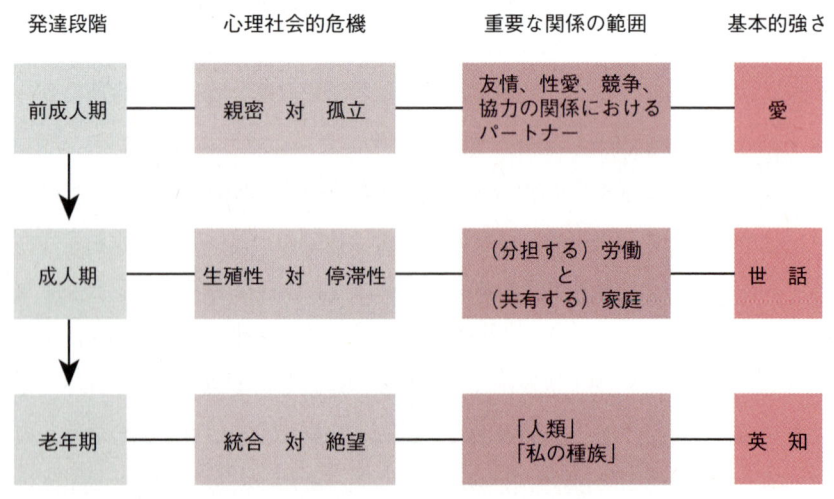

発達段階	心理社会的危機	重要な関係の範囲	基本的強さ
前成人期	親密 対 孤立	友情、性愛、競争、協力の関係におけるパートナー	愛
成人期	生殖性 対 停滞性	（分担する）労働と（共有する）家庭	世話
老年期	統合 対 絶望	「人類」「私の種族」	英知

出典／E.H. エリクソン, 村瀬孝雄, 近藤邦夫訳：ライフサイクルその完結, みすず書房, 1989, p.34. 一部改変.

心につながるものであり、怒りは治療を拒否することや、渋々承諾することで表出される。患者によっては、自ら孤立した状態に身を置き、他者とのコミュニケーションを閉ざすこともある。

2. 成人期

　成人期のライフサイクルの特徴は「生殖性対停滞性」であり、これは次の世代の確立と、育児に従事し生産的で創造性のある働きをすることである。この課題を達成できないときには、人間性の貧しさや他者への過度な依存、社会的に未熟であることなどが現れる。

　この時期の発達課題は前成人期からの延長であることが多く、死に直面すると、患者は前段階と同様の喪失を体験する。仕事を続けられず経済的に不安定になったり、成人としての社会的な責任の遂行が困難になったりする。人生の計画や目標の変更を余儀なくされる。社会から見捨てられたように感じたり、配偶者との関係が危うくなることもある。患者は残していく家族のさまざまな事柄を心配するが、反面どうすることもできない自分を感じ、無念さと怒りとが交錯する。また、加齢に伴う身体的・生理的な変化を衰えとして強く感じ、ボディイメージや自己概念が低下する。

　成人期は本来、成熟のときであり、人生で最も安定した時期である。この時期に迫りくる死を予測することは、強い無念の感情を引き起こし、「死すべき運命」と対決しようとする行動を生み出す。

3. 老年期

　老年期のライフサイクルの特徴は「統合対絶望」であり、これは、加齢に伴う身体的衰え、退職や収入の減少、家族役割の変化などを含めた自己の人生を受け入れ、新たな方向性を見出すことであり、この課題を達成できないときには自己の有意性を見出せず絶望する。

　この時期に、死がまもなく訪れることを認識することは、退職を契機として予定していた計画が崩れ、残された年月の夢が奪い取られた感情を抱く。自分よりも年老いた親の世話に悩んだり、残していく配偶者への心配が増大する。孫の成長を楽しみにしていた場合には、その機会がなくなることに残念さを覚える。家族や他者への依存を余儀なくされることに、患者は怒りと自責の念を感じる。病

状の悪化に伴って、面倒をみてもらうことへの申しわけないという感情や、経済的な負担の増大による圧迫に脅威を覚え、時に自殺の思いにとらわれることがある。

　人生の最終段階である老年期は、人生をまとめ、死への準備を進めるときであるが、「生と死」への恐れから完全に解放されているのではない。強い内省心をもった患者のなかには、負いきれない絶望感や無意味感が生じ、「生きること」をあきらめてしまうこともある。

⑦ 家族・集団・社会への影響

　一人の人間が人生の終末を迎えるとき、その人が所属する社会、集団、家族が影響を受けることは明らかである。特に、家族を構成するメンバーの一員が死に至る過程を生きるとき、家族も必然的に死と対峙しなければならない。家族が共通して遭遇する問題として、経済的な問題と将来設計の変更、介護者の問題などが予測される。ここでは、先のエリクソンのライフサイクルをもとに、主に家族への影響について述べる（社会への影響は、本章 A－2－3）「社会的特徴」、および A－5－2）「生活者としての個人への影響」を参照）。

1. 前成人期の家族

　前成人期は、配偶者を選んで家庭を確立し、家族としての生活展望をもち、第1子が誕生する時期である。この時期に、配偶者の一方が死を間近にすることで、家族としてのまとまりをもつことが難しくなる。患者とその家族は共に強い緊張状態となり、家族としての機能を維持することが困難になる。子どもは小さく、経済的にも不安定であり、将来に対する不安が強まる。患者の介護を配偶者がするのか、父母がするのかなどの問題が生じることもある。

　家庭での夫婦の役割も確立していないため、互いの親族を含めた関係のあり方や、患者の性的役割の変化などの深刻な問題が生じる。子どもが小さい場合には、親としての責任をどう果たしていくか、養育などの経済面を含めた親としての役割遂行が課題となる。新しい家族として地域社会との関係を構築中であるため、適応していくことが難しくなることが多い。

2. 成人期の家族

　成人期は、個々が成熟するに伴い第2子、第3子が加わり、家族も成熟する時期である。この時期の家族の発達課題は、子どもを養育し大人になるのを援助し、家族として地域社会に貢献することである。住居の整備や経済的な安定・維持が望まれる。

　この時期に夫あるいは妻が終末期を過ごさねばならないと、家庭のなかにさまざまな波紋が生じ、家族としての機能が危機に曝される。家族としての将来設計が崩れ、経済的に不安定な状態となることも多い。患者とその配偶者との関係性が変化し、人間としての結びつきができにくくなることもある。子どもの年齢はさまざまであろうが、多くはまだ親の養育を必要としている。片親家庭となることは、経済的なことだけでなく、社会的、情緒的にも強く影響する。また、適切な近所づきあいや、それまで家族として果たしていた社会的責任が遂行できなくなることもある。年老いた親との関係や、今後、だれが面倒をみるかなどが課題となる。

3. 老年期の家族

　老年期は、子どもたちが巣立ち、家庭内では夫婦のみの生活となり、相互に接近して相手をいたわる関係がつくられる。子どもの結婚により孫が誕生し、親族が拡大する。時には、配偶者と死別して一人暮らしに直面することもある。

　この時期に終末期を迎えることは、人間としての営みに最も近いことであり、家族は成員の死を受容するための準備を始める。しかし、現代社会では核家族が多く、夫婦の一方が死別することで子どもたちの家族との同居が始まるなど、子ども世帯への負担が増加する。逆に残された配偶者は、同年代の老人と親密な関係を築き、地域における社会活動や余暇活動などへの参加が増えることもある。

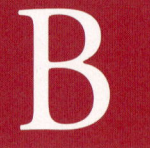

B 終末期の看護に用いられる概念・理論

終末期の特徴については既に述べたとおりであり、こうした特徴を踏まえて、終末期の看護に用いられるケアリング、意味、自己決定、悲嘆の4つの概念を説明する。

1. ケアリング

ケアリング（caring）については、さまざまな分野の研究者がその考えを述べている。哲学の分野からメイヤロフ（Mayeroff, M.）はケアリングについて、「一人の人格をケアするとは、最も深い意味で、その人が成長すること、自己実現することを助けることである」と述べ、「一つの過程であり、展開を内にはらみつつ人に関与するあり方」であると定義している[23]。またケアする人は、「他の人々をケアすることをとおして、他の人々に役立つことによって、自分自身の生の真の意味を生きているのである」と述べている。

「ケアリング」には、知識、リズムを変えること、忍耐、正直、信頼、謙遜、希望、勇気の8要素があり、「ケアする」ことは、忍耐、信頼、正直、謙遜という様相を欠くことができない。

このように、ケアリングをとおして、その人はかけがえのない価値をもつ存在として成長し、ケアする者もまた、自分であることを取り戻して存在し続けることができるようになる。ケアリングは人—人の間を紡ぐものであり、ケアリングをとおして人は人間として存在することができるようになる。

看護師は終末期にある患者が体験している世界を、体験したことがなく、患者の気持ちや苦悩を十分に感じとることができないことが生じやすい。このようなとき、ケアリングの視点から看護師は、リズムを変えることが大切である。看護師が患者のリズムに合わせて静かにゆったりと、そのかたわらにたたずもうとするとき、患者は自らを開き語ろうとするのである。

2. 意味

　フランクル（Frankl, V. E.）は意味（meaning）について、自らのナチスの強制収容所での経験に基づいて次のように述べている。「人間は、ただ一回だけの生命を生き、死ぬ。他に取り換えることのできない存在＝実存である。人間は、自分がかけがえのない独自の存在であることを意識し、自分に課せられた人生を、他のだれでもなく自分で生きる責任がある。しかも、人生には必ず実現すべき価値・意味があり、人間は心のもっと深いあるいは高いレベルでは、快楽や幸福ではなく意味を目指すべき存在であり、過酷な状況であっても、人間にはそれを実行する意志の自由がある」[24]。そしてこの「意味」が真に充足されるには、自分が人生に何を期待するかではなく、人生から何を問われ、期待されているかという観点の変更が不可欠であると述べている[25, 26]。

　このフランクルの実存思想は、自分の人生に意味や価値を見出せずに絶望している人に、対話をとおして自らの生の「意味」を見出すことを援助するロゴセラピーへと集約されている。

　終末期の患者は、日ごとに衰弱していく自己の身体と向き合って、「どうしてこんなことになったのか……」「このままでは迷惑かけるだけ。何のために生きているのか……」など、人生や自己の存在の意味などを探り苦悩する。このように単に精神・心理的苦痛であると言い難い次元での問いを訴える患者に対して、ロゴセラピーの視点から、たとえば「あなたのことを必要としている○○さんがいらっしゃるじゃないですか。それでも、生きていく意味がないのですか」などの言葉をかけて、患者との対話を続ける。そのように対話をとおして、患者自らが「生きる意味」を見出すことができるように支援する。

3. 自己決定

　自己決定（autonomy）とは、自らの固有にかかわることを自分で決めることであり、自分の生き方を自らが統御できることこそが人の価値であるという、近代社会の人間のあり方の基本にある原理である[27]。生命倫理においては、「善行」「公正」「無害」と並ぶ倫理原則の一つであり、患者の権利の最も重要なものとして位置づけられている。すなわち、自己決定とは、自ら選択した計画に沿って自分自身の行動を決定する個人的な自由を保障するものである。

従来の医療倫理では、医師のパターナリズムが基本にあり、医師は専門家として権威をもって対応することが求められてきたが、時には医師が独断に陥ることもあったことを考えると、患者の自己決定を尊重することはきわめて重要である。

　だが、いつも、患者の言うとおりに決めることを、そのままに受け入れてよいのだろうか。たとえば、ある治療法について複数の医療者による検討の結果、患者の選択を尊重することが患者にとって最善とはいえないという結論に至る場合には、自己決定を尊重することは難しくなる。もしくは、そのまま放置すれば害を招くことが明らかである場合には、命の尊厳を守ることを優先させたうえで、医療者が介入することは医療の目的からして当然のことである。看護倫理学者であるフライ（Fry, S. T.）らは、「患者の自律は内的・外的要因によって影響されるものであるため、看護師は患者の自律に限界があることを認識し、正当なパターナリズムを優先することを考慮する必要がある」と述べている[28]。

　終末期において、患者が「早く楽にしてほしい」「もう思い残すことはないから早く死なせてほしい」などと訴えることは決してめずらしいことではない。患者本人の意思確認の困難さはあるが、人として何をどこまで決めることが可能であるかについて、自己決定の観点から患者と話し合うことにより、新たな自己決定のあり方を見つけ出す機会となる。

4. 悲　嘆

　悲嘆（grief）に関する研究は成人のうつ病との関連において取り扱われてきており、その概念化は精神分析学者によって試みられてきた。悲嘆とは、「喪失に対するさまざまな心理的・身体的症状を含む、情動的（感情的）反応である」（Stroebe & Stroebe, 1987）。悲嘆には、悲しみや怒りなどの特徴的な反応はさまざまある（表6）が、絶対的な反応というものはなく、個人差が大きく、時間の経過とともに変化する。一方、死別（bereavement）とは「死によって大切な人を亡くすという経験をした個人の客観的状況」（Storebe & Stroebe, 1987）を表しており、死が大切な人を奪いとったという考えに基づいている（Burnell & Burnell, 1989/1994）。死別によって生じる身体的・心理社会的症状は多くの場合「通常の悲嘆」とよばれ、正常なストレス反応であり、それ自体は病的なものではない。しかし、時に悲嘆反応の程度や期間が通常の範囲を超える「通常でない悲嘆」がみられ、その場合は精神科的な治療を必要とする[29]。

表6 「悲嘆」の具体的反応

感情的反応	抑うつ、絶望、悲しみ、落胆、苦悩、不安、恐怖、罪悪感、怒り、敵意、苛立ち、孤独感、慕情、切望、ショック、無感覚
認知的反応	故人を想うことへの没頭、故人が存在しているような感覚、抑圧、否認、自尊心の低下、自己非難、無力感、絶望感、非現実感、集中力の低下
行動的反応	動揺、緊張、落ち着かない、疲労、過活動、探索行動、涙を流す・泣き叫ぶ、社会的引きこもり
生理的・身体的反応	食欲不振、睡眠障害、活力の喪失や消耗、身体的愁訴、故人の症状に類似した身体愁訴、病気へのかかりやすさ

出典／坂口幸弘：悲嘆学入門；死別の悲しみを癒す，昭和堂，2010，p.27. 一部改変．

　リンデマン（Lindeman, E., 1944）は予期的悲嘆を、「喪失が予期される場合、実際の喪失以前に喪失に伴う悲嘆が開始され、喪失に対する心の準備が行われること」と定義している。また、あらかじめ予期的悲嘆を味わっておくと、実際の喪失を経験したときには、その悲嘆はいくぶんかは緩和されるとしている。

　終末期において、家族は家族の死を予測して、悲しみや怒り、絶望、落胆、自責の念などのさまざまな感情を体験する。こうした時期に、疲労のみえる家族に援助を申し出ても、「大丈夫です」と、とりつくしまがない状態であることが少なくない。この状態を、家族が自分たちを保つための心理的防衛であり、家族の「悲嘆」の現れであると理解することで看護師は、どのように家族の心に寄り添っていくか、どのようなケアが必要かを考える手がかりを得ることができる。

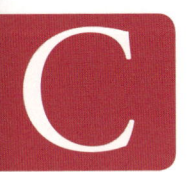

C 患者と家族のクオリティオブライフを実現する看護

① 終末期にある患者の看護とその根拠

1. 看護の目的

　WHOの緩和ケアの定義では、終末期にある患者の看護の目的は、①痛みやその他の苦痛を伴う身体症状マネジメント、②心理的、スピリチュアルな問題

を統合したケアの実践、③家族ケアの実践、をチームアプローチによって行うことで、患者と家族のクオリティオブライフ（QOL）を高めることであるとされる。セルフケアの視点からは、その人独自の方法で自己の死と向き合い、死を迎える時まで積極的に生きることができるように支援することである。

　すなわち、看護師は終末期のがん患者の痛みを全人的な痛み（total pain）として理解し、身体的な痛みはもちろんのこと、痛み以外の症状マネジメントが円滑に行われるように援助する。同様に、心理的、スピリチュアルな問題の解決に対しても積極的に取り組み、ケアを実践する。また、患者と家族をユニットとしてとらえ、死後も含めた家族へのケアを提供する。これらの看護実践をとおして、患者がその人らしさを保ち、また幸福感や人生への満足感を感じつつ、死が訪れるまで積極的に生きていけるように支援する。

2. 症状マネジメントのための看護

1）痛みの看護

　痛みの看護は、終末期のがん患者の看護において欠くことはできない。痛みの看護は、「痛みの初期アセスメント→問題の明確化→目標の設定→看護介入→継続アセスメント→……」という一連のプロセスをとおして実践される。看護師は、この役割を担っていることを十分に認識しなければならない。
　痛みに対する看護の原則について、その概要を以下に示す。

(1) 看護師の基本的姿勢

　痛みは患者本人が感じるものであり主観的体験である。したがって、患者が痛みを訴えたときは、患者の痛みに共感的態度で対応する。看護師はまず、患者からの痛みの訴えを信じ、過小評価しないことが基本姿勢として求められる。

(2) 疼痛アセスメント

　次に、この基本姿勢に立ち、十分な疼痛アセスメントを行う必要がある。痛みは主観的な感覚であるため、患者を含めたチームで共有し、継続して評価するためには、アセスメントツールを活用して客観的にとらえられるようにする必要がある。患者の痛みの体験にじっくりと耳を傾け、痛みの初期アセスメントツールを用いて、痛みの部位、強さ、性質などについて正しい情報を収集する。痛みの

表7 疼痛緩和のための段階的目標設定

第1目標	痛みに妨げられない夜間の睡眠
第2目標	安静時の痛みの消失
第3目標	体動時の痛みの消失

強さを示すスケールとして、VAS（Visual Analogue Scale）、NRS（Numerical Rating Scale）、フェイススケール（Wong-Baker Face Scale）などが開発されている。スケールの使用に際しては、対象の患者にとって適切なもの選択し、同じスケールを続けて用いる。（具体的な使用方法は専門書にゆずる。）

(3) 目標設定

得られた情報やさまざまな影響要因を考慮しながら現状の問題点を分析し、患者と共に現実的で段階的な目標を設定する（表7）。

(4) ケアの実施

医師による薬物治療の開始後は、痛みのフローシートなどを用いて鎮痛効果を評価し、副作用の出現状態を観察し、適宜、必要なケアを実施する。

(5) 鎮痛方法の調整

継続してアセスメントを実施する。患者の全身状態に十分配慮し、適切な鎮痛方法が提供されるように調整する。

(6) 疼痛閾値を上昇させる看護介入

看護の働きとして、表8に示すような疼痛閾値を上昇させる看護介入が重要である。具体的には、①患者に安楽な体位の工夫や移動方法の助言、②マッサージや指圧などの非侵襲的な皮膚刺激法の実施、③患者の好みに合わせた温罨法・冷罨法の実施、④音楽療法やアロマセラピーの活用、などである。

表8 痛みの閾値を上昇させる因子

症状の緩和	気晴らしとなる行為
睡眠	不安の減退
休息	気分の高揚
周囲の人々の共感	鎮痛薬
理解	抗不安薬
人との触れ合い	抗うつ薬

出典／R.G.トゥイクロス，他著，武田文和訳：末期癌患者の診療マニュアル，医学書院，1991，p.12．一部引用．

看護師が疼痛緩和のためのリラクセーション法やイメージ療法の知識をもつことで、個々の患者によりふさわしい看護介入を選択し、実施することも可能である。しかし、看護師がこれらのケアを行うだけで痛みを緩和できることはまずなく、薬物療法の効果を高めるためや、効果が出現するまでの間の痛みの緩和に用いられることがほとんどである。

2）痛み以外の症状に対する看護

痛み以外の症状に対しても、痛みと同様に専門的知識に基づくアセスメントを行い、看護計画を立案し、看護を実践する。薬剤の処方は医師の業務に属することだが、患者の状態に応じた適切な与薬の実施は看護師の責任である。看護師は薬剤に精通し、患者の症状と与薬前後のモニタリングを行い、必要時は医師に報告する。患者が確実に服薬できるように、教育・指導を含めた薬物療法全般に対する責任も担っている。

症状マネジメントの原則は前述してあるので、ここでは、各症状に対するケアのポイントについて述べる。

(1) 全身倦怠感

全身倦怠感が強くなると臥床がちで、苦痛様の表情を呈することが増えてくるが、その状態はがんの増悪によるものであることを理解したうえで、患者の意向に沿って日常生活の援助を行い、基本的ニーズの充足を図る。散歩、入浴、清拭などを状態に合わせて積極的に勧め、気分転換を図ることで気持ちがさっぱりすることもある。衰弱や死に対する患者の不安や恐怖などの感情を受け止め、孤独感や絶望感が軽減されるように訪室を多くする。状態によっては、無理のない程度の四肢の運動療法やマッサージなどのケアを実施する。

薬物としてはベタメタゾンが処方されることが多いが、確実に服薬できる援助が必要である。しかし、病状がさらに進行すると、ベタメタゾンの効果はほとんど期待できず、症状緩和のために鎮静が必要となる。看護師は、適切な時期に鎮静ができるように薬剤の効果と全身状態の観察を的確に行う。

(2) 食欲不振

食欲不振は終末期では避けることのできない自然な経過であり、患者や家族が食欲不振をどのようにとらえて対処しているかなどについて話し合い、患者や家族の食についての価値感を理解する。具体的には、食事の工夫、身体的・精神的

援助、環境の整備などがケアのポイントである。

　食事は基本的には個人の嗜好が影響するため、まずは「好きなものを食べたいときに」食べられるように、家族や栄養課の協力を得ながら準備する。一般に好まれる食品としては、素麺などの麺類、果汁、シャーベットなどである。また、家庭の味を楽しむことで食欲が増すこともある。食事の温度に注意し、盛り付けの工夫や食器に配慮する。食前におしぼりを配り、ハッカ水などによる含嗽などで清涼感を感じてもらえるような配慮や、安楽な体位を工夫する。可能ならば散歩や外出などを積極的に試みる。食事に際して、ベッド周辺はもちろん病室の環境を整え、快適に食事ができるようにセッティングする。食欲不振の原因が、点滴量や時間など、治療と関係していないかを検討することも必要である。

(3) 悪心・嘔吐

　嘔吐時の援助、環境の整備がケアのポイントである。嘔吐時には口腔内の吐物を含嗽、清拭によって取り除き、リラックスできる体位を工夫し、意識的に深呼吸を行わせる。また、患者の身体に手を触れ、背中をさすり、不安を取り除く。しばらくは軽く目を閉じて安静を保たせ、含嗽後、氷片などを勧める。状況に応じて、病態をわかりやすく説明することも不安の軽減につながる。吐物は速やかに排除し、寝衣・寝具などは適宜交換する。嘔吐を誘発する原因を除去し、環境を整える。患者はにおいや食べ物に対して敏感になりやすいため、適切な制吐薬が投与されることが望ましいが、不安を和らげリラックスさせる工夫が大切である。

　嘔吐後は食事の援助が大切となる。基本的には、患者の「食べてみたい」いう気持ちが強ければ、刺激の少ない消化のよい食物を少量、もしくは分割して摂取してもらう。しかし、嘔吐が頻回に生じて強度な場合にはむしろ絶食を勧めることも大切である。

(4) 便　秘

　終末期には便秘傾向になりやすいため、便秘の原因を明らかにすることが必要である。排便習慣を知り、具体的に指導することがケアのポイントである。

　生活環境を整え、できるかぎり毎日、一定時間に排便を試みるように指導する。患者に便意があるときには迅速に対応する。ベッド上での便器の使用は極力避け、ポータブルトイレなどを利用し、腹圧がかけやすいように配慮する。これらのケアにより排便習慣の確立を試みる。十分な水分摂取や繊維性の食事を勧め

るなど、食事への配慮が必要である。腹部マッサージ、温罨法なども行う。精神的な緊張は便通異常を生じさせるため、リラックスできる環境づくりや精神的な援助も忘れてはならない。

ことに、モルヒネなどのオピオイドを服用している場合には、排便の有無、性状、回数などを毎日記録し、下剤の調整、摘便、洗腸や座薬の使用などを考慮し、便秘や宿便をまねかないよう排便コントロールの確立に努める。

(5) 呼吸困難

大きくは、呼吸困難の緩和と心身の安静保持がケアのポイントである。呼吸がしやすいようにファーラー位や起座位にする。安静を保ち、酸素の消費を少なくする。オーバーテーブル、枕、クッションなどにより安楽な体位を工夫する。ゆったりした寝衣を使用し、患者が好む湿度や温度に配慮し換気をする。扇風機やうちわなどを用いて患者のまわりに緩やかな空気の流れをつくると、息苦しさを和らげるのに役立つことがある。深呼吸や腹式呼吸ができるように、状態をみながら声かけをする。

呼吸困難により多くの患者は死を意識し、不安や恐怖が増大するため、患者の訴えを十分に聴き、症状が落ち着くまではできるかぎり一人にしない。必要なら、家族に付き添いを依頼する。口腔内が乾燥する場合には口腔ケアをし、常に潤いを保てるようにする。

(6) 浮　腫

リンパ浮腫は完治することがないため、早期発見と治療、炎症予防により重症化を防ぐようにする。また、患者自身がセルフケアできるように、日常生活に組み込みやすい具体案の提示、状況に合わせた目標設定と定期的な実施状況の確認などを行うことにより、継続的に支援することが大切である[30]。(具体的なケアは他の成書にゆずる。)

(7) 味覚障害

舌苔や口腔カンジダ症の有無を確認する。舌苔があれば取り除き、口腔ケアを徹底する。口腔カンジダ症の場合には、ミコナゾールなどが与薬されるため、口腔ケアを行い、薬剤が効果的に作用するようにケアする。また、薬剤により味覚異常をきたしていることもあるので、服用している薬剤を確認する。

(8) 口渇・口内炎

　口渇は適切にケアしないと口内炎や口臭の原因となる。口渇の原因や誘因をアセスメントし、できるかぎり除去する。歯磨きや氷水、レモン水などによる含嗽を勧める。含嗽ができないときは綿棒などで口腔内を湿らせる。口唇の乾燥にはリップクリームなどを塗布する。唾液の分泌を促進させる飲み物を選択し、できるかぎり経口での摂取を促す。乾燥がひどいときには、人工唾液を投与する。

(9) 褥瘡

　褥瘡は予防が第一であるが、終末期においては褥瘡ケアのゴール設定について検討し、ケアを行うことでさらに苦痛が増強しないように安楽に配慮する。また、褥瘡周囲の正常な皮膚に褥瘡が拡大しないように適切なケアを行う[31]。（具体的なケアは他の成書にゆずる。）

3. 心理的・社会的・スピリチュアルな苦痛に対する看護

1）心理的・精神的な看護

(1) 看護師の姿勢

　終末期の患者は、自分が思い描いていた人生の終末が予想より早く、しかも確実に訪れることを認識したとき、身動きもできず、強い不安や恐れを抱き、深刻な危機に直面する。患者は恐怖や死への不安などに対処するために、否認、怒り、苛立ちなどを表現し、自分のなかにコントロール感覚を取り戻そうとする。死にゆく患者にとって、その人の身になって、その思いのすべてをありのままに受け止めてくれる存在が身近にいることが重要である。

　このような心理状態にある患者をケアする看護師には、患者と「共に歩む」姿勢が求められる。共に歩むためには、看護師が死を特別なこととしてとらえず、生の営みのプロセスに死を位置づけること、すなわち「生と死とを一連のプロセスとしてとらえること」[32]が重要である。生きることの大切さは死との対比によって感じられるものであり、死の否定からは感じえないことである。死を肯定することで生を支えようとする看護の視点が生み出される。したがって、患者と共に歩むことは、時には患者が直面するさまざまな辛苦に共に悩み、苦しむこと

であり、相手（患者）のことを完全には理解しきれない自分（看護師）を認めながらかかわることである。

　また、患者の心に「時制を合わせる」ことを忘れてはならない[33]。患者が今、心理的に過去、現在、未来のどの時制にいるかを見極めて、同じ時制に沿って歩むことが大切である。患者の残された時間が短くなると、患者の意向や家族の期待、看護師の思いや期待などが複雑に絡み合って、それぞれに時制のズレが生じ、かみ合わない状態が生じやすい。最も大切なのは患者がどの時制にいるかであり、患者が心を静め、ゆったりと生きることを支えることである。

　心理的・精神的な看護の実践には、何よりも、かかわる看護師の姿勢が重要であり、「共にある」ことの意味を十分に理解し寄り添うことである。

(2) 精神的なケアの実際

　終末期がん患者の主な精神症状は、不安、抑うつ、不眠などだが、これらは、死と向き合うために起こる正常な反応であることが多い。ここでは、実際のケアのポイントについて説明する。

① 話に耳を傾ける

　患者の話に耳を傾けることは、相手に関心を示すことの基本である。患者の話を傾聴することで患者の心や揺れ動く感情などに触れることができ、患者が何に戸惑いを覚え、困惑しているのか、何を求めているのかなどを理解する手がかりが得られ、関係性を築くきっかけとなる。患者の話に耳を傾けることは、患者の心をできるかぎりありのままに理解しようとする援助関係の基本である。

② 視線を等しくする

　患者と視線を等しくするには、必要に応じてベッドサイドに座り、視線の高さを同じにして、そこにいることをまず目に見える形で示すことが大切である。このような姿勢をとおして患者と視線を合わせ、交流することで、患者のなかに信頼感や安心感が生じる。また患者は、看護師が自分のそばに寄り添ってくれる存在であることを感じる。視線を等しくすることは、看護師の心遣いを患者が感じ、かかわりの関係が始まるときである。

③ 理解的態度で接する

　患者の言葉を、不自然でなく、できるだけ忠実に問い返すことが、理解的態度で接することになる。そのように接することで、会話は患者のリードにより持続される。ことに、死を確実に認識し、不安が極度になっているときに、患者を安易に励まし力づけることは交流を断つことであり、コミュニケーションが断絶す

ることにつながる。

④ 共にあることを伝える

患者は、死を免れない病気と対峙するとき、一人、大海に投げ出されたような孤独感を感じる。病状の進行とともに、自分一人であることにますます寂しさを覚える。看護師はこのような患者と常に共にあることが大切である。このことは、今後何が起ころうとも、かたわらに居続けることを保証することでもある。

⑤ 希望を支える

患者は、病気や予後について正しく理解していても、またどれほど衰弱していても希望をもっている。患者の希望の実現が現実的には難しくても、否定するのではなく、希望を支えるかかわりが必要である。その際に注意すべき点は、安易な保証を避けることである。

⑥ 非言語的コミュニケーションを大切にする

患者は症状の悪化とともに言語的コミュニケーションが難しくなり、会話よりもむしろ、いつもそばにいて適宜、マッサージなどのスキンシップでのかかわりを維持することを好むようになる。患者の手を握る、痛みの部位をさする、タッチングやマッサージなど、非言語的なコミュニケーションが重要である。

以上が看護のポイントだが、患者の状態や症状に応じて向精神薬の投与も考慮する必要がある。大切なのは「not doing, but being（何かすることではなく、そばにいること）」であることを肝に銘じておきたい。

2) 社会的な問題に対する看護

患者が抱える社会的な問題は、患者が人生のどの時期を過ごしているかにより大きく影響される。ここでは、先に用いたエリクソンのライフサイクルの考えをもとに、社会的なケアについて述べる。

(1) 前成人期

前成人期は、患者はむろん家族、社会が復帰を強く求めている時期であり、できるかぎり今までの役割を維持できる援助が大切である。家族や親しい人の面会を促したり、状況に応じて同僚の見舞いを依頼するなどの社会的なサポートも必要である。子どもが小さい場合には、将来の経済的な計画を見直し、整理できるように働きかける。また、職場での仕事の整理や申し継ぎなどができるように、時期を見計らって知らせることも必要である。病状にもよるが、患者会などで、

患者同士のかかわりができ、自分の気持ちが素直に表出できるような関係づくりへの援助も大切である。これらの社会的なニーズを満たすためには、患者、配偶者、家族メンバーに、今後の病状の変化も含めて正しく伝えることが前提であり、その援助も忘れてはならない。

(2) 成人期

前成人期においては、患者や家族が身体像やセクシュアリティの変化に対して、自由に話せたり相談できたりする機会を積極的に提供することも看護師の役割である。

成人期は人生で最も安定した時期であり、家族を含めたサポートが最も多く、社会的に期待される役割も大きい時である。残していく家族のための経済的な保障が得られるようにさまざまな手続きを行い、仕事に関連した事柄を後継者に託すなどの身辺整理が重要である。子どもたちに親の病気のことを伝え、家族で十分に話し合う機会がもてるように促す。また、老親の面倒について、家族や兄弟などと話し合っておけるような配慮も必要である。社会的に孤立しないように、また家族との生活や日常の生活ができるかぎり維持できるような援助が大切である。

患者が最期の時まで生の実感をもち、他者の役に立っていることを感じられるような看護が求められる。

(3) 老年期

老年期は、先の2つの時期とは異なり、社会的には仕事の第一線から退き、残された人生の現実的な目標を探求する時期である。経済的な問題も含めて将来の設計を変えざるをえない状況となるため、必要な社会資源を利用できるような配慮が必要である。メディカルソーシャルワーカー（MSW）などの専門家を紹介し、その必要を満たすことが大切である。また、療養期間が長引くときには、経済的なことはもちろん、だれが介護するのかなど、具体的な問題の解決が求められる。これまでのさまざまな喪失体験から生じる喪失感や孤独感がより深められることのないように、積極的な看護師のかかわりが必要とされている。

患者の社会的な必要は、看護師のかかわりだけで充足されるものではなく、MSWの早期からの介入や、家族、仕事に関連した人々、日常生活で関係する人々なども含めたソーシャルサポートを活用することが大切である。

3) スピリチュアルな苦悩に対する看護

　喪失体験が連続する終末期を生きることは、アイデンティティが脅威に曝されることである。したがって患者は、病気の意味や自己の存在の意味・価値を問わずにはいられない。このような患者に対して、その人にとっての人生の意味や目的を探求し、人生を振り返って存在の意味や価値などを見出せるような援助が必要である。

　思い出の写真や日記を用いたり、自叙伝を書いたり語ったりすることで、家庭や仕事、社会との関係が意味あるものであると患者自らが認めること、同時に周囲の人々がそれを支持することが必要である。また、患者が生や死について語ることを否定せず、正面から受け止め、話し合う姿勢が求められる。祈りを共にすることも大切な看護である。家族と病気のことや生や死について自由に語れるような援助、生や死に関する哲学的・宗教的な学びができる機会の提供なども重要である。必要時には、宗教家によるカウンセリングや、信じている宗教の儀式に参加できるように配慮する。このようなかかわりをとおして、一人の人間としての統一性、アイデンティティを維持し、患者自らが意味を見出せることが看護のポイントである。

　患者がスピリチュアルな苦悩とそれぞれの方法で折り合ったとき、死を免れることのできない人生において、患者はその生き方を取り戻して、生きて死ぬことができるようになる。したがって、スピリチュアルな苦悩に対する看護とは、生まれながらに有限である人が、その有限性を明確に意識した状況で、その人本来の生き方を確認することであり、看護師はパートナーとして関心を寄せて居合わせることであるといえる[34]。

4. 日常生活の援助

　先に、基本的なニーズの充足には他者の援助が必要であることを述べた。終末期では、患者が死を迎えるときまで人間としての尊厳を保ち続けて生きるために、人間の生存にとって最も基本となる生理的なニーズ、安全・安楽のニーズの効果的・継続的な充足が必要である。各ニーズに対する援助のポイントを述べる[35]。

1）食　事

ほとんどの患者は体重が減少し、ごくわずかな食事しか摂取できない状態となる。

何を食べるか食べないかは患者の意思を尊重し、無理に勧めることは控える。食べたいときに好きなものを食べられるように、栄養士や家族などの協力を得る。家族は「食べないと死んでしまう」という思いが強く、強制的に食べさせようとするが、食欲の減少は病気の進行に伴う自然な経過であり、むしろ無理に食べさせる必要がないことを、家族の気持ちを考慮しながら十分に説明する。逆に、食欲はあるが胃チューブなどの挿入が必要な場合には、チューブの穴を通るものを禁止せず食べてもらい、固形物は咀嚼し、嚥下せずに吐き出して、味を楽しめるような工夫する。また、できるだけ体重の減少を気にしないような心遣いが必要である。食事の出し方、患者のペースに合わせた食事介助などを配慮する。

食のニーズは生存のためのエネルギーであり、最後まであきらめないで生きようとする患者の力であることを念頭に置いて、柔軟にその援助を考えることが大切である。

2）排　泄

人は排泄により、体内の老廃物を排出し、体液や電解質の平衡を維持している。これまでの排便・排尿習慣を把握しておく必要がある。特に終末期では、便秘が重要な問題である。便秘の原因をアセスメントし、必要時、緩下薬の服用や処置を行い、排便コントロールを図る。

一般に、全身の衰弱に伴い、トイレに自力で行くことが徐々に難しくなる。大部分の患者は「何とかトイレまでは行きたい」と願うが、看護師や家族の援助がなくてはどうすることもできなくなる。できるかぎりトイレに行けるように、もしくはポータブルトイレが使えるように、移動時にタイミングよく介助する。できれば、患者が納得するまでは、床上排泄やおむつの使用、尿管カテーテルの挿入は差し控える。援助する際には、排泄を他者に委ねなければならない患者の気持ちへの配慮を忘れてはならない。排泄のニーズは、最後まで自律した人間として生きたいと願う心の表れであり、患者の自尊心を尊重しつつ援助することが大切である。

3）睡　眠

　睡眠は人が活力を回復するために不可欠であるが、必要な睡眠時間やそのパターンには個人差があり、日頃のパターンを理解しておくことが必要である。終末期では、身体的な痛みが十分緩和されていない、将来に対する不安や恐怖で眠れない、日中に寝てしまうなど、さまざまな理由で不眠となることが多い。不眠は苛立ちや疲労の原因となりやすく、さらには全身的な消耗を促すことになる。このため、適切な睡眠薬や鎮静薬を与薬し、静かでゆったりできるような環境の整備、照明や温度・湿度に注意を払う。就寝時の足浴を実施したり、少量のアルコールを勧めるなど、リラックスできるような工夫も必要である。

4）清　潔

　終末期には自力での入浴が困難となるため、身体を清潔に保つことや、不快な臭気がない状態にすることは、日常生活の援助として欠くことのできないケアである。

　患者の希望を尊重しながら、入浴、シャワー、または全身清拭などを実施する。入浴やシャワーの際には、浴室の温度、湯の温度などに配慮し、患者が必要とする援助を手早く行う。全身清拭の際にも、患者が気持ちよいと感じる湯の温度に調整し、手早く行い、皮膚の面と面が接している部分は十分に乾燥させる。入浴は、患者がリラックスし、気持ちが落ち着くケアであり、痛みが緩和されることもある。また、シャンプーは気分を一新させる利点があり、女性の患者にとっては生きる意欲を高めるケアでもある。病状が進行し、ベッド上での生活を余儀なくされている患者には、リフトバスでの入浴を実施する。寝衣や寝具の交換も気分を一新し、心地よさを感じさせる行為である。看護師が入浴や清拭の援助をすることは、患者の皮膚の状態、褥瘡の発生、浮腫の程度、可動性の程度などの身体状態をアセスメントする機会でもあるため、意識的な観察を行う。

　口腔ケアも忘れてはならないケアである。末期状態では口内炎や口腔内のトラブル、口臭が生じやすいため、歯磨きやうがいを積極的に勧める。また、口内炎が悪化すると、食欲があるにもかかわらず食物を摂取できない、発語がしにくくなるなど、患者のQOLに大きな影響を与えることもある。

　自力での歯磨きが難しくなれば、綿棒などを用いて口腔内の清潔保持に努める。口腔内を清潔にし、清涼感が得られることが、爽快感をもたらし、食欲不振の改善につながることにもなる。

5）姿勢や体位の保持

　患者は、痛みのために常に身体が緊張状態であったり、無理な姿勢で臥床していることが多い。そのような場合は理学療法士に介入を依頼し、枕の高さ、上肢や下肢の置き方、安楽な側臥位など、枕やバスタオルなどを用いて、身体の緊張が和らぐ体位の工夫を行う。安楽な体位がとれることで疼痛がさらに緩和されたり、熟眠が得られたりする。また、浮腫の軽減につながることもある。

6）リハビリテーション

　患者は体力の低下により、起き上がることや立ち上がることができなくなる。終末期では、歩行時のふらつき、下肢に力が入らないことによる転倒などを起こすことが多くなる。

　このような患者に対しては、理学療法士に介入を依頼し、身体に余分な負担をかけない起き上がり方法の指導や、歩行器を使っての歩行などの訓練を勧める。また、下肢麻痺などのためにベッド上での生活を余儀なくされている患者には、リクライニングの車椅子への移動を行い、徐々に座位がとれるように援助し、さらに車椅子に座って食事ができるよう配慮するなど、生活に密着した援助を行う。また、気分転換のために車椅子での散歩を勧める。このような援助は、単に日常生活動作を拡大するだけでなく、生活のなかに変化をもたらし、喜びや楽しみを感じさせることができる。

　以上述べたように、生理的なニーズ、安全・安楽のニーズの充足は、単に生命の存続に資するだけではなく、日常生活上の支障を軽減させ、さらには、喪失体験の連続により衰弱しつつある患者の生きることへの希望を支えることになる。

5．チームアプローチ

　がんの終末期の患者は全人的な痛みをもっているため、苦痛を緩和し、よりよいQOLを実現するにはチームでのアプローチが不可欠である（図12）。

　症状マネジメントでは医師が中心的役割を担っているが、看護師とのよいチームワークが必要であり、薬剤師の協力も欠くことができない。心理的・精神的なニーズに対しては、医師や看護師、心理療法士や精神科医などが協力し、まず患者の訴えを聴くことである。時にはボランティアがその役割を果たすこともある。社会的なニーズの充足にはMSWの働きが重要である。患者によっては、

図12　チームアプローチ

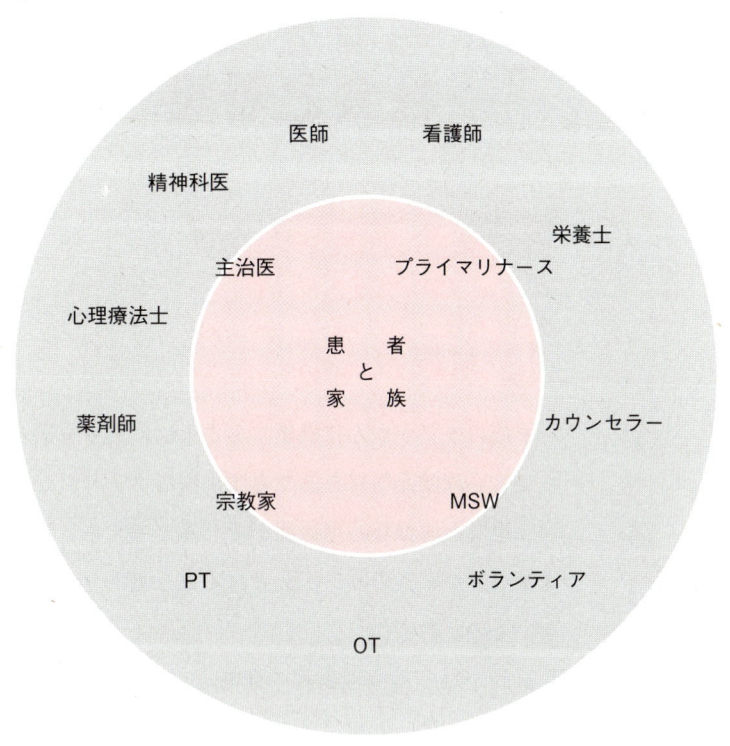

　　　　　　　　　医師　　　看護師
　　　　　精神科医
　　　　　　　　　　　　　　　　栄養士
　　　　　　　　主治医　　プライマリナース
　　　心理療法士
　　　　　　　　　　患　者
　　　　　　　　　　　と
　　　　　　　　　　家　族
　　　薬剤師　　　　　　　　　　カウンセラー

　　　　　　　　宗教家　　MSW
　　　　　　　PT　　　　　　ボランティア
　　　　　　　　　　　OT

　家族や友人、同僚などの面会が大切な場合もある。スピリチュアルなニーズに対しては宗教家による支援を求める患者もいる。日常生活の援助では看護師が主体となり、食事に関する栄養士の協力、生きる喜びを見出すための理学療法士や作業療法士の働きなどが必要である。また、ボランティアの役割は多岐にわたり、その働きは患者の生活全般にわたって必要とされている。近年、音楽療法や絵画療法などの芸術療法、マッサージやアロマセラピーなどが徐々に導入されているが、これらのセラピストの協力も今後重要であろう。

　各々のメンバーが専門性を生かして患者の抱える苦痛をアセスメントし、十分な話し合いと情報交換を行うことで、患者を全人的にとらえることが可能となる。そのうえで、チームとしてどのようなケアを実践するかについてコンセンサスを得ていくことが大切である。チームで設定した共通の目標に向かって、メンバーがその専門性を生かして共に働くことで、患者や家族のQOLは改善され、終末期であってもより充実した生活を営むことができる。チームがその機能を発揮するためには、各メンバーが自己の専門性について熟知したうえで、相手の専門性を尊重し、互いに不足部分が補えるように協働することである。

② 患者を取り巻く家族・集団・社会と看護

1. 家族への影響

1）家族の反応

　家族の一員ががんに罹患することは、患者を取り巻く家族や親しい人たちにとっても心理的な衝撃をもたらす出来事であり、がんという診断を伝えられた家族は、患者と同様な心理過程をたどると考えられている。また、時には診断やその予後などが家族のみに伝えられることもあり、その場合の心理的負担は測り知れないものがある。

　家族がたどる心理過程の概略を、フィンク（Fink, S.L.）の危機モデルを用いて説明する[36]。

　①衝撃の段階：医師より患者の死が近いことを知らされた家族は衝撃を受け、パニックとなり、思考が混乱して判断ができなくなる。この段階では、動悸や胸苦しさ、悪心など、急性の身体症状が出現する。

　②防御的退行の段階：死別という現実に取り組むことは家族にとってあまりにもつらく、厳しすぎ、圧倒されそうになる。このため家族は、否認、現実逃避、願望思考など、種々の防衛機制を用いて自己の存在を維持しようとする。

　③承認の段階：病状の悪化に伴い、家族は患者の死が避けられないという事実と取り組み、徐々に現実を吟味し始める。家族は激しい悲しみや怒り、抑うつ、強度の不安などを訴え、再び混乱を体験する。

　④適応の段階：家族はどうすることもできない現実を認め、しかたがないと自らに言い聞かせ、患者の死に伴う準備を始める。患者の死を否定しつつも、死を受け入れる心構えをし、建設的・積極的な方法で対応する。

　このような段階を行きつ戻りつしながら、家族はやがて訪れる患者の死を受け入れようと努力している。

　さらに、ほとんどの家族は自らのつらさや苦しさを周囲に訴えてはいけないと考えており、このため家族の心身のつらさは過小評価され、見落とされる傾向に

ある。家族の精神医学的有病率は10～50％といわれており、家族を「第2の患者」としてとらえて、治療やケアの対象であることを念頭に置いたかかわりが求められている[37]。

2）家族の予期悲嘆

　愛する大切な人を失うことは、人が一生のうちで直面する苦悩のなかで最も衝撃的な出来事であり、家族は、悲嘆といわれる身体的、感情的、認知・行動的な反応を示すようになる。特に、患者の死が近いことが予測されるとき、実際の死が起こる前からそのことを考えて生じる悲嘆は「予期悲嘆」とよばれ、家族だけではなく、患者も経験している。

　家族は、これまで患者と共に全力で病と闘ってきたにもかかわらず、病に打ち勝つことができなかった無力感や、もう少し何かできたのではないかといった後悔の念や不全感を抱くようになる。患者は病状の進行に伴って、痛みや全身倦怠感、食欲不振などの身体的苦痛を訴えるようになるため、家族の心は患者の病状や症状の変化とともに揺れ動き、わずかな変化や苦痛であっても、すぐに対処してほしいと望むなど、緊張した状態が続くことになる。

3）家族のケア

(1) 家族ケアのためのアセスメント

　家族へのケアは、看護師が、家族へのかかわりの早期に、家族を支援したいと思っていることを言葉で明確に伝えることから始まる。家族への面接は、面談室などのプライバシーが守れる場所で行うことが望ましく、家族のアセスメントの内容（表9）に沿って、それぞれの項目について情報収集を行い、アセスメントする。家族は複数のメンバーから構成されているため、まずは家族メンバーの一人ひとりをケアの対象ととらえてアセスメントする。次に、メンバーそれぞれの状況を家族としての関係性のなかでとらえ直し、家族がグループとしてもつ力という視点から再アセスメントする。

　アセスメントに際して看護師は、家族としての多様性を認めること、自分自身のもつ家族のイメージから離れて見つめることがきわめて重要である。さらに看護師は、「この家族は○○である」と決めつけずにアセスメントを柔軟に修正すること、常に他職種から情報を得てアセスメントに活用することなど、常に開かれた姿勢をもっていなければならない[38]。

表9 家族のアセスメント項目

健康問題の全体像	①健康障害の種類、②健康の段階、③日常生活力(生命維持力、ADL、セルフケア能力、社会生活能力)、④家族内役割の遂行能力、⑤経済的負担
家族の対応能力 構造的側面	①家族構成(家族成員の性・年齢、同居・別居の別、居住地)、②職業、③家族成員の健康状態(体力、治療中の疾患)、④健康問題に対する関心・理解力、⑤生活習慣(生活リズム、食生活、余暇や趣味、飲酒、喫煙)、⑥経済的状態、⑦住宅環境(間取り、広さ、設備)、⑧地域環境(交通の便、保健福祉サービスの発達状況、地域の価値観)
機能的側面	①家族内の情緒的関係(愛着・反発、関心・無関心)、②コミュニケーション(会話の量、明瞭性、共感性、スキンシップ、ユーモア)、③相互理解(患者—家族成員間、家族成員間)、④家族の価値観(生活信条、信仰)、⑤役割分担(役割分担の現状、家族内の協力や柔軟性)、⑥勢力構造(家族内のルールの存在・柔軟性、キーパーソン)、⑦社会性(社会的関心度、情報収集能力、外部社会との対話能力)
家族の発達課題	育児、子どもの自立、老後の生活設計
過去の対処経験	育児、家族成員の罹患、介護経験、家族成員の死
家族の対応状況	①患者・家族成員のセルフケア状況、②健康問題に対する認識、③対処意欲、④家族の情緒反応(不安、動揺、ストレス反応)、⑤認知的努力、⑥意見調整、⑦役割分担、⑧生活上の調整、⑨情報の収集、⑩社会資源の活用
家族の適応状況	①家族の心身の健康状態、②家族の日常生活の質、③家族内の人間関係の質

　家族はケアの対象であると同時に、患者を共にケアするパートナーであることを念頭に置き、よいパートナーシップを築くことが求められている。

(2) 家族ケアの実際

　終末期における家族ケアのポイントは、家族が十分に悲しみを表出できるように援助することと、患者の死を受容できるように支援することである。
　実際には、患者の病状の経過とともに、以下のようなケアを実践する。

① 家族と積極的に対話する

　患者に関して疑問に思っていることや困っていること、家族としての悩みなどが自由に話せるように、折に触れて積極的に声かけをする。家族が自ら話せるように家族の話にしっかりと耳を傾ける。

② 患者の病状を正しく伝える

　病状の説明は主に医師が行うが、医師が説明した内容が正しく理解できているか、また、そのことを受け止められているかを確かめ、理解がより深まるように援助する。医療者への質問や要望などにも対応する。これらに加えて、苦痛の緩和を保証し、最善を尽くすことを伝えることも大切である。

③ ケアへの参加を促す

患者の日常生活への援助を共に行い、実施時のポイントなどを指導し、家族が積極的に患者の介護ができるように援助する。ただし、家族が心身共に疲れている場合には家族をねぎらい、休息できるような配慮が必要である。

④ 家族の社会的・経済的な問題を理解する

人口の高齢化に伴う死別高齢単身者世帯の増加、晩婚化の進行による未婚単身者世帯の増加、加えて離婚の増加に伴う離別単身者世帯の増加など、家族関係は大きく変化している。このため、血縁や婚姻関係に基礎を置かない「家族」が増えており、家族が抱える問題はさまざまである。看護師は家族の置かれた状況に配慮しながら、積極的に MSW への橋渡しを行い、問題の解決を促進する。

⑤ 死の経過について説明する

多くの家族は、人が死に至る過程についてほとんど知識がなく、不安を抱いている。パンフレットなどを用いて、死に至るまでに生じる症状や徴候について説明しておくことで、その不安は軽減される。死に関しての話題を避けずに話すことが大切である。また、時期をみて、臨死に際して必要な着替えの準備なども併せて説明しておく。

患者がまだ生きているにもかかわらず患者の死ついて考えること、死後のことについて準備をすることなどの行為に対して、家族は罪責感を感じて自らを責めるなど、予期悲嘆のなかにいることも理解しておく必要がある。

⑥ 死が迫ったことを伝え、配慮する

死が間近に迫ったことを正しく伝える。特に、患者の喘鳴と努力呼吸に対しては特別な説明が必要であり、患者が決して苦しんでいるのではないことをわかりやすく説明する。症状の説明とともに心の準備が必要なことを伝え、手を握る、マッサージをするなど、家族ができることを具体的に指導する。また、聴覚が最後まで残ることを伝え、患者への呼びかけなどができるように配慮する。

⑦ 遺族のケア

大切な人を看取った後に遺された遺族へのケアは、グリーフケア（grief care）やビリーブメントケア（bereavement care）などとよばれており、生前の家族へのケアと同様に重要である[39]。課題モデルは、死別後の適応過程を一連の課題（task）の達成と考えており、米国の心理学者ウォルデン（Worden, W.）は4つの課題を提唱している（表10）。悲しみは時間の経過とともに和らぐが、実際に課題を達成するまでにかかる時間は非常に個人差が大きい。

現在、手紙送付や追悼会を主体とした遺族ケアプログラムの提供は、ホスピス

表10 死別後の適応過程に関するウォルデンの4つの課題

課題Ⅰ	喪失の事実を受容する
課題Ⅱ	悲嘆の苦痛を処理する
課題Ⅲ	故人のいない世界に適応する
課題Ⅳ	新たな生活を歩み出すなかで，故人との持続するつながりを見つける

や緩和ケア病棟以外ではまだまだ少数であり、今後の充実が期待される[40]。

家族は今日に至るまでそれぞれの歴史をもっており、家族としての価値観に基づいてさまざまな状態に対処し、適応してきていることを念頭に置き、変わることと変わらないことを見極めてケアすることが大切である。

引用文献

1) 内閣府政策統括官（共生社会政策担当）：平成22年版高齢社会白書．http://www8.cao.go.jp/kourei/whitepaper/w-2010/zenbun/22pdf_index.html
2) H. ファイフェル著，大原健士郎，他訳：死の意味するもの〈精神医学双書9〉，岩崎学術出版，1973，p.116-130．
3) 稲垣良典，他：死を考える〈死への準備教育第3巻：アルフォンス・デーケン，他編〉，メヂカルフレンド社，1978，p.6-7．
4) 同上，p.21．
5) 特定非営利活動法人日本緩和医療学会緩和医療ガイドライン作成委員会編：がん疼痛の薬物療法に関するガイドライン2010年度版，金原出版，2010，p.14-17．
6) 田村恵子編：がんの症状緩和ベストナーシング，学研，2010，p.90-94．
7) 同上，p.95-98．
8) E. S. シュナイドマン著，白井徳満，他訳：死にゆく時そして残されるもの，誠信書房，1980．
9) Buckman, R.：Breaking bad news；why is it still so difficult?, Br. Med. J., 288：1597-9, 1984.
10) 医療研修推進財団監，小川朝生，内富庸介編：精神腫瘍学クイックリファレンス，医療研修推進財団，2009，p.110-116．
11) 前掲6)，p.182-185．
12) 西尾幹二：死はどこまでも「自分の死」である，文芸春秋，1997年臨時増刊号，p.152-158．
13) 岸本秀夫：死を見つめる心；ガンとたたかった十年間，講談社，1964．
14) 世界保健機関編，武田文和訳：がんの痛みからの解放とパリアティブ・ケア；がん患者の生命へのよき支援のために，金原出版，1993，p.48．
15) 伏木信次，他：生命倫理と医療倫理，改訂2版，金芳堂，2008，p.119-127．
16) 前掲14)，p.5-6．

17) 淀川キリスト教病院ホスピス編：ターミナルケアマニュアル，第2版，最新医学社，1992，p.23-24.
18) 前掲5），p.31-34.
19) 前掲6），p.50-56.
20) 特定非営利活動法人日本ホスピス緩和ケア協会：ホスピス緩和ケアの歴史と定義，http://www.hpcj.org/what/definition.html
21) がん対策のための戦略研究：課題『緩和ケア普及のための地域プロジェクト』，厚生労働科学研究費補助金：第3次対がん総合戦略研究事業．http://gankanwa.jp/index.html
22) 神谷美恵子：生きがいについて，みすず書房，1980，p.54-57.
23) M.メイヤロフ著，田村真，向野宜之訳：ケアの本質；生きることの意味，ゆみる出版，p.13-14.
24) 実存主義心理学　http://www.geocities.jp/tatuo666/transp/transp04.htm
25) V.E.フランクル著，霜山徳爾訳：夜と霧，みすず書房，1961.
26) V.E.フランクル著，霜山徳爾訳：死と愛；実存分析入門，みすず書房，1961.
27) 立岩真也：自己決定．http://www.arsvi.com/ts2000/2007041.htm
28) S.T.フライ，M-J.ジョンストン著，片岡範子，他訳：看護実践の倫理；倫理的意思決定のためのガイド，日本看護協会出版会，2005.
29) 坂口幸弘：悲嘆学入門；死別の悲しみを学ぶ，昭和堂，2010，p.1-11.
30) 前掲6），p.82-85.
31) 前掲6），p.188-193.
32) 日野原重明，他編，李羽倭文子，他：生と死のケア，医学書院，1995.
33) 柏木哲夫：ターミナルケアにおける人間理解その2；カウンセリングと時制，Molecular Medicine，31(3)：360-365，1995.
34) Keiko Tamura, et al.：Caring for the spiritual pain of patients with advanced cancer：A phenomenological approach to the lived experience, Palliative and Supportive Care, 4：1-10, 2006.
35) 厚生労働省，日本医師会監，がん末期医療に関するケアのマニュアル改訂委員会編：がん緩和ケアに関するマニュアル；がん末期医療に関するケアのマニュアル，改訂第2版，日本ホスピス・緩和ケア研究振興財団，2005，p.62-68.
36) 田村恵子：Welcome to Terminal care；家族へのケアをどう考えるか？，ターミナルケア，7(1)：55，1997.
37) 医療研修推進財団監，小川朝生，内富庸介編：精神腫瘍学クイックリファレンス，医療研修推進財団，2009，p.295-296.
38) 鈴木和子，渡辺裕子：家族看護学；理論と実践，第2版，日本看護協会出版会，1999，p.76-97.
39) 前掲29），p.115-128.
40) 坂口幸弘，高山圭子，田村恵子，他：わが国のホスピス・緩和ケア病棟における遺族ケアの実施方法：カード送付と追悼会はどのように行われているか？，死の臨床，26(1)：81-86.

参考文献

1）佐藤禮子監，浅野美知恵編：絵でみるターミナルケア；人生の最期を生き抜く人へのかぎりない援助，学研，2006.
2）Smith, S. A. 著，高橋美賀子監：ホスピスコンセプト；終末期における緩和ケアへの手引き，エルゼビア・ジャパン，2006.
3）野嶋佐由美，渡辺裕子編：特集／遺族に対するケア，家族看護，4（2），2006.
4）田村恵子：余命18日をどう生きるか，朝日新聞出版，2010.
5）濱口恵子，小迫冨美江，坂下智珠子，渡邉眞里編：がん患者の在宅療養サポートブック；退院指導や訪問看護に役立つケアのポイント，日本看護協会出版会，2007.
6）緩和ケア編集委員会編：緩和ケアにおけるがん患者の家族ケア，17，10月増刊号，青海社，2007.
7）小林光恵，エンゼルメイク研究会編：改訂版ケアのとしての死化粧；エンゼルケアから見えてくる最期のケア，日本看護協会出版会，2007.
8）濱口恵子，他編：一般病棟でできる！　がん患者の看取りのケア；あなたの疑問にがん看護専門看護師が答えます，日本看護協会出版会，2008.
9）松島英介編：がん患者のこころ〈現在のエスプリ〉，至文堂，2010.
10）日本放送出版会制作，座間味圭子，柴田周平ディレクター，有吉伸人制作総括：NHK「プロフェッショナル仕事の流儀」；『希望は，必ず見つかる―がん看護専門看護師・田村恵子の仕事』，NHKエンタープライズ，2009.

第5章

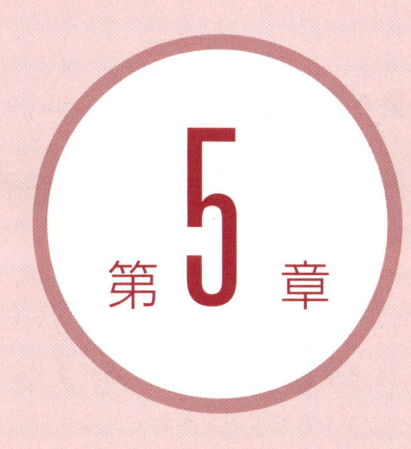

経過別にみた看護

●第5章のはじめに

　本章では、第1章から第4章までに述べてきた、急性期、回復期（移行期）、慢性期、終末期にあるそれぞれの事例を紹介する。

　序章から一貫して述べているように、人間はさまざまな健康レベルを経験しながら、出生から死までを生き抜く。そして医療とのかかわり方も多様である。救急医療機関、集中治療室（ICU）、手術室、外科病棟、内科病棟、リハビリテーション病棟、外来などでは、それぞれにかかわる対象の健康レベルがある程度限定されている。通常、看護師は、配属されている部署での対象者とのかかわりが中心となるので、その人の一生を通じたライフサイクルのなかでの位置づけを常に認識することは難しい場合が多い。

　ここに示す事例では、それぞれある一時期の、ある健康レベルにある対象者に関する看護実践を紹介している。8事例を看護における経過に位置づけてみると、**図1-①、②**のように示すことができる。それぞれ色線で示したところは事例A～Hのかかわりの時期を表している。なお、生命の危険度（医療依存度）の低→高をA→Eゾーンとして示した。

　事例Aは、急性期のなかでも手術を受けた患者の事例である。

　事例Bは、脳血管障害で片麻痺のある患者の急性期で治療や看護を別の病院で受け、リハビリテーション専門病院に転院してからの回復期（移行期）にある看護を示している。

　事例Cは、やはり回復期（移行期）だが、障害を残して、生涯、日常的に介護を必要とするようになる事例である。

　事例Dは慢性期の看護事例だが、外来での看護を紹介している。

　事例Eも慢性期の事例だが、検査入院や入院による治療を経験し、外来治療に至る事例である。

　事例Fは、がんの再発に対する治療の中止から、一般病棟に入院して終末期を迎える事例である。

　事例Gは、肺がんの治療のため入退院を繰り返すが、在宅で終末期を迎える選択をした事例である。

　事例Hは、急性心筋梗塞を発症した急性期から慢性期の事例である。

　以上は、事例で説明されている状況に関連する既往歴についても図示しているため、長いスパンで患者の経過をイメージするのに役立つだろう。

　それぞれの事例の紹介の仕方は、それぞれの筆者の独創性を重視したため統一されていない。しかし本書の主旨は、患者の健康レベルの変動という流れのなかで対象者をとらえることである。したがって、詳細な対象者の理解の方法、看護上の問題の表現の仕方、看護の経過の記述などは、それぞれの経過別看護の特徴を生かしやすい視点で行われればよいと考える。読者が事例報告をする際に、ここに示された事例におけるさまざまなまとめ方が参考となれば幸いである。

図1　経過別にみた事例①

事例A：急性期

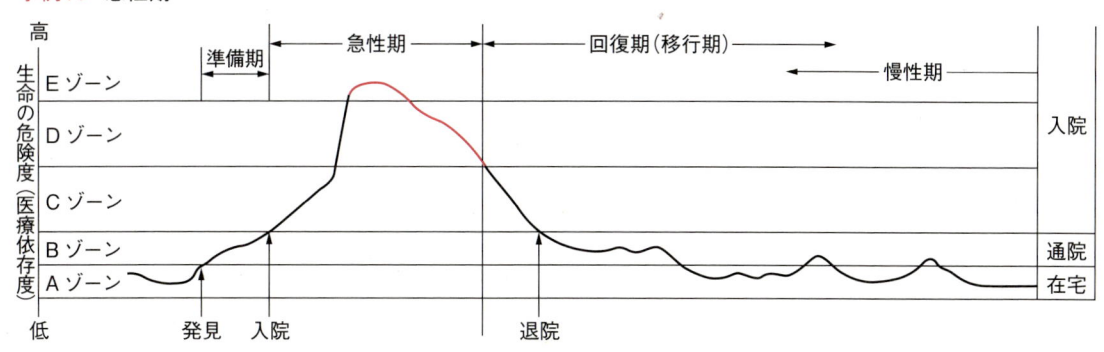

事例B：回復期（移行期）

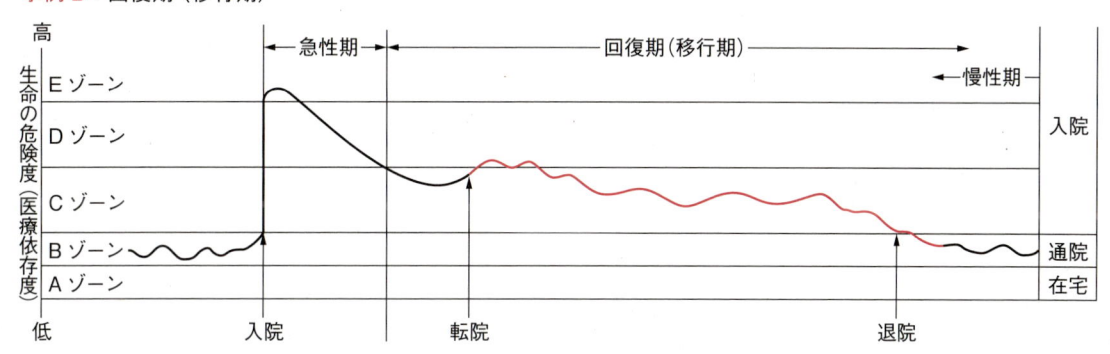

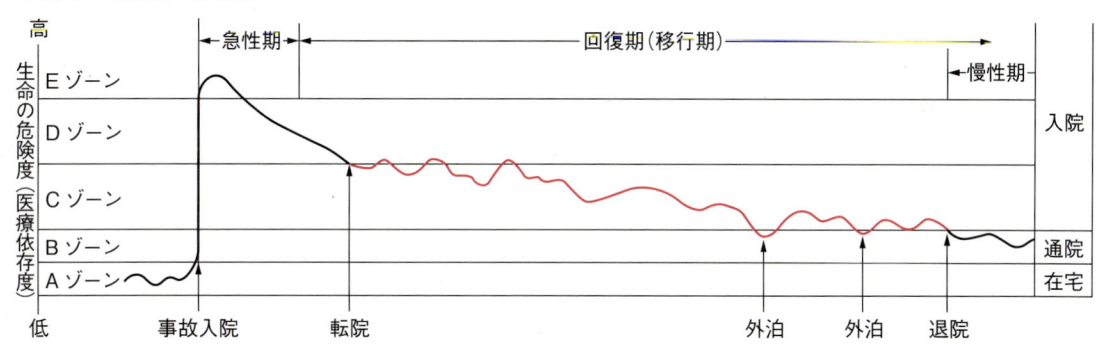

事例C：回復期（移行期）

事例D：慢性期

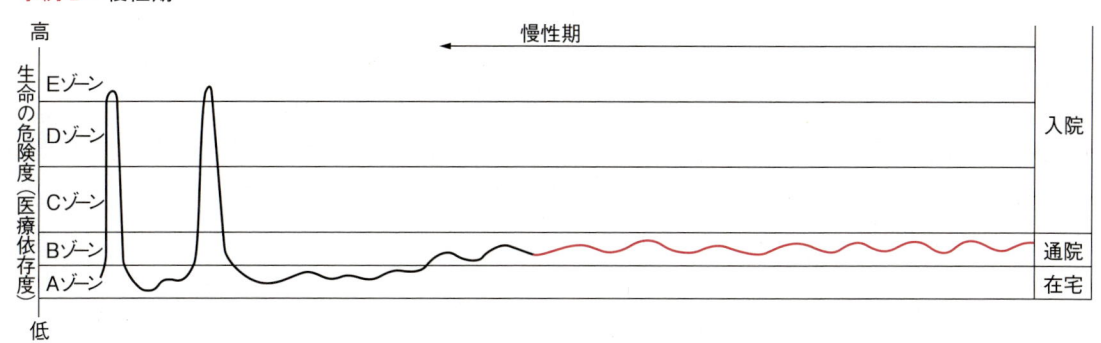

図1 経過別にみた事例②

事例E：慢性期

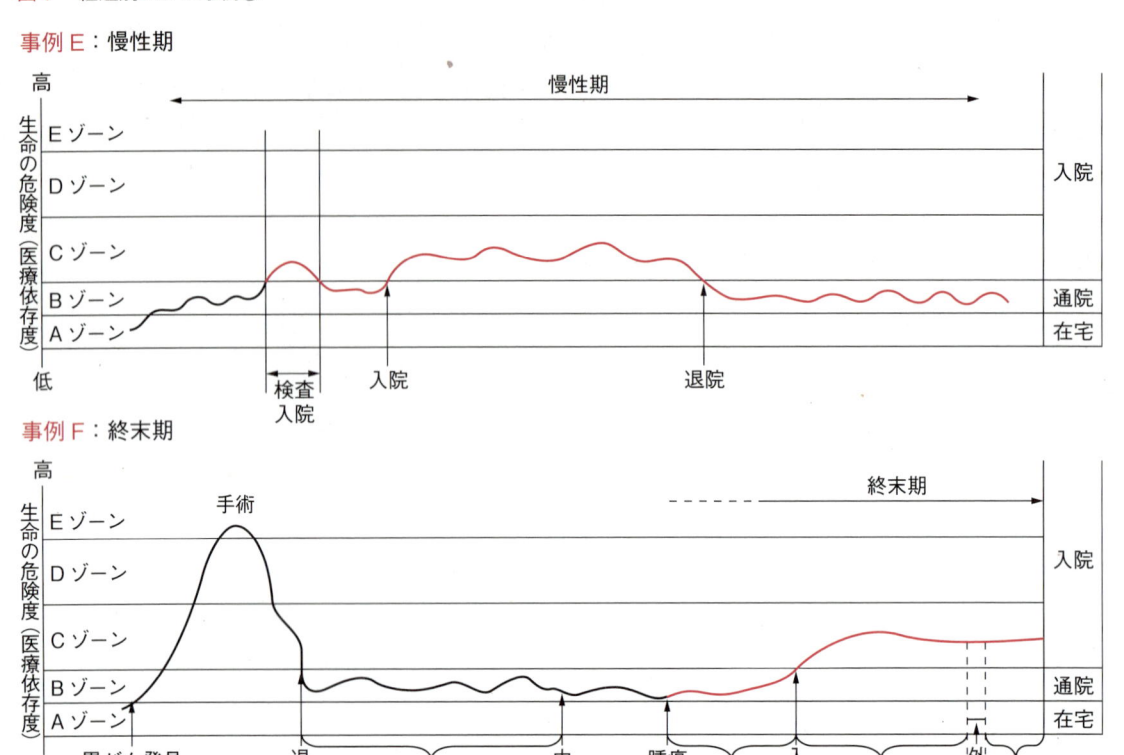

慢性期

縦軸：生命の危険度（医療依存度）高〜低、Eゾーン／Dゾーン／Cゾーン／Bゾーン／Aゾーン
右軸：入院／通院／在宅

検査入院　入院　退院

事例F：終末期

終末期

手術

胃がん発見　退院　抗がん薬治療　中断　腫瘍マーカー　入院　外泊　看取りまで

治療中断から症状緩和へ　入院から外泊まで

事例G：終末期

終末期

入院　食道がん手術　退院　交通事故　COPD肺炎　肺がん発見　化学療法 放射線治療　訪問看護

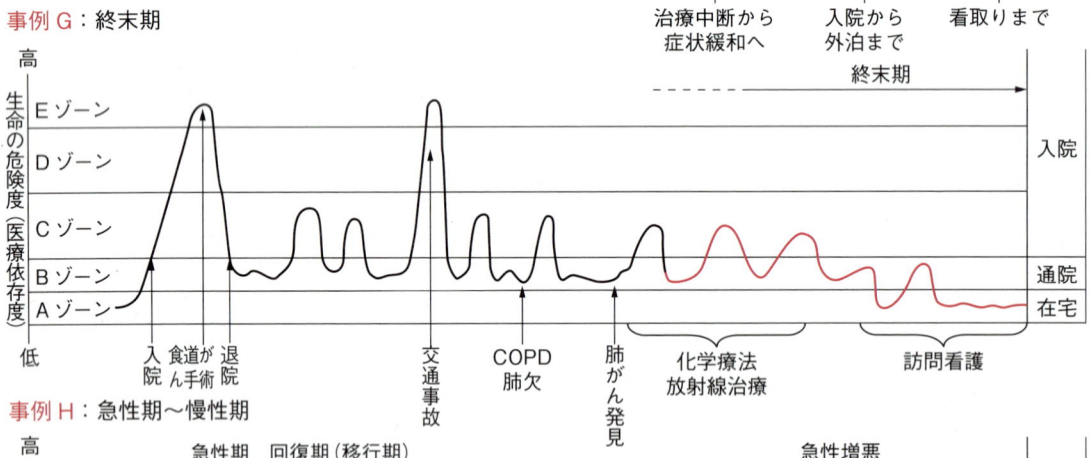

事例H：急性期〜慢性期

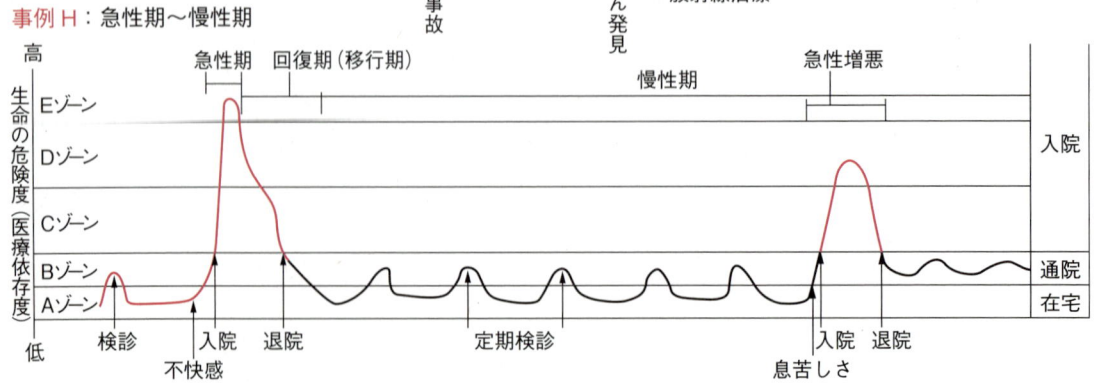

急性期　回復期（移行期）　慢性期　急性増悪

検診　入院　退院　定期検診　入院　退院
不快感　　　　　　　　　　息苦しさ

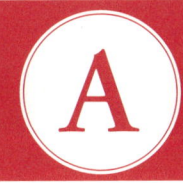

A 手術を受けた患者の看護（急性期）

I 外科的侵襲のとらえ方

　ここでは、急性期にある患者の看護のなかから、肺がん患者の事例を用いて手術後の急性期看護について述べる。この場合は、交通事故や心筋梗塞などのように突然に起こってくる急性期状態と違い、意図的に外的刺激（ストレッサー）を加える。したがって、手術侵襲（ストレッサー）に対する生体反応を前もって予測することができる。また、術前の準備や処置が十分になされていれば、手術侵襲による生体反応を最小限にとどめることができ、その結果、治癒の回復過程を早めることになる。

　外科的侵襲は精神的要因（不安、苦痛など）を含め、生体の呼吸、循環、代謝、内分泌、免疫などの機能に大きな変化を及ぼす。この侵襲に対して全身の機能を活動させて回復していこうとする力、いわゆる「自然治癒力」といわれるものが生物には備わっている。つまり、生体反応は、手術侵襲によって損傷した生体の内部環境を調節し、恒常性を保つために起こる反応である。

　この反応は従来、視床下部を中心とした神経内分泌反応として考えられてきた。しかし20年ほど前から、サイトカインの投与により、神経内分泌反応とまったく同様に臓器の代謝を変化させることが報告されるようになった。これは、局所で誘導されるサイトカインによる情報伝達が、生体反応の起動に重要な役割を果たしていることを示している。そのため、従来とは異なった視点から侵襲をとらえるようになってきた（図2）。

　ここでは、術後経過の4相（傷害期、転換期、筋力回復期、脂肪蓄積期）のなかの、手術直後の生体反応である第1相の傷害期（手術後から2〜4日）を中心に急性期看護を考えていく。

II 手術後の生体反応

　ストレッサーが加わると、それに対して生体反応が起こり、それに伴う代謝変化が起こる。神経内分泌反応の中心にあるのは視床下部であり、サイトカインも

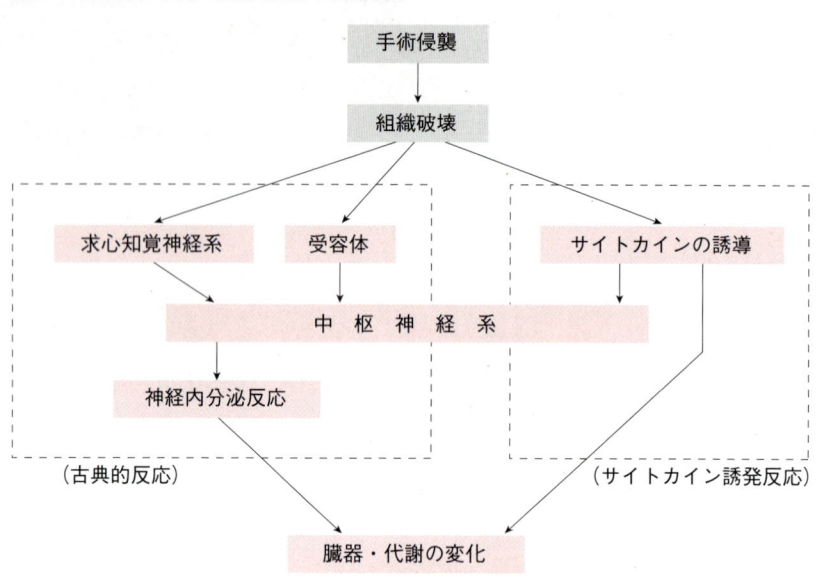

図2　手術侵襲に対する生体反応の発動機序

```
                    手術侵襲
                      ↓
                    組織破壊
          ┌───────────┼───────────┐
          ↓     ↓     ↓           ↓
      求心知覚神経系  受容体      サイトカインの誘導
          │     ↓                  ↓
          └→ 中枢神経系 ←───────────┤
               ↓                   │
           神経内分泌反応            │
               ↓                   ↓
            （古典的反応）      （サイトカイン誘発反応）
                      ↓
                  臓器・代謝の変化
```

出典／小川道雄：侵襲とサイトカイン；サイトカインによる情報伝達と臨床，メジカルセンス，1997，p.5．

それに関連してくる。創部痛は求心知覚神経系を介して大脳から視床下部に、また侵襲によって引き起こされる低酸素血症や循環血液量の減少なども、各々の受容体を介して視床下部に伝達される。中心的存在である視床下部からの情報伝達経路、代謝変化、臓器変化から看護上の問題／看護診断と共同問題を導いたものを図3に示しておく。ただし、サイトカインについては、図の中に入らないので以下に説明を加える。

1）サイトカインの機能

　サイトカインはリンパ球やマクロファージなどの免疫担当細胞、他の細胞（線維芽細胞、血管内皮細胞など）で産生される活性物質のことである。サイトカインの機能は、免疫系や神経系あるいは内分泌系などを超えて多様に作用し、かつ、異なるサイトカインが同じような機能を重複するということが多々ある。サイトカインは生体の恒常性維持に必要不可欠であり、生体内では複数のサイトカインが同時に、あるいは相乗的に、場合によっては拮抗的に作用し、綿密なネットワークを形成している。これにより微妙な生体バランスが保たれているのである。サイトカインは細胞由来であり、他の細胞へ作用する分子量数万の糖たんぱく質である。

2）サイトカインの種類とその役割

　代表的なサイトカインは、インターロイキン-1（IL-1）、IL-2、IL-3、IL-4、IL-5、IL-6、IL-7、IL-8、インターフェロン、CSF（コロニー刺激

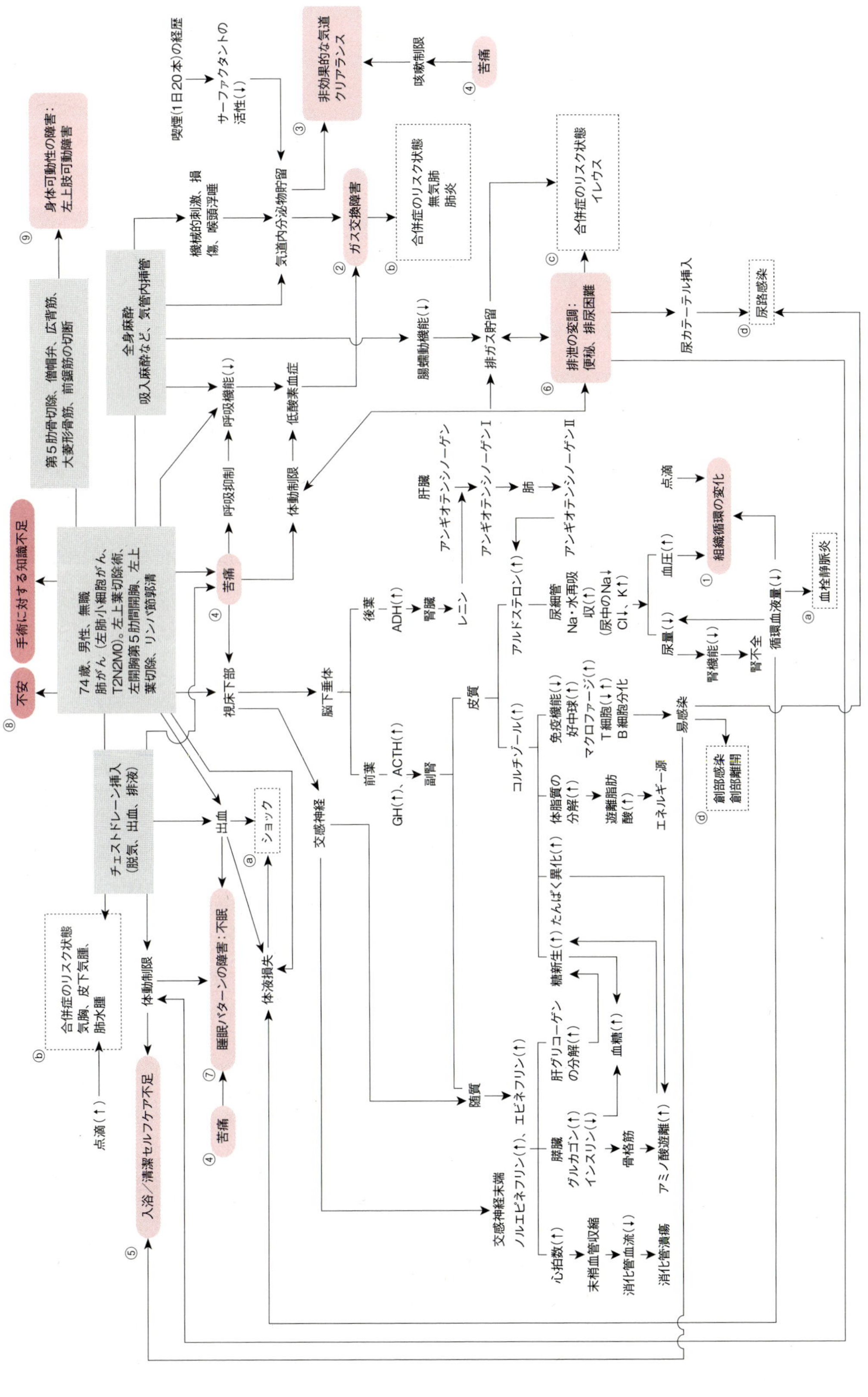

図3 肺切除術後の関連図

：術前から引き続く問題、①〜⑨：看護上の問題／看護診断、ⓐ〜ⓓ ：共同問題、ADH：抗利尿ホルモン、GH：成長ホルモン、ACTH：副腎皮質刺激ホルモン、（↑）刺激・増加・上昇、（↓）抑制・減少・下降。

因子）、TNF（腫瘍壊死因子）などである。

　生体防御の連続的バリアの初期防御系の重要な役割を果たしているマクロファージは、多くのサイトカインを産生するが、それにはIL-1、IL-6（血流に乗って全身に広がり、異物侵入のアラームのような役割を果たす）、TNF（異物侵入局所で機能を発揮する）などが含まれる。このことは、外科的侵襲と生体反応の関連性を示している。手術侵襲に関係したサイトカインを**表1**に示しておく。
　侵襲に際して局所の細胞に破壊や炎症が起こると、すぐにIL-1やTNFが誘導され、局所周辺の線維芽細胞や血管内皮細胞などでIL-6やIL-8などに変換され、その後、全身を循環し、局所状態を全身の細胞に伝達する（**図4**）。血中のIL-6やIL-8を測定することによって、IL-1やTNFの誘導状況、局所の損傷程度を知ることができる。また、IL-6は肝臓で作用し、アルブミンの合成から急性相反応たんぱく（CRP、フィブリノゲン、セルロプラスミン、血清アミロイドA、膵分泌性トリプシンインヒビター、補体など）の合成に切り換わる。この合成たんぱくは生体防御のため、血液凝固、創傷治癒、オプソニン化などの

表1　手術侵襲に関係したサイトカインの生物活性

サイトカイン	主な産生細胞	主な生物活性
IL-1	マクロファージ 単球 好中球 線維芽細胞 血管内皮細胞	発熱 IL-6、CSFの誘導 ACTH、コルチゾール、グルカゴン、インスリンの分泌増加、肝臓のアミノ酸摂取増加、末梢組織からのアラニン遊離亢進
IL-5	T細胞（Th2） 肥満細胞 好中球	好中球強化、増殖 スーパーオキサイドの産生 IgG、IgAの産生促進 IgMの産生
IL-6	マクロファージ 単球 血管内皮細胞 線維芽細胞	B細胞の分化 T細胞の増殖 急性相反応たんぱくの合成
IL-8	マクロファージ 単球 好中球 線維芽細胞 血管内皮細胞	好中球、単球の走化能亢進 好中球、単球の活性化
TNF	マクロファージ 単球 好中球	肝臓のアミノ酸摂取増加 脂肪酸の分解亢進 グリコーゲンの分解亢進 IL-6、CSFの誘導
CSF 　IL-3 　GM-CSF 　G-CSF 　M-CSF	マクロファージ 単球 血管内皮細胞	血液細胞の分化、増殖 貪食細胞の活性化

出典／杉町圭蔵，他編：TEXT外科学，南山堂，1994，p.8．一部改変．

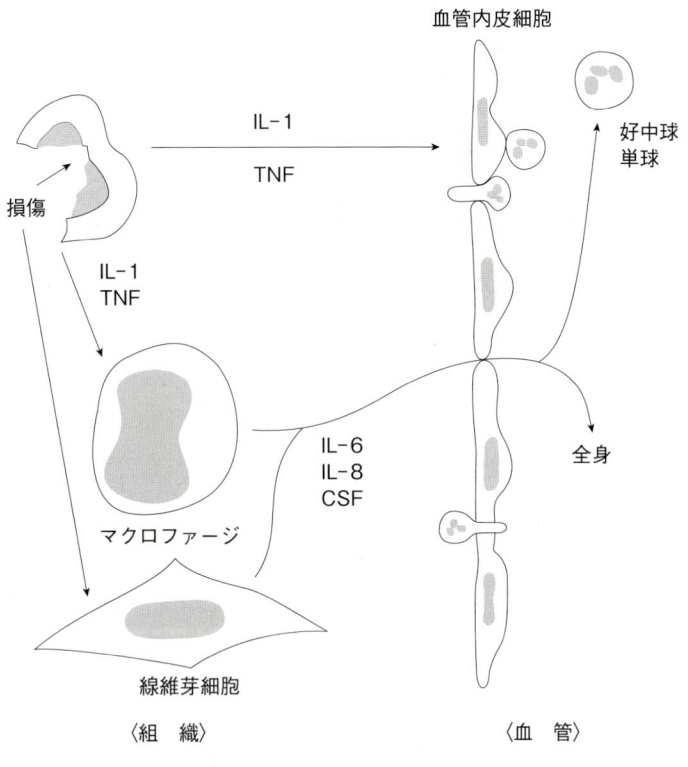

図4 侵襲時のサイトカインによる情報伝達

出典／杉町圭蔵, 他編：TEXT 外科学, 南山堂, 1994, p.9.

役割を果たす。

　感染に対しては、抗原情報によってB細胞が特異抗体を産生する。抗体産生まで1週間以上を要するが、それまでは好中球、マクロファージ、免疫グロブリン、リゾチーム、補体などが生体防御に働いてくれる。好中球は生態の防御機構に重要な役割をもっているが、補体やIgGにより活性化されることで強い貪食能を発揮し、局所の組織を傷害する。T細胞のような免疫性細胞は、侵襲によって機能低下をきたし感染しやすい状態になるが、一方で侵襲による組織破壊が自己免疫誘発状況をつくり出すことから、生体防御の一助にもなっている。

　生体反応が過剰に逸脱している状態では、生命の危険性を考える必要がある。この生体反応を早期に評価し、その状態の改善に対処しなければならない。最近、これらの病態を簡単で使用しやすい指標として、全身性炎症反応症候群（systemic inflammatory response syndrom；SIRS）が使用されている。表2の4項目中2項目以上に該当すればSIRSと診断される。さらに、前述したようにサイトカインがこのような病態に関与しているため、血中のIL-6、IL-8を測定することは局所の損傷や病態を知るうえで有用な指標であるとされ

表2 SIRSの定義

1. 体温＞38℃あるいは＜36℃
2. 脈拍＞90/分
3. 呼吸数＞20分あるいは PaO_2＜32Torr
4. 白血球数＞1万2000/μL あるいは＜4000/μL（もしくは未熟型＞10％）

ている。

III 事例展開

　本事例（図3）は手術後を中心に述べているが、実際には、手術前の患者の手術に対する危険度を評価し、それに対応する治療や術前処置がとられ、できるだけ危険度を少なくして手術に臨むのが一般的である。心理・精神面においても、患者の手術に対する不安や知識不足に関して、各々の患者の情緒レベルや理解度に合わせた方法で看護援助を行っていくことが大切である。手術前の身体・生理的、心理・精神的評価は手術後も生かされて、術後アセスメントに重要な要素となる。そのほかに、手術中の経過状況や患者の術中状態が手術後のアセスメント要素になる。

IV 事例紹介

　患者の年齢・性別、術式、術後の処置などの要約、「看護上の問題／看護診断」および「共同問題（合併症の潜在的状態）」などは、図3の関連図に示したので省略し、ここでは肺切除術後の一般的な看護ケアについて述べる。

1．看護上の問題と共同問題

1）看護上の問題

　看護上の問題とその関連因子を以下に列挙する。

(1) 組織循環の変化
　①手術中の出血や体液損失による体液量不足
　②急激な点滴量増加による体液量過剰
　③体動制限による末梢循環障害

(2) ガス交換障害
　①細胞組織損傷による低酸素血症
　②疼痛や体動制限による呼吸抑制

(3) 非効果的な気道浄化

①麻酔薬や挿管による気道刺激、長期の喫煙による気道内分泌物増加

　　②疼痛による咳嗽制限や体動制限

　　③鎮痛・鎮静薬による咳嗽反射低下

(4) 苦　痛

　　①切傷や手術手技による創部痛、チェストドレーン挿入部の疼痛、体動制限や手術時の体位による筋肉痛

　　②麻酔の影響による悪心・嘔吐

　　③排ガス貯留による腹部痛、膨満感

　　④胃拡張、横隔膜刺激による吃逆

　　⑤絶食による口渇

(5) 入浴・清潔セルフケア不足

　　①創傷、チェストドレーン挿入による入浴不可

　　②体動制限のため、自分での清潔行為不可

(6) 便秘リスク状態

　　①水分摂取不足、体動制限による便秘

　　②麻酔や鎮痛薬による腸蠕動機能低下

　　③麻酔や鎮痛薬、体動制限による排便障害

(7) 不　眠

　　①苦痛や体動制限による不眠

(8) 術後せん妄（急性混乱）リスク状態

　　①高齢、脳器質性疾患、麻酔や手術侵襲による環境の変化

　　②感覚の遮断、合併症、全身状態の悪化、不安、睡眠障害などに伴う意識状態・認知能力の悪化

(9) 身体可動性の障害

　　①第5肋骨（20cm）切除、僧帽弁、広背筋、大菱形骨筋、前鋸筋の切断により左上肢の運動機能低下（左上肢可動障害）

　　②疼痛による運動不能状態

(10) 非効果的コーピング

　　①手術後の身体状態や入院生活に不適応反応を起こす状態（いらいら状態）や苦痛、あるいは今後の経過に対する不安

　　②手術後の状態や苦痛、あるいは周囲の状況に落ち込む状態（うつ状態）

2）共同問題

　共同問題とその関連因子を以下に示す。

(1) 循環器系の合併症（ショック、血栓性静脈炎）
　①組織損傷、チェストドレーン挿入による出血の可能性
　②術中出血や体液損失
(2) 呼吸器系の合併症（無気肺、肺炎、気胸、皮下気腫、肺水腫）
　①低酸素血症、気道内分泌物貯留（無気肺、肺炎）
　②手術手技やチェストドレーン挿入（気胸、皮下気腫）
　③点滴量過剰（肺水腫）
(3) 消化器系の合併症（イレウス）
　①麻酔や鎮痛薬による腸蠕動機能低下に伴う腸管麻痺イレウス
(4) 易感染（創離開、創部感染、尿路感染）
　①免疫機能低下
　②長時間のカテーテル留置

2．看護ケア

　急性期における看護は、身体・生理的な問題への対応が多く、共同問題とも関連性が深いので、ここでは大きく、循環、呼吸、苦痛、清潔・感染、排泄、休息・活動、精神面について述べる。

1）循環状態の変化：看護診断1、共同問題1

　観察としては、術直後は循環状態の変動が激しいため、
　　①脈拍・血圧測定、チェストドレーンからの排液量や色調、創部上のガーゼの色調などからの出血徴候の有無や状態の確認、
　　②皮膚・爪床の色調の変化による末梢循環障害の程度の確認、
　　③内臓出血やショック状態を知るための粘膜の色調の観察、
などが最優先される。手術室での記録から出血量を確認することは、これらの症状を評価するうえで重要である。
　ケアとしては、手術直後の急激な体動は血圧値を下げるといった循環状態の変動をもたらすので、体動時は注意する必要がある。また、水分出納のバランスや血圧値を観察しながら適切な体液量を維持する。それによって血液濃縮を予防し、血栓静脈炎、肺血栓などを防ぐことができる。

2）呼吸状態の変化：看護診断2、3、共同問題2

　観察としては、低換気状態を知るために、呼吸数、呼吸の深さ、肺音、努力呼吸の有無、呼吸音、粘膜・爪床の色調がある。
　ケアとしては、手術直後は意識が不明瞭なため、気道確保が最優先される。そ

の後は、肺合併症予防のために、効果的な深呼吸や咳嗽を頻回に促したり、背部のタッピングを行うことが重要である。その際には、創部に小枕を当てたり、鎮痛薬を投与して深呼吸や咳嗽をしやすくする。早期離床は分泌物排出を促し、呼吸を促進するため、できるだけ体動や歩行を促す必要がある。

3）苦痛：看護診断4

観察としては、疼痛の程度や疼痛部位、悪心・嘔吐、吃逆の程度や状態、腸蠕動音、排ガス、口渇などがある。

ケアとしては、術後の疼痛管理が最優先される。疼痛コントロールによって体動、深呼吸、咳嗽がしやすくなり、また精神的苦痛も軽減され、回復を早めることになる。

悪心・嘔吐は麻酔の影響や電解質バランスの変調で起こりやすいが、点滴注射での水分補給とともに電解質も補給されるので、それほど問題ではない。しかし、麻酔や鎮痛薬使用により消化機能低下を起こしているところに経口摂取すると、悪心・嘔吐が起こるので、排ガスを観察した後に経口摂取を開始するようにする。薬物の中枢神経刺激による悪心・嘔吐の場合は、制吐薬が使用される。

吃逆は胃拡張や横隔膜刺激で起こるが、これが持続すると創部を刺激したり、体力消耗にもつながるので、薬物投与が必要になってくる。その前に紙バッグを口に当て、炭酸ガスを多くして呼吸することによって、吃逆を抑えることができることもある。

絶食中の口渇や口腔内違和感に対しては、頻回に冷水でうがいをすることにより口腔の清潔が保持され、気持ちもよくなる。

4）清潔・感染：看護診断5、共同問題4

創傷治癒は炎症期、増殖期、成熟期の3つの過程に分けられる。感染のない外科手術層では1次治癒による治癒が進行する。受傷後24時間ほどで上皮細胞（基底細胞）が創面を覆いはじめ、48時間で被覆が完了する。72時間以降には毛細血管の増殖が起こることから、創傷被覆剤（カラヤヘッシブ）を除去し、入浴により創部を洗浄して清潔を保つように促す必要がある。

創傷治癒は術後7日間くらいを要するので、抜糸はその頃になされる。しかし、感染を伴う場合などはこの治癒過程が異なり、創離開、創破裂なども起こりうる。観察としては、感染の徴候としての創部の発赤、腫脹、滲出液の状態、発熱、白血球増加などがある。

5）排泄：看護診断6、共同問題3

観察としては、腸蠕動音、腹部膨満、排ガス・排便の有無、悪心・嘔吐の状態

などがある。肺手術ではイレウスを起こすことはまれだが、元来、便秘症であるとか、ほかに消化器系の疾患をもっている人はイレウスに移行する場合があるので、排ガス・排便の観察は重要である。

　ケアとしては、腹部マッサージ、温湿布などが有効だが、排ガス貯留や便秘傾向にある場合、医師の指示で浣腸や腸蠕動刺激薬の投与がなされる。早期離床による体動は、効果的な排ガス促進方法である。

6）休息・活動：看護診断7、9

　観察としては、夜間の睡眠状態、昼間の活動状態を、そして左上肢の運動については、痛みの程度や上肢の運動制限の状態などがある。

　ケアとしては、不眠の場合は苦痛の除去を行い、また眠剤投与などにより夜間の睡眠がとれるようにする。日中にできるだけ歩行を心がけ、音楽を聴いたり、テレビを見たりして入眠しないようにする。歩行開始時期の指示は、主治医によりかなり違いがあるが、早くに動き出すことは気分的にもよく、早期回復を助けることになる。患者は、痛みや不安のため歩行を拒否することがあるが、その大切さを説明し、歩行を促すようにする。左上肢運動は、関節の拘縮や筋力低下予防のために術後1日目から開始する。ここでは運動の方法は省略する。

7）精神的要素：看護診断8、10

　超高齢社会である現在では、多くの高齢患者が手術を受けるため、術後にせん妄を発症するリスクは高い。せん妄の予防としては、十分なインフォームドコンセントを行うことで不安を取り除く、睡眠・覚醒リズムの調整をする、術後早期から離床を促す、などである。また、せん妄状態を評価するアセスメントツールが開発されているので、それらの使用によりせん妄を見過ごさないようにする。

　精神的な要素は患者個人によって異なるため、同じ術後の身体状態でも訴え方や訴えの程度は違ってくる。患者の理解度や情緒面を十分に配慮したうえで、患者の表情、動作、言葉遣いを察知し、患者のケアにあたることは非常に難しいことだが、それは重要なことでもある。患者の精神状態が手術後の生体反応に影響を与える。これは、視床下部（図3参照）に、精神的ストレスが関与しているからである。

　従来、精神的援助は、客観的データが得られにくいため評価が難しかったが、今後、精神、神経、内分泌、免疫機能の研究が進めば、治癒に重要な影響力をもっていることが証明されるであろう。精神的ストレスの軽減は視床下部刺激を減少させ、代謝や臓器に及ぼす影響が少なくなる。看護師は患者との接触が多いぶん、精神面での援助ができる立場にあり、大切な役割を担っているといえる。

参考文献
1) 小林芳郎，他：スタンダード免疫学，丸善，2007.
2) 中島泉，他：シンプル免疫学，改訂第2版，南江堂，2001.
3) 菅村和夫，他編：サイトカイン・増殖因子〈用語ライブラリー〉，羊土社，2005.
4) 新道幸恵監訳：看護診断ハンドブック，第8版，医学書院，2009.
5) 穴澤貞夫監：ドレッシング 新しい創傷管理，へるす出版，1997.
6) 田澤賢次編：創傷管理と治癒システム，金原出版，1998.
7) 高橋三郎，他訳：DSM-IV-TR；精神疾患の診断・統計マニュアル，新訂版，医学書院，2004.
8) 杉町圭蔵，他編：TEXT 外科学，南山堂，1994.
9) 大西和子研究代表：ストレス（病）に対する看護について，三重大学医療技術短期大学部プロジェクト研究グループ，1996.
10) 小川道雄：侵襲とサイトカイン；サイトカインによる情報伝達と臨床，メジカルセンス，1997.
11) 山口瑞穂子，他：看護診断をふまえた経過別看護・回復期，学習研究社，1996.
12) 正木治恵：慢性病患者の看護援助の構造化の試み，糖尿病専門外来の臨床経験をとおして（その2），看護研究，27（4）：49-74，1994.
13) ゴードン，M. 著，輪湖史子監訳：ゴードン博士の看護診断，照林社，1995.
14) 高宮有介：緩和ケアチームの現状と今後，看護技術，42（16）：6-13，1996.
15) 武田文和，他訳：緩和ケア実践マニュアル，医学書院，1996.
16) 田村恵子：Welcome to Terminalcare；家族へのケアをどう考えるか？，ターミナルケア，7（1）：5359，1997.
17) 黒田裕子編：理論を生かした看護ケア〈エキスパートナースムックプラスワンシリーズ4〉，照林社，1996.
18) 佐藤エキ子：ストーマ造設患者，臨牀看護，19（6）：930-934，1993.
19) 国立がんセンター中央病院・築地新生会編：人工肛門の仲間たち，桐書房，1994.
20) 高屋通子，高橋のり子：人工肛門・人工膀胱の知識，学習研究社，1996.
21) 林峻一郎編・訳：R.S. ラザルス講演 ストレスとコーピング─ラザルス理論への招待，屋和書店，1990.
22) ストーマリハビリテーション講習会実行委員会編：ストーマの合併症，金原出版，1995.
23) 阪本恵子：看護診断にもとづくオストミー・ケア，医学書院，1997.

B 片麻痺のある脳血管障害患者の看護〈回復期（移行期）〉

I 事例紹介

〈患　者〉

　Kさん（46歳、男性）。

　東京近郊に在住し、設計事務所と新聞配送業を営んでいた。生真面目な性格で、仕事一筋に多忙な毎日を送っていた。

〈家　族〉

　専業主婦の妻（43歳）、中学2年と小学4年の息子との4人家族である。

〈生活習慣（嗜好）〉

　喫煙歴はなく、飲酒も時折ビール350mL/回程度を飲むくらいである。

〈診断名〉

　脳梗塞、狭心症、心房細動、高血圧、右片麻痺、高次脳機能障害（失語症）

〈既往歴〉

　10年前より高血圧および心房細動を指摘され、一時期ジゴキシンを内服していたが、治療を中断していた。一昨年頃より、週1回の頻度で10～15分で消失する動悸が出現し、昨年10月からT病院外来で内服治療を受けていた。

〈病　歴〉

　本年1月4日、夕食後、体調がすぐれず横になっていたが、数時間後家族の呼びかけに返答がなく、救急車でT病院を受診、脳梗塞による意識障害との診断にて緊急入院となった。発症6時間後の頭部CTにて左後大脳動脈領域および左内包の梗塞を認め、保存的治療を受けた。意識障害の回復とともに2日後からリハビリテーションが開始され、日常生活動作が少しずつ拡大する過程で、発症後1か月目に家庭復帰を目的にリハビリテーション専門病院に転院となった。

　以下に、Kさんの経過と看護の実際をまとめる。

Ⅱ 入院初期

新しい生活環境に適応し、心身ともに生活リズムを獲得する時期（入院時〜1か月）。

1）情 報

a）転院の約1週前、歩行訓練中、息切れと前胸部不快感があり、心電図でST下降およびT波の陰転化を認めたが、心エコーでは明らかな変化はなく経過観察となった。転院当日は自覚症状およびバイタルサインの異常は認められなかったが、転院2日目に労作性狭心症の発作が出現した。安静度を徐々に拡大し、7日目に活動制限が解除され訓練開始となった。

b）表3のように、セルフケアは更衣・入浴動作ともに軽介助を必要とし、トランスファーは立位バランス不良、耐久力低下により監視下で行った。

c）T病院では、日中は妻が付き添っていたが、本人はナースコールを押すことがなかったため、妻の不在時にベッドサイドでの転倒を経験していた。車椅子操作の不慣れもありブレーキ、フットレストの忘れが再三みられた。

d）コミュニケーションは、単語程度は理解できるが、喚語困難があるため、質問に対する表情を見つつ、うなずきなどのサインを加えて簡単な日常会話が成立した。

e）2月中旬以後からKさんは「もうダメだ」「死にたい」と訴え、表情が暗く悲観的な態度がみられるようになった。妻は夫を叱咤激励し一生懸命世話をしていたが、夫の言葉に苛立ち、夫をたびたび叱責するようになった。転院当日のKさんの表情は乏しく、一方、妻は固い表情で多弁的傾向にあり、相方とも精神的に不安定な状態であった。

2）アセスメント

a）生活リズムの変化は、心身両面に大きな影響を与える。特に心疾患の合併症をもつ場合、急激な日常生活動作の拡大は運動負荷となり、合併症の悪化や再発の危険性も考えられる。

b）訓練開始にあたっては、患者の状態についてリハビリテーションスタッフと綿密に情報交換をし、リスク管理をしながら日常生活動作の拡大を図っていく。

c）行動の拡大に伴い、理解力不足、注意力不足、状況判断の低下、遠慮などからナースコールを押さず、一人で危険な行動を起こす可能性がある。

d）コミュニケーションは、体温計、石けん、タオル、歯ブラシなどの日常使

表3 ADL評価表（FIM：functional independence measure）

患者名：Kさん
病棟名：5F

		入院時　月　日		1か月目　月　日		退院時　月　日	
		評価者		評価者		評価者	
		得点	コメント	得点	コメント	得点	コメント
セルフケア							
	食事	7		7		7	
	整容	6		7		7	
	清拭	3	健側上肢、臀部、足先	4	健側上肢、患側足先	4	
	更衣上	5		5		7	
	更衣下	4	患側下肢の介助	5		7	
	トイレ動作	4	患側の部分軽い介助	6		6	
排泄コントロール							
	排尿	5	尿器の準備・後片づけ	7		7	
	排便	6		6		7	
移乗							
	（車）椅子移乗	5	ブレーキ・フットレスト忘れ	5		6	
	トイレ移乗	5	ブレーキ・フットレスト忘れ	5		6	
	浴槽移乗	4	患側下肢介助	4		5	
移動							
	移動（歩行）	(1)		(1)		6	
	移動（車椅子）	6		6		(6)	
	主移動手段	□歩行、☑車椅子		□歩行、☑車椅子		☑歩行、□車椅子	
	階段	1		1		4	
コミュニケーション							
	理解	3		4		4	
		☑言語、☑非言語		☑言語、□非言語		☑言語、□非言語	
	表出	2		3		3	
		☑言語、☑非言語		☑言語、☑非言語		☑言語、☑非言語	
社会的認知							
	社会的交流	5		6		6	
	問題解決	3		4		4	
	記憶	3		3		5	
合計点		77		88		101	
	運動項目	61		68		79	
	認知項目	16		20		22	

注）得点7＝自立、6＝修正自立、5＝監視、4＝25％介助、2＝75％介助、1＝全介助
資料／東京都リハビリテーション病院

用している単語は理解できるが、短文レベルでは状況を手がかりに簡単な内容がわかる程度である。呼称は難しく、重度の喚語困難が認められる。言語環境を整え、コミュニケーション手段を工夫する必要がある。

e）患者は右片麻痺により自分の意思では動かない身体と、自分の感情や考えを言語で表現できないつらさと、狭心症発作の不安から、将来を悲観し自暴自棄になっていると考えられる。この状態を否認期から混乱期に移行する障害受容過程だと判断し、患者の心理的反応を受け止めて、患者の行動を自己概念という視点で観察していく必要がある。

f）妻は回復を期待し献身的に世話をしてきたが、夫の抑うつ的な反応にどのように対応してよいか困惑している。時折、夫に対し攻撃的感情を向けるのは、妻自身の不安、不満、怒り、憤りの感情をコントロールできない状態にあるととらえ、妻の精神的動揺に対し、教育的な働きかけと精神的サポートが必要である。

3）看護の実際

a）運動負荷に伴う身体的変化の徴候を早期に発見し、合併症や再発の予防に努める。

- バイタルサインの測定値と自覚症状（胸痛・疲労感・動悸・息切れ）の有無を観察する。
- 心電図上の変化（ST 上昇あるいは ST 下降）、血液検査上の変化（CPK、AST（GOT）、LDH、白血球数の上昇）、心エコーの変化、胸部 X 線検査の変化（心肥大、肺うっ血の有無）を観察する。
- リハビリテーションの実施は、リハビリテーションスタッフと連携をとり、活動と休息のバランスを考慮しながら計画する。

b）活動制限が解除された段階で、リスク管理をしながら、日常生活動作の拡大と体力の向上に向けて援助する。

- 整容動作（図 5）の援助として、①洗面用具一式は病室内の洗面台に置き、患者が使用できるよう配慮する、②歯みがき、洗顔、ひげそりの動作後は、患側の忘れがないかどうか確認する。
- 更衣動作の援助として、①起床時と就寝時の着換えを習慣づける、②衣類は多少伸縮性があり、ゆとりのあるサイズを用意してもらう、③立位バランス不良のため、上衣は座位で、下衣はベッド上臥位で着脱を行う、④患側の袖通しが困難な場合は介助する。
- 入浴（清拭）動作の援助として、①シャワーチェアを使用して身体を洗

図5　整容動作

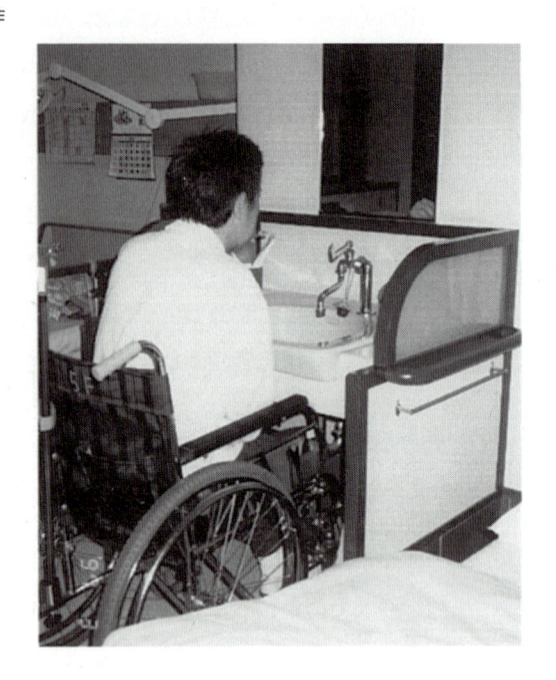

う、②洗い動作は、背部、健側上肢、殿部、足先の洗いを介助する、③浴槽へのトランスファーは、からだを軽く支え、患側下肢の介助を行う、④入浴後の着衣は、皮膚湿潤のため衣類のすべりが悪く時間がかかるので、身体的負荷を考慮し、状況に応じて介助する、⑤家族へ介助方法を指導する。

- 排泄動作の援助として、①日中は洋式トイレ、夜間は尿器使用の動作を指導する、②車椅子と便座のトランスファーは、車椅子の位置、ブレーキ、フットレスト、足の位置を確認する（**図6**）、③トイレでのズボンの上げ下ろし動作は、立位バランスが安定するまで、患側の部分を介助する、④夜間はベッドサイドに尿器と尿器架を設置する。採尿方法が確実にできるかどうか確認し、排尿後の尿器の後始末を介助する、⑤排泄動作時は、ナースコールを押すように指導する。

- ベッドと車椅子のトランスファーの援助として、①車椅子の位置、ブレーキ、フットレスト、足の位置を確認する、②トランスファーが確実にできるまで、ナースコールを押すように指導する。

- 移動動作の援助として、①車椅子を使用し、耐久力に合わせて乗車時間を徐々に延長する、②訓練室への移動は、送迎を誘導または介助する。

c）転倒を予防し、安全に対する意識づけを行う。

- ナースコールに目印をつけ、使用方法を繰り返し指導する。

図6　トランスファー

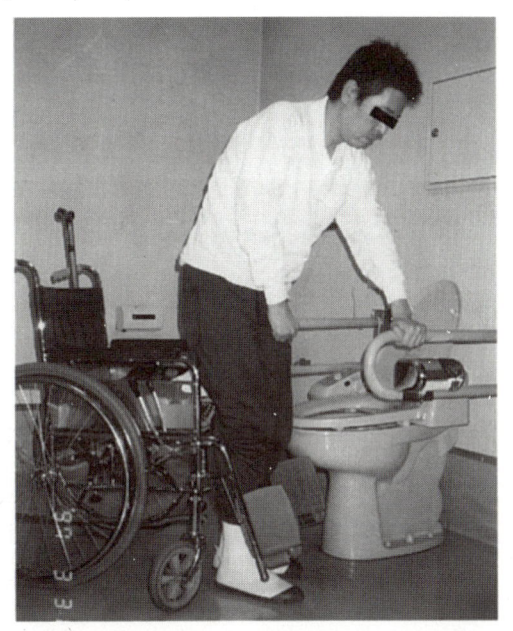

・トランスファー時、車椅子の操作手順を繰り返し指導する。
・患者の行動を予測して援助する。

d) 言語の理解と表出の能力に応じ、簡便でわかりやすい言語を用いてコミュニケーションを図る。

・患者への説明は、ジェスチャーや絵カードなど、非言語的コミュニケーションの手段も加えて意思の疎通を図る。
・説明がどの程度理解できたかを、患者の行動を観察して確認する。
・会話では実質語が少ないため、内容に応じて「はい」「いいえ」で答えやすい質問や、「○○○と△△△のどちらですか？」という選言質問を用いて発語を促す。
・「おはよう」「おやすみなさい」など、日常の基本的なあいさつを自然に促す。
・患者が何かを訴えようとする場合は、表情、動作を観察すると同時に、推測して言葉を補いながら、訴えやすいようにする。また患者の言葉を反復し訴えを確認する。
・排泄回数は、排泄の絵カードを用いてチェックする。
・病室では同室者との反応を観察し、疎外感が生じないよう他の患者とのコミュニケーションの橋渡しをしたり、環境調整を行う。
・患者の自尊心を傷つける幼児に対するような言動や態度は避ける。言葉が

うまく伝わったときは、患者を誉めて自信と意欲を高めるよう働きかける。
e）患者の不安を受け止め、信頼関係を築き、心理的平衡を取り戻せるよう援助する。
・患者とゆっくり会話する機会をつくり、患者の気持ちを十分に表出させる。
・環境に適応するまで、毎日面会に来るよう家族の協力を求める。
・患者の身体的・精神的状態に応じて、ケア手順を慎重に進めていく。
・患者の反応に、支持的・肯定的態度で接し、過度の励ましは避ける。
f）精神的に混乱している妻の気持ちを理解し、妻が夫の不安を受け止められるよう支持的態度で接する。
・ケアの手順や失語症の知識を学ぶ機会を設け、夫の現在の状態を理解できるよう援助する。
・同じ障害をもつ患者・家族との交流の場を設け、支え合える関係をつくる。
・定期的に面接を行い、妻の状態を確認し、気持ちを受け止めながらケア計画を進める。

Ⅲ 入院中期

試験外泊に向けてケア計画を進める時期（1～2か月）。

1）情　報

a）全身状態が安定し、運動負荷による狭心症発作は出現せず、順調に経過した。
b）妻は夫の健康管理に対する認識が高く、積極的に指導を求め、理解が深められた。
c）ナースコールを押す習慣がつき、危険な行動は解消したが、トランスファー時の車椅子の操作ミス（ブレーキ、フットレスト忘れ）が続き見守りが必要であった。
d）訓練スケジュールに基づき、移動は送迎を継続しているが、車椅子による病棟内移動は自立し行動範囲が拡大した。
e）訓練室では、短下肢装具とＴ字杖で見守り歩行が可能となった。
f）日常生活動作は、すべての動作が見守り以上のレベルに拡大した。
g）Ｋさんの悲観的態度は消退し、妻と共に他の患者と積極的に交流する機会をつくるようになった。
h）家屋は一戸建ての持ち家で、家族の協力により外泊は可能であった。

2）アセスメント

a）全身状態は安定しているが、患者の生活習慣、疾病に対する認識や不安を継続的に観察する必要がある。

b）実用歩行が可能になるまで車椅子が移動の手段であり、確実な操作方法の獲得が望まれる。

c）行動範囲の拡大は、患者に自信と意欲をもたらす。訓練時間と場所の理解を促し、行動の自立を図ることは、さらに患者のモチベーションを高める効果がある。

d）室内の移動手段が車椅子と歩行とでは、家屋環境の設定が異なる。室内の実用歩行に向けて、訓練室の歩行評価を確認したうえで、病棟の廊下歩行を進めていく必要がある。

e）外泊に向けて、疾病を増悪させる因子を日常の生活習慣のなかから見つけ出し、修正していけるよう家族への疾病管理指導が必要である。また、家屋の設計、設備、交通手段と家族の受け入れ準備を確認する必要がある。

f）自宅で日中独居になる場合を想定し、内服薬の自己管理と安全への配慮に関する指導を早期に進める必要がある。

3）看護の実際

試験外泊の実施に向けて援助する。

a）妻の見守り下で屋内歩行ができるよう、リハビリテーションスタッフと歩行状態を確認し、歩容の安定、疲労度、注意力、判断力を観察しながら、病棟生活のなかで歩行訓練を実施する。

- 患者食堂への歩行を、看護師の見守り下で行う。その際、椅子へのトランスファーに注意する。
- 家族は、訓練室で歩行の介護指導を受け、家族と共に病棟の廊下歩行を開始する。
- 歩行が安定した段階で、病棟と訓練室の往復歩行を開始する。移動時、エレベーターの操作方法、混雑時の安全な対応を指導する。

b）生活の場では車椅子も併用しているため、安全確認の必要上、操作方法を継続指導する。また、車椅子を屋外で使用する場合の介護方法を家族に指導する。

c）家屋のトイレ、浴室、居間、寝室の状況を家屋調査表によって確認し、生活状況に応じた訓練と介護指導を行う。

- トイレ：夜間の排尿方法の確認。
- 浴室：シャワーチェアやバスボードを使用し、自宅の浴室に合わせた入浴

　　　　動作の訓練と介護方法。
　　・居間・寝室：床からの立ち上がり動作の訓練と介護方法。
　d）健康維持に関する知識を増やし、認識を深めるよう援助する。
　　・食事指導：塩分、コレステロールの制限と肥満予防、規則正しい食生活。
　　・服薬指導：現在服用している強心薬、抗凝固薬、降圧薬、抗痙攣薬の薬物の名前と目的・服用方法・作用・副作用をパンフレットに記載し、確実に服用するよう指導し、自己管理に向けて段階的に進める。
　　・規則正しい一日の過ごし方。
　　・胸痛発作、痙攣発作時の対応。

Ⅳ 入院後期

自宅退院に向けた環境調整の時期（2か月～退院まで）。

1）情　報

　a）病院内の移動は、車椅子から杖歩行に移行した。歩行が安定し、自宅の室内歩行は自立し、2階への階段昇降も妻の見守りの下、試み始めた。家庭で安全に自立した暮らしをするには、トイレ、浴室、玄関の段差と階段が問題となった。
　b）コミュニケーションは、理解、表出ともに改善し、言語での簡単な日常会話が可能となった。
　c）Kさんは設計技師として設計事務所を経営していたが、仕事への復帰は困難と評価された。本人、妻の双方共、仕事に復帰できないことを受け入れており、将来は妻が生計を支える気持ちになっている。
　d）身体的リスクが高いため、役割交替の生活指導は実施せず、入浴以外の日常生活動作の自立を図った。
　e）身体障害者手帳を入院後に請求し、1級を取得した。
　f）服薬についての意識は深まり、薬の飲み忘れはなくなったが、どの薬をいつ内服するかが不確実であり、確認が必要であった。

2）アセスメント

　a）早期に家屋を評価し、退院までに家屋改造と日常生活用具を準備する必要がある。
　b）Kさんは若く就労年齢であり、将来の生活設計に向けた、日常生活の過ごし方の検討と生活関連動作の拡大が望まれる。
　c）Kさん、妻共に現状を受け入れ心理的に安定しているが、退院が近づくに

つれ身体的訴えや落ち着きのない行動が現れるなど、精神的に不安定な状態になることがある。Ｋさん、妻とよく話し合って不安の原因を把握し、精神的、物理的に家庭復帰への障害を取り除く必要がある。

d）服薬の管理は妻も交えて管理方法を工夫し、自己管理能力を高める必要がある。

e）退院後のフォローアップを確認し、それに向けた準備を進める。

3）看護の実際

退院指導に関して地域連携室のスタッフと連絡をとり、以下について相談しつつ実行する。

a）自宅で日中安全に一人で過ごすことができるよう、歩行の改善と自宅の環境調整を行う。

- 病棟と訓練室の往復歩行が自立した後、病棟では車椅子をやめ、屋内のすべての移動手段を杖歩行とする。
- 屋外歩行、電車やバスなどの交通機関の利用を徐々に試み、見守りの下、安全に屋外歩行ができるよう進めていく。
- 家屋改造に向けて、リハビリテーションスタッフと共に家庭訪問を実施する。
- 退院までに日常生活用具の受給（ベッド、シャワーチェア）が間に合うよう、用具を選定する。

b）服薬の確実な自己管理は困難であり、Ｋさんには服用の意識づけを、妻には服薬管理を援助するよう指導する。

c）家庭におけるＫさんの役割と過ごし方を確認し、退院後、生きがいのある生活が送れるよう援助する。

- ①Ｋさんと子どもの関係、②日常生活動作の自立と、妻へ精神的に依存する状態、③生活のリズム、④家事のなかで何ができるか、⑤家族以外の人との交流、⑥屋外に出る機会

就労年齢にある脳血管障害者の場合、歩行の自立は社会参加するために大切な要件である。しかし、片麻痺に重度の失語症を伴ったケースでは、仕事への復帰は難しく、多くは就労をあきらめざるをえない。家庭の経済的柱であったＫさんの場合も同様に、現職への復帰のみならず就労自体が不可能となった。妻にとって経済的負担、役割の変化、生活スタイルの変化を受け入れていくには、相当な心の準備が必要であろう。新しい生活を再構築していくには、互いに現在の状

態をありのままに受け止めて、役割を認識し合い、生活スタイルの変更が求められる。

　Kさんの入院生活は、心臓疾患の合併症もあり長期に及んだ。この期間は、Kさんの家族が新しい生活を築き直すための心の準備と、住環境を調整し、家庭復帰への物理的問題を解決するために必要な時間でもあった。このような事例の場合、生きがいのある生活をどのように築いていくかが、今後の課題となってくると思われる。Kさんは当面、当院のリハビリテーション外来に週1回通院することになり、妻の就労については外来で相談を受けることになった。幸い、精神的に安定した状態で退院し、現在も明るく元気に外来通院している。

　事例のように、患者・家族が退院後の在宅生活をイメージ化し、病院から自宅へ円滑に移行するためには、患者・家族にかかわる院内の医療チームと地域サービスとの連携を図りながら退院調整を行う必要がある。また、在宅生活のＱＯＬを維持向上するためには、医療機関とともに地域支援を活用し継続したサポート体制の構築が求められる。

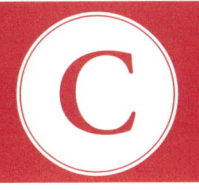

C 生活のパターンを変え、日常的介護を軽減するための看護〈回復期（移行期）〉

I 事例紹介

〈患者〉
　Bさん（58歳、女性）。

〈家族構成と背景〉
　夫（64歳）と義母（92歳）との3人暮らし。夫の製造業を手伝いながら、透析を受けている義母の介護をしていた。現在、義母は肺炎で入院中。娘3人は結婚し、それぞれ独立している。キーパーソンは夫である。

〈診断名〉
　第6頸髄損傷。

〈現病歴〉
　自宅の階段より転落し、救急車で地域病院に入院。第3頸椎骨折、第6・第7頸椎脱臼骨折の診断で頸椎前方固定術を受ける。術後約40日を経過し、ベッドサイドでROM（関節可動域）訓練を受けている。ADL（日常生活活動）は全介助である。リクライニング車椅子に、45°で10分ほど乗車を始めたところである。ADL改善、環境整備、家族介護指導目的でリハビリテーション専門病院に転院となった。

〈既往歴〉
　受傷の2か月前にネフローゼ症候群で1か月間入院し、現在、ステロイド薬を内服中である。

II 入院初期

　入院時の状況は図7、8のとおりだが、この時期はまだ受傷から日が浅く、ほとんど寝たきりの状態だった。セルフケア能力の拡大を図るための第一歩として、日中、車椅子で過ごせるようになることを目標とした時期である。

図7 入院時の状況

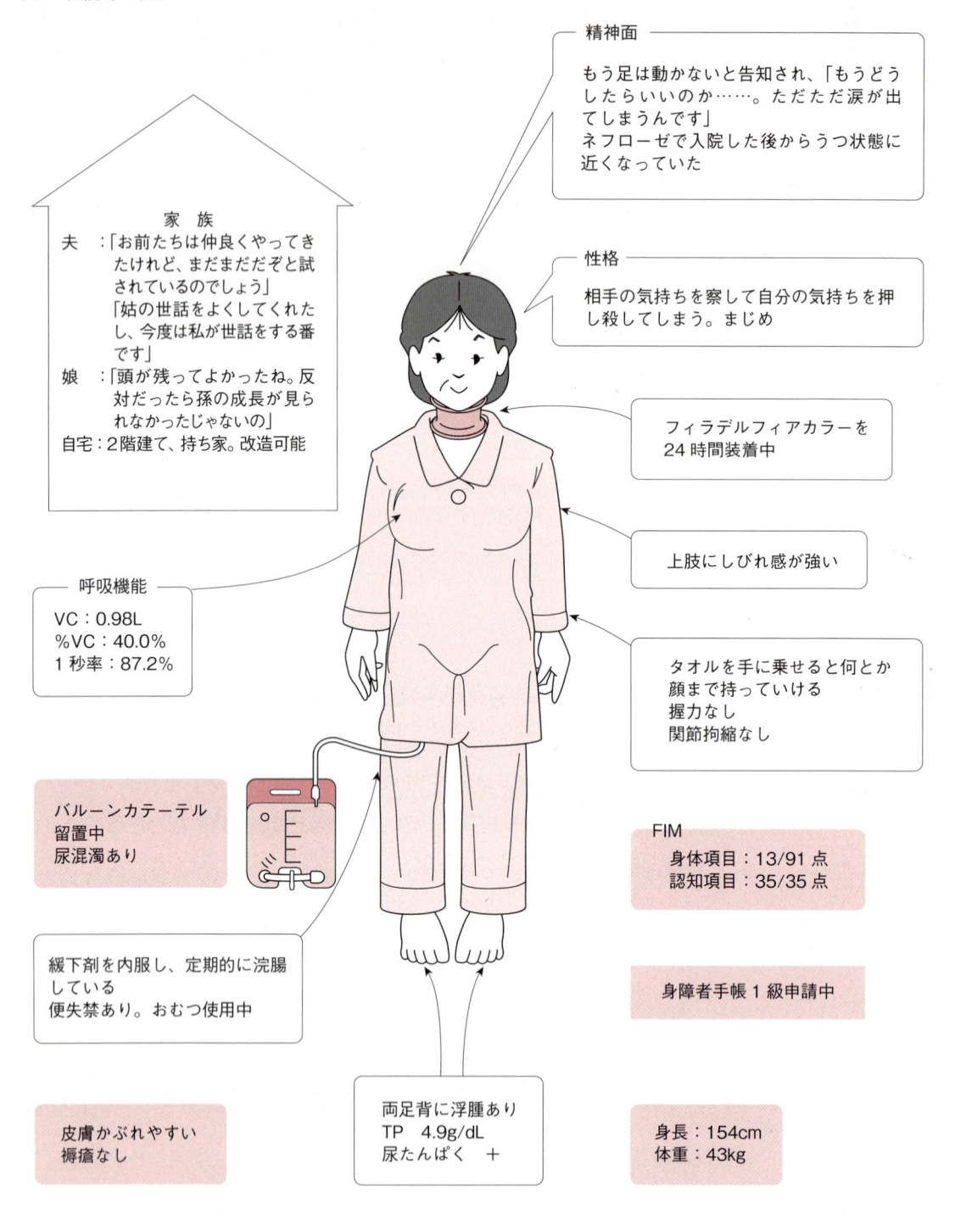

家族
夫：「お前たちは仲良くやってきたけれど、まだまだだぞと試されているのでしょう」
「姑の世話をよくしてくれたし、今度は私が世話をする番です」
娘：「頭が残ってよかったね。反対だったら孫の成長が見られなかったじゃないの」
自宅：2階建て、持ち家。改造可能

精神面
もう足は動かないと告知され、「もうどうしたらいいのか……。ただただ涙が出てしまうんです」
ネフローゼで入院した後からうつ状態に近くなっていた

性格
相手の気持ちを察して自分の気持ちを押し殺してしまう。まじめ

フィラデルフィアカラーを24時間装着中

呼吸機能
VC：0.98L
%VC：40.0%
1秒率：87.2%

上肢にしびれ感が強い

タオルを手に乗せると何とか顔まで持っていける
握力なし
関節拘縮なし

バルーンカテーテル留置中
尿混濁あり

FIM
身体項目：13/91点
認知項目：35/35点

緩下剤を内服し、定期的に浣腸している
便失禁あり。おむつ使用中

身障者手帳1級申請中

皮膚かぶれやすい
褥瘡なし

両足背に浮腫あり
TP　4.9g/dL
尿たんぱく　＋

身長：154cm
体重：43kg

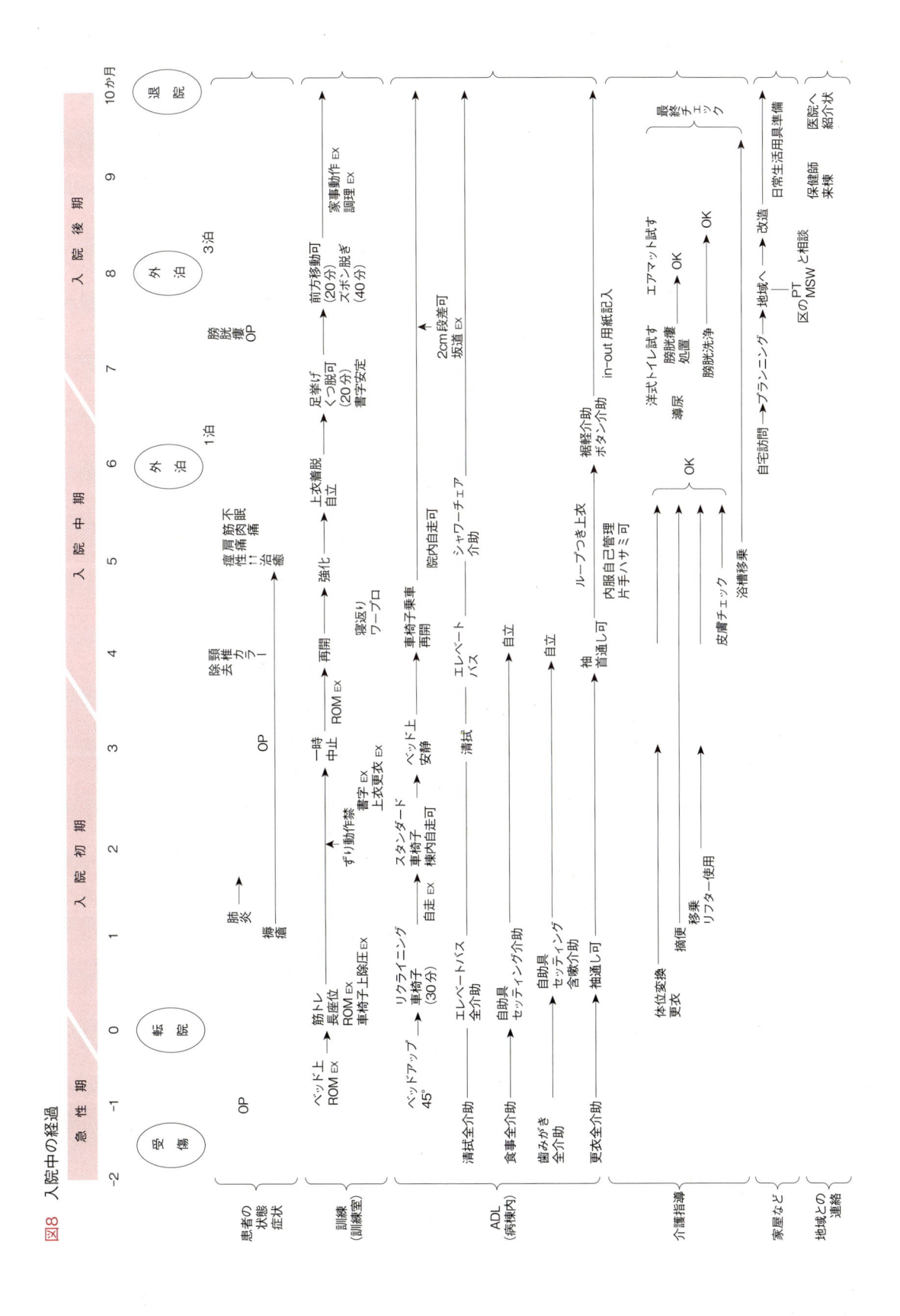

C 生活のパターンを変え、日常的介護を軽減するための看護〈回復期（移行期）〉

図8 入院中の経過

	急性期		入院初期				入院中期				入院後期		
	受傷	転院						外泊1泊		外泊3泊			退院
	-2	-1	0	1	2	3	4	5	6	7	8	9	10か月

患者の状態・症状: OP → 肺炎／褥瘡 → 除頭蓋牽引 → 痙性肩筋肉痛性疼痛 治癒 → 膀胱瘻OP

訓練室：
- ベッド上 ROM EX → 筋トレ・長座位 ROM EX・車椅子上肢矯正 EX → ずり動作禁・書字 EX・上衣更衣 EX → 一時中止 → 再開 → 強化 → 上衣着脱自立 → 足挙げ・くつ脱ぎ（20分）・書字安定 → 前方移動可（20分）・ズボン脱ぎ（40分） → 家事動作 EX・調理 EX
- ベッドアップ45° → リクライニング車椅子（30分）自走 EX → スタンダード車椅子・棟内自走可 → ベッド上安静 → 寝返り・ワープロ → 車椅子乗車再開 → 院内自走可 → 2cm段差可・坂道 EX

ADL（病棟内）：
- 清拭全介助 → エレベータバス全介助 → 自走 → 清拭 → エレベータバス → シャワーチェア介助
- 食事全介助 → 自助具セッティング介助 → 自助具セッティング介助 → 自立 → ルーブつき上衣 → 内服自己管理・片手ハサミ可
- 歯みがき全介助 → 含嗽介助 → 含嗽介助 → 自立
- 更衣全介助 → 袖通し可 → 袖首通し可 → 袖 → 裾軽介助・ボタン介助

介護指導：
- 体位変換 → 摘便 → 移乗 リフター使用 → 皮膚チェック → 浴槽移乗 → OK → 洋式トイレ試す・導尿・膀胱洗浄 → 膀胱瘻処置・膀胱洗浄 → エアマット試す → OK・in-out用紙記入 → 最終チェック

家屋など：
- 自宅訪問 → プランニング → 地域へ・改造 → 日常生活用具準備・区のPT MSWと相談 → 保健師来棟

地域との連絡：医院へ紹介状

1）体調の整え
(1) 起立性低血圧の改善
　臥床時の血圧値は90～100/50～60mmHg であった。リクライニング車椅子に70°で5分間乗車すると、BP値は60～70/50mmHg ほどに低下し、気分不快感が出現した。昇圧薬の内服のほかに、下肢への循環血液量を減少させる目的で、両下肢に弾性包帯を巻き、車椅子乗車30分前からベッドアップを3段階くらいに分けて行った。これにより食事時間を中心に30～90分間、リクライニング車椅子に連続乗車できるようになってきた。

　徐々に乗車回数も増え、血圧値は90/50mmHg 程度と低めではあったが自覚症状はなく、入院2か月後にはスタンダード車椅子に乗れるようになった。

　その後、褥瘡の治療のためにベッド上安静の期間があったが、離床後10日間くらいで再び同状態に回復した。

(2) 呼吸訓練による肺炎の予防
　入院1か月半後に、上気道感染から軽い肺炎に罹患した。抗生物質の使用、ネブライザー、体位ドレナージにより1週間程度で改善した。

　Bさんの場合、肋間筋や腹筋の麻痺による痰の喀出困難から、今後も肺炎になる恐れがあった。痰の喀出を補助するために、家族に用手胸郭圧迫法（**図9**）を指導するとともに、呼吸訓練器具を使用しての呼吸訓練を毎日実施した。入院中に再度、感冒による痰の増加がみられたが、大事には至らなかった。

2）褥瘡の治療と再発の防止
　Bさんは、知覚障害がある、自力で体位変換できない、栄養状態がやや不良、皮膚が弱くかぶれやすい、便失禁がある、車椅子を使用している、軽度の浮腫があるなど、褥瘡形成のハイリスク状態であった。褥瘡予防のために、2時間ごとの体位変換、車椅子乗車中は30分ごとの除圧、清潔の保持、高たんぱく食の摂取を行っていた。しかし、仙骨部にできた米粒大の表皮剥離が徐々に悪化し、1×1.5cm大のⅢ度の褥瘡となってしまった。

　ハイドロコロイド材を貼布し、仰臥位と殿部ずり動作を禁止して2か月間たった。しかし、悪化はないものの改善もみられなかったため、外科的治療（デブリードメント、皮弁術）を行った。術後、一部に創の離開があったが、2か月間で完治した。

　以後、日中は2時間、夜間は3時間ごとの体位変換、体圧分散のためのマット使用、車椅子上でのプッシュアップ（腰あげ）を励行し、排便コントロールをする（「入院中期」参照）ことで褥瘡は再発しなかった。

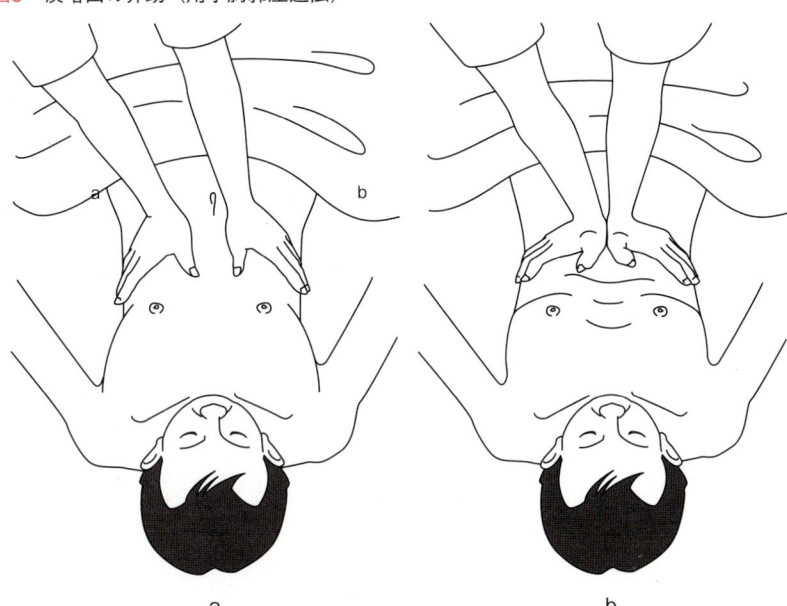

図9　痰喀出の介助（用手胸郭圧迫法）

a　　　　　　　　　　　　b

出典／I. ブロムリー著, 荻原新八郎訳：四肢麻痺と対麻痺；理学療法士のための手引書, 医学書院, 1987, p.35.

3）訓練が意欲的に行えるための精神面のフォロー

　受傷数日後に障害告知はされていたが、今後どういう生活になるのかまったく先が見えていない状態での転院で、Bさんは「これ以上よくならない、足は動かないと言われました。まだ何もできないんです。もうどうしたらいいのか……」と涙ぐみ、動揺している時期だった。転院数日後、自助具（図10）を使用して、こぼしは多いものの、自力で食事を摂取することができ、「何とか一人で食べられたんですよ」と笑顔がみられた。これをきっかけに、リハビリテーション病院で頑張ってみようと、気持ちの切り換えができてきた。

　看護師は処置や訓練を一方的に行うのではなく、Bさんが一緒に参加できるよう説明しながら行い、また、訪室を多くし、話をよく聴くよう心がけた。

　家族は前向きに考えていたので、Bさんを励まし、支えとなるように来院も多かった。介護にも入院初期から参加してもらうようにした。夫はほぼ毎日、娘も週2回は来院して、介護をするだけでなく、対人関係にやや消極的なBさんと他の患者との会話の橋渡し的な役割も果たしてくれていた。

　義母の死、褥瘡治療による臥床安静で一時的に気分の落ち込みもみられたが、訓練は意欲的に行えた。

図10　自助具①

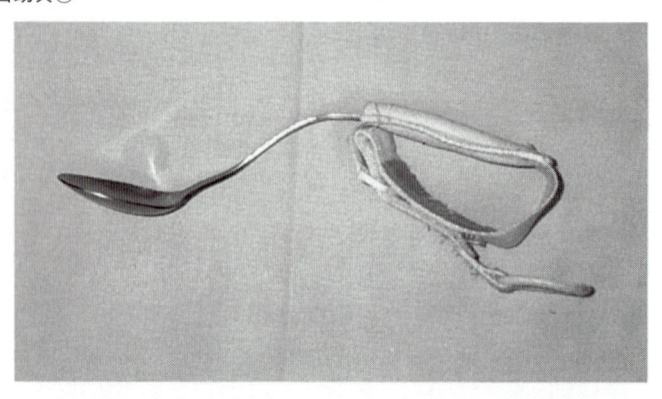

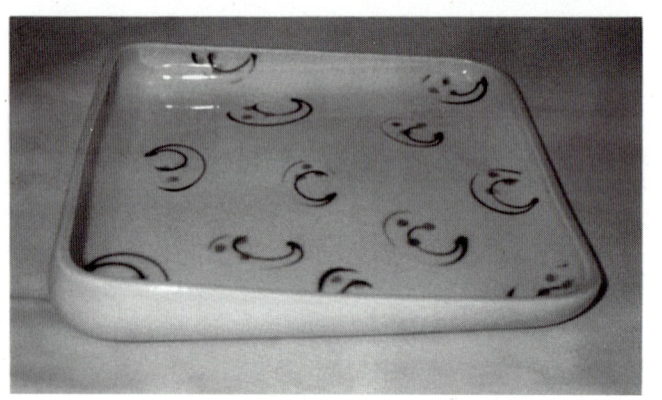

上：ベルト付きスプーン、下：すべり止め付き角皿。

Ⅲ 入院中期

　褥瘡が完治し、フィラデルフィアカラーも除去され、訓練が強化された時期である。セルフケア能力の拡大を目標とした。

1）ADL の改善を図るための援助

　入院時はすべてが全介助だったが、座位バランスが安定し、筋力が増強するに伴い徐々に自力でできる部分が増えてきた。しかし、訓練室と生活の場である病室では条件の違いから差がみられた。

(1) 食事動作

　自助具を装着し、すべり止め付きの角皿に食物を移し、コップにストローを立て、そばに置くなど、準備に介助が必要だった。徐々に自助具は自力で装着可能となり、食器は普通のもので、飲水もプラスチック製コップに150mL 程度の量であれば両手掌で把持して飲めるようになった。

(2) 整容動作

図11　自助具②

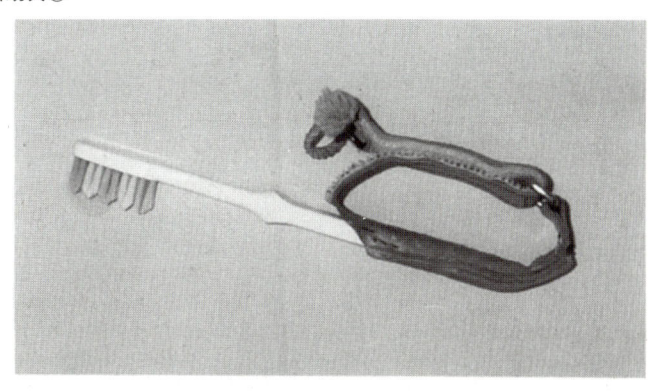

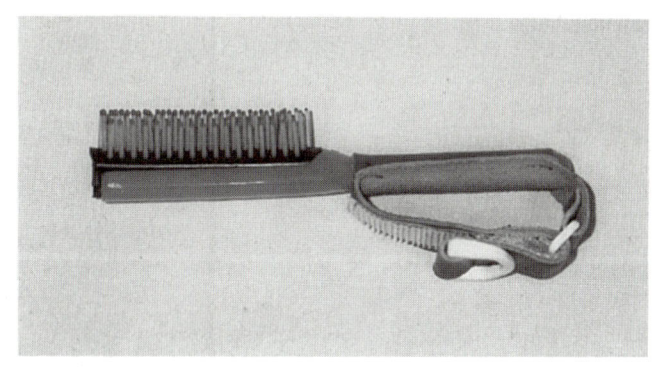

上：ベルト付き歯ブラシ、下：ベルト付きブラシ。

　歯磨きは、スプーンと同様に自助具（図11）を使用して自力でできるようになった。フィラデルフィアカラー装着中は、咳嗽に介助を要したが、カラーが除去され、前屈位が保持できるようになると自立した。

　整髪も同様に自助具を使用して自立した。洗顔は、水道水で顔をぬらすことはできたが、なでる程度だったため、温タオルを手渡して自力で拭くことにした。

(3) 更衣動作

　上衣は、長座位で両袖と頭を通すことは可能だったが、裾を引き下ろすのが困難だった。

　OT（作業療法士）が衣服を工夫し、左右の裾にループを付けることで（図12）、母指を引っかけて引き降ろすことができるようになった。また、前ボタンの場合は、ボタンをはずさずに、かぶるようにした。ただし、長座位での更衣は、訓練室では自立していたものの、掛け布団、体位変換用枕など障害物のある病室では、障害物を除去し、場を整える必要があった。

　ズボンも上衣と同様にループを付けて長座位での着脱を試みたが、下肢を通し、腰まで引き上げることが難しく、実用性はなかった。

図12　衣服の工夫①

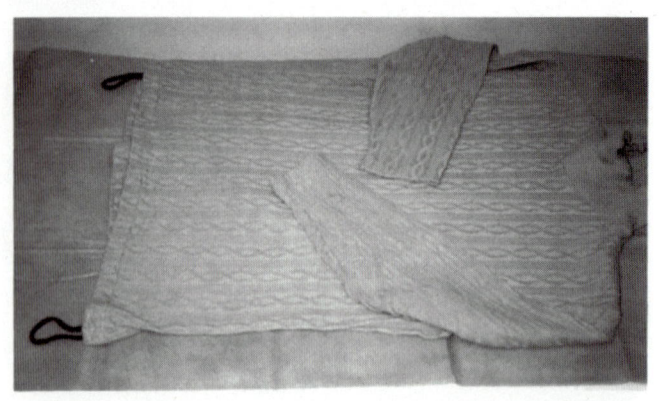

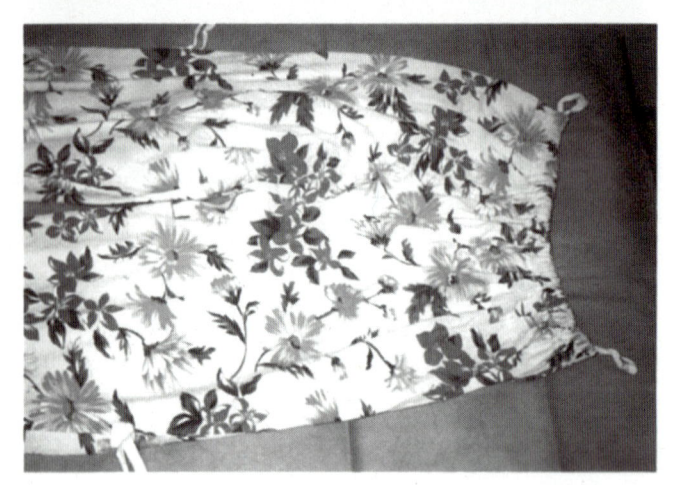

ループ付きの上衣・ズボン

　靴、靴下も同様に、ループを付けて（**図13**）長座位で着脱するようにし、訓練室では時間がかかるものの、何とか自立した。しかし、病室では上衣の着脱と同様に障害物が多いことに加え、褥瘡予防用のマットレスが柔らかいために、訓練室に比べて長座位バランスがとりにくいことがネックになり、装着には踵部分の介助が必要だった。

(4) 入浴動作

　エレベートバスを使用して全介助をしていたが、フィラデルフィアカラーの除去に伴い、自宅での入浴を想定し、シャワーチェアを使用しての入浴に変更した。

　洗い動作は胸部、腹部、大腿前面をなでる程度だったため、ほぼ全介助、浴槽は2人介助を必要とし、退院まで変化はなかった。

　介護量を軽減するために、自宅にはリフターを設置した（「入院後期」参照）。

図13　衣服の工夫②

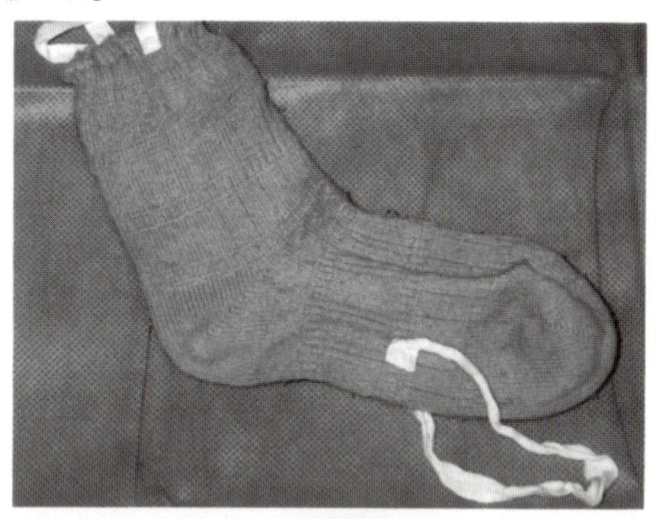

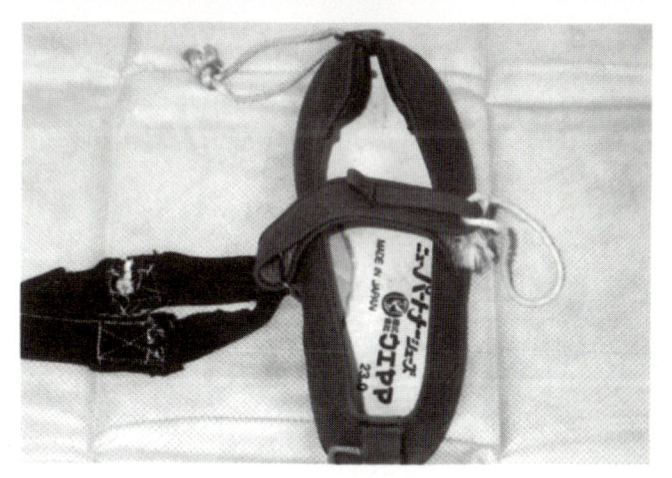

ループ付きの靴下・靴

(5) ベッド上動作

体位変換は、両上肢を大きく振り、その反動を利用するか（**図14**）、ベッド柵に前腕を引っかけて引き寄せることで、左右の側臥位をとることができるようになった。しかし、体位変換用の枕を背部、両膝間に入れたり、はずしたりするのには介助が必要であった。

(6) 移乗動作

ベッドと車椅子間の移乗は、訓練室の皮張りのマット上では、前方移動（**図15**）で20分くらいかけて行えるようになった。しかし病室では、マットレスが柔らかいことと、シーツによる摩擦抵抗があることで、いざり動作が思うようにできず、自立できなかった。結局、実生活においては全介助を要した。

図14　寝返り動作（物につかまらずに手を左右に大きく振って寝返る）

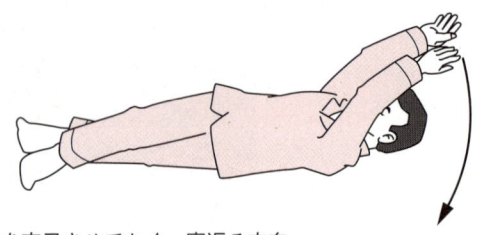

1. 足を交叉させておく。寝返る方向とは逆方向に両手と顔を回旋して構える。

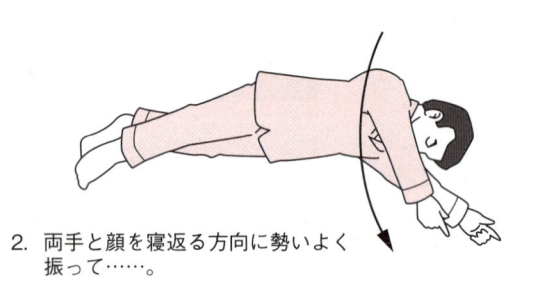

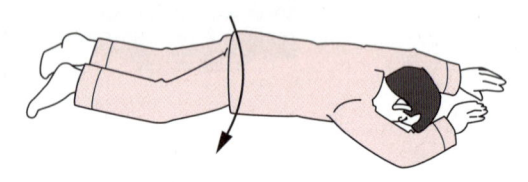

2. 両手と顔を寝返る方向に勢いよく振って……。

3. その運動の慣性を利用して体幹を寝返らせる。

出典／安藤徳彦，他：脊髄損傷マニュアル；リハビリテーション・マネジメント，医学書院，1989，p.121.

(7) 車椅子での移動

　両手にゴム手袋をつけ、両手掌で車椅子のハンドリムを押すようにして操作することができるようになった（**図16**）。初めは、病室からエレベーターまでの10数ｍの距離で疲労を訴えたが、その後は、平地であれば連続して400mくらいの走行が可能となり、段差も２cmまでは乗り越えられるようになった。
　また、短距離の移動は手袋を使わなくても可能となった。

(8) トイレ動作

　すべてに介助を要した。洋式トイレでの排泄も練習したが、トイレ移乗や衣服着脱に労力を要するため、Ｂさんと夫に相談し、介護負担の軽減目的でベッド

C　生活のパターンを変え、日常的介護を軽減するための看護〈回復期（移行期）〉　345

図15　直角につけた車椅子からベッドへ移動する方法（前方移動）

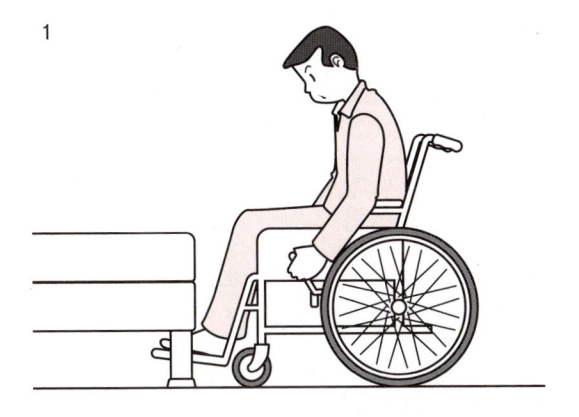

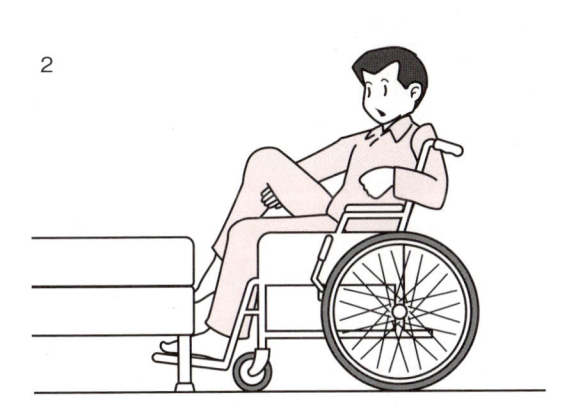

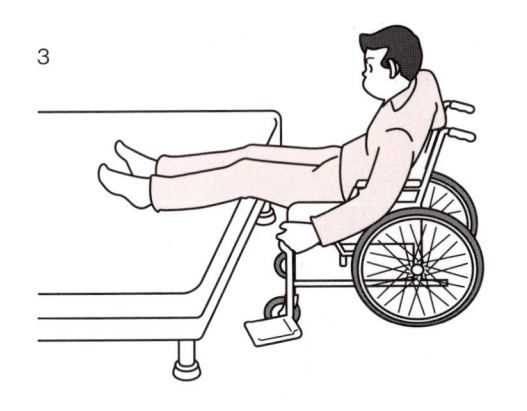

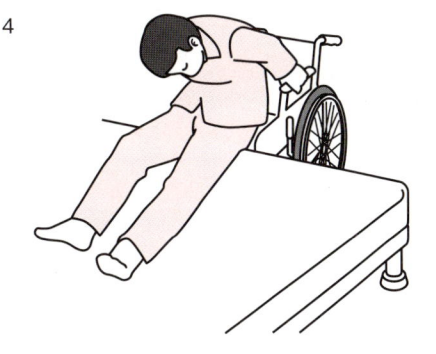

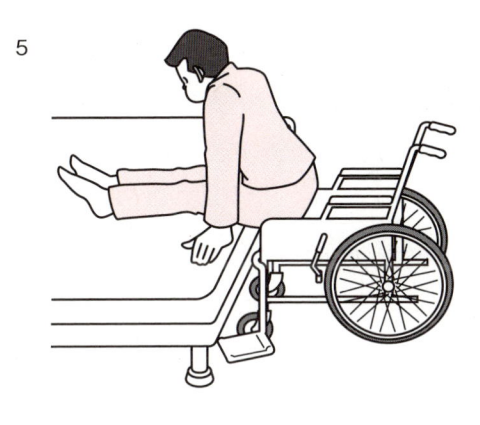

1.　ベッドから30cmの距離でブレーキをかける。

2.　車椅子に浅く腰かける。左手を車椅子のグリップに引っかけて平衡を保ち、右手で膝を持ち上げ、足をベッドに乗せる（右手は手背が上になっていることに注意）。

3.　プッシュアップの能力が不十分な四肢麻痺では、開閉式の足台を開いて車椅子を近づけ、ベッドに密着させる。

4.　タイヤ、肘受け、ベッドなどに手をついてプッシュアップして前進し、ベッドに移る。

5.　4と同じ。

出典／安藤徳彦、他：脊髄損傷マニュアル；リハビリテーション・マネジメント、医学書院、1989、p.133-134.

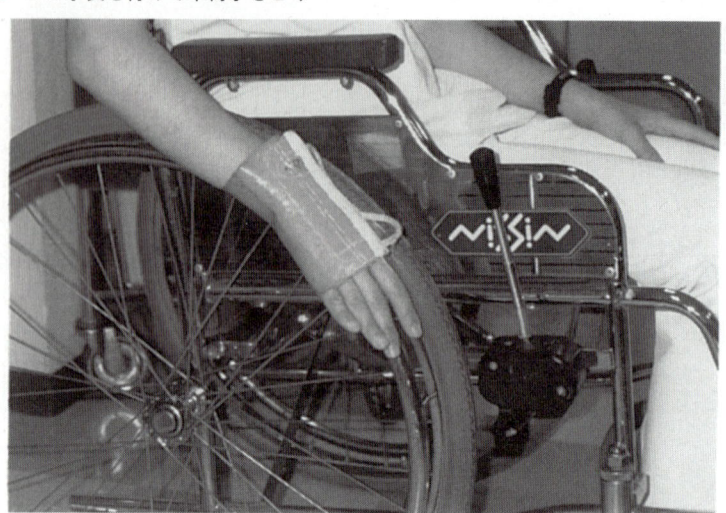

図16　ゴム手袋を付けて車椅子をこぐ

ゴム手袋は、自分で着脱できるよう手背側にマジックテープとループが付いている。

上で行うことにした。

(9) 机上動作

　自助具を使用しての書字や、薬包の開封が可能（**図17**）となった。

　今後、健康管理を自分で行っていくことを考え、内服薬を自己管理とし、書字訓練を兼ねて飲水量、尿量チェック表の記入を毎日行ってもらった。

2）排泄コントロール

(1) 排　尿

　検査の結果、弛緩性膀胱で、1日5〜6回の間欠的導尿を行うか、経皮的膀胱瘻を造設する必要があった。

　腹部からカテーテルが出る膀胱瘻にはBさんも夫も抵抗があったので、まず導尿を行ってみることにした。

　体位をとり、陰部を開き、カテーテルを不潔にしないように尿道口に挿入するのはBさんにとって困難な作業のため、夫への指導を開始した。

　導尿の手技は3〜4回の指導によって習得できたが、尿漏れが多く、皮膚に発赤ができ始めた。この状態を続けると褥瘡再発の可能性が高いことと、導尿を毎日行う大変さをBさんも夫も感じ始めたため、膀胱瘻を造ることになった。

　術後、創部が安定したところで、夫に消毒方法、膀胱洗浄方法の指導を行った。

(2) 排　便

　緩下剤を内服すると失禁し、内服を中止すると便秘になり、座薬を使用すると数時間後に残便の失禁があるというように、コントロールがなかなかつかず、お

図17　自助具③

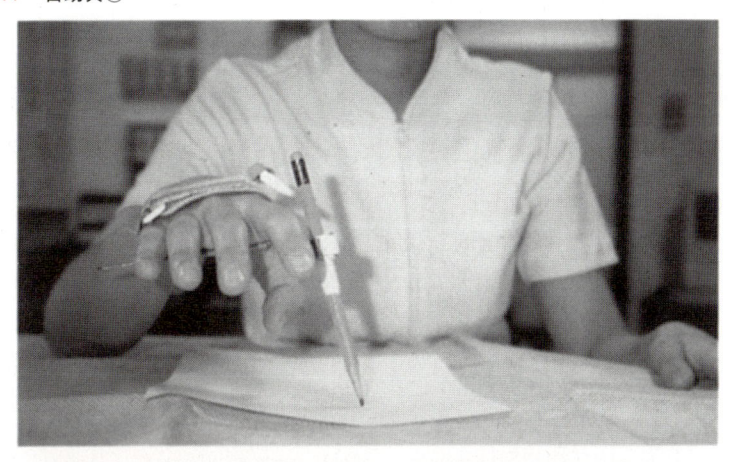

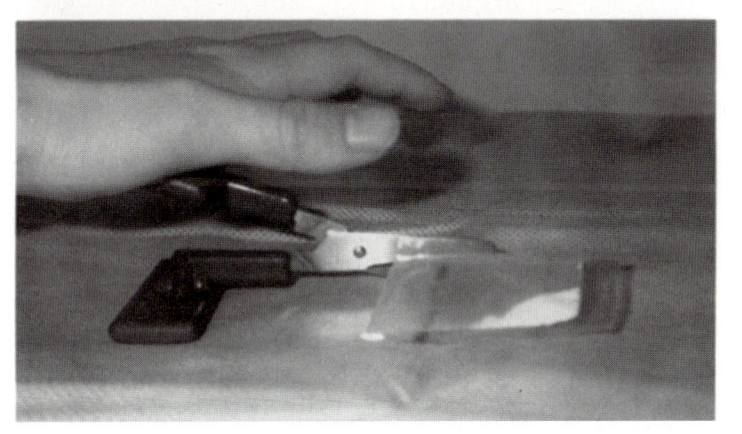

上：書字用の万能カフに鉛筆を固定して使用、下：はさみで薬包を切る。

むつが手離せない状態が続いた。

便の性状をみながら緩下剤の量を調節し、内服時間を就寝前から夜間の体位変換時に変更、毎朝、訓練前に摘便することで失禁が少なくなり、おむつを除去できるようになった。

入院後期には、2日に1回の摘便と、摘便前夜に緩下剤を内服するというパターンでコントロールがついた。

なお、内服時間と内服量の調節は、退院後にBさんが自分でできるようにするため、Bさんと話し合いながら決定し、夫に摘便の技術を指導した。

3）気分転換をはかるための支援―初めての外泊―

訓練強化による肩関節痛と上肢筋肉痛の出現と疲労、痙性の増強による苦痛、同室者の夜間不穏による不眠などが重なり、ストレスの増大、落ち込みがみられるようになった。

肩関節痛には温罨法を行い、痙性には筋弛緩薬の与薬が開始されたが、入院生活も長期になり、気分転換の必要性を感じたため、外泊を勧めてみた。

　車椅子姿を他人に見せたくないという気持ちから、Bさんは外泊に対し消極的だったが、自宅で生活してみて不便だったこと、困ったことを、これからの自宅改造や介護指導に生かしたいと説得し、1泊外泊に出かけた。

　帰院時には、「近所の方に車椅子姿を見せるのには勇気がいりましたけれど、一つ壁が取り除かれてよかったです。孫の着物の丈の相談にのったりして、久しぶりに家族で楽しく過ごせました。夜もぐっすり眠れました」と笑顔で話し、精神的にもまた一歩前進したようだった。

Ⅳ 入院後期

　訓練も一段落し、在宅生活に向けて仕上げ調整を行った時期である。

1）介護指導の仕上げ

　キーパーソンである夫に対し、入院初期から体位変換、更衣などの比較的やさしい項目から指導を開始し、摘便、移乗介助、膀胱洗浄など、技術を要するものへと進めていった。指導には常に同じ看護師があたったわけではなかったので、介護指導チェックカード（図18）を使用し、気づいたことや、次回に重点的に行ってほしいことを記入し、どの看護師であっても同じように指導できるように工夫した。また、夫にも同じカードを渡し、手順を勉強してもらった。指導がスムーズに進んだのは、夫が介護を覚えることに対し積極的だったこと、毎日、日中に来院していたため、指導項目が多いにもかかわらず、一つひとつに十分時間をかけられたことが大きかったと考えられた。また、2度の外泊によって自信もついたようだった。

　退院が近づき、今までの復習として、在宅介護のしおり（病棟で作成した生活全般にわたる介護のためのしおり）を利用し、健康管理を含め説明を行った。

2）自宅の改造

　入院時に提出してもらった家屋調査票を見ると、各所に段差があり、車椅子で生活するにはかなりの改造が必要だった。医師、PT（理学療法士）、OT、MSW（医療ソーシャルワーカー）、看護師で自宅を訪問し、家屋の評価を行った。その結果は次のとおりである。

⑴ 出入口

　玄関は段差が大きく、スロープを付けても手狭で利用しにくい。庭から1階の居室に直接上がれるように昇降機を付ける。門から居室前までの庭を舗装し、車

図18　介護指導チェックカードの一例（摘便）

〔摘　便〕

必要物品
　ゴム手袋、キシロカイン®ゼリー、レシカルボン®座薬

指導手順
①利き手にゴム手袋をはめ、人差し指にキシロカイン®ゼリーを塗ります。
②肛門に人差し指をいれ、便が触れたらやさしく取り出します。たいていは、ウサギのフンのように硬いものです。
③摘便で取りきれなかったら、座薬を使います。レシカルボン®座薬のとがったほうにキシロカイン®ゼリーを塗って、できるだけ直腸の奥へいれます。そのとき、座薬を便の塊の中に入れると効き目がありません。
④座薬が溶けるまで10分ほどかかります。その後、腹部マッサージをして便を下ろします。
⑤便が出ない場合は摘便（②）してみましょう。
⑥終了したら肛門をきれいに拭いて、便の量、性状、肛門からの出血の有無をチェックしてください。

　　⇒　異常があれば看護師へ

☆ベッド上で摘便する場合は、左向きに寝てもらい、ビニール袋を敷いてください☆

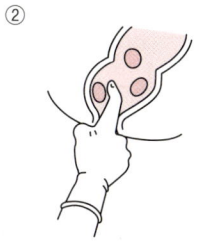

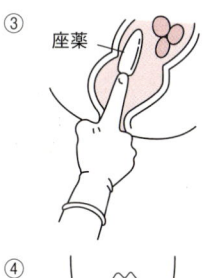

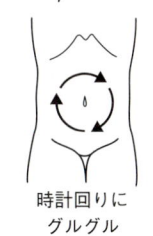

日付	備　考
6/10	ベッド上で見学 次回、一緒に行ってください
6/12	レシカルボン®挿入OK 摘便、まだこわごわ、残便あり
6/15	手順、ほぼOK 残便の確認が必要
6/19	確認のみ
6/20	〃

椅子走行をスムーズにする。

(2) 居　室

　1階和室をフローリングにし、廊下との5cmの段差をなくし、車椅子移動をスムーズにする。

(3) 洗面所

　廊下から直進で入れるトイレ内の洗面台が使用しやすい。ドアが手前に開く構造なので、引き戸に変更する。

(4) 浴　室

　スペースは十分にある。入口の12cmの段差をすのこで解消することもできるが、介護量を考えると、居室から浴室まで天井走行型リフターを設置したほうがよりよい。

(5) 台　所

入口の段差は1cm弱なので、引き戸を1枚はずすだけで入室できる。料理は夫が行うので、水回りの改造はしない。

　　この結果をもとにPT、OTが改造プランを作成し、居住地域の役所に提出し、改造が行われた。また、日常生活用具として、電動ベッド、マットレス、エアマット、ベッド柵、オーバーベッドテーブル、シャワーチェアを購入した。

3）地域との連携─居住地域の福祉サービスなどの利用

　　退院後の介護は、近くに住む長女の協力が多少得られるが、子どもが小さいこともあり、実質的には夫が一人で行っていくことになる。

　　Bさんのセルフケア能力は、入院時に比べるとかなり向上したが、それでもなお夫にかかる負担は大きいことが予想できた。介護の仕方をマスターしていても、自宅に戻ってから新たな問題が発生することも十分に考えられ、今後の相談先が必要であった。

　　MSWをとおして地域の担当保健師に来院してもらい、直接申し送りをして、今後の定期的な訪問、フォローを依頼した。

　　また、今後の健康管理、内服薬の処方、緊急時の往診を依頼するために、以前からのかかりつけ医にBさんの状態を報告した。褥瘡の発生により入院期間は延長してしまったものの、家族の協力とBさんの頑張り、医療スタッフ間の連携によって、受傷後約1年で自宅退院となった。退院して8か月たった現在、特に大きなトラブルもなく、Bさんが指導して夫が料理をする、夫が洗濯をしてBさんがたたむ、娘と孫が訪ねて来ては育児の相談をしたり、孫との会話を楽しんだりと、それぞれの役割も決まってきたという。

　　担当保健師の紹介で、地域で行われているリハビリテーション教室にも参加し、同じ障害をもつ友人ができたことや、墓参りに出かけて凸凹道が大変だったので、屋外用の車椅子をもう1台作りたいと考えていることなどを、外来通院時に笑顔で話すなど、夫と共に少しずつ活動範囲を広げながら二人三脚で生活している様子がうかがえた。

　　ここで紹介した事例は、介護保険法や障害者自立支援法が制定される以前の事例である。Bさんの入院期間は、急性期病院に2か月、リハビリテーション専門病院に10か月であった。頸髄損傷者の場合、現在でも入院期間はこの程度は必要となる。現行で変化したのは、リハビリテーション病院退院にあたっての、地域の社会福祉資源へのアクセスであろう。事例では地域の担当保健師と連携しているが、在宅サービスが制度化されたのに伴い、利用方法が変わっている。B

さんは58歳で、脊髄損傷による障害なので、介護保険によるサービスではなく、障害者自立支援法による障害者福祉サービスが適用される。退院に向けては、地域の障害者福祉サービスや地域生活支援事業を実施する部署の担当者と連携することになる。しかし、必要なサービスを受けるために準拠する法律や制度が変わり、利用方法が変わっても、Bさんが自宅で生活するために必要なことは事例のなかに網羅されていると考える。なお、地域福祉サービスの詳細については、以下の文献を参照されたい。

・石鍋圭子編，臼倉京子著：福祉用具の活用と住宅改修についての理解〈最新訪問看護研修テキスト［ステップ2］リハビリテーション看護〉，日本看護協会出版会，2005，p.123-160.
・窪田静，栄健一郎：生活環境整備のための"福祉用具"の使い方，日本看護協会出版会，2010.
・細田多穂監，備酒伸彦，長野聖，他編：地域リハビリテーション学テキスト，南江堂，2008.

D 糖尿病患者に対する外来看護（慢性期）

　健康障害が慢性に経過し、生涯にわたり疾病のコントロールが必要な患者は、急性増悪や合併症の進行に対する治療、自己管理方法の教育の目的で入院する場合を除き、多くは外来通院を続けながら自己管理を生活のなかに取り入れ、家庭、職場、地域社会での役割を果たしている。

　したがって看護を行う場も、入院中に限らず、外来や地域などの広範囲にわたる。ここでは、血糖コントロールが不良で、自己管理が行えていない糖尿病患者に対する外来での看護経過について、自己管理の姿勢に変化がみられた約半年間のかかわりをまとめた。

I 外来看護のシステム

　外来の療養相談室で、外来受診中の糖尿病患者に対し、診察の待ち時間などを利用して、食事療法やインスリン自己注射などの療養にかかわる指導や相談を行い、特に問題のある患者に対しては継続的にかかわりをもつようにしている。

　面談の対象は、①主治医より面接を依頼される場合、②インスリン導入の場合、③フットケアを必要とする場合、④看護師が病歴記録などから必要性を感じて援助を行う場合、⑤患者が直接援助を求めてくる場合、などがある。援助内容は、患者別のファイルを作成し、担当の看護師が不在でも、他の看護師に援助の経過がわかるように記録を残している。

II 事例紹介

〈患　者〉
　Tさん（44歳、女性）。主婦。
〈家族構成〉
　夫（46歳、単身赴任で不在）、長男（20歳）、次男（17歳）、長女（14歳）。
〈診断名〉
　2型糖尿病。
〈既往歴〉

18歳時に虫垂炎、26歳時に卵巣嚢腫摘出術。

〈糖尿病家族歴〉

なし。

〈現病歴〉

1994年：第3子妊娠中、尿糖（＋）を指摘される。

1999年：検診にて血糖値が高め（150mg/dL程度）と指摘されるが放置する。

2005年：検診にて空腹時血糖値が200mg/dLのため近医を受診する。食事制限を指示され、通院加療する。

2007年2月：眼の違和感から眼科を受診し、眼底出血を指摘されて投薬を受ける。

2007年4月：A大学病院眼科を紹介されて受診する。糖尿病網膜症と診断され、糖尿病の治療目的にて、5月に同院内科を紹介され、受診する。

〈一般状態〉

身長：155cm、体重：58kg（BMI：24.1）、血圧：132/74mmHg。

〈検査値〉

FBS（空腹時血糖）：139mg/dL、HbA1c（糖化ヘモグロビン）：10.1%、尿たんぱく：≧300μg/mL、BUN（尿素窒素）：13mg/dL、クレアチニン：0.54mg/dL。

〈合併症〉

眼：単純性網膜症。

腎：持続性たんぱく尿。

神経障害：不明（未検査）。

大血管障害：なし。

〈治療〉

食事療法：1400kcal。

薬物療法：経口血糖降下薬（グルファスト® 5mg錠）3錠／日。

III 看護の実際

看護経過を、Tさんとのかかわりを開始した第1回面接、Tさんの自己管理の姿勢に変化がみられた第6回面接まで、自己管理の姿勢に変化がみられた後の第8回面接までの3期に分けて述べる。なお、**表4**には看護経過を、**表5**にはその間の治療経過を示した。

表4 看護経過

面接	月日	Tさんの言動	看護師の言動（援助）
第1回	4月15日	「食事制限しなくちゃいけないと思うことがストレスになっちゃって、抑圧されるもんだから逆に食べることに集中しちゃう」 「病気であることが一番ストレス」 「うち、長男が障害者だからね、自分のことは一応できるんだけど、やっぱり大変でしょ」 「主人も月に1回ぐらいしか帰ってこないし、子どもとだけの生活だからストレスかかるのよ」 「だるいと気合が足らないと思っちゃう。それで頑張っちゃった」	Tさんの糖尿病歴から話を聞き始める。しだいにTさんが自分の生活や自己管理上の困難を訴え始めたので、傾聴する
第2回	4月29日	「悪いとわかっていても食べちゃう」 「わかっているのに食べてしまう。空腹に負けてね」	Tさんに声をかけ、話を聞くが、Tさんが急いでいたため、十分な話ができなかった
第3回	5月20日	「食事が決められるともうおもしろくないのよねぇ、つまんない」 「まぁ頑張りましょう」	Tさんの訴えを聞き、「頑張りましょう」という言動を支持するが、話の流れで述べられているように感じられた
第4回	6月17日	「からだの調子がいいと動いてしまって、動くとお腹すくのよね」 「ねぇヘモグロビン (HbA1c) って平均値のことでしょ」 「・・だからちょっと走ったって（HbA1cは）下がらないのか」（と最初は関心をもって聞いていたが、HbA1cの説明を続けると話題を変える）「腰がねぇふわっとするの、血糖が高いとね」	パンフレットをもとに「HbA1cは約1か月前の血糖コントロールの目安です」と説明する
第5回	7月22日	「どうしてだろう、ここに来るようになってどんどん悪くなるのよね」 「反省材料として考えられるのは、スポーツをやるためにカロリー増やしたような気がする」 「あんまり激しく動くとよくないのですか」 「ただ何となくカロリー減らさないといけないっていうのが頭にあったから、かなり無理したのよ」 「え、そうなの」 「寝られるのに寝ちゃいけないみたいな気があって」 「人から糖尿病って怠け病みたいにいわれるし」 「要するにからだ休めればいいわけだ。あんなにやらなければよかった」	Tさんが振り返りを始めたので、傾聴し自己客観視を促す 「腎臓のことを考えれば、負担がかかるから安静にすることも必要ですよ」 「そうですねぇ」 「歩くだけでも効果があるし、疲れたら休むほうがいいですよ」 Tさんの揺れる心情を聴く
第6回	8月19日	「結局、我慢には限界がある」 「これ（糖尿病）のプロになるしかないわね」 「変に反発しちゃうと泥沼って気がする」 「入院は何週間ぐらいですか、子どもたちがしてみればって言うの」 「頑張るしかないわね」	Tさんのこの1か月間の様子を聴き、自己管理に向けて「頑張る」という決意を支持する
第7回	9月9日	「わかりました。たんぱく質ね、やってみる。しっかりやると専門家になっちゃうね」 「塩使う代わりにバジリコとか使ってもいいのよね」 「これから先長いから、早く治せばいいんだけど、治らないし、からだが慣れてくればね」	自己管理に気持ちが向いたので、糖尿病性腎症食について説明しながら献立を一緒に考える
第8回	9月30日	「前はごはんがこのぐらい残っても、もったいないからってポンと口に入れていたけど、最近はそうしないで冷凍している」 「もうあきらめちゃった、食べないんだって」	Tさんの話を聞き、Tさんの変化を喜び支持する

1. 初回面接

　A大学病院の内科外来への通院開始から約1年後の2008年4月に、血糖コントロールが改善せず、特に最近、悪化傾向にあるTさんに対する面接を主治医より依頼された。それまではTさんは、外来受診時に主治医から療養上の注意

表5 治療経過

		4月15日	4月29日	5月20日	6月17日	7月22日	8月19日	9月9日	9月30日
検査データ	空腹時血糖値（mg/dL）	144	139	158	146	167	139	134	132
	HbA1c（%）	10.1		9.8	8.9	9.9	8.0		8.7
	尿たんぱく（μg/mL）	≧300	300	≧300	300	≧300	300	100	100
治療	グルファスト®（5mg）	3錠	→	6錠	→	→	→	→	→
	糖尿病食 1400kcal		→	糖尿病性腎症食 1520kcal たんぱく質50g 塩分7g	→	→	→	→	→

事項を説明されるのみで、集団や個別での糖尿病教育を受けたことはなかった。

面接では、これまでの糖尿病歴や自己管理に対する気持ちなどを聞いてみたが、Tさんは「食事制限しなくちゃいけないと思うことがストレスになっちゃって、抑圧されるものだから、逆に食べることに集中しちゃう」「病気であることが一番のストレス」と述べた。これらの言動から、Tさんは自己管理を拒否したい、自己管理は受け入れがたいといった状態だと考えられた。

さらに、夫が単身赴任中のため、障害のある長男の介護を一人で担わなければならないことから、ストレスの強い状態にあること、そしてそのため、医師から何度も勧められている入院が難しいことなどを語った。しかし、ストレスの強い状態にあることを表明することで、医療者から自己管理ができていないことを責められたり、指導されることを回避しようとしているようにも感じられた。ただ、「だるいと気合が足りないと思っちゃう、それで頑張っちゃった」という言動からは、ストレスの強い状態にあっても自分を追い立てていく性格傾向にあることが感じられた。

面接中、Tさんは一気に自分の状態を語り、看護師の話に耳を傾けることはなかった。Tさんは、糖尿病に関する教育を十分に受けていないこと、ストレスが強いこと、家族の支援を受けにくいことから自己管理が行えていない。そのため、肥満と血糖コントロール不良があり、眼・腎合併症が出現していることが問題として考えられた。しかし、自己管理への動機が高まらないうちに、血糖コントロール改善のための知識の提供を急ぐことは、Tさんの心理的負担を増し、かえって自己管理への反発を強めることになる。そこで、まずはTさんとの信頼関係づくりをし、そのなかでTさんが自分の生活を見つめ直すことができるよう、Tさんの話を積極的に傾聴していくことにした。

2．2回目面接から6回目面接まで

1）自己管理の不徹底

　2週間後の受診時に面接した際、看護師はTさんに、最近の生活の様子について話を聞いてみた。Tさんは「悪いとわかっていても食べちゃう」「わかっているのに食べてしまう。空腹に負けてね」と述べ、自己管理ができていない状況を表現するのみであった。

　診察時には、血糖値の高い状態が持続しているために、医師より経口血糖降下薬が増量され、「これ以上、薬を増やすことはできない。これで（血糖コントロールが）よくならなければ、インスリン注射に変更する」との説明がなされた。看護師としても、Tさんの血糖コントロールの改善の必要性を強く感じたが、入院とは異なり、外来通院の場合には、患者自身で生活をコントロールしなければならないため、Tさん自身の気持ちが自己管理に向かうまで、指導的かかわりができないでいた。

　Tさんの血糖値がなかなか改善しないまま、約2か月が過ぎた。その間、2回の面接を行ったが、Tさんは自己管理ができない状況を一方的に語るのみであった。話の流れから、1回だけHbA1cのことを質問されたので、パンフレットなどを用いて説明したが、Tさんの関心が向いていなかったのか、説明を受け入れてはいないようだった。

2）自己客観視の進展

　しかし、初回面接から3か月後の5回目の面接時には、「どうしてだろう。ここ（大学病院）に来るようになって、どんどん悪くなるのよね」と自己の状態に疑問を抱き、生活を振り返って語り始めた。これは、面接を繰り返すうちに、それまで自己管理は難しい、できないということを表明していたTさんの心に、揺らぎが生じてきたサインだと感じられた。そうして、「反省材料として考えられるのは、スポーツをやるためにカロリーを増やしたような気がする」と、運動のしすぎが結果としてよくなかったのだと自分の考えを述べた。看護師は、Tさんの場合には腎機能低下もあるので、過剰な運動は勧められないことを説明した。Tさんは、行動の誤りを指摘されて困惑を示したが、「ただ、何となく、カロリーを減らさなければいけないっていうのが頭にあったから、かなり無理したのよ」と述べた。

　これまでの面接では、Tさんの自己管理ができない状況が語られるのみで、自己管理上の問題点が漠然としたままであった。しかし時間を費やした結果、Tさ

んが自己や自分の生活を振り返り評価するという自己客観視が進んだことで、ようやく問題点が明確になった。それまで看護師はＴさんのことを、自己管理を拒否している患者ととらえていたが、反対にＴさんは、自分なりの方法で自己管理をしようとして無理をし、それがマイナスの結果をもたらしていたのだと理解できた。

3）自己管理に取り組む意欲の芽ばえ

Ｔさんは、「寝られるのに、寝ちゃいけないような錯覚があって」「人から糖尿病って怠け病みたいに言われるし」と述べた。これらの言動から、Ｔさんは頑張り屋の性格だが、その性格傾向が自己管理の目標設定を高くしてしまい、それに対する努力感のみが強くなり、かえってストレスとなって自己管理を乱すという悪循環をしていたのだと考えられた。看護師がさらに話を聞いていくとＴさんは、「からだを休めればいいわけだ。あんなにやらなければよかった」と肩の荷を下ろしたように表情が明るくなった。

このときの面接を境に、Ｔさんからはそれまでみられた気負いのようなものが取れ、2週間後の6回目の面接でも、「結局、我慢には限界がある」「胃袋がだいぶ小さくなったのよ」「これ（糖尿病）のプロになるしかないわね」と述べ、気持ちの切り替えができたようだった。そして「頑張るしかないわね」と、自己管理に取り組む意欲を述べた。この「頑張る」という言葉は、他者から自己管理の必要性を示され、仕方なく同調しているというよりは、自らの決意として述べていると看護師には感じられた。

さらに大きな変化としては、初回面接では「入院は絶対無理」と決めつけていたにもかかわらず、「入院は何週間ぐらいですか……。子どもたちがしてみればって言うの」と述べ、子どもたちからの支持も受け、自分の病状をよくしたいという気持ちを率直に表現した。これらの言動からＴさんは、今後は落ち着いて自己管理に取り組めるだろうと判断できた。

3．7回目面接から8回目面接まで

Ｔさんの自己管理に対する姿勢に変化がみられ、看護師の指導も受け入れられる段階にきたと判断できたので、次に血糖コントロールをはじめとする身体状態の改善のために、自己管理行動の修正に向けて、食事療法について検討することを提案した。Ｔさんへの食事療法の指示は、2回目の面接を行った頃に、1400kcalの糖尿病食から、1520kcal、たんぱく質50g、添加塩分7gの糖尿病性腎症食に変更になっていた。

まず、糖尿病性腎症食の必要性から説明した。Tさんは熱心にその説明を聞いていた。そしてTさんは看護師と一緒に献立を立てる練習を行った。その方法は、糖尿病性腎症用の食品交換表をもとに、どのような食品にどの程度たんぱく質が含まれているかを理解してもらうというものである。その後、食品を組み合わせて、指示された摂取カロリーとたんぱく質量になるように、患者と看護師が一緒に献立を考える方法をとった。併せて減塩の工夫も話し合った。Tさんは、もともと料理が得意ということで、献立づくりに真剣に取り組み、「たんぱく質ね、やってみる。しっかりやると専門家になっちゃうね」と述べるなど意欲を示した。

　1か月後の面接でも、「以前は、ごはんとかが少し残ったときは、もったいないからってポンと口に入れていたけど、今はそうしないで冷凍するようにしている」と、自分なりの工夫を述べた。面接の最後にTさんは、「もうあきらめちゃった、食べないんだって」と笑顔をみせた。看護師は、Tさんの自己管理姿勢と行動の変化を喜ぶとともに、それを支持した。

4．まとめ

　外来看護では、生活者としての患者に対し、継続的にかかわりをもち、患者のもつ課題や問題状況に共に取り組むことが必要となってくる。しかし入院中とは異なり、社会生活をしているという点で、患者の自己管理に影響を与える要因は複雑であり、患者の問題が明確になりにくい。そのため、看護上の目標が定めにくく、しかも看護の効果は、長期的にみなければ判断が難しいという特徴がある。

1）面接技術の問題

　本事例の場合、自己管理に対し拒否的であったTさんに対し、看護師は直ちに指導を行うのではなく、Tさんの話を傾聴することに努めた。その結果、Tさん自ら、自己管理上の問題点を振り返り、Tさんの自己管理姿勢に変化がみられた。しかしながら、外来での限られた時間内の援助だったため、Tさんの姿勢に変化がみられるまで約4か月を必要とした。このことは、血糖コントロールの改善という点からみると時間がかかり過ぎており、ほかに有効な援助がなかったのか、看護師の面接技術に問題がなかったのか再検討する必要がある。

2）糖尿病性腎症食の摂取法

　自己管理姿勢に変化がみられた後に、糖尿病性腎症食についての指導を行った。方法としては、できるだけ具体的に、患者と看護師が一緒に献立の組み合わ

せを考えるという方法をとったので、Tさんにとっても理解しやすかったのではなかったかと思われる。しかし一般的には、糖尿病性腎症食はたんぱく質を制限するために糖質で摂取エネルギーを補わなければならず、甘味が強くなるので糖尿病患者では抵抗を示しやすい。また、食事内容が単調で味気ないものになりがちなために、継続が難しいといわれている。したがって今後、食事記録を提出してもらい、内容を検討することや、実践上の工夫を共に話し合うことが必要となってくる。

3）残された課題

本事例では、この看護経過の間には血糖コントロールの改善には至らなかった。さらに、合併症への対策や、家族の支援が十分受けられていないなどの課題が残されている。そのため、教育入院や患者会への参加によって、患者のもつ糖尿病療養に関する知識を系統立てていけるように支援することも考慮しなければならない。したがって今後も、継続的なかかわりをとおして、これらの問題や新たに生じてくる問題に対処していくことが必要である。

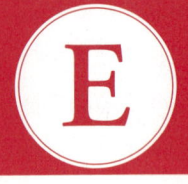

E　SLE 患者に対する看護（慢性期）

　全身性エリテマトーデス（systemic lupus erythematosus；SLE）は、多臓器を侵す自己免疫性の慢性の炎症性疾患である。炎症の活動性の高いときには入院し、症状の管理と集中的な治療を行う必要があるが、寛解期に入ると少量のステロイド薬の内服と日常生活の管理によって、健康人とほとんど変わらない生活を送ることが可能である。

　本事例は、SLE と診断されたばかりで炎症の活動性が高く、腎障害も認められたため、入院による治療が必要となったケースである。この事例の 4 か月間にわたる看護を取り上げた。

I 事例紹介

〈患　者〉
　N さん（25歳、女性）。製薬会社勤務。

〈診断名〉
　SLE。

〈既往歴〉
　なし。

〈家族歴〉
　母方祖母：関節リウマチ、母親：甲状腺機能異常。

〈現病歴〉
　2008年12月頃：左第 3 指 PIP（近位指節間関節）の屈伸時、こわばりが月に 1 ～ 2 回出現する。以後、症状の出現頻度、程度とも増悪し、こわばりは週 1 ～ 2 回、左右第 3 指 PIP、右第 2 指 MP（中手指関節）、左手首、膝に認められるようになった。症状は起床時やサウナ後に著しい。

　2009年 4 月10日：近医を受診し、X 線検査では異常を認めなかったが、血液検査にてγ-グロブリン、抗核抗体高値にて SLE を疑われる。

　2009年 4 月25日：精査のため B 市民病院の総合外来を受診する。血尿（＋＋＋）、たんぱく尿（＋＋＋）が検出されたため、腎臓内科を紹介される。

2009年5月2日：腎臓内科外来にてステロイド薬（プレドニン®30mg/日）が処方される。

2009年5月20～23日：腎生検目的で入院する。その結果、び漫性増殖性腎炎（Ⅳ型ループス腎炎）と診断される。また、SLEの診断基準のうち、関節炎、腎障害、抗核抗体陽性、抗DNA抗体陽性の4つの基準を満たしていることから、SLEと確定診断される。

2009年6月7日：SLEおよびループス腎炎の治療目的で入院となる。

Ⅱ 入院後の治療経過

表6に入院後の治療経過を示した。

入院した6月7日、本人と母親に病状と治療方針が説明され、プレドニン®が40mg/日に増量された。また尿たんぱくを改善する目的で、抗血小板薬のペルサンチン®150mg/日の投与が開始された。

Nさんの意志を確認したうえで、6月19日にSLEの診断のもとで特定疾患認定の申請がなされた。

6月末頃には尿たんぱくは正常化したが、補体価のC3が低く、抗核抗体および抗DNA抗体が高値を示したためSLEの活動性が高いと判断され、ステロイドパルス療法（ソル・メドロール®1g/日）が7月10～12日と7月25～27日の2回、それぞれ3日間行われた。

8月20日頃よりC3が正常化し、また抗DNA抗体も感度以下まで低下したため、9月9日よりプレドニン®を漸減した。30mgまで減量したところでC3の若干の低下をみたが、外来にてコントロール可能と判断され、10月15日に退院となった。入院中は、眼科および整形外科で定期的にステロイド薬の副作用の有無について検査や診察が行われたが、異常所見は認められなかった。

Ⅲ 入院時の情報の整理

入院時の患者情報を、ゴードンの機能面からみた健康パターンの枠組みに沿って分類した。

1）健康知覚―健康管理

SLEと確定診断されたところである。今回の入院目的がSLEおよび腎障害の治療ということは理解している。外来で指示された薬はきちんと内服できている。喫煙歴やアルコール歴はない。

2）栄養―代謝

表6 治療経過

		6月7日入院	6月10日	6月21日	7月5日	7月10日	7月11日	7月12日	7月19日	7月25日
検査データ	C3	42			45			46	42	
	C4	11			12			13	14	
	CH50	20			22					
	WBC	8280		8240	7890	8850		16620		
	CRP	0.2>						0.2>		
治療	プレドニン®	40mg	→	→	→	→	→	→	→	→
						←ソル・メドロール®1g/日→				←ソル・メ
	ペルサンチン®	150mg	→	300mg	→	→	→	→	→	→
	ガスター®	40mg	→	→	→	→	→	→	→	→
	ノイエル®		300mg	→	→	→	→	→	→	→
	腎臓病食1800kcalたんぱく質60g塩分5〜8g	→								

　身長：158cm、体重：54kg（体重の増減はない）、TP（総たんぱく）：6.6g/dL、Alb（アルブミン）：3.7g/dL。

　入院日より腎臓病食（エネルギー1800kcal、たんぱく質60g、添加塩分5〜8g）が指示される。胃部の不快感はあるが、食欲低下はない。プレドニン®30mg/日を4週間前から内服中であり、入院日に40mg/日に増量された。蝶形紅斑や円板状皮疹、口腔・外陰部潰瘍などの皮膚症状は出現していない。

3）排　泄
⑴ 排　尿

　尿量は1200mL/日程度、回数は4〜5回。排尿痛はない。尿たんぱく（＋＋＋）、尿潜血（＋＋＋）である。血液検査データでは、UN（尿素窒素）：15mg/dL、クレアチニン：0.8mg/dL、Ccr（クレアチニンクリアランス）：90mL/分である。たんぱく尿を改善する目的で抗血小板療法（ペルサンチン®150mg/日）が開始された。

⑵ 排　便

　1日1回。便秘はない。

4）活動―運動

　入院前は帰宅後に倦怠感を感じていた。ADLは自立し、関節痛などによる機能制限はない。

5）睡眠―休息

　睡眠時間は平均6〜7時間で、不眠はない。

	7月26日	7月27日	8月2日	8月16日	8月30日	9月9日	9月13日	9月27日	9月30日	10月11日	10月15日 退院
	45		49	46	50		50	54			52
	16		19	19	19		17	16			16
				26	28						26
			10880	12530	12180		11430	12030			16130
			0.2>	0.2>	0.2>		0.2>	0.2>			0.2>
	→	→	→	→	→	35mg	→	→	30mg	→	→
		ドロール®1g/日									
	→	→	→	→	→	→	→	→	→	→	→
	→	→	→	→	→	→	→	→	→	→	→
	→	→	→	→	→	→	→	→	→	→	→
	→	→	→	→	→	→	→	→	→	→	→

6）認知―知覚

近視のため、眼鏡かコンタクトレンズを使用している。

入院前には左右第3指PIP（近位指節間関節）、右第2指MP（中手指関節）、左手指、膝の関節痛があったが、ステロイド薬の内服開始後は消失している。

3週間前にSLEの確定診断が出されて、疾患について勉強を始めた。

7）自己知覚―自己概念

自分の性格を楽天的だと言う。SLEや腎障害が今後よくなるのか、退院後はこれまでどおりの生活に戻れるのかといった不安を抱いている。

8）役割―関係

25歳、未婚で、デスクワークを主とする会社員である。家族は両親と弟の4人暮らしで、入院中は母親が主に世話をしてくれる。

9）性―生殖

月経は25日周期で問題ない。現在のところ妊娠の希望はない。

10）コーピング―ストレス耐性

ストレスは仕事上の人間関係だと言う。スキーやスキューバダイビングなどのスポーツをしたり、友人に相談するなどしてストレスを発散している。

11）価値―信念

特に信心している宗教はない。

Ⅳ 看護の実際

1．看護診断過程

収集した情報を分析・統合し、看護診断を行った（**表7**、**図19**）。

2．看護計画

看護診断に基づき立案した看護計画を**表8**に示した。

3．看護の実施と評価

看護の実施と評価を問題点ごとにまとめて述べる。

1）ステロイド療法に関連した感染リスク状態：上気道感染

入院日よりプレドニン®が中等量の40mg/日に増量された。そこで、Nさんが感染予防行動をとれることと、感染しないことを目標に援助を行った。

まずNさんに、食事前や外出後は手洗いとうがいを励行し、外出時はマスクを着用するよう促した。Nさんの理解力はよく、自ら進んで感染予防行動をとり、売店や病院周囲の散歩に出かけるときにはマスクを着用するようになった。また、病室入口に設置している速乾性擦式手指消毒薬も積極的に利用した。したがって、感染予防行動がとれるという目標は、入院後1週間目に達成できたと評価した。

一方、看護師は検査データの観察を続けるとともに、Nさんが感染しないように自らも手洗いを励行し、Nさんの部屋の環境整備を行った。ステロイドパルス療法が実施された後は、感染には特に注意を払った。Nさんの見舞い客にも速乾性擦式手指消毒薬の使用を促した。さらに、かぜをひいている人や、幼児、多数の見舞い客は制限するようNさんに説明した。その結果、感染の徴候はみられず、感染しないという目標も達成できた。

2）病歴が短いことによる知識不足に関連した非効果的自己健康管理

SLEでは、退院後も症状を増悪させないために、日常生活上の自己管理が必要である。しかしNさんの場合は、SLEと確定診断されたばかりで、疾患やその管理について知識が十分でないことから、Nさんが積極的に自己管理できるように正確な知識を提供するよう努めた。

⑴ SLE 増悪因子

まず、ベッドが窓際で日光にあたる位置だったので、Nさんに紫外線の影響

を伝え、ベッドの位置を廊下側に移動した。併せて、内服の継続や十分な栄養を摂ること、過労を避けることの必要性と、妊娠・出産がSLEの増悪因子であることを説明した。指導に対してNさんは理解を示し、7月9日に入院後はじめて外出した際にも、長袖の衣服と帽子を着用し、日焼け止めクリームを使用するなど、日光の曝露を最小限にする努力がなされた。また、医師からの病状説明の内容や検査結果などもノートに書き留めていた。病気についても知識を深め、自己管理にも積極的であったことから、治療内容や病状を把握し、SLEを増悪させる因子を避けるという目標は一応達成できたと判断した。

(2) 患者会への参加

このような療養に対する積極的なNさんの様子から、膠原病の患者会について説明してもよいと判断し、その紹介を行った。Nさんは「病気についてはかなりわかってきたので、退院後の生活などを含め、具体的で実際的な話が聞きたい」と興味を示し入会した。その後、患者会報を読むなどしてSLEに関する知識を深めたが、「知れば知るほど不安になる」と不安が増強することもあった。

(3) 食事療法

次に食事療法について指導を行うこととした。Nさんは腎障害が認められることから、入院時に腎臓病食が指示されていた。ただ、医師によれば、腎機能低下は著明ではなく、たんぱく尿も抗血小板療法によって改善しているので、厳格な食事制限は必要ないとのことであった。看護師はNさんに対して、現在指示されている食事の内容と間食の摂り方を説明し、食事記録をつけるよう促した。Nさんは病棟にある栄養や食事に関する本を借り出し、自分でも勉強して、間食が多くなった日は食事を調整するなどの方法を身につけていった。そして退院前には、医師の指示で、栄養士による食事指導を受けたが、「入院中に勉強したことばっかりだったので、よくわかった」という言葉が聞かれた。これらのことから、食事療法を理解し、継続できるという目標は達成できたと評価した。

以上のように、SLEの増悪因子を避けることや、腎障害のための食事療法などの自己管理について知識が定着した。退院後にも継続できるように外来での経過観察が必要である。

3) 腎機能低下の予測、知識不足に関連した将来に対する不安

(1) コミュニケーションの確立

Nさんは、医師の病状説明の際に、予後や退院後の生活についての不安を表現していた。しかし、自ら不安を看護師に訴えることは少なかったので、まずNさんと看護師の関係づくりが優先すると考え、できるだけベッドサイドに行

表7　看護診断過程

看護診断の根拠となる主観的・客観的データの分析・統合

〈健康知覚―健康管理〉
　半年ほど前より関節のこわばりが出現し、受診
　3週間前にSLEと確定診断された。病気に関する本を読み始めた
　薬は指示どおりに内服

O：2週間前に検査入院
　25歳、未婚女性
　入院によって腎臓病食（エネルギー：1800kcal、たんぱく質60g、添加塩分5〜8g）が指示される

〈栄養―代謝〉
S：食欲はある
　偏食はなし
　食事時間は規則的（朝8時、昼12時、夕18時）

O：身長：158cm、体重：54kg
　食事：腎臓病食（エネルギー1800kcal、たんぱく質60g、添加塩分5〜8g）
　入院によりステロイド薬（プレドニン®）が30mg/日から40mg/日に増量される。WBC：8280　CRP：0.2>
　胃部の不快感があり
　空腹時血糖値は82
　蝶形紅斑（−）、円板状皮疹（−）、口腔・外陰部潰瘍（−）、日光過敏（−）

〈排　泄〉
S：排尿3〜4回/日　夜間1回

O：尿量1200mL/日程度
　尿たんぱく（＋＋＋）、尿潜血（＋＋＋）
　UN：15mg/dL、UA：4.3mg/dL、クレアチニン：0.8mg/dL、Ccr：90mL/分
　腎生検の結果、び漫性増殖性腎炎と診断
　尿たんぱくを正常化するために抗血小板療法（ペルサンチン®150mg/日）開始

〈認知―知覚〉
S：約半年前から関節のこわばりが出現し、増強傾向にあったが、ステロイド薬の内服を開始し、現在のところ関節痛は消失している

O：関節可動域制限はなく、ADLは自立している
　SLEと診断されたところである。病気に関する本を読み始めた

〈自己知覚〉
S：楽天的な性格
　SLEの予後や腎障害に対して不安に思っている
　スキーやスキューバダイビングなどのスポーツが趣味であり、退院後も継続できるか心配している

O：自ら不安を訴えてくることは少ない
　表面上は穏やか。同室者との関係もよい

＊統合は図19参照。

くようにした。
　最初は、Nさんが行っているパズルの話や、スキー、スキューバダイビングなどの趣味の話が多かったが、しだいにNさんは、看護師にも「病気はよくなるのか」「退院後もこれまでのような生活に戻れるのか」といった将来に対する不安などを語るようになった。将来への不安に対しては、今回の入院中に徹底的に治療をすれば予後の改善が期待できるという医師の説明によって、一安心した

解釈・分析	問題の推論	統合	看護上の問題（看護診断）
SLEでは、栄養、過労防止、紫外線を避けること、妊娠・出産時の注意、内服を守ることなどが必要である。これらは炎症反応が強いときは守れても、寛解期に入れば継続しないものもあるので、入院を機会に疾患に関する正しい知識や食事療法を身につけ、自己管理を行えるようになることが必要である	1) 継続管理の困難さ	4)	知識不足に関連した非効果的自己健康管理
ステロイド薬の内服量が多く、副作用に注意が必要である。副作用には、感染症の誘発、消化性潰瘍、精神異常、糖尿病の誘発、大腿骨頭壊死、ムーンフェイス、食欲不振・異常亢進など、多くのものがあるので、それらの症状の有無を観察し、早期に発見することが大事である			
ステロイド薬の増量に伴い感染のリスクが高まっている。日常生活は自立しており上気道からの感染のリスクが高いと考えられる	2) 感染の危険性		ステロイド療法に関連した感染リスク状態：上気道感染
SLEに特有な皮膚の所見は、現在のところみられていない			
SLEによるループス腎炎はSLEの予後を左右する。尿所見は異常を示しているが、血液検査の結果から、腎機能低下はまだ進行していない	3) 腎機能低下の予測		
SLEに特有な関節痛は現在のところ、内服治療の効果によって、軽快している。SLEの活動性とともに症状の変化を観察する必要がある			
病歴が短く、現在の知識について確認が必要である	4) 知識不足の可能性		
SLEの予後を決定するうえで腎障害は重要な指標であるとされているので、患者の不安は強いものと考えられる。また、SLEについての知識が十分ではないことも不安を助長するのではないか	5) 将来に対する不安	3) 4)	腎機能低下の予測、知識不足に関連した将来に対する不安
SLEでは紫外線の曝露が増悪因子であるため、屋外でのスポーツは望ましくない。しかし、患者にとっては大事な趣味であり、継続できるかどうかは関心事だろう			
SLEの症状としての精神症状や、ステロイド薬の副作用としての精神症状の出現、その影響についても注意が必要である			

様子だった。

(2) 不安に対する看護計画の見直し①

しかしNさんは、SLEについての本を読んだり、患者会に入会して学習を進めるうちに、「知れば知るほど不安になる」と語るようになった。特に、ステロイド薬の副作用である大腿骨頭壊死で苦しむ患者の記事や、会員の死亡記事が掲載された患者会報を読んだときには、不安が増強した。

368　第5章　経過別にみた看護

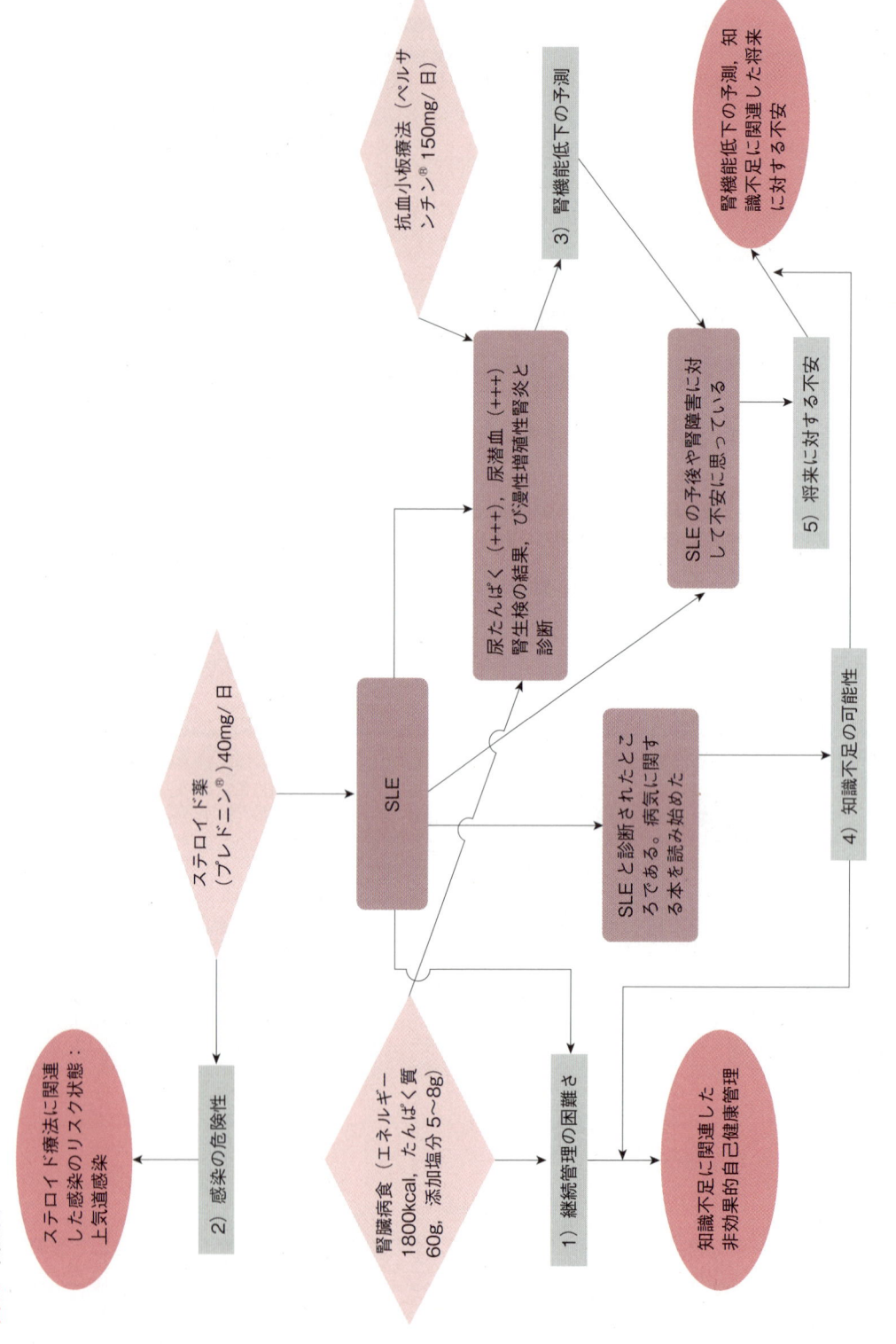

図19　関連図

```
ステロイド薬（プレドニン®）40mg/日
　→ SLE
　→ 2) 感染の危険性
　→ ステロイド療法に関連した感染のリスク状態：上気道感染

抗血小板療法（ペルサンチン® 150mg/日）
　→ SLE

SLE
　├ 尿たんぱく（+++），尿潜血（+++）腎生検の結果，びまん性増殖性腎炎と診断
　│　├ 3) 腎機能低下の予測
　│　└ SLEの予後や腎障害に対して不安に思っている
　│　　　├ 5) 将来に対する不安
　│　　　└ 腎機能低下の予測，知識不足に関連した将来に対する不安
　├ SLEと診断されたところである。病気に関する本を読み始めた
　│　└ 4) 知識不足の可能性
　└ 腎臓病食（エネルギー1800kcal，たんぱく質60g，添加塩分5〜8g）
　　　└ 1) 継続管理の困難さ
　　　　　└ 知識不足に関連した非効果的自己健康管理
```

凡例：
- 患者の情報（薄ピンク菱形）
- 問題の推論（グレー）
- 看護上の問題（濃ピンク楕円）
- 治療（ピンク菱形）

そこで、看護師はカンファレンスをもち、**表9**に示したように看護計画の見直しを行った。そして看護師は、Nさんの不安を受け止めようとNさんの訴えに耳を傾け、Nさんのそばにいる時間を増やした。また、医師に協力を求めて、大腿骨頭壊死について定期的に整形外科を受診し、早期発見に努めていることを説明してもらった。そして、別の病棟に入院する同病者を自ら見舞い、互いに励まし合ううちに、Nさんは精神的な安定を取り戻した。

(3) 不安に対する看護計画の見直し②

　一方、病状については2回のステロイドパルス療法にもかかわらず、SLEの活動性を示す補体価が改善しなかった。そのため補体価が下がると「すごく落ち込む」というように、Nさん自身が補体価の動きに一喜一憂するようになった。しかも、入院後3か月が経過した9月初旬には、相次いで同室者が退院したことによって、「○さんが退院してしまうと淋しくて耐えられない」と涙をみせるなど、Nさんの不安が増強した。

　看護師は再びカンファレンスを開き、**表10**のように看護計画を修正した。そして9月15～16日、外泊が許可され、これによってNさんは気分転換を図ることができた。さらに9月末には、補体価が安定してきたので退院の目処も立ち、ようやく明るさを取り戻すことができた。

　不安の問題については、入院期間をとおして継続的にかかわった。経過に応じて不安の程度や内容は変化したが、早期に対応したことが不安の軽減につながったのではないかと考えられる。したがって目標は達成できたと評価した。

4．退院後の経過

　Nさんは10月15日の退院以後も、定期的に外来を受診している。職場復帰も退院2週間後の11月1日に果たした。病状も安定し、プレドニン®も漸減され、2010年2月27日より22.5mg/日で経過している。

　日常生活については、スポーツの許可は出ていないが、2010年6月には、日焼けしないことを条件にグアム島への旅行も許可された。実際、まったく日焼けせずに帰国し、SLEの増悪もなく、自己管理が継続できている。

5．まとめ

　Nさんは4か月にわたる入院中、治療経過や将来について不安を示すこともあったが、疾患やその管理についての知識を深め、患者会に参加するなどの積極的な療養姿勢がみられた。これは、Nさん自身が病気を受け入れ、よくなりた

表8 看護計画

月 日	看護上の問題（看護診断）	目標	援助計画
6月8日	ステロイド療法に関連した感染リスク状態：上気道感染	1) 感染予防行動がとれる 2) 感染しない	OP 1) 感染予防についての理解 2) 感染予防行動をとっているかどうか EP 1) 感染予防の必要性を知ってもらう 2) 食事前や帰室後の手洗いとうがいの励行を促す 3) 外来や売店に行くときにはマスクを着用するよう説明する OP 1) 熱型 2) 血液データ（WBC, CRP） 3) 自覚症状（喉の痛み, 不快感, 熱感など） TP 1) 訪室時には手洗いを行う 2) 病室の入口に速乾性擦式手指消毒薬を設置し, 訪室者に使用を促す 3) イソジン®うがい薬の使用を促す 4) 定期的にベッド周囲の環境整備を行う EP 1) 感染予防行動の継続を促す 2) 感染症をうつされる恐れのある人には近づかないよう説明する 3) 幼児や, 一度に多数の見舞い客は遠慮してもらうように説明する
6月8日	知識不足に関連した非効果的自己健康管理	1) 治療内容や病状を把握し, SLEを増悪させる因子を避ける 2) 食事療法を理解し, 継続できる	OP 1) 疾患に関する知識の状態, 理解度 2) 検査データ（補体価：C3, C4, CH50） 3) 紫外線を避けるといった患者の行動 4) ステロイド薬などの指示薬の内服状況 TP 1) 入院環境において紫外線の曝露を避ける（ベッドの移動） EP 1) 疾患について説明する（症状や検査データの見方） 2) 増悪因子について説明する ・紫外線を避ける 　外出時には帽子や長袖の衣服を着用するよう勧める 　日焼け止めクリームを使用するよう説明する ・内服継続を避けるよう説明する ・過労を避けるよう説明する ・妊娠・出産時には医師と相談するなどの注意が必要であることを説明する 3) 患者会や社会福祉資源について説明し, 紹介する OP 1) 現在の食事内容についての理解度 2) 食事療法についての知識 3) 食事摂取量

月日	看護上の問題（看護診断）	目標	援助計画
			TP 1) 栄養士による食事指導を計画する EP 1) 食事療法の必要性を説明する 2) 病院食以外に食べたいものがある場合には自己判断せず、看護師に相談するよう促す 3) 現在の食事内容を説明し、記録するよう促す 4) カロリー計算や食品の計量方法を理解してもらう 5) たんぱく質の多く含まれる食品と少ない食品について説明する 6) 減塩の工夫をしてもらう
6月8日	腎機能低下の予測、知識不足に関連した将来に対する不安	1) 不安を表出する	OP 1) 不安の訴えの有無 2) 不安の徴候（不眠、表情、言動）の有無 TP 1) 話しやすい人間関係づくりのために訪室回数を増やす 2) 不安を訴えやすい環境への配慮 3) 訴えがあれば傾聴する EP 1) 疑問な点や、わからないことがあればいつでも質問するよう説明する
		2) 知識不足が解消し、不安が軽減する	OP 1) 不安の訴えの有無 2) 不安の徴候（不眠、表情、言動）の有無 3) 不安の要因 TP 1) 不安を訴えやすい環境への配慮 2) 訴えがあれば傾聴する 3) 小さな疑問でも誠意をもって対応する 4) 必要に応じて医師との連絡・調整をする 5) 不安が患者の疾患についての誤解に起因している場合にはそれを修正する EP 1) 疑問な点やわからないことがあればいつでも質問するよう説明する

表9 看護計画（6月25日修正）

月 日	看護上の問題（看護診断）	目　標	援助計画
6月25日	疾患についての知識が増大したことによる将来に対する不安	1) 疾患について正しく理解し、不安が軽減する	OP 1) 不安の内容 2) 不安の徴候（不眠、表情、言動）の有無 3) 不安の要因 TP 1) 不安を訴えやすい環境に配慮する 2) 不安が語られる場合には傾聴する 3) 小さな疑問でも誠意をもって対応する 4) 疾患について誤解があれば正す 5) 必要に応じて医師との連絡・調整をする 6) 必要に応じて患者会のメンバーとの連絡・調整をし、協力を得る EP 1) 疑問な点や、わからないことがあればいつでも質問するよう説明する

表10 看護計画（9月12日修正）

月 日	看護上の問題（看護診断）	目　標	援助計画
9月12日	入院の長期化に関連した病状への不安	1) 不安が軽減する	OP 1) 不安の内容 2) 不安の徴候（不眠、表情、言動）の有無 3) 検査データの把握（C3、C4、CH50） 4) 病状説明がなされるときには、その内容と患者の反応を把握する TP 1) 不安を訴えやすい環境に配慮する 2) 不安が語られる場合には傾聴する 3) 小さな疑問でも誠意をもって対応する 4) 必要に応じて医師との連絡・調整をし、退院の目処について話し合う 5) 可能であれば、外泊や外出をして気分転換を勧める 6) 必要に応じて会社の上司と連絡をとる

い、よくなろうという意思が働いたためと考えられる。しかしながら、SLE は慢性に経過し、疾患自体や治療薬であるステロイド薬の副作用により、多彩な症状を呈してくる危険性がある。また近い将来、結婚や妊娠といった問題にも直面すると考えられる。特に SLE では、妊娠・出産は増悪因子であることから、細心の注意と厳重な医療的管理が必要となってくる。

　このような問題に直面したときにも、患者を支え、問題解決に共に取り組めるよう、外来との連携をとりながら継続的にかかわることが必要である。

参考文献
1）野口美和子：セルフケアの推進と看護師の役割，看護技術，29（6）：46-53, 1983.
2）ゴードン, M., 輪湖史子監訳：ゴードン博士の看護診断，照林社，p.35-47, 1995.
3）日本糖尿病教育・看護学会：糖尿病に強い看護師育成テキスト，医学書院，2008.
4）ハードマン, T, H, 日本看護診断学会監訳，中木高夫訳：NANDA-I 看護診断　定義と分類2009-2011，医学書院，2009.
5）松浦美喜雄，浦田幸朋編：実践リウマチ・膠原病ケア〈JJN スペシャル78〉，医学書院，2006.

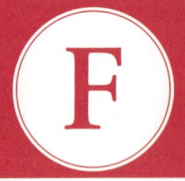

F 一般病棟で終末期を迎える患者の看護
―治療の中止から終末期の希望を支える―

Ⅰ はじめに

　近年、がん治療の進歩に伴い、死の数日～数週間前まで、何らかのがん治療を外来で受けていることが珍しくなくなった。通院中は、医療者との接点が入院時に比べて少なくなり、患者が抱えている苦悩が把握されにくい。そのため、苦痛や、病気の進行の恐怖、悲嘆などの多くの苦悩を抱えた状態で入院となるケースが多い。今回、外来治療の中止から5週間で看取りとなったケースにかかわり、苦悩に寄り添うケアとは何か、急性期一般病棟でできることは何かを考えたケースについて、その看護を振り返る。

Ⅱ 事例紹介

〈患　者〉
　Aさん（60歳代、女性）。

〈家族構成〉
　夫、長男、次女と同居（4人暮らし）。長女が心の支えだったが、2か月前に仕事で他県に転勤し、あまり会えない。Aさんの夫は単身赴任が多かった。現在は同居しているが、とても仕事が忙しい。長男、次女とも仕事をしており、昼間はAさん一人となる。

〈診断名〉
　胃がん。

〈現病歴〉
　200X年に胃がんの手術を行い、術後、抗がん薬治療を行っていた。術後6か月で肝臓転移が見つかったため、抗がん薬を変更して治療を続けた。しかし、抗がん薬の副作用による苦痛（倦怠感、皮膚症状）がつらいため減量、中断を繰り返した。
　1年後の3月、腫瘍マーカーの上昇があると説明され、抗がん薬の投与方法について、医師から意向確認があった。

Ⅲ 看護の展開

Aさんの積極的治療中止から看取りまでの経緯の概略を**表11**に示す。

1．積極的治療中止から症状緩和への移行時期

1）病気の進行に直面する脅威に関連した危機状態

外来担当のB医師から、緩和ケアチーム看護師（以下、PCT看護師とする）へ、「Aさんの心理的サポートをしてほしい」と依頼があった。Aさんは病状進行を伝えられた直後だが、治療の選択ができない様子で困っているとのことだった。

AさんとPCT看護師の2人だけで別室で話をした。するとAさんは突然、泣き叫びながらこれまでの苦しさを表出した。そしてそのなかで、「これ以上は頑張れないと思っているが、死にたくない。どうしていいかわからない」、さらに「強い倦怠感があり、気持ちがふさぐ」と話し、「B医師と話すと悪いことばかり言われるので、担当医を変えてほしいと思っている」ことがわかった。

(1) 看護目標

看護目標を「Aさんが悲嘆の表出ができ、気持ちのつらさが軽減され、危機状態を回避できる」とした。

(2) 看護の実際

看護目標に対し、①感情表出を促し受容的態度でかかわる、②医療チームによるケアを再検討し、ケアの受け入れを支える、③家族の支援を獲得する、④身体的苦痛を軽減することを実践した。

①感情表出を促し受容的態度でかかわる

別室のプライバシーが守れる場所を確保し、思いを傾聴した。

だれにもわかってもらえないという思いが強いことから、否定や評価は避け、患者の言葉を反射・反映し、患者の思いはもっともであることを伝えながら聴いた。

Aさんは「治療をこれ以上頑張れない」「こんなに頑張ってきたのに、病気が悪くなっていることしか伝えてくれない」と話した。そこで、Aさんががんの診断からこれまで、どのように病気と向き合い、どのように頑張ってきたかについて、Aさんの体験が十分語れるように積極的に傾聴した。「B医師と話すとこわく、主治医を変えてほしいと思っている」ことについては、Aさんは「治るから一緒に頑張ろう」と医師に言ってもらえないことがストレスと感じてきた。治療

表11 積極的治療中止から看取りまでの経過

	A. 積極的治療中止から症状緩和への移行時期		B. 入院時から外泊までの時期（症状緩和）
	3月1日	3月8日	3月9〜18日
場面	外来受診	外来受診	入院以降
	・今の治療の限界を伝えられた ・次の抗がん薬の提案がなされた	・主任部長（C医師）と面談 ・治療の経過、これからの治療について提案	・胸水穿刺、胸膜癒着術、ステロイド薬投与開始 ・疼痛コントロール（緩和ケアチームの介入開始）
治療経過		・脱水や腹痛を軽減することで体力を温存し、免疫療法をする気持ちを支持することを提案 ・本人・家族が症状緩和を受け入れる	
疼痛緩和方法	・疼痛時、ボルタレン®座薬50mg	・疼痛増強、入院にて疼痛管理	・オキシコンチン®10mg／日、レスキュードーズ：オプソ®5mg／回
Aさんの状況や思い	・抗がん薬による体力低下を感じ、これ以上耐えられない思い ・死にたくない ・主治医（B医師）と話すとこわいことばかり ・何のために頑張ってきたのか ・家族とは相談していない ・PS：1	・1週間で急速に病状進行。倦怠感、腹痛増強、PS低下、腹水、胸水貯留 ・家族と共に受診（夫、次女） ・家族に、想い（免疫療法を受ける希望）を伝えることができた ・家族による免疫療法手続き ・PS：2〜3	・楽になった ・もっと早く痛いと言ったらよかった ・看護師に相談したり、思いを伝えるようになる ・テレビや会話を楽しむ ・もっと食べたいと言い持ち込み食を楽しむ ・疼痛のフェイススケールが5/6から0になる ・PS：2〜3
看護問題	1. 病気の進行に直面する脅威に関連した危機のリスク状態 2. 医療者との信頼関係未成立と病状進行の悲嘆に関連する症状緩和治療受入れ困難		1. 終末期の症状（痛み、胸水、腹水）、がん
看護目標	1. Aさんが悲嘆の表出ができ、気持ちのつらさが軽減され、危機状態を回避できる ①感情表出を促し、受容的態度でかかわる ②医療チームによるケアを再検討し、ケアの受け入れを支える ③家族の支援を獲得する ④身体的苦痛を軽減する	2.-1）Aさんが家族と共に医療や療養の場、治療方法を納得して選択することができる 2.-2）身体的苦痛を軽減する方法を理解し、セルフケアを獲得あるいは援助を受け入れることができる	1. がん性腹膜炎、腹水貯留による疼痛が緩和 2. 胸水貯留による呼吸困難感が緩和され、苦 3. 症状悪化に伴う不安を軽減し、療養生活を ①傾聴する ②疼痛緩和を図る
看護の実際	・積極的に傾聴する ・不眠・疼痛・便秘のアセスメントと安楽を促すセルフケアを説明する ・医療チームでできることの提案（頓用鎮痛薬の使用方法） ・家族の支援を得ることの提案 ・医療チームで信頼関係再構築に向けて話し合う ・安心につながる情報提供を行う	・病状変化に伴う医療ニーズのアセスメントとケアの検討（腹水による苦痛緩和、腹痛コントロール、脱水改善、呼吸困難感への対応など） ・ケアの提供方法（主治医変更）の検討と、本人・家族の思いを受け入れ、支える。これまでの治療とその効果を説明し、緩和治療の方向性について説明する ・家族への介護についてのサポートを行う ・免疫療法への希望を維持する	・思いを傾聴し、チームで検討する ・本人の希望に合わせたケアや治療の変更 ・レスキュードーズを適宜、看護師より勧め、速やかな疼痛緩和を行う ・Aさんの意欲に合わせた食事に変更する（5分粥⇒朝：フルーツ食、昼：5分粥、ゼリー付き⇒ライト食⇒パン食など、必要時は1日単位で変更）

の奏効率などの客観的情報や検査結果が悪いことは「命を数字で区切られてしまう」ととらえ、聞き入れがたい気持ちであった。

またAさんは、心理的なサポートを得られていなかったことがわかった。これまで、家族にもだれにも相談せず、一人で頑張ってきていた。長年、単身赴任の夫を支え、子育てをしてきたので、常にAさんが家族を支える立場であった。病

C. 外泊前後から看取りまでの時期

3月19日	3月27〜29日	3月29日〜4月7日
入院11日目	入院19〜21日目	入院30日目永眠
・PCT医師より、外出・外泊の提案 ・不安に対しPCTにて抗不安薬や眠剤の定期投与、頓用座薬の使用開始 ・腹水増加傾向	・2泊間、自宅で過ごす	・外泊後から看取りまでのケア ・意識レベルの低下 ・傾眠傾向 ・たまに起きると話すことができる
・腹水管理(ドレーンチューブ留置、適宜解放) ・疼痛緩和はレスキュー使用でコントロール中 ・胸水の制御ができている ・車椅子での外出・外泊可能と判断	・外泊前に腹水抜水	
	・内服を貼付薬に変更	・モルヒネ注射薬の持続注入
・腹部痛増強時に死の恐怖 ・苦痛出現時に看護師を呼び相談する ・不安になり看護師の前で泣く ・免疫療法に行きたい ・家族:連れて帰ってあげたい ・夫・子どもたちの協力	・腹部痛増強時に死の恐怖 ・苦痛出現時に看護師を呼び相談する ・不安で看護師の前で泣く ・苦痛消失時は好きなものを食べ、家族と談笑するなどして過ごす	・(散歩に)行きたい ・家族が常に付き添い、家族と過ごす ・快い刺激で「気持いい」と発言 ・家族は看護師とケアの評価を共有
・PS:2〜3	・PS:3	・PS:4
性腹膜炎による身体的・心理的苦痛		
され、痛みによる夜間覚醒が消失する **痛による不安が軽減する** **安楽に過ごすことができる** ①傾聴する ②疼痛緩和を図る ③外出・外泊準備を整える	1. 苦痛の緩和を図り、患者の希望を可能な限り実現でき、安全で安楽に外出ができる	1. Aさんの苦痛が可能な限り軽減され、安楽に過ごすことができる 2. 症状悪化に伴う不安が軽減し、療養生活を安楽に過ごすことができる 3. 家族が安心してAさんを支えることができ、悔いなく看取ることができる
・苦痛出現時の不安を傾聴し、速やかに対処する ・外泊に向けた自宅の準備について病棟スタッフと家族とで相談し、Aさんに勧める	・疼痛増強を避ける工夫をする ・苦痛出現時の対応を検討する ・移動時などは、できる限り苦痛の緩和に努める(前日に腹水を穿刺) ・外泊中は病棟看護師が状況を確認する電話をかける	・苦痛の緩和、家族の不安に対応する ・家族の「Aさんにできることをしたい」という思いに応じたケアを行う

気になっても、夫や子どもたちからサポートしてもらうことはまったく考えておらず、「家では泣けない」と家族への気遣いと自分の苦しさについて話した。「つらさを話しても、自分で何とかしないとならない。つらいと言っても仕方がない」ととらえ、治療室の看護師や薬剤師からの言葉かけがあっても、支援を求めていなかったことが理解できた。

情緒的なサポートをまったく得られないまま、長期間、苦しい治療を一人で耐えてきた。倦怠感も強くなっており、身体的にも心理的にも、厳しい現実に対峙できる十分なエネルギーがない。そのような状態のまま、受け入れがたい悪い知らせ（治療効果が少ないこと）を聞き、治療の決定を迫られたAさんは危機的な状況に陥っていた。Aさんのサポートを強化することが重要と考えた。

②医療チームによるケアを再検討し、ケアの受け入れを支える

PCT看護師は最初の面談でAさんの思いを十分に聴いたうえで、これから一緒に考え、支えていきたいことを伝えた。

具体的には、「医療チームが今のAさんの身体のつらさ、気持ちのつらさに対してどのようにサポートできるかを、ほかの医療者を含めて検討したい。医療チームだけでなく、ご家族と共に検討する方法をとりたいがどうか」と提案した。Aさんの了解を得られた後、外来看護師長、主治医（B医師）、主任部長（C医師）と協議を行った。

協議では、Aさんは身体的苦痛（倦怠感が強い、治療を受ける気力の低下）、心理的苦悩（八方塞がりの気持ち、バッドニュースを受入れがたい、担当医の言葉に恐怖感を感じている、家族に支えてもらいたくない、など）が多く、危機的な状況であることを説明、共有した。

検討事項として、①医学的な判断、今後の見通し、②治療の可能性（症状緩和を含め）、③主治医を変えることについて、④Aさんの利益と医療サポートのあり方、について検討した。

医療チームの目標として、Aさんとの信頼関係の再構築と、苦痛の緩和が重要であることを共通理解した。検討の結果、肝臓転移の悪化、がん性腹膜炎が進んでいると考えられるため、抗がん薬治療は難しく、症状緩和治療が必要となっていく段階であると判断された。また、これから状況が厳しくなり症状緩和も受け入れられなくなれば、Aさんの不利益につながる。Aさんの了解が得られるのであれば、主治医の変更は診療科として難しいものの、主任部長に担当を変更し、安心を得られる環境を整えること、今後情報を必ず家族と共有していくこと、などの対策について話し合った。

③家族の支援を獲得する

外来看護管理者とPCT看護師は、これからのことについて、Aさんと家族と医療チームが共に検討するため、話し合いをしたいとAさんに伝え、同意を得てその場面を調整した。そして1週間後に、外来で家族も含めて面談することとした。

④身体的苦痛を軽減する

①抗がん薬治療を1年以上続けており倦怠感が蓄積している。ALPの上昇、CRPの上昇が認められる。貧血はない。PS（パフォーマンスステイタス。患者が通常の仕事や日常生活をどの程度行うことができるかの判定基準）*は1で、自宅での家事は可能だが、疲労感を感じている。

②下腹部痛による入眠困難、中途覚醒が軽度にある。時折、差し込む痛みが出現していた。便秘があったがマグラックス®で調整しており、排便は2日に1回ある。

上記のアセスメントより、安楽を促すセルフケアについて以下のように説明し、不安の解消に努めた。

①倦怠感による苦痛について傾聴し、つらさを共感した。そのうえで、アセスメントから考えられる原因とその対策について伝えた。

②倦怠感は、軽度の肝機能の低下があることや、化学療法の遅延性副作用の蓄積によると考えられること、多くの患者が同じようにつらいと感じる症状であり、Aさんだけが感じているのではないことを伝えた。対処方法としては、休息を十分に確保すること、夜間、よく眠れる工夫が必要であること、そのために腹部の痛みを緩和することが重要であることを説明した。

③疼痛については主治医と相談した。がん性疼痛（腹膜播種）の可能性があると判断し、まずは疼痛時の頓用座薬の使用などにより鎮痛を図り、1週間後に再評価することとした。Aさんに、苦痛出現時には座薬で対応できるよう、1日3回程度は使用してよいことを伝えた。本来は原因の検索後、がん性疼痛と考えられれば定期的な非ステロイド性消炎鎮痛薬の使用を行うべきである。しかし、これ以上の悪い病状の説明や検査・治療の説明などは、現在のAさんにはさらなる脅威を与えることになると考え、担当医と相談の結果、原因の検索、説明は次回にすることとした。

2）医療者との信頼関係未成立／病状進行の悲嘆に関連する、症状緩和治療の受け入れ困難

1週間後、Aさん、夫、次女、長男が来院した。その日は、主任部長（C医師）から、これまでの治療の経過の説明、今後の治療や療養の見通し、主治医変更の件について伝える予定であった。しかし、その1週間で急速に病状が進み、倦怠感の増強、腹痛の出現がみられ、Aさんは歩くのがやっとといった状況であった。

(1) 看護目標

---

*PS：ECOGによるPSスコアの定義は次のとおり。
0：全く問題なく活動できる。発病前と同じ日常生活が制限なく行える。
1：肉体的に激しい活動は制限されるが、歩行可能で、軽作業や座っての作業は行うことができる（例：軽い家事、事務作業）。
2：歩行可能で自分の身の回りのことはすべて可能だが作業はできない。日中の50％以上はベッド外で過ごす。
3：限られた自分の身の回りのことしかできない。日中の50％以上をベッドか椅子で過ごす。
4：全く動けない。自分の身の回りのことは全くできない。完全にベッドか椅子で過ごす。

①Aさんが家族と共に治療方法や療養の場を納得して選択することができる。

②身体的苦痛を軽減する方法を理解し、セルフケアの方法を獲得、あるいは援助を受入れることができる。

(2) 看護の実際

①病状の変化に伴う医療ニーズのアセスメントとケアについて検討する

座っていることが困難なので、診察前に待機するために処置室のベッドを確保し、診察前にPCT看護師が身体面・心理面のアセスメントを行った。

①身体面の状況：腹部膨満があり、腹水貯留がうかがえる。腹満感が強い。腹部の鈍痛は、鎮痛薬の座薬を毎日2〜3回使用しているにもかかわらず軽減せず、夜間の睡眠が十分に確保されていなかった。食欲低下が進み、水分摂取が極端に減って口腔粘膜は乾燥している。倦怠感は1週間前に比べ増強しており、動作時の呼吸困難感が出現しておりPSは3になっていた。アセスメントの結果、腹水による苦痛の軽減、腹痛の緩和、脱水改善、呼吸困難感の原因検索と対処の医療ニーズがあると考えられた。

②心理面の状況：Aさんは苦痛について家族に表現し、本人の希望を伝えることができていた。この1週間の間にAさんは家族に、「抗がん薬はつらいこと」、「免疫療法をしたいこと」を伝え、家族はすでに免疫療法の治療を受ける手続きを行っていた。

②ケアの提供方法の検討と、本人・家族の医療の受け入れを支える

主任部長（C医師）と、身体アセスメントの結果を含め、提案する治療やケアについて診察前に協議した。具体的には、

①症状緩和を受け入れられるかかわりが必要であること、

②可能なら入院して疼痛コントロールを行ったうえで在宅調整が望ましいこと、

③免疫療法を継続したい本人の意向があること、

について検討した。その結果、免疫療法を続けたい希望を尊重し、そのための体力温存をサポートする。脱水や疼痛、腹部の状態を検査して苦痛を取り除く治療をまず行うという提案を、これまでの治療経過とともにC医師から本人、家族に説明した。そして本人、家族の同意を得た。

ここでのケアのポイントは、何はともあれ、医療者側が信頼関係を再構築することである。なぜならば、新たに出現している症状についてのバッドニュースを伝え、緩和治療の受け入れについて同意を得て進めなければ、AさんのQOLに大きく影響することを伝える必要があったからである。その点については、これ

までの経過を患者と家族が一緒に聞くことで、現在までの治療とその効果、今後の方向性を共有することができた。

　また、家族の心理的負担に配慮することも重要であった。病状の進行が急速であること、Ａさんを支える役割を獲得していかなければならないことなど、変化がストレスとなると思われた。家族のできる範囲でＡさんをどのように支えていくかを共に考え、医療者が支えていく部分についても検討する必要があった。そのため、家族それぞれの仕事状況、介護できる時間などの見積もりを検討した。その結果、準備に時間はかかるが、適切に医療者などのサポートを利用すれば、将来的に在宅でのケアは可能であり、家族にもその意欲があることがわかった。

　Ａさんは、免疫療法に期待をすることで気持ちを支えていた。これまで、一人で対処してきたＡさんが、この一週間で家族に今の苦しさを伝え、免疫療法をしたいと言うことができ、家族の支えでそれを実現していた。家族の支援が受けられ病気の進行に一人で直面させられる事態から逃れられたことにより、安心感が得られたような表情であった。１週間前のＡさんなら、疼痛緩和を目的とした入院を受け入れることは難しいだろうと思えたが、家族の支えを得られたこと、医師からの、がんの進行を感じさせられる数値を言わず、「体力を蓄えて（免疫）療法に備える」というＡさんの希望に沿った説明によって、治療を受け入れられたと思われた。

２．入院時から外泊までの時期（症状緩和）

　この時期は、終末期の症状（痛み、胸水、腹水）による身体的苦痛、心理社会的苦痛の緩和を図る時期であった。

(1) 看護目標
　① がん性腹膜炎および腹水貯留による疼痛が緩和され、痛みの苦痛がない、もしくは痛みによる夜間覚醒が消失する。
　② 胸水貯留による呼吸困難感が緩和される。
　③ 症状出現に伴う不安が軽減し、療養生活を安楽に過ごすことができる。

(2) 看護の実際
①苦痛の緩和のケア
　呼吸困難感の原因は胸水貯留であったため、入院直後より胸水穿刺が行われ、息苦しさは軽減していた。倦怠感は、ステロイド薬の使用によって軽減されていた。腹水貯留による腹部の張るような痛みと内臓痛の混在、便秘による排便時の苦痛などが原因となる腹部の痛みは継続していた。入院後は緩和ケアチームが介

入した。
　疼痛を我慢していることが多く、疼痛が出現すると不安が増強するAさんの状況に対し、病棟看護師は「傾聴する」「疼痛緩和を図る」ことを目標に上げ、積極的に取り組んだ。痛みの出現時には速やかに鎮痛薬を使用できるようAさんに促したり、痛みの理由を伝えて鎮痛薬を使用する意義を説明する、などを繰り返し行っていた。
　その結果、Aさんは看護師の勧めどおりに鎮痛薬を使用したことによって「楽になった、もっと早く言ったらよかった」と、その効果を実感できた。その後は、痛みがあると躊躇せずにナースコールを押して苦痛を訴えたり、鎮痛薬の要求をするといったコーピングを獲得していった。NSAIDsでは十分な除痛ができなくなった入院7日目より、オキシコンチン®10mg/日を導入、フェイススケールで5/6であった痛みが0になった。痛みの軽減が、「もっと食べたい」という食事への意欲につながっていった。
　入院8日目に、腹水貯留による苦痛があるため、腹水穿刺により2000mL/回の除水を行ったがその8日後、腹部の苦痛、便秘も重なり、レスキュードーズでは十分緩和されなくなった。その日は休日で医師は不在であったが、患者の苦痛状況を判断し、病棟看護師（受持ち看護師）が主治医に電話で連絡をとり、腹水穿刺チューブの開放を行った。時間をかけて除水（1650mL）を行ったことによって苦痛が軽減し、翌日の外出への意欲につながった。

②心理的苦痛への支援
　病棟では、患者の思いに寄り添うように傾聴することと、その思いを可能な範囲で実現できるようチームで話し合われた。そして、患者のニーズがあれば迅速に対応できる体制をとった。傾聴することでAさんは看護師に「苦痛を伝えてよい」といった安心が得られたようであり、心理的にも看護師に頼ることが多くなった。外来では医療者につらさについて言えなかったが、入院後はその時々でつらさの表現があった。特に、腹部の疼痛増強に誘発される不安や死の恐怖は表出できていた。苦痛が軽減すると、病棟看護師と趣味の話をし、テレビを楽しみながら会話したり、看護師とのやりとりを楽しみにするといった気分転換ができていた。これは、病棟看護師がAさんに近づこうとするかかわりが安心を与え、信頼関係を築くことができた成果であると考える。

③日常生活の工夫
　食欲不振が続いていたAさんに対し、病棟では食事の工夫を早期から積極的に行っていた。患者の変化するニーズをとらえ、それに合わせて提案、工夫を実施

している。Ａさんの食欲は、倦怠感の程度や疼痛、倦怠感の軽減のためのステロイド薬の導入などにより、日によって大きく変化した。入院当日は指示の5分粥であったが、食欲のないＡさんに合わせ、翌日から朝はフルーツ食、昼は5分粥にゼリーつきなど、日中は一番食べやすい時間帯に食べたいものが届くような工夫が行われた。また、配膳量が少ないメニュー、パン食、食欲が出たときには副食の多い食事を提供するなど、多彩に変化させていた。その結果、毎日ではないが、「全部食べられた」という満足を得られていた。また家族と共に持ち込み食を楽しむことができた。

3．外泊前後から看取りまで

　Ａさんの希望は、抗がん薬よりも副作用の少ない免疫療法を続けることであった。免疫治療の日を10日後に控えた入院11日目には、疼痛の緩和、胸水の制御がほぼ可能となり、週末なら、何とか車椅子での外出が可能であろうと緩和ケアチーム医師が外出を提案した。希望をかなえるにはこの時期しかないと緩和ケアチームは考え、担当医と病棟看護師に、週末の外泊と免疫治療日の外出・外泊の可能性について相談・検討した。本人と家族の希望があり、外出、外泊を目指して、症状緩和状態の安定を図ることと、苦痛緩和方法についての家族への指導、社会資源の調整（ベッドの借り入れ）などを、病棟スタッフと緩和ケアチームで行った。2泊の外泊は無事、自宅で過ごすことができた。その後、急速に病状が進行し、外泊から病院に戻って9日後、家族に見守られて永眠された。

(1) 看護目標

①外泊前から看取りまでの時期

　この時期の目標は「苦痛の軽減を図り、患者の希望が可能な限り実現できるよう、安全で安楽に外出ができる」とした。

②外泊後から看取りまでの時期

　①苦痛が可能な限り軽減され、安楽に過ごすことができる。
　②症状出現に伴う不安を軽減し、残された時間を安楽に過ごすことができる。
　③家族が安心してＡさんを支えることができ、悔いなく看取ることができる。

(2) 看護の実際

①疼痛緩和

　疼痛についてはオピオイドによって緩和を行った。入院12日目頃より、腹水貯留による苦痛が再度増加し、排便によっても痛みが出現した。フェイススケール5/6〜1/6と日々の変動があり、レスキュードーズ（オプソ®5mg）を使用

して軽減した。特に深夜勤務帯に痛みが出現すると不安が強くなり、号泣することもあった。「どうしたら眠れるの」「ここで死にたくない、帰りたい」などの言葉を病棟看護師に訴え、スピリチュアルペインも強いと思われた。

病棟看護師はその訴えのたびに不安を傾聴し、苦痛緩和の提案（レスキュードーズの使用）を行っていた。レスキュードーズを使用すると痛みが軽減し、気分も落ち着いた。

腹水がたまりはじめると腸蠕動の刺激などで腹部の痛みが増強するため、Aさんは敏感になっていた。また、その刺激によってさらに不安が増す。不安が出現すると号泣し、自分で抑えられない不安に駆られ心理的苦痛が増強する、ということが繰り返されていた。

不安に対し、緩和ケアチームと相談して抗不安薬を併用した。抗不安薬のソラナックス®、眠剤のロヒプノール®を効果をみて調整、使用した。夜間の不安の軽減、睡眠の確保のためにデパス®を処方し、夜間の不安増強時に使用した。その結果服用4時間後には、疼痛も和らぎ、朝方までよく眠ることができていた。

腹水のコントロールについては迅速に対応できる工夫（ドレーン留置）がなされていた。前回の抜水後4日目に1000mL、外泊前日に1650mL抜水した。ドレーンを留置したことにより、あらかじめ主治医の指示を確認しておけば、医師が不在でも看護師がすばやく対応できた。このことはAさんの不安の軽減につながっており、看護師もその対応を積極的に行い苦痛の軽減に努めた。

②外泊に向けての調整

2泊3日の外泊に向け、①疼痛の増強を避ける工夫、②苦痛出現時の対応を十分にとること、③できる限りの症状緩和を継続すること、について多方面から検討し実施した。倦怠感に対し、点滴であったリンデロン®を内服に変更した。外泊前日に腹水を抜水し、苦痛を最小にする工夫を行った。そのほか、移動時の注意や緊急時の対応などを家族に説明し、外泊を実現した。外泊中の家族の不安に対応するため、病棟看護師が電話で様子を聞き、苦痛の増強がないことを確認し、家族の安心を図った。

③家族ケア

■家族との時間を大切にするための工夫

Aさんの不安が強いことから、入院の早期から個室を調整し、家族と共に過ごす工夫を行っていた。病棟スタッフが、家族の仕事や都合を尋ねながらケアを共に行った。家族がケアに参加することで、家族がAさんにできることを少しずつ工夫している様子がうかがえた。

■家族の不安への対応

　Ａさんが外泊から帰った時点から、意識レベルの低下がみられた。しかし、時折、痛みを訴えたため、苦痛を訴えるＡさんのそばで、家族は不安を抱えて付き添っていた。家族の不安や疑問にできる限り応えられるように、訪問時には必ず家族に「気になることはないか」尋ね、コミュニケーションを図った。特に、遠方から帰ってきていた長女の思いには注意深くかかわった。長女は「少しでも何か母のためにしてあげたい」という気持ちが強く、看護師と医師とでタイミングよくその思いが実現できるように心がけた。亡くなる前日のＡさんの調子がよい時間帯に、Ｃ医師から「車椅子で散歩ができる」と促され、Ａさんは「ぜひ行きたい」と散歩を希望した。長女を含めて家族で屋上に散歩に行き、気分よく過ごす時間がもてた。これは、医療チーム内で、残された時間に限りがあることを共有し、家族との時間を優先するといった目標をも十分に共有していたことから、タイムリーに実現できたと考える。

■家族の思いの共有

　看取りまでの数日間は、Ａさんの苦痛表現をはっきりとらえることが困難であった。呻吟があったり、閉眼したままうなずいたり、首を振ったりといった非言語的なコミュニケーションがある状態であった。しかし、家族が見ていて「痛がっているように思う」「苦しそう」と言ってくる訴えを病棟看護師がしっかりと受け止め、その思いを汲んでレスキュードーズを使用するようにしていた。看護師はＡさんの反応が緩慢であっても、できる限りＡさんに言葉をかけ、これまでと同じくＡさんの表現や意向を確認して、清潔のケアや、痛みの対処を行うようにしていた。それらのケアに対する評価をＡさんからは直接得られない時期であったが、温浴などで快さを実感すると、「気持ちいい」とＡさんが突然発言したり、表情が和らぐといった変化があった。これらの小さな反応を家族と共に共有していくことを繰り返し行った。

　このように、表現できないＡさんの痛みや苦しさを推測し、何をしてあげられるのかと思う家族の苦悩に寄り添い、家族の感じ方を尊重するケアや、Ａさんの反応を共有することは、家族に目線を合わせて共に歩むケアにつながったのではないかと考える。

Ⅳ 考　察

1) 終末期ケアの問題点

　一般病棟での終末期のケアには、以下の利点があるといわれている。

①これまでの治療を支えた医療スタッフとの関係を維持することができる。
②慣れ親しんだ地域社会とつながりをもちやすい。
③各種診療科のコンサルトが受けやすく、さまざまなニーズに応えられる。
④一般に死のイメージをもつことが少ない（ホスピスに比べ）。

しかし今回のケースは、その強みである「信頼関係の維持」に大きな問題を抱えていた。Aさんは長期間の抗がん薬治療の経過のなかで、バッドニュースが適切に伝わらず、心の傷がどんどん深まる体験を積み重ねてきてしまっていた。

2）患者の危機的状況への対応

Aさんは一人で、だれのサポートも受けず、乗り越えようとしてきた。治ると信じ、治療さえ我慢したら、家族に迷惑をかけず、自分らしい母親としての元の生活を取り戻せる、と治療に耐えてきた。しかし現実には、医師からの言葉は、聞きたくない結果ばかりであった。さらに、病気の進行や抗がん薬の副作用で、体力の衰えが顕著になり、苦痛体験が増加していた。

このような状況でAさんは、健康や、自分らしさが失われていく多くの喪失体験を重ね、さらに、医師とのコミュニケーションのずれや病状悪化への恐怖感から、現状の認知が正しくできていなかった。そのため、治療効果が出ていないという事実に直面し、意思決定を迫られて危機的な状態に陥った。怒りや理不尽さ、孤独感を感じて当たり前の状況である。

Aさんのように再発に対する維持化学療法を行っている場合、治療の効果がなくなってくる時期は同時に、緩和ケアのニーズが明らかになってくるときである。「がんの診断期から緩和ケアを」と言われる今日において、この時期には特に、適切な緩和ケアの導入をいかに行えるかが、その後の患者や家族のQOLに大きく影響する。しかし、この時期はまた、Aさんのように多くの患者が「厳しい事実との直面」に耐え切れず、悲嘆、落胆、医療者への不審などの感情をもちやすい時期でもあることを十分に理解し、対処しなければならないと、このケースで再確認した。看護は、このような状況を予測的にアセスメントしつつかかわる必要があると考える。

3）信頼関係の構築

Aさんの終末期にかかわる看護においては、入院までのAさんの病いとの付き合い方を理解し、その思いに共感し、Aさんの思いや希望を支えながら現実に達成できる苦痛緩和をタイミングよく行うことが重要であった。全人的苦痛（トータルペイン）としてAさんの苦痛をとらえ、折り重なったストレスの一つひとつをていねいにアセスメントし、不快な症状を一つでも減らすためのケアを重要視

した。

　入院中から看取りまでは病棟看護師の小さな工夫が、総合的にＡさんの安心につながったと思われる。特にＡさんは「痛みの出現＝死の恐怖」を表現していた。不安に焦点を当ててその軽減を図りながら症状マネジメントを効果的に行っていくことは、信頼関係の構築につながると考える。腹水や胸水管理、食事の工夫など、一般病院だからこそ工夫できるよい点を生かすための看護師による調整が重要である。

4）家族との関係性への配慮

　情緒的なサポートを得ていなかったＡさんに対し、Ａさんが家族に支えられることを後押しし、家族との本来の関係性を支え、家族との時間を大切にするケアを行った。残念ながら在宅療養の期間を得ることはできず、外泊も2泊だけにとどまった。しかし、家族にＡさんの希望を伝えることができ、家族の協力を得て免疫療法を受けたり、外泊、散歩などを行ったプロセスそのものがＡさんの支えになり、喜びになっていたと考える。医療者と家族とが、治療の方向性を検討する時期に、しっかりと家族と患者を交えて話し合うことがたいへん重要で有効であったと考える。一般病棟では、他の急性期患者がいるなかで、家族と話し合う時間を十分に確保することは困難だが、ぜひ工夫したいところである。

参考文献
1）恒藤暁：最新緩和医療学，最新医学社，1999．
2）東原正明，近藤まゆみ編：緩和ケア〈看護 QOL books〉，医学書院，2000．
3）池永昌之：ホスピス医に聞く；一般病棟だからこそ始める緩和ケア，メディカ出版，2004．

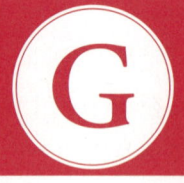

G 在宅で終末期を迎える患者の看護（終末期）

I はじめに

　安心して在宅療養を継続するには、"緊急時の医療体制"と"介護体制の整備"が必要である。この2点がそろえば、子どもから高齢者まで、独居でも、がんでも、地域での生活が可能である。

　しかし実際は、若年者の場合には、不十分な社会保障制度や、核家族のさらなる細分化に伴い、在宅療養を維持するための人的・経済的資源が乏しく、継続が難しいことが多い。一方、高齢者の場合は、介護保険制度や地域の人的資源を上手に活用できれば対応可能だが、システムやサービスの質・量が十分に機能しているとはいえない。

　わが国は2007（平成19）年に超高齢社会を迎え、単身の高齢者が地域で増えている。高齢者は、加齢に伴い、複数の慢性疾患や認知に関連した障害を合併していることが多く、社会とのつながりや他者との関係性が乏しくなり、地域で孤立しやすいなどの問題を抱えている。

　これらの社会情勢も踏まえて、ここでは、一人暮らしの高齢者で認知障害がある終末期のがん患者の在宅支援について述べたい。

II 事例紹介

〈患　者〉
　Aさん（80歳代、男性）。
〈診断名〉
　肺がん（骨・脳・副腎に転移あり）。10年前に食道がんにて再建術を行っているが、今回の肺がんには関連がない。
　認知症の疑いがある。
〈既往歴〉
　幼少期より腸閉塞などの消化器に関連した疾患を繰り返していた。10年前には食道がんになり、前胸部に再建術を施行している。その後もたびたび通過障害や

ダンピング障害を起こしている。

　5年前には交通事故に遭い重傷を負うが、奇跡的に回復した。3年前には慢性閉塞性肺疾患（COPD）を指摘され、肺炎を繰り返していた。そのフォローの過程で肺がんが発見された。

〈家族の背景〉

　妻と子どもが2人いるが、妻とは数年間、別居状態であり、子どもたちはすでに独立している。そのため一人暮らしであった。

　Aさん宅には次女が往来している。Aさんは9人兄弟の長男だが、他の弟妹との往来はない。

〈本人と家族の思い〉

　本人は、「入院したくない。できれば最期まで自宅にいたい」と言う。家族内の意見はさまざまで、妻は「夫には二度と会いたくないので、亡くなってから連絡してほしい」、長女は「母の意見を尊重したいので、自分は父親には会いに行かない」、次女は「父が自宅でというのなら、できるだけ自宅で生活させてあげたい。でも、私にも生活があるので、24時間介護することはできない。もし、状態が悪くなって、身の周りのことができなくなったら、入院も仕方ないと思う」と話している。

Ⅲ 在宅での療養状況

1）訪問看護導入に至るまでの経過

　×年7月に血痰があり、近医Mを受診後、T総合病院を紹介され、精査により肺がん（T2N2M0、StageⅢA、adeno）と診断される。そして、化学療法と放射線療法が実施された。その後も、10月まで化学療法を4クール行った。しかし、入院中に許可なく外出したり、消灯時間が守れないなど、集団行動が困難な場面が多く、入院と強制退院を繰り返していた。

　2年後の6月まで治療を繰り返すが、徐々に効果がみられなくなった。同年10月、突然の腰痛とともに下肢麻痺が出現し、救急車でT総合病院に搬送された。がんの腰椎転移、脳転移が明らかになり、腰椎と脳への放射線療法が開始された。約2か月の入院により、歩行が可能な状態まで回復した。しかし、回復すると集団行動がとれないために入院生活の継続が困難となり、再び強制退院となる。

　さらに1年後の9月、再び腰椎転移によるがん性疼痛が出現し、緊急入院となった。疼痛コントロールのためにオピオイドの投与が開始され、オキシコンチン®60mg/日まで増量された。そして、再び入院生活に適応できないため、急

遽、退院の運びとなった。
　今後は在宅療養が中心となり、緊急時の対応をする必要から、訪問看護への依頼があった。現在、余命数か月と予測されている。

2）現病に対する患者の認識
　これまでの治療の体験については、食道がん、肺がんともに告知を受けているが、記憶が定かではない。たとえば食道がんについては、告知後に手術を受けているが覚えておらず、再建術の痕を見て「食べたらこんなに胸が膨らんでしまう。だから、ご飯が食べにくい。うどんやお粥しか食べられない」と語る。手術体験について尋ねると、「うん？　そんなことがあったかな？　そういえば、病院に長く入院している間に、妻が家を出てしまった。その後から、ずっと一人暮らしだった」と話が変わる。「病院に長く入院している間」とは、交通事故に遭遇し、重傷を負って入院したときのことで、食道がんでの入院のことではない。また、「交通事故」の体験を詳しく尋ねても明確な返答はない。それよりも、妻が家を出たことのほうが大きな衝撃だったようである。

3）取り巻く医療・介護の状況
(1) 医　療
　終末期のがん患者で認知障害があり、独居の高齢者への在宅支援について、訪問看護師以外の他職種ははじめての経験である。
　かかりつけ医の近医Ｍは、当初は通院のみのかかわりで、在宅での看取りを視野に入れた診療ははじめてであり、オピオイド処方ができない。
　Ｔ総合病院へは月1回程度の受診が予定されているが、今後の入院については受け入れ拒否の状態である。そのため、近くの緩和ケア病棟を紹介されたが、本人が入院する意思がないこと、現状では入院の適応がないと判断されていることから、現実的ではない。

(2) 介　護
　これまでに介護保険の利用がなく、退院直前に要介護認定を申請したために、認定結果が出され、サービスが導入される状況には至っていない。患者は独居を強く望んでおり、家族も個々の生活のため同居は不可能で、家族介護者は望めない状況である。

Ⅳ 看護の展開

　在宅では、看護師が24時間の観察・ケアを行うわけではなく、血液検査なども最小限である。そのため、日々の訪問看護・介護により、現場での患者の言動、

身体変化、生活環境とそれに伴う日常生活行動などから患者の状況を読み取っている。

　以下のデータベースの記述にある「　」内は、訪問看護の場面で本人が語ったものであり、⇒以下は予測される問題である。

1）健康レベル（状態）

　肺がんについては、初回診断の身体状況や、食道がん、COPDの既往があることなどから手術療法は不可能と判断され、化学療法と放射線療法の選択となった。

　元来の性格からなのか、脳転移とそれに伴う放射線療法の影響からなのか、認知症によるものか不明だが、Aさんは、肺がんやそのためのさまざまな治療の経過について語ることがない。尋ねると、「うん、そうだったかな……。T病院には行っているけど……。呼吸器の〇〇先生には診てもらっているけど、何の病気だったかな」といった具合である。

　　⇒記憶力が不安定であり、病状や身体状況の理解については、Aさんと周囲で解離している。

2）健康や病気についての意識

　Aさんは「健康を維持するためには、運動と補助食品による栄養補給が有効だ」との認識をもっていた。今回の入院直前まで、健康増進のため、スポーツクラブで定期的に運動していた。これまでも、骨転移の既往から、再三にわたって医師から運動しないように注意を受けていたが、記憶にない様子である。食生活については、サプリメントなどの健康補助食品への関心が高く、値段にかかわらず購入し、内服していた。しかし数日経過すると、購入したこと自体を忘れ、再び購入してしまう。

　また、体調不良があれば医療機関を受診し、自分が納得のいく診断および加療がなされなければ、自分の判断で医療機関を変更していた。そのため、自宅近くから車で15分程度の、移動可能な圏内の医療機関をドクターショッピングすることが多く、各医療機関とのトラブルや行き違いもたびたびであった。

　　⇒健康を過信しているわけではなく、独自の健康管理行動を展開している。その内容は周囲から理解されにくく、トラブルが潜在している。しかし、自分が納得しないと行動変容が生じない。

3）価値観

　「なるようにしかならない」「他人には期待しない」「できるだけ自分のことは自分で」「これまでの人生は後悔していない」と語り、死については「母のもと

に行けるかと思うと、（死ぬのも）悪くないと思う」「自分はいつ死んでもいいと思う。できるだけ、次女に残してあげたい」と語る。

4）自己概念
　ボディイメージは「いつまでも若く、スポーツ万能である。健康管理に自信がある」ととらえており、修正ができない。また、「やせてしまった自分が情けない」と、身体変化に戸惑いを感じている。

　価値観については、「去る者は追わず。自分はなるようにしかならない。背伸びはしない」と語り、「だから、背伸びをする妻とは合わなかった」と言う。

　これまでの自分の成果については、「こんな自分でも仕事を勤め上げ、この土地に一戸建てを購入できたこと。よく頑張ったと思う」であった。また、「こんな性格の自分だから、なかなか理解してもらうのは難しい。できるだけ、自分のことは自分でしたい」とのことであった。一方で、病気体験に関連したコメントはない。

5）役割関係
　父親として経済的な側面では役割を果たしていた。しかし、「子どもが小さいときは、一緒に遊ぶことはなかった。子煩悩の父親ではなかったので、（今の状況を）仕方がないと思う」と言い、次女に対して「こんな自分を見捨てずに支えてくれることはありがたいと思っている」と語る。

6）知覚・認知
　視覚については近視と遠視があり、眼鏡を着用している。たびたび眼鏡を紛失するため、外出先ですぐに購入する。また、自宅内のさまざまな場所に眼鏡が置いてある。

　聴覚はかなり弱く、両側に補聴器を使用している。補聴器には大変なこだわりがあり、こまめに修理や電池交換を行い、長年愛用している。紛失しないようにと、補聴器2つをひもで結び、さらにネックレスに結え付け、落ちないような工夫をしている。

　本人は次のように話している。「小さいときから喧嘩に明け暮れていた。何をやってもうまくいかず、みんなから乱暴者と罵られ、嫌われていた。どうして自分を理解してもらえないのか、ずっと不思議だった。自分の耳が聞こえないことに気がついたのは、就職してからだった。はじめての給料ではじめて補聴器というものを手にしたとき、びっくりした。こんなにも世の中は音にあふれていたのかと。人はこんなにもいろんなことを話していたのかと。そして、これ（難聴）が原因で、これまでは他人とのトラブルが多かったのだとわかった。それからは

仕事もわかるようになって、頑張ることができた。今思えば、自分の唯一の理解者は母だけだった」。

他者との関係性については、以下のように語っている。「自宅では母以外とはだれともうまくいかず、18歳で自宅を飛び出して、都会で放浪していた。30歳近くになり、両親からの強い勧めで結婚した。母だけは悲しませてはいけないと思ったから、（結婚を）決断した。しかし、結婚後に妻が仕事を始め、その仕事が軌道に乗って、自分の年収を大きく上回るようになった。その頃から、自分に対する妻の言動が厳しくなったように思う。だんだん関係も冷えてしまった。自分のもとを自ら去っていった妻のことは、どうとも思わない。思っても仕方がない。でも、娘には自分の思いを理解してほしい。わがままかもしれないが……」。

過去の体験や習慣、自分の境遇についてはじっくりと言葉を選んで語ることができる。病気に関することや新しい体験については、語ることが難しい。

現在は、激しく感情をぶつける言動も少なく、穏やかであり、マイペースな生活ぶりである。しかし、習慣を変えるような場面に遭遇すると立ち行かなくなってしまう。たとえば、毎朝、豆を挽いてコーヒーを入れていたが、ある日、豆を挽く器具が動かなくなってしまった。Ａさんは、原因追究のため一部を分解したがわからず、もとに戻せなくなり、新たな器具を購入した。しかし、まったく同じ器具ではなかったために操作ができず、また新たなものを購入した。今度はできるだけ、前に使用していたものに類似したものを購入したが、また使用できなかった。これを繰り返し、結局、コーヒーを飲む習慣をやめてしまった。もともとの原因は電源が抜けていただけなのだが、Ａさんには理解できていなかった。

　⇒聴覚障害があるためにコミュニケーションのトラブルが予測される。新たな習慣を獲得するには、Ａさんの生活行動様式やパターンに沿った介入をする必要がある。

7）食生活／栄養・代謝

身長は168cm、体重は50kg程度で、やせ型である。がん発症以前より、体型に大きな変化はないとのことである。

元来、食事に関しては関心が低かったようである。基本的には、自分で食材を買い、調理している。食道がんの再建術以降、毎食、うどんや粥のみを摂取している。明らかな味覚の異常はないものの、塩分の多い食事内容である。この数か月間の体重の減少に伴い、総義歯が合わなくなってきた。

食事の好みと、摂取できる形状を理解してもらえなかったことや、毎食同じものしか食べないことから妻との口論が絶えず、妻が家を出るきっかけとなったよ

うである。

　⇒容易に栄養状態が悪化する可能性がある。長年の食行動を変化させることは困難なことが予測される。

8）排　泄

　排泄は自立している。しかし、清潔に関する意識は低く、排泄物で着衣が汚れていても気にならず、外出してしまう。

　時折、原因不明の血尿があるが、排尿時の痛みがなく、貧血に伴う自覚症状が乏しいため、受診行動に至っていない。担当医師も状況は知っているが、経過観察である。排便については、若い頃より便秘症で、気が向けば市販の下剤を内服していた。下剤の種類は不明である。オピオイド開始に伴い下剤の処方があるが、内服していない。最終排便の時期や性状について返答できない。腸蠕動音はやや高めであった。

　⇒排泄への関心が乏しく、他者の観察・介入が必要である。

9）活　動

　幼い頃から運動が得意で、さまざまな競技の選手として活躍していた。この十数年は毎日、スポーツクラブに通い、1日6時間程度過ごし、運動時や休憩時間に、参加している人々と談笑やお茶をするなどしていた。ちなみに、集団で行うスポーツは苦手で、一人で黙々と運動していた。自宅にも、所狭しとトレーニング機材があり、使用していた。医師から運動制限を課されているが、守られていない。

　移動は車またはバイクである。週末には30km先の畑に運転して行き、農作業を行っていた。しかし、視力および聴力が低下しているため、事故も多かった。オピオイド開始後は、シルバーカーやタクシーの利用を勧めたが、納得がいかない様子であった。

　⇒自覚症状がなく、医師の指示が守れないために運動制限ができない。

10）休　息

　若い頃から、がん発症前後も含め、睡眠に関するトラブルはなかった。眠ければ、他人の目を気にすることもなく、どこでも、すぐに寝てしまう。

11）セクシュアリティ

　「男性として」といった文言で語ることはない。（亡くなる数週間前には、「優しくしてほしい。母のように包んでほしい」と、支援する介護職員に求めていた）

　また、自分にとって便利な人であれば、性別を問わず受け入れている。

12）安全／防御

視覚および聴覚への障害があるため、スムーズな危険回避ができない可能性がある。これまでにも、鍋を焦がしたり、寝たばこによるボヤなどがあった。また、玄関の鍵を掛けることには執着するものの、裏戸や窓が開いていることには関心がなく、外出していた。また、訪問販売業者を自宅に招き入れ、金銭トラブルに巻き込まれたこともある。

13）安楽

痛みがあると、ただひたすらじっとして動かない。しかし、鎮痛薬で疼痛コントロールが可能になると、痛みのことを忘れて動いてしまう。

疼痛コントロールに不可欠な内服管理については、手渡しで与えられた薬は疑いもなく内服するが、すぐに内服したことを忘れたり、所定の場所から薬を取り出すことができず、目の前にあっても内服を忘れることが多い。自分で痛みを評価して薬剤を選択し、内服し、評価するといった一連の行動はとれない。

⇒がん性疼痛コントロールが不良であることが予測される。

14）コーピング・ストレス耐性

「からだを動かす」ことでストレスを発散していた。行動制限されなければ、他人からみれば大きなストレスではないかと思う場面でも、本人はストレスを感じていないようであった。一方で、他人と歩調を合わせて行動することは困難である。

⇒動きを制限されることでストレスがかかる。

Ⅴ 看護上の問題点と目標、計画

1）疼痛コントロール不良

(1) 問題点

＃1：骨転移によるがん性疼痛があり、的確な薬物療法が遂行されないことに関連した安楽の変調：疼痛コントロール不良。

(2) 目標

① 夜間に良眠でき、日中の活動に支障がない。
② 痛みの程度や薬剤の効果について専門職と共に評価できる。
③ 薬剤管理について多職種が協働でき、患者と共に的確な薬物療法が遂行できる。

(3) 計画

① これまでの生活パターン、思考および行動パターンを分析し、患者がどのよ

うな日常生活行動を継続したいと考えているかを、患者および他職種とともに検討して、段階的に具体的な目標設定を行う。

②患者の思考や行動に合わせた薬剤の投与経路、種類、量、薬剤管理方法などを検討する。

③患者を支援する介護職に対して、患者の病態、鎮痛薬が必要な理由、薬の種類、薬剤の使用方法、効果および副作用への評価と対策、観察方法、声のかけ方などのコミュニケーションのとり方を、個々の理解度に応じて説明・教育する。患者に鎮痛薬が必要な場面では、看護師に連絡し、指示を受けた薬剤を服薬介助することができる。

④痛みについて総合的に評価し、医師と定期的な評価を行う。オピオイド処方医やかかりつけ医など、関係する複数の医師や薬剤師へ定期的に報告を送りながら、共にアセスメントする。

2）終末期の独居生活での不安

(1) 問題点

＃2：がん終末期で独居であり、介護体制が不明瞭で支援者の技量が不十分であることに関連した不安。

(2) 目　標

①患者が在宅療養やこれまでの経過についての思い、不安を言語化することができる。

②家族の協力を得ながら、負担を最小限にするための介護体制について家族とともに整備できる。

(3) 計　画

①これまでの患者の体験や家族の思いを吐露できる場を設定する。その際に、個々の場合や一緒に語る場面を目的ごとに分けて設定する。

②患者を支援する他職種の不安を軽減するために、支援のあり方や技術（症状マネジメント、介護方法）などについて頻回に打ち合わせを行う。必要があれば、理解度に応じて個々にレクチャーするなどして対応する。

3）家族介護者の役割緊張

(1) 問題点

＃3：家族背景が複雑で、患者が終末期であるために和解する時間に限りがあることに関連した家族介護者の役割緊張。

(2) 目　標

①家族が、家族間の意見調整や和解のための場に参加することができる。

②キーパーソンである次女の悲嘆のケアができる。

(3) 計　画

①病状説明や療養環境を調整する場面に立ち会う。

②家族員各々の思いを確認し、意見調整の場面を選定する。

③患者の了解を得て、必要に応じて患者の思いを代弁する。

④次女への支援のあり方について、次女と在宅スタッフで共に検討する。

Ⅵ 在宅での看取りの経過と看護介入

以下、日を追っての看取りの経過と、適宜行った看護介入（　　内）について述べる。

(1) 9月17日

T病院より訪問看護の依頼を受ける。早速、訪問して、これまでの経過や今後の予測などについて手短な説明を受ける。この際、要介護の判定が不明であり、病院側に介護体制についての認識がなかったため、ケアマネジャーは参加していない。

(2) 9月18日

退院する。翌日より連休に入るが、介護体制が整備されていないため、急遽、自宅において、患者および家族、訪問看護師、地域包括支援センターの担当者とで調整を行った。

> 連休中の介護体制、緊急時の連絡先とそれへの対処、これまでの内服状況を確認すると、在宅でのオピオイドを含めた内服の自己管理ができないことが予測されたため、取り急ぎ「お薬カレンダー」を用意し、内服管理の方法を家族に伝えた。

(3) 9〜10月

連休明けより、居宅介護支援事業所のケアマネジャーも参加してサービス調整をした。食事、内服、清潔援助などを目的に1日3回の訪問介護を導入、身体状況のアセスメントや、疼痛を中心とした症状マネジメントを目的として、2〜3日に1回程度の訪問看護とした。

> 介護関連職種は、認知症のある独居のがん患者への対応がはじめてであるため、認知症患者へのかかわり方、痛みの表現の特徴や介入のポイント、Aさんの既往歴と現病歴から予測される、がんに関連した症状やその観察方法などをレクチャーした。特に、オピオイドの内服方法、副作用（主に便秘）への対策（便の性状の確認や内服薬の微調整など）は念入りに行った。介護

> 職やケアマネジャーがいつでも相談できる体制をとり、常に情報共有を図った。2週間程度で内服管理と症状マネジメントが可能となったので、徐々に介入する範囲を拡大した。その後は、食事などの栄養状態への介入、活動および休息への介入、家族との関係調整への介入を行った。
> 　また、家族へも定期的に連絡し、医師への身体状況の伝え方、緊急時の連絡方法、療養過程で予測される突発的な事項に関する意思確認（急変や死亡にかかわること）、これまでの家族の歴史や気がかりなことなどの傾聴に努めた。

　この頃のAさんは、頻回なドクターショッピング、少し離れた場所へ出かけると帰宅できない、訪問販売などによる金銭トラブルに巻き込まれるなどがあった。

> 　これらのことについて、介護職と協働して、Aさんの行動パターンを分析し、対策を検討した。そしてAさんが、介入する看護職および介護職を認識でき、安全・安楽で友好的な関係が結べるよう意図的にかかわった。
> 　訪問看護時には、幼少期から現在までの歴史、これまでの病気体験、仕事のこと、家族のこと、困難な場面に出会ったときの対処方法、自分にとって大切なことなど、さまざまなことを徐々に語りはじめた。

　次第に関係性がとれはじめると、自分の思いを少しずつ吐露するようになり、「畑の野菜が気になる。畑に行きたい」と言い、体調のよいときには家族とともに外出することができた。

(4) 11月上旬

　これまで日常的にできていたことが徐々に困難になりはじめた。たとえば、毎日行っていたコーヒーメーカーの操作がわからなくなる、シルバーカーに乗れなくなる、経口摂取が著しく減少する、排泄を失敗するなどである。

> 　徐々に通院が困難となることが予測されるため、T総合病院とM医師の双方に、今後の診療体制と症状マネジメントについて調整を図った。M医師が往診対応し、緊急時に入院が必要な場合はT総合病院が引き受け、その後に緩和ケア病棟へ転院する、オピオイドはT総合病院から引き続き処方され、これまでどおり訪問看護師からの報告をもとに薬剤を調整する、などが決まった。レスキュードーズも1日3回以上使用する場面があったため、定期量を増量して対応した。

　この頃より、ようやく訪問看護師やヘルパーの顔、役割の区別がつくようになり、人を選んで物事を頼めるようになった。

⑸ 1月下旬

　臨時に B 医師が往診し、本人の希望のあるときのみ、点滴1回、200mL 程度を実施した。

　排泄や食事がままならないことがあり、「自分のことが自分でできないなんて情けない」と嘆き、「だれとも話をしてない時間がとても寂しい」「自分はあまり時間がないように思う。長くないような気がする」「でも、絶対入院はしたくない。家にいたい」と語る。A さんなりに、自律性の低下や自分の身体感覚から、残された時間が短いことを感じ始め、スピリチュアルな痛みを訴え始めている。

　　A さんの訴えに、家族、介護職、M 医師たちが、どのように対処していいのか悩んでいたため、担当者会議をもち、自宅で最期を過ごす患者および家族の心の動きや支援の方法をレクチャーし、A さんの思いや行動を一緒に分析して対応方法を深めた。

⑹ 12月上旬

　突然、38℃近い発熱があった。

　　身体状況から上気道感染の疑いがあるため、M 医師に連絡して、自宅で抗生物質の投与と補液を行う。3日間程度で状態は改善した。

　M 医師と連携をとって早急に対応したことが A さんに精神的落ち着きをもたらした。A さんは、「M 先生に自分を看取ってもらいたい」「今までは先生の腰が引けている感じがしていた。でも先生は、通院と同じか、それ以上に自分を診てくれた。うれしかった。やっぱり自分の選んだ先生に間違いはなかった」「先生にどのように頼んだら、自分を看取ってくれるだろうか」と話す。

　　A さんおよび家族の意見を再度確認・調整し、A さん本人が M 医師に直接依頼できる場面を設定した。M 医師も快諾し、定期的な往診の開始となる。

　この頃には、家族間で抱える問題、自分の障害のこと、懺悔的な語りが多くなっていた。「あんた（看護師）に話をすると、その後、スッと楽になる。懐かしい感じだ。楽になると、娘やヘルパーさんにも優しくなれる。うれしい」とも語っていた。

⑺ 12月下旬頃

　排泄が自力では困難となり、定期的なポータブルトイレへの全介助、またはおむつ使用の介助となった。食事、更衣なども全介助となった。

⑻ 12月23日

全身状態の低下に伴う介入方法の再検討、年末年始の対応などを話し合うことを目的に、サービス担当者会議を開催した。内容は、患者および家族の意向の確認、経済状況を加味した介護体制、症状マネジメントの方法（アセスメント方法を含む）などであった。
　　その結果、①最期まで自宅で看取ること、②できるだけ娘（次女）が付き添うこと、③家族が不在の場面に死亡が確認される可能性があること（次女は了承した）、④これまで同様に、ヘルパーが観察した内容を訪問看護師に報告し、指示を受けること、⑤ヘルパーの滞在時間および回数を増やすこと（特に夜間について）、などが確認された。その後もほぼ毎日、各担当者とやりとりを行った。次女が頻回に訪問されるようになり、在宅スタッフと日誌でやりとりするようになった。

(9) 12月26日

　　B医師の往診の際、年末年始の体制を確認する。

(10) 12月28日

　　年末年始にオピオイドの内服が困難になったり、鎮静が必要な場面が出現することが予測されるため、T総合病院で処方可能な範囲の薬剤を調達した。

(11) 12月30日

　　次女が3日間泊まり、次女の希望で、この期間だけヘルパー中止とした。Aさんは「久しぶりに娘と過ごした。一緒にテレビを見たり、何げないことがうれしかった」と言い、次女は「介護は大変だったけど、今しかないので。いろいろなわだかまりはありますが、父の最期の意見も聞けたし、このままで行きたいと思います。いろいろありますが、何とか乗り越えられると思います」と語った。Aさんと他の家族との和解が困難であり、Aさんを看取った後にもさまざまな問題発生が予測されるが、自分が対応しようと決意した様子がうかがえた。

(12) 1月1日

　　四肢末端の冷感があり、酸素飽和度が測定できない状態となる。意識は清明である。

(13) 1月2日

　　内服不可となったので、オキシコンチン® からアンペック® へ変更する。
　　徐々に会話が短くなる。介護体制を再開し、医療的ケアが予測されるため、家族に、訪問介護事業所で契約をしてもらう。夕方から夜間はできるだけ次女が訪問する。Aさんは来訪する人々に「ありがとう」「すみませんね」「手を握って

いて」など、短い単語で感謝や希望を語っている。

⑭ 1月4日

> 朝、アンペック®を挿入すると、便意に似た腹部の違和感を訴えるため使用をやめ、デュロテップ®へ変更する。M医師にも看取りが近づいていることを伝え、往診を依頼した。

　夕方にはうなずく程度の意思表示しかできなくなる。橈骨動脈が触知不可となり、血圧低下、下肢に地図状チアノーゼが出現したため、次女に最期が近づいていることを伝えた。次女の精神的支援の目的で、在宅スタッフも支援する体制をとった。次女の呼びかけで、親族の一部が看取りに参加しはじめた。

⑮ 1月5日

　次女に見守られながら死去した。次女は「本当にいい最期でした。ずっと気ままに生活できて、父らしい数か月間でした。よかった。悲しいけど、何だかうれしい気分です。父の思いをとげさせてあげられたからでしょうか」と語る。死亡確認に訪れたM医師は大粒の涙を流しながら、「こんなに穏やかな最期が在宅でもできるのですね。Aさんのように疼痛コントロールができるのなら、自分も麻薬処方ができるようにしたい」と語っていた。

Ⅶ　グリーフケア

1）家　族

　訪問看護師は、看取った後に、一緒に遺体のケアを行った。洗髪、清拭、ひげそりなどを家族とともに行い、これまでの故人の思い出やエピソードを語り合った。家族は自然に笑顔になったり笑い声がこぼれたりした。

　葬儀には、Aさんとの思い出や、次女が本当に頑張ったことを讃える内容の弔電を送り、1週間ほど後に次女と電話で近況を確認した。その後、1か月程度して遺族訪問を行った。

　Aさんと妻との和解は成立しなかったが、長女とは最期のときに連絡がとれるような状況になっていた。今後は、遺産に関する問題や、妻（母親）の介護に関する問題が残っているようである。次女は「まあ、父のことでも何とかなったのですから、何とかなると思います。私なりに頑張ってみます」と話していた。

2）在宅スタッフ

　2週間ほど後に、介入したスタッフ全員で振り返りを行った。介護職は、「不安だったが、身体の見方や支援の仕方がわかったので、不必要なこわさがなくなった」と語り、医師は、「在宅での症状マネジメントが非常に勉強になった。こ

れまで、Ａさんのような患者さんは緩和ケア病棟に送っていたけれど、自分でもまだできることがあるのがわかった」などと語った。Ｔ総合病院の医師、地域連携室、看護師とも振り返りを行った。総じて、Ａさんのような患者は病院でも対応に苦慮しており、地域でも受け入れが難しいのが現状であるため、モデルケースとして大変に参考になったとのことであった。

Ⅷ 考　察

1）終末期にある患者の看護の要点

在宅で終末期を迎える患者の看護を展開するうえで、①疾病や病状の理解、②的確な症状マネジメントに関する知識、技術、実践力、③緊急体制、介護体制の確保、④患者および家族との関係やさまざまな機関との調整、⑤介入に必要なコミュニケーション技術、などが重要である。

さらに、在宅だけでなく、病院および施設についても、①在宅という場の特徴を理解したうえでの療養場所の選択、②患者および家族の歴史を含めた支え方の検討、③医療・介護・福祉の連携や社会制度の活用方法の熟知、④患者に最も即した症状マネジメントのあり方の創造・展開、などの熟知が不可欠である。

2）在宅での看取りの特徴

Ａさんのように、在宅（自宅）は患者が最も自分らしくいられる環境である。どんなに段差があっても、他人からは不自由そうに見えても、住み慣れた場所はからだが覚えているだけに安楽な場である。一方で、家族にとっては異なる側面がある。家族として、介護者として、意思決定の代理人としての役割を遂行しながら、日々緊張の連続で、疲労が蓄積することがよくある。そして、看取った後も、その環境で継続して生活しなければならない場合もあるため、深い悲嘆に見舞われることもある。そのため、患者および家族の歴史を十分に理解したうえで、個々の価値観に配慮した支援が必要となる。今まで当たり前だったことが当たり前でなくなる体験は、患者から自律やわずかな望みを奪う体験にもなりやすい。そのため訪問看護では、介入当初からスピリチュアルな痛みも視野に入れて対応していく。

3）医療・介護・福祉の連携

在宅での終末期の患者への対応では、医療・介護・福祉の連携は不可欠である。病院と地域の医師、患者と医師、家族と医師、患者と家族などのさまざまな関係を調整する役割が求められる。そのため、同種および他職種とも連携や情報の共有が不可欠である。特に在宅では、介入する職種の背景がさまざまであるた

め、対処方法をできるだけ簡便に、安全に実施できる内容とする検討が求められる。たとえば疼痛コントロールであれば、素人でも専門家でも実施可能で、同じような結果をもたらす方略を検討する。患者や介護者の背景によって方略は100人100とおりである。そして、患者に適した医療・看護を展開するために必要な知識および技術の洗練が重要である。看護師にも社会保障制度を熟知し、現存するサービスを駆使する能力が求められる。

H 心臓病のある患者の看護（急性期〜慢性期）

I 急性期の心臓病患者の看護

　急性冠症候群（acute coronary syndrome；ACS）は、冠動脈病変をもつ患者の生命を脅かす危険性のある病態で、不安定狭心症から最も重症の不可逆性心筋壊死の心筋梗塞に至るまでの連続的な病態である。そのため、急性期の心臓病患者の看護では、①生命維持のための援助、②冠動脈病変に伴う身体的苦痛と不安の軽減のための援助がポイントになる。看護師は、患者の臨床的特徴を踏まえた的確な判断と迅速な対応が求められる。

　以下に、看護援助の特徴とその実際について、事例を交えて解説する。

1．急性期の心臓病患者に対する看護援助の特徴

1）生命維持のための援助

　急性期心臓病患者の援助は、生命に危険を及ぼす恐れのある身体状況に対して、救命のための治療が最優先となる。心筋虚血や壊死を最小限にとどめ、合併症をできるだけ少なくするために、速やかに治療を開始する必要があることから、看護師は医師と連携しながら治療のための援助を行うことが重要である。また、不安定な症状や血行動態の異常の早期発見と報告に努め、迅速な医療処置につなげることが大切である。さらには、突然の発症で死をも予感させる症状を自覚した患者に対して、医師と共に病状をわかりやすく端的に説明しながら、患者が納得して治療を受けることができるように支援することも重要な看護援助である。

2）身体的苦痛の緩和、不安の軽減のための援助

　心臓病の急性期は、突然襲う激しい胸痛や胸部絞扼感（悪心を伴うこともある）、呼吸困難、発汗などの症状を伴って発症する。発症時の胸痛は激痛で、長時間（30分以上）持続するため、患者は身体的苦痛のみならず、死に対する不安や恐怖などの精神的な苦痛をも味わうことになる。また患者は、病気の急激な発症による緊急入院や治療による環境の変化に戸惑う場合もある。そのため、看護

師は患者のそばに寄り添い、症状（どのような症状か、痛みの部位・強さ・持続時間）、苦痛の表出や表情を観察すると同時に、バイタルサインをチェックし、異常がある場合には直ちに医師に報告し、速やかに対処することが不可欠である。さらに、患者が抱く疑問や不安に対しては、患者が理解しやすい言葉や表現方法を工夫し、患者が落ち着いて治療を受けることができるように細やかな対応が求められる。

2．CCUでの看護の実際

●事例紹介

〈患　者〉
　Ｓさん（53歳、男性）。飲食店勤務。

〈現病歴〉
　3年前に受けた検診では、特に異常を指摘されることはなかった。

　就寝前、午前0時過ぎ頃から、左奥歯が痛いような、重いような不快感を自覚した。このところ仕事が忙しく残業が多かったことから、疲労がたまり、肩こりが強くなっているのではないかと思った。翌日は休暇をとり、整体に行こうと考えていたところ、顎から肩に放散するような強い痛みに変わり、吐き気や冷汗も出現し我慢できなくなったため、自ら救急車を要請し、緊急入院となった。

〈既往歴・家族歴〉
　特記事項なし。

1）来院後の経過

　来院時、心電図上で前胸部誘導のST上昇、心エコー上で前壁の壁運動の低下が認められ、急性心筋梗塞の診断で入院となった。来院時にはトロポニンＴの上昇は認められなかった。

　入院後、静脈血管確保が行われ、アスピリンを静脈内注射後、持続点滴と内服治療が開始された。医師からＳさんと家族に冠動脈造影の説明が行われ、承諾を得た後にカテーテル検査室へ移動し、緊急血管造影が開始された。血管造影の結果、有意に狭窄を認めたため経皮的冠動脈インターベンション（percutaneous coronary intervention；PCI）を実施し、無事終了してCCUに帰室となった。

2）看護の実際（PCIを終了し、CCU入室後の場合）

(1) 共同問題と看護診断

　ここで示す潜在的合併症（potential complication；PC）は共同問題であって、看護診断ではない。看護師は、共同問題と看護診断の両方に関して、独立し

た決定を下すことができる。共同問題に関しては、看護師は身体的合併症の発症と状態を調べるために患者の状態をモニターし、看護師と医師が処方した介入を行う[1]。

なお、以下の（　）内の▲、△、＊は、それぞれ下記の診断を示す（ここでは▲のみ登場する）。

　▲：モニタリングや治療の頻度が非常に高い（75〜100％）と報告されている診断
　△：モニタリングや治療の頻度が比較的高い（50〜74％）と報告されている診断
　＊：妥当性研究に含まれていない診断

①共同問題

① PC：不整脈（▲）

② PC：血栓塞栓症（▲）

③ PC：心臓性ショック（▲）

④ PC：狭心発作の再発

②看護診断

①心筋虚血に伴う胸痛がある〈急性疼痛〉

②心筋虚血に続発する胸痛に関連した〈不安〉

③胸痛、急激に変化した環境、将来の不確定性に関連した〈恐怖〉

④治療、環境に関連した〈睡眠混乱パターン〉

⑤薬物治療の効果、活動の減少、食事の変化に続発する腸蠕動運動の減弱に関連した〈便秘リスク状態〉

⑥心筋虚血に続発する、日常生活活動のためには不十分な酸素化に関連した〈活動耐性低下〉

⑦現実の役割の変化または役割変化の知覚に関連した〈自己概念混乱リスク状態〉

⑧虚血発作、または虚血発作に対する恐怖に関連した〈家事・家政障害リスク状態〉

⑨慣れない状況、不確定なからだの状態、ライフスタイルへの否定的な影響、性機能障害の可能性に関連した〈不安・恐怖（患者の、家族の）〉

⑩役割責任を遂行する病人の能力の障害に関連した〈家族機能破綻リスク状態〉

⑪虚血発作の恐怖、自己概念の変調に関連した〈非効果的セクシュアリティパターンリスク状態〉

⑫心臓の状態に続発する実際の喪失、または喪失の知覚に関連した〈悲嘆〉

⑬病院の日課や決まり、治療、からだの状態、薬物治療、食事療法、活動の増

量計画、合併症の症状と徴候、リスクの軽減法、継続ケア、地域資源についての知識不足に関連した〈非効果的治療計画管理リスク状態〉

以上の看護診断のなかから、必要度が高い以下の 4 項目の診断について、看護過程の展開を行う。

　＃ 1：心筋虚血に伴う胸痛がある〈急性疼痛〉
　＃ 2：心筋虚血に続発する日常生活活動のためには不十分な酸素化に関連した〈活動耐性低下〉
　＃ 3：心筋虚血に続発する急性疼痛に関連した〈不安〉
　＃ 4：慣れない状況、不確定なからだの状態、ライフスタイルへの否定的な影響、性機能障害の可能性に関連した〈不安／恐怖（患者の、家族の)〉

(2) 目　標

①＃ 1 に対して

　患者は胸痛が出現した場合、速やかに表出できる。

〈指標〉

　①胸痛が出現したときには、指示された方法（○／10）を使い表現する。

②＃ 2 に対して

　患者は、医師の指示どおりの安静が維持でき虚血発作を起こさない。

〈指標〉

　①指示された活動範囲を言葉に出して表現する。
　②発作時には速やかに表現する。
　③安静度の段階的拡大について理解していることを説明する。

③＃ 3 に対して

　患者は、胸痛がなく不安や恐怖が軽減したと説明することができる。

〈指標〉

　①入院前に経験した激痛について、その時の状況を踏まえて説明する。
　②患者自身の不安とそのコーピングパターンについて説明する。

④＃ 4 に対して

　患者は、慣れない環境や状況に対する不安や恐怖が軽減したことを表現することができる。

〈指標〉

　①現在の環境下で、不安や恐怖が軽減したことを説明する。
　②指示された活動範囲のなかで、くつろいだ表情と安定した態度を示す。
　③病院の決まりや一日の流れ、検査方法、診断、治療について理解してい

とを説明する。
④十分な睡眠がとれていることを言葉に出して表す。

(3) 看護介入

OP：観察アセスメント項目、TP：看護の実施項目、EP：教育・指導項目

①#1に対して

〔OP〕

■胸痛のレベル（どのような症状か・痛みの部位・痛みの強さ・痛みの持続時間）をアセスメントする。

〔TP〕

■胸痛時には、指示された検査、処置、薬物投与を行う。

〔EP〕

■胸痛出現時の表現方法を患者へ提示する。

①これまで自覚した痛みのなかで一番痛い痛みを10とすると、現在の痛みはどの程度なのかを表現してもらう。

②胸痛の出現理由（再閉塞や再梗塞の可能性があること）とその対処方法（胸痛時には医療者が迅速に対処すること）を説明し、胸痛出現時には早急に医療者へ報告することが重要であることを理解してもらう。

③過負荷を防ぐため指示どおりの安静（行動制限）を指導する。

④現在起きている身体の状況を患者の理解しやすい言葉を使って説明する。

②#2に対して

〔OP〕

■活動耐性低下症状の観察を行う。

①胸部X線所見（肺うっ血、心胸郭比）、循環動態、血液ガス分析、血液データ、心エコーやカテーテル検査結果の把握。

②バイタルサインズ（水分出納バランス、呼吸状態、発熱、脈拍頻脈、徐脈、不整脈には特に注意する）、一般状態（肺音、SpO_2、頸静脈怒張、四肢冷感、湿潤、四肢浮腫、チアノーゼ、爪甲色）。

〔TP〕

■安静度の関係上、患者がセルフケアできないものについて援助を行う。

①体動が過負荷にならないように注意しながら身体の清潔ケアや洗面の援助を行う。

②急性期の排泄援助については、虚血発作の誘発にならないように配慮し援助を行う。

〔EP〕
■治療計画に沿った安静度の段階的拡大について入院経過とともに提示する。
　①急性冠症候群発症後の一般的な経過（一般状態、治療、安静度、リハビリテーション）に関する情報を医師の説明と連動しながら説明する。ただし、患者は発症直後のため、過度に刺激を与えないように配慮する。
　②患者が理解できる言葉や表現、用語を使用し急性冠症候群について説明する。
③＃3に対して
〔OP〕
■不安のレベルをアセスメントする（軽度、中等度、強度、重度、パニック）。
　①強度の不安徴候を観察する。
　　例として次のようなものがある。
　　　・生理的：心拍数の増加、血圧上昇、呼吸数増加、発汗、不安が誘因となって起こる胸痛、体の痛み、疼痛、不眠、集中力低下、声のふるえ、下痢、食欲不振など
　　　・情動的：心配、神経質、リラックスできない、無力、自信の欠如など
　　　・認知的：精神集中できない、思考遮断、周囲に注意が行き届かない、物忘れしやすい、学習能力の低下など
■胸痛に対する不安や苦痛について、患者がどのように受け止めているか患者の発言を確認する。
■不安に対する対処方法を確認する。
　①患者が普段、不安についてどのように表現し、どのような対処を行っているのかを明らかにする。
〔TP〕
■患者が体の不調を訴えた場合の対応について。
　①不調が治まるまで患者を一人にしない。
　②すぐにバイタルサイン、心電図をチェックし、虚血発作との関係をアセスメントし、直ちに医師へ報告する。
　③不調を軽減するためのケアを実施する。
■現在起きている状況を患者の理解しやすい言葉を使って説明する。
■現状に対する安心を提供する。
　①患者の状況をみながら、可能な限り患者のそばに寄り添う。
　②要求したり意思決定を患者に求めず、患者のペースに合わせて物事を進める。

③同じような状況になったときには、誰でも不安を感じるものであることを強調する。
　④短く簡潔な言葉を使い、ゆっくり静かに話す。患者と目線を合わせる。
　⑤看護師は自分自身の不安をよく知り、双方が不安に陥らないようにする。
　⑥共感的理解の感覚を伝える（例：静かに付き添う、必要であればタッチング、静かな空間の確保、患者の発言を待つ）。
■落ち着ける環境を確保する。
　①過剰な刺激を取り除く（例：静かな場所の確保、医療者の過度な出入りの禁止）。
　②必要時には、不安を抱いている他者（家族など）との接触を制限したり、接触する場合には看護師が同席する。
〔EP〕
■胸痛の原因について指導する。
　①患者の様子をみながら（不安を助長させないよう注意）、胸痛の原因について説明する。
■患者ができる胸痛時の対応について指導する。
　①胸痛出現時に不安が増強し、呼吸が促迫しないようにリラクゼーション法などの対処方法を指導する。

④♯4に対して
〔OP〕
■患者／家族の恐怖や不安を示す症状および徴候をアセスメントする。
　①不安徴候を観察する（例：緊張、苛立ち、不安に関連した呼吸の促迫や息苦しさの増強、発汗、頻脈、緊張表情、顔面蒼白、顔面紅潮、治療に対するノンコンプライアンスの言動）。
　②患者がこれまで行ってきたコーピング方法を確認し、その効果を確かめる。
　③看護援助前の説明と実施方法について（例：安全かつ迅速で落ち着いた態度でケアを実施する。なぜこのケアが必要であるのか、その理由を説明してからケアを実施する）。
■患者／家族にとって現在不安であるものは何であるかを把握する。
■患者のこれまでのライフスタイルに関する情報を得る。
　①これまでのライフスタイルで継続できるもの、心臓病に罹患したことで変える必要があるものを整理する。
　②ライフスタイルの変更が患者にとって困難をきたす恐れのあるものを把握す

る。
〔TP〕
■患者／家族の不安に対して援助する。
　①看護師は、患者／家族が不安・恐怖を表出しやすい表情や言動に努める。
　②患者／家族の言動を注意深く観察し、必要時には時間を確保してゆっくりと話を聞く。
　③患者／家族の考える不安軽減のための対処法を聞き、実行可能なものは実施する。
■患者／家族の怒りに対して援助する。
　①怒りの存在を確認する（例：欲求不満の感情、身体的苦痛、不安、頼るものがない、いらいらの存在、言語的な爆発）。
　②患者の行動に対する看護師自身の反応を認識する。怒っている患者に対応する場合、自分自身の感情に注意を払う（患者に起こっている感情を客観的にとらえる）。
　③患者の話をさえぎらない。
　④患者の不満に耳を傾ける。
　⑤患者の期待が実現できなかったり実現不可能な場合には、別の問題解決法を勧める。
　⑥可能な場合には、肯定的に評価する。
　⑦できなかったこと、失敗したことではなく、できること、うまくいったことに目を向けるようにする。
　⑧怒りを爆発させたときの対処方法を患者と共に探る（看護師は、冷静な態度で話す）。
　⑨暴力行動がある場合には、その代わりとなる行動を見つける。
　⑩現時点における行動の限界をはっきりと説明する。（心臓病のために集中治療を行うことを目的に入院していること、あくまで治療が目的であること）を説明する。
　⑪極度の怒りは、心臓にとって過負荷になり発作の誘因になることを説明する。
■気分転換ができる環境を提供する。
　①循環動態に悪影響を及ぼさない程度に不安を緩和する援助を行う（例：音楽療法、アロマテラピーなど）。
〔EP〕

■患者／家族が今後の治療の進行や、その後のライフスタイルをイメージできるように、疾患の説明を行うと同時に、生活の仕方について指導を行う（患者の様子をみながら行う）。

Ⅱ 慢性期の心臓病患者の看護

　慢性期の心臓病患者の看護の目的は、患者が自分の心臓機能に適した日常生活を送り、虚血症状をきたすことなく運動能力を向上させ、社会生活に適応することで生活の質（quality of life；QOL）を高めることにある。また、これらは、心筋梗塞や突然死を予防し、生命予後を改善するとされている。そのため、慢性期の心臓病患者の看護では、①患者が自己管理の必要性に気づくための援助、②心臓病と共に生きるために、患者が主体となって生活を工夫するための援助が看護援助のポイントになる。そこで、看護師は患者の臨床的特徴を踏まえたうえで、患者とのよりよい関係性を築きながら、患者と共に療養生活を創り上げていくことが重要となる。以下に、看護援助の特徴とその実際について事例を交えて解説する。

1．慢性期の心臓病患者に対する看護援助の特徴

1）患者が自己管理の必要性に気づくための援助

　慢性病をもつ患者は生涯、慢性病と共に生きていくことになる。慢性心臓病の場合、活動が過負荷になった場合、代償機構で維持されていたからだのバランスが崩れる。体重の変化や疲労などの身体の変化が病状の悪化徴候であったり、生命に関係するような重篤な病状に至ることが大きな特徴である。そのため、患者は毎日の生活のなかで身体の観察を十分に行い、必要に応じて医療関係者に報告し、早期に医療処置に結びつけることが大切になってくる。

　看護師は、患者がこれらの対処行動がとれるように援助することが重要であるが、それと同時に患者が慢性病をもちながら生涯生きていくことをどのように捉えているのかを確認しながら、個々の患者が自覚するニーズに焦点を当てた援助を進めていくことが最も重要となる。

2）患者が主体となり生活を創意工夫するための援助

　慢性期の心臓病患者は、病気にかかったことで疾患に関連した必要とされる作業が発生する。しかし、患者は日常生活のなかでは、しなければならない社会での仕事や、家庭での仕事、親族友人とのつき合いなど、継続を要する多くの社会生活の要素がある。また、慢性病にかかったことで、これまで当たり前のことと

して受け取っていたことが、非常に複雑なものになることがある。そのため看護師は、まず患者が継続しようとする社会生活に耐えうる心臓機能を備えているかを、臨床症状を加味しながら判断し、病態に適した日常生活の仕方を患者と共に工夫し、創り上げていくことが重要である。

2．病棟での看護の実際

●事例紹介

〈患　者〉

　前述事例患者Ｓさん。7年が経過（60歳、男性）。飲食店勤務。

〈現病歴〉

　7年前に急性心筋梗塞を発症し、PCIを施行した。入院中は、不整脈や再狭窄などの合併症はなく、治療計画に沿ったリハビリテーションプログラムが進められ無事に退院した。その後、月に一度の外来受診を行い異常なく経過していた。

　1年前から仕事で重いものを持ち上げたときに胸苦しさが出現しはじめたが、しばらく安静にすると症状は改善していたため特に問題ないと判断し、定期受診の際にも医師に相談することなく様子をみていた。半年前からは仕事が忙しいこともあり受診できず、家族が本人に代わって処方薬を取りに行っていた。しかし、仕事で食事ができないときには薬を飲み忘れることもあった。3か月前頃から同症状の出現頻度が増えてきたため、現在内服している定期処方薬がなくなったら受診して医師に相談しようと思っていた。2週間前から足が腫れたり、夜間睡眠時に息苦しくなり目が覚めたり、咳き込んだりしていたが、定期受診日が近づいていたため我慢していた。

　昨夜、かぜ気味のため早めに就寝しようとベッドに横になったとたんに息苦しくなり、家族に救急車の出動を要請し、救急車による来院となった。受診後、胸部X線撮影、心電図、超音波検査を実施した結果、心筋虚血（過労と感冒）に伴う心不全と診断され入院となった。

1）来院後の経過

　来院時、心電図上で前胸部誘導のR波減高とT波異常があり、心エコー上で左室の拡大と、び漫性壁運動の低下を認めた。安静、酸素投与と静脈血管確保および薬物治療を開始し心不全は徐々に改善し、現在は治療計画に沿ってリハビリテーションを行っている（入院8日目にリハビリテーションが開始されている）。

2）看護の実際

(1) 看護診断
　＃1：急性心筋梗塞後（慢性期）の心拍出量減少に関連した〈活動耐性低下〉
　＃2：慢性心臓病の自己管理に関連した〈非効果的治療計画管理〉

(2) 目　標
①＃1に対して
　患者は、リハビリテーションで処方された活動範囲（処方の活動範囲を記入）内で虚血発作が出現することなく活動量が増す。
〈指標〉
　①リハビリテーション後のバイタルサインが正常範囲内に維持される。
　②リハビリテーション後に虚血発作がないことを自分で確認できる。
　③リハビリテーション後の安静方法をみつける。

②＃2に対して
　患者は、慢性心不全の再発予防のために必要とされる自己管理行動を実践する意思を説明する。
〈指標〉
　①新しく習得する病気に関連した知識、技術やコントロールの喪失に対する恐怖についての不安、あるいは誤解に基づく不安が軽減したことを説明する。
　②慢性心臓病および心不全のプロセス、症状を引き起こす原因や因子、そして疾患または症状のコントロールのための治療計画について説明する。

(3) 看護介入
①＃1に対して
〔OP〕
■患者の心機能とそれに沿った治療計画を確認する。
〔TP〕
■活動度の拡大に伴う活動耐性低下の早期発見に努める。
　①リハビリテーション時に症状が出現したときは、その時刻、持続時間、症状の性質と程度、部位を把握する。
　②症状出現時には、指示された検査・処置の実施と薬物投与を行う。
〔EP〕
■治療計画に沿ったリハビリテーションを行うように教育指導する。
　①心臓病に対する今後の見通し、また今後の治療方針について、医師の説明と連動しながら説明する。
　②その際は、患者が理解できる言葉や表現、用語を使用し、折をみて何度も繰

り返し説明する。
　③治療計画を提示し、自分が現在どの段階にあり、今後どのようにリハビリテーションが進んでいくかを図や表を使い視覚に働きかけながら説明する。

②＃2に対して
〔OP〕
■患者の入院前の生活を確認し、心不全に影響を及ぼす要因についてアセスメントする。
　①日々確認を必要とする身体の観察（体重、血圧、脈拍、手足のむくみなど）。
　②食事の管理（水分、塩分、カリウムの制限）。
　③感染予防（感冒予防のために手洗い、うがい、インフルエンザワクチン接種、肺炎球菌ワクチンの接種など）。
　④疲労、睡眠不足の予防。
　⑤ストレスに対する対処方法。
　⑥症状悪化徴候に関する理解（呼吸苦、胸痛など）。
　⑦症状悪化時の対処方法（指示どおりの服薬、緊急連絡など）。
■患者の自己管理に関する、認識、理解度を把握し、理解が不十分である事柄をアセスメントする。
　①心不全に影響を及ぼす要因（上記①〜⑦）に対する認識や理解度についてアセスメントする。
　②必要時には、心不全自己管理行動尺度（Jaarsma, T. 2003）などを使用し評価する。
■患者が、体調不良や自らで自己管理できない場合に、支援する人が身近にいるか否かについてアセスメントする。
〔TP〕
■患者からの信頼感を高め、患者の強み（長所）を高めるよう援助する。
　①患者の強み（長所）を見つけて支持する。
　②患者のニーズと看護師が提供できる援助との接点を探り、患者のニーズに合わせた情報を提供する。
　③患者の仕事や家庭での位置づけ、役割、立場を受容する。
　④患者と接するときには粘り強い態度を示し、ゆっくりと段階的に自己管理に関する話を進める。
　⑤誠実で、首尾一貫した落ち着いた姿勢を示す。
　⑥患者と家族との会話のなかに入り、患者の普段の様子を知る。

⑦患者の話をよく聞いて、会話のなかから問題の発見に努める。期待を強要しない。

⑧患者が必要としている情報は、理解しやすい表現を使い利用可能な情報として提供する。

■自信と肯定的な自己効力感を強化するよう援助する。

①患者が過去に成功した問題の解決法を患者と共に探す。

②同病他者（同じ病気をもつほかの人）たちが「成功した」話を聞かせる。

③適切と思われる場合は、ほかの人たちが同じような状況で成功したコーピングを知る機会をもつように促す（たとえば、セルフヘルプグループへの参加など）。

④自己管理の継続を考慮し、必要に応じてセルフヘルプグループへの参加を促す。

⑤患者が示す自律神経反応（頻脈、発汗など）や表情を観察し、自己管理に対する自信が低下したりストレスがある場合には、時間をおく。

⑥生涯において自己管理を継続するために、自分の感情に対処する方法を探せるようにする。

■患者の強みを見つけ、それを生かした疾患自己管理方法を患者と共に見つけるよう援助する。

①患者のこれまでの生活状況（仕事のスタイルも含む）に関する情報を得る。

②患者家族からの情報も参考にして、患者が得意としているものに関する情報を得る。

③患者の特性が疾患管理に役立つか否かを判断しながら、患者が負担なく通常の生活のなかに疾患管理を取り込んでいける方法を探る。

■効果的な自己管理を妨げる原因または寄与因子を見つけ、解決へ導くよう援助する。

①自己管理の障壁となる事柄（不十分な知識、認知の状態、医療専門家との信頼関係の欠如など）を探る。

②家族・社会のサポートシステム（家族のサポートは十分に得られるのか、職場のサポートは十分に得られるのか、友人知人など身近な人のサポートは十分に得られるのか）を把握する。

③過去の経験とその対処行動を知る。

④病気をもつことでの不安の程度を知る。

⑤病気の治療に伴う経済的状態を把握する。

⑥自己管理における自信の回復

　自己管理に必要なスキルを習得するときは看護師のフィードバックを交えながら何度も繰り返し練習する。個人にふさわしい方法を患者と共に探す。成功例を提示する。できないことを責めない。実現可能な目標を患者自身が設定する。目標を達成したらさらなる目標を患者自身があげる。定期的に患者の状況を確認する。

■患者と家族の積極的な態度と活発な参加を促すよう援助する。

　①患者と家族が感情や心配、疑問を表出するように勧める。

　②患者と家族が情報を求め、情報に基づいて自ら決定を下すように促す。

　③患者と家族の責任（自分の病気の面倒をみること）と、その果たし方について説明する。

〔EP〕

■心臓病に関連した危険因子について説明し、不十分な点を補う（指導する）。

　①心臓病のリスク要因とそのプロセス、からだに与える影響について。

　②心臓病の予後（一般、本人の状況、合併症）について。

　③心臓病を確定するための検査について。

　④治療計画（薬物療法、食事療法、処置、運動）とその必要性について。

　⑤治療計画によって起こる副作用について。

　⑥必要とされるライフスタイルの変化、継続ケアについて。

　⑦患者が望むライフスタイルと、必要とされるライフスタイルについて（すり合わせを行う）。

　⑧日々確認を必要とする身体のモニタリング方法（体重、飲水量など）について。

　⑨合併症の症状とその徴候について。

　⑩緊急連絡および受診を必要とする症状、徴候とその対処方法（緊急連絡先も含む）について。

　⑪定期受診の仕方（自宅での経過、症状の伝え方）について。

　⑫入手可能な社会資源や支援について。

■心臓病の管理に必要とされるライフスタイルの変容と学習は日常生活に取り込んでいくのに時間がかかるが、医療専門家とのパートナーシップのなかで実践していくことを説明する。

　①パンフレットや治療計画プログラムがあれば、それを利用しながら患者がイメージできるように説明する。

引用・参考文献
1) リンダ J. カルペニート著，新道幸恵監訳：看護診断ハンドブック，第8版，医学書院，2009.
2) I.M. ラブキン，他著，黒江ゆり子訳：クロニックイルネス；人と病の新たなかかわり，医学書院，2007.
3) A. バンデュラ著，本明寛，野口京子訳：激動社会の中の自己効力，金子書房，2001.
4) K. ローリッグ，他著，近藤房恵訳：病気とともに生きる；慢性疾患のセルフマネジメント，日本看護協会出版会，2008.
5) 百村伸一，他：心臓病の治療と看護，南江堂，2006.
6) L.S. リリー著，川名正敏，川名陽子訳：心臓病の病態生理，第2版，メディカル・サイエンス・インターナショナル，2004.
7) Lorig, K.R., et al.: Chronic Disease Self-Management Program; 2-Year Health Status and Health Care Utilization Outcomes, Medical Care, 39: 1217-23, 2001.
8) Jaarsma, T., Strömberg, A., Mårtensson, J., et al.: Development and testing of the European Heart Failure Self-Care Behaviour Scale, Eur J Heart Fail, 5 (3): 363-370, 2003.

索 引

あ
IL 120
ICIDH 113, 114
ICF 113, 114
ICF モデル 114
ICD 113
ICU 53
アドヒアランス 224
編みなおし 206
安静の確保 95
安静療法 49
安全 20
アンドラゴジー 230
安楽 21

い
怒り 193
怒りの段階 258
移行期 9
移行期における看護 32
維持期 216
意識の高揚 213
痛み 254
痛みの看護 288
痛みへの対処 101
一部代償的看護システム 210
一般システム理論 143
意味 285
医療安全 63
インフォームドコンセント 62
インフォームドチョイス 63
インフォームドデシジョン 63

う
ヴィジランス 62, 73, 95
ウォルデン 305

え
エイジング 15

栄養・代謝 18
栄養補給 55
ADL アセスメント 168
ADL の変化 130
ADL 評価尺度 168
SLE 360
SLE 患者 360
エリクソン 280
炎症 39
援助関係の利用 213
エンドオブライフ・ケア 275
エンパワメント 140

お
嘔吐 256, 291
悪心 256, 291
オペラント条件づけ 229
オレム 127, 207

か
介護指導 162
介護負担 138
外傷 40
外傷後ストレス障害 60
咳嗽 257
回復期 9, 110
回復期にある患者 32
回復期にある患者の看護 145
回復期における看護 32
回復期の対象 121
回復期リハビリテーション専門病棟 148
回復を促す看護 145
学習支援 154, 233
学習理論 229
学童期 133
下垂体後葉の反応 43
下垂体前葉の反応 43
家族 4
家族関係の変化 136
家族システム理論 143
家族についての情報 66

家族のケア 303
家族の支援 42
家族の障害受容 136
家族への影響 29
家族への対応 104
家族への連絡 103
家族理論 143
価値観 15
活動 19, 116
活動型せん妄 53
活動制限 116
活動不耐性 122
合併症の危険 122
家庭での役割変更 132
カテコールアミン 51
カルガリー家族看護モデル 144
カルガリー・モデル 143
加齢 15
環境 4
環境因子 115, 117
環境整備 214
環境的・改革的アプローチ 126
環境の再評価 213
環境要因 165
看護 6
看護援助 6
看護システム 210
看護システム理論 208
看護の主要概念 2
看護の対象 3
患者会 242
患者教育 233
患者教育プログラム企画 245
患者心理 175
患者への説明 103
患者役割 17
患者を取り巻く人々 35
感情指向型コーピング 59
がん診療連携拠点病院 274
感染 39
感染予防 97
がん対策基本法 274
がん対策推進基本計画 274

緩和ケア　266, 275
緩和ケア診療加算　274
緩和ケア病棟　273
緩和ケア病棟承認施設におけるホスピス・緩和ケアプログラムの基準　274
緩和ケア病棟入院料　273

き
気管挿管　52
危機モデル　302
危機理論　59
帰室時の作業　100
気道確保　79
機能回復訓練　114
機能障害　129
機能的予後　128
基本的ニーズ　129
基本的ニーズの変更　27
逆条件づけ　213
吸引　48
QOL　141
救急カート　79
救急外来での準備　102
救急患者への対応　102
吸収性無気肺　52
急性期　8, 38
急性期看護の流れ　93
急性期看護の倫理的側面　91
急性期患者のアセスメント　73
急性期患者の家族の心理　88
急性期患者の看護過程　66
急性期患者の看護計画　76
急性期患者の観察　67
急性期にある患者の看護　65
急性期における看護　31
急性期の経過　46
急性期の心臓病患者　404
急性期の治療　46
急性疾患患者　39
休息　19
救命救急センター　53
救命処置　78
救命処置の目的　47
救命のための技術　78
キュブラー＝ロス　192, 258
強化　229

共感的かかわり　166
胸骨圧迫　79
業務上の平等の尊重　91

く
クオリティ・オブ・ライフ　141
苦痛の緩和　95
グリーフケア　305, 401

け
ケアリング　284
経過　2
経過別看護　2, 6, 28
経管栄養　55
外科的侵襲　313
血栓　40
血栓症の予防　98
血栓溶解薬　51
健康　5
健康逸脱に関するセルフケア　209
健康状態　115
健康についての意識　15
健康の状況　14
健康レベルの変化　25
検査時の介助　105
現実脱感作　220

こ
口渇　258, 293
抗凝固薬　51
抗菌薬　51
構造-機能理論　142
構造理論　143
梗塞　40
行動意思理論　226
行動期　216
行動記憶保持過程　218
行動再生過程　218
行動認識過程　218
行動の表示　220
行動変容ステージモデル　211
行動変容の理論　211
行動予測モデル　226

口内炎　258, 293
コーピング　21, 58, 227
コーピング・ストレス耐性　21
呼吸管理　52
呼吸器合併症の予防　97
呼吸機能の補助　55
呼吸困難　257, 292
呼吸の確認　78
国際疾病分類　113
国際障害分類　113, 114
国際生活機能分類　113, 114
国連国際障害者の10年　111
個人因子　115, 117
個体要因　164
コミットメント　213
コンプライアンス　223

さ
在宅支援診療所　276
在宅生活　158, 179
在宅生活のイメージ化　159
在宅での終末期　388
在宅での看取り　397
在宅ホスピス緩和ケアの基準　277
サイトカイン　314
サイバネティクス理論　144
参加　116
参加制約　116
参加モデリング　220
酸素吸入　52
酸素療法　52

し
死　253
CCU入室後の看護　105
事件・事故に関連する情報の管理　92
自己概念　16, 200
自己管理　206
自己教示　220
自己決定　285
自己決定権　128
自己効力　221
自己効力理論　222
自己の再評価　213

索引 421

支持・教育的看護システム　210
支持的援助　206
思春期患者　245
シシリー・ソンダース　269
支持療法　275
自然治癒力　313
疾病の潜在期　11
している ADL　156, 169
死にゆく患者の心理　258
社会的開放　213
社会的学習理論　217
社会的コンボイ　135
社会的側面　3
社会的な変化　25
社会での役割変更　132
社会への影響　29
習慣期　217
集団への影響　29
集中治療部　53
終末期　11, 252
終末期における看護　34
終末期の経過　264
終末期の治療　264
終末期を迎える患者　374
熟考期　214
手術侵襲　313
手術前日の看護　98
手術前の準備　99
手術直後の看護　100
手術当日の看護　99
手術を受けた患者　313
手術を受ける患者　96
主体性の回復　131
出血　40
術後の離床促進　97
術式　98
術前看護　97
シュナイドマン　259
趣味　22
受容　192
受容の段階　259
循環　79
準備期　215
傷害期　313
障害告知　166
障害者　114
障害者基本法　114
障害者に関する世界行動計画　112
障害者の役割　119
障害受容の過程　163
障害体験　164
障害適応　165
障害の受容　163
障害要因　165
障害をもつアメリカ人法　113
消去　229
衝撃の段階　302
症状緩和の観察　95
症状マネジメント　268, 288
情緒的依存性　166
情緒的サポート　154
情動中心型コーピング　22
情動的喚起　213
承認の段階　302
情報の収集　97
情報の評価　97
職業リハビリテーション法　111
食生活　18
褥瘡　258, 293
食欲不振　256, 290
自律神経系の反応　43
自立生活運動　120
人工呼吸　79
人工呼吸器装着中の患者　81
侵襲的な診療　41
新障害者プラン　114
心身機能　115
心臓病のある患者　404
身体構造　115
身体的側面　3
身体的変化　25
心停止　78
人的環境　4
心電図の計測法　70
心電図モニター　70
心肺蘇生　79
深部静脈血栓　49
シンボル的行為相互理論　142
心理学的防衛機制　192
心理的アプローチ　126
心理的援助　214
心理的危機状態　59
心理的サポート　126
心理的側面　3
心理的な危機状態　56
心理的な変化　25
心理的不安定　123

す

睡眠障害　53
ストラウス　203
ストレス　21, 42
ストレス・コーピング理論　227
ストレス反応　42
ストレッサー　21, 42
スピリチュアル　263
スピリチュアルな苦悩　297
スピリチュアルペイン　263
するであろう ADL　169

せ

生活機能　115
生活修正　128
生活という側面　4
生活の質　141
生活の修正　28
生活への視点　128
清潔の確保　56
成功体験　153
成熟　14
成人患者　243
成人期　134
成長　14
青年期　133
聖隷三方原病院　273
セクシュアリティ　20
セリエ　21
セルフエフィカシー　151
セルフエフィカシー理論　221
セルフケア　127, 150, 206, 208
セルフケア行動　209
セルフケアの逸脱　209
セルフケア能力のアセスメント　232
セルフケア不足理論　208
セルフケア理論　207, 208
セルフヘルプ・グループ

242
全国ホスピス・緩和ケア病棟連絡協議会　273
前熟考期　214
全身倦怠感　255, 290
全身性エリテマトーデス　360
全代償的看護システム　210
セント・クリストファー・ホスピス　271
セント・トーマス病院　272
せん妄　53, 261

そ
臓器移植　92
創痛への対応　98
ソーシャルサポート　138
塞栓　40
組織の酸素化　47
存在意味的側面　3

た
体位変換　81
体位変換の手順　81
退院後のケア計画　157
退院後の生活　179
退院指導　101
退院準備　96
体液系の反応　43
体験としての障害　117
代償的アプローチ　126
対処行動　22
体力の回復促進　145
立ち直り期　205
楽しみ　22
WHO方式がん疼痛治療法　270
多理論統合モデル　211

ち
チームアプローチ　300
チームでの対応　79
知覚　18
中心静脈栄養　55
中毒　40
治療的アプローチ　126

鎮痛薬　271

て
低活動型せん妄　53
適応　192
適応障害　261
適応の段階　302
できるADL　169, 156

と
動機づけ　153
動機づけ過程　218
疼痛アセスメント　288
疼痛マネジメント　269
糖尿病　41
糖尿病患者　352
動脈血酸素飽和度　72
トータルペイン　269
特定非営利活動法人日本ホスピス緩和ケア協会　274
取り引きの段階　258

に
ニイリエ　120
2次的障害の危険　122
2次的障害の予防　145
日常生活活動の変化　130
日常生活用品の導入　160
乳幼児期　132
人間欲求の段階説　199
認知　18
認知的評価　21

の
ノーマライゼーション　120

は
背景因子　115, 117
排泄　19
排泄への対応　55
廃用症候群　145
パウエル　242
バセドウ病　41
発症の経過　66

発達　14
発達課題　14
発達的セルフケア　208
発達的側面　4
パルスオキシメーターの測定原理　72
パルスオキシメトリー　72
バンデューラ　151, 217
汎理論モデル　211

ひ
悲哀の仕事　166
PTSD　60
悲嘆　286
悲嘆過程　192
否認　192
否認の段階　258
ヒヤリ・ハットレポート　64
病院　53
病気受容過程への援助　232
病気についての意識　15
病気になったときの不確実さの理論　61
病気の受容　191
病気の受容過程　191
病者のアイデンティティ　191
病者の役割　119
病状説明　104
日和見感染　51
ビリーブメントケア　305

ふ
ファイフェル　253
不安に対する援助　98
フィシバイン　226
フィンク　302
福祉機器の導入　160
浮腫　257, 292
普遍的セルフケア　208
不眠　261
フライ　286
プライバシーの厳守　91
フランクル　285
プローブの種類　72
プローブの装着法　72
プロチャスカ　211

プロンプティングエイド 220

へ
米国リハビリテーション看護師協会 139
ペタゴジー 230
ペタゴジーモデル 230
ベッカー 224
ベノリエル 204
ヘルスローカス・オブ・コントロール 222
便秘 257, 291
片麻痺のある脳血管障害患者 324
変容ステージ 212
変容プロセス 213

ほ
防御 20
防御的退行の段階 302
膀胱内留置カテーテル 52
ほうび 213
ボーエン 143
保健信念モデル 224
ホスピスムーブメント 271

ま
マクマスター・モデル 143
マクロファージ 316
麻酔時の注意 99
麻酔の方法 98
マズロー 199, 278
末期 252
慢性期 10, 190
慢性期看護 243
慢性期における看護 33
慢性期の患者 231
慢性期の経過 194

慢性期の心臓病患者 412
慢性期の治療 194
慢性心不全 41
慢性閉塞性肺疾患 41

み
ミード 142
味覚障害 257, 292
ミニューチン 143
民間療法 196

む
無関心期 214

め
メイヤロフ 284

も
モデリング学習 217
モデリング理論 217
問題指向型コーピング 59
問題中心型コーピング 22

や
薬物療法 51
役割 17, 142
役割葛藤 143
役割関係 17
役割期待 142
役割緊張 142
役割遂行 17, 142
役割理論 142
病みの軌跡 204

よ
陽圧呼吸 52

予期的悲嘆 287
予期悲嘆 303
抑うつ 194
抑うつの段階 258
淀川キリスト教病院 273

ら
ライフサイクル 28, 132, 201, 252, 280
ライフスタイルの変更 28
ラザルス 21, 227

り
利尿薬 51
リハビリテーション 9, 111, 126
リハビリテーション医療 110
リハビリテーション専門看護 139
療育 114
リラックスさせる援助 99
リンデマン 287

れ
レディネスのアセスメント 234
レビン 207

ろ
ロイヤル・ビクトリア病院 273
老化 15
老年期 134
ロター 222

臨床看護学叢書②　経過別看護　第2版　　　　　　　　　　　定価（本体3,900円＋税）

1997年8月29日	第1版第1刷発行
2011年1月28日	第2版第1刷発行
2022年3月15日	第2版第13刷発行

編　集　　森田　夏実・大西　和子© 　　　　　　　　　　〈検印省略〉
発行者　　小倉　啓史
発行所　　株式会社 メヂカルフレンド社

https://www.medical-friend.co.jp
〒102-0073　東京都千代田区九段北3丁目2番4号　麹町郵便局私書箱第48号　電話(03)3264-6611　振替00100-0-114708

Printed in Japan　落丁・乱丁本はお取り替えいたします　　　　印刷／㈱太平印刷社　製本／㈱村上製本所
ISBN978-4-8392-1398-5　C3347　　　　　　　　　　　　　　　　　　　　　　　　　　　　　　　107052-113

> 本書の無断複写は，著作権法上での例外を除き，禁じられています．
> 本書の複写に関する許諾権は，㈱メヂカルフレンド社が保有していますので，複写される場合はそのつど事前に小社（編集部直通 TEL 03-3264-6615）の許諾を得てください．

臨床と教育をつなぐ叢書

臨床看護学叢書　全3巻

監修　川島みどり　菱沼典子

1 症状別看護
編集　松田たみ子　斎藤やよい

序　章　症状別看護とは	第6章　チアノーゼ	第12章　悪心・嘔吐
第1章　呼吸困難	第7章　排尿障害	第13章　発熱
第2章　痙攣	第8章　下痢	第14章　瘙痒感
第3章　眩暈	第9章　便秘	第15章　疼痛
第4章　意識障害	第10章　吐血	第16章　浮腫
第5章　不整脈	第11章　下血	

2 経過別看護　第2版
編集　森田夏実　大西和子

序　章　経過別看護でいう経過とは？	第3章　慢性期にある患者の看護
第1章　急性期にある患者の看護	第4章　終末期にある患者の看護
第2章　回復期(移行期)にある患者の看護	第5章　経過別にみた看護

3 治療・処置別看護
編集　陣田泰子　平松則子

序　章　治療・検査・処置における看護婦の役割	第2章　治療・処置に伴う看護
第1章　各種検査に伴う看護	第3章　看護技術の開発——看護治療に向けて開発された看護技術

メヂカルフレンド社